單一級

照顧服務員
學術科技能檢定完全攻略

吳孟凌 總校閱

吳孟凌、呂美花、謝築樂、曾雪玲 編著

勞動部公告資料

全華圖書股份有限公司

本書特色

本書的核心構面概念為安全、舒適、尊嚴，共三大篇，分別為：（一）應考須知篇、（二）術科操作與提示篇、（三）學科題庫與題解篇；術科操作技巧與提示、學科試題分析並重。

第一篇「應考須知篇」，主要說明應檢人須具備的相關資格、檢定方式與內容、合格發證事項；第二篇「術科操作與提示篇」，針對七項術科試題內容進行操作介紹與重點題示，提醒應檢人注意細節避免失分；第三篇「學科題庫與解析篇」，則採用簡單易懂的語詞，逐題解說學科六項知能題庫，協助易懂易記。

七項術科試題：01 生命徵象測量（必考題）、02 成人異物哽塞急救法、03 成人心肺甦醒術、04 備餐、餵食及協助用藥（必考題）、05 洗頭、衣物更換、06 會陰沖洗及尿管清潔、07 協助上下床及坐輪椅等，涵蓋實用的基礎正確技能，學習者可藉由範例與圖文的解說輕鬆學習；本書加強以圖示協助說明在檢定術科中考生較易發生的錯誤或易疏忽之操作技術。

本書編輯三大特色：

一、影音模式示範，使學習成效事半功倍

術科操作附影音示範 QRcode，實際操作解說即掃瞄即複習，內容易懂、易學、易牢記。

二、圖文解說，學習技巧輕鬆上手

術科技術操作以簡單正確的示範圖片 + 文字敘述，內容一目了然，提高學習興趣，幫助考生順利考取「照顧服務員單一級技術士證」。

三、技術操作解說完整，容易學習

不僅有教師示範教導，亦有旁白由教師指導細節，附有模擬試題卷及操作技術的理想時間掌握建議資訊，以利掌控操作測試時間。

目錄 Contents

PART1　應考須知篇（作者：吳孟凌）

PART2　術科操作與提示篇（作者：吳孟凌、呂美花、謝築樂、曾雪玲）

PART3　學科題庫與題解篇（作者：吳孟凌）

依勞動部最新公告之學術科試題編寫

單一級

照顧服務員

技能檢定學術科完全攻略

吳孟凌、呂美花、謝築樂、曾雪玲 編 著

學科測驗卷

附解答

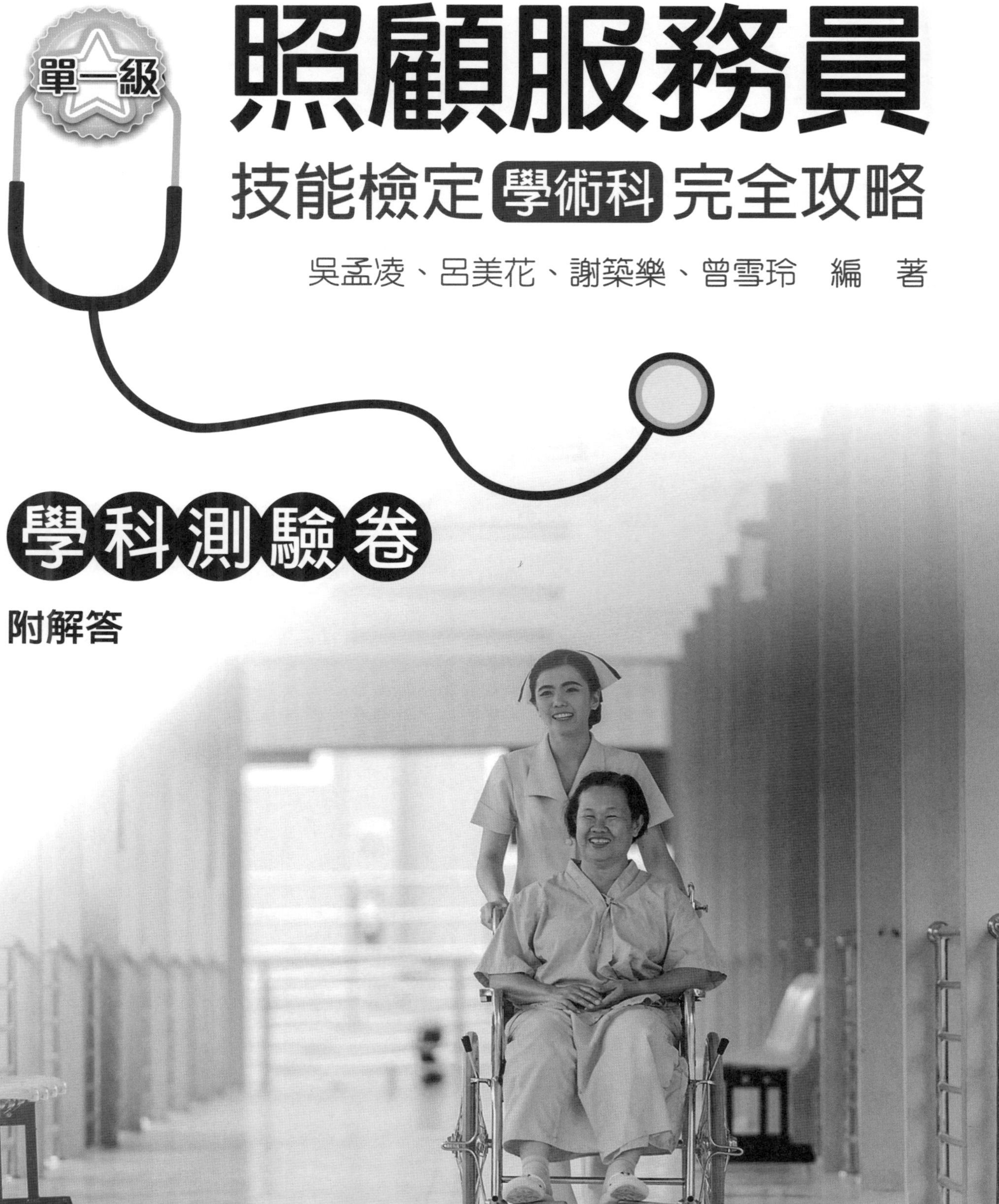

全華

第 1 回

姓名：＿＿＿＿＿＿＿＿

範圍：總複習一

（選擇題每題 1.25 分，共 100 分）

(　) 1. 移動案主時爲方便省力應（1）擺個漂亮姿勢（2）身體重心落於兩腳中間（3）不需注意姿勢，只要方便（4）不需顧到案主感受。

(　) 2. 陳先生在下床時，不小心扭傷了左腳踝，下列緊急處理措施何者正確？（1）於腳踝處使用熱水袋熱敷，以減輕疼痛（2）於腳踝處濕熱敷，以促進傷口癒合（3）於腳踝處使用冰袋與熱水袋交替使用（4）於腳踝處冰敷，減輕局部腫脹。

(　) 3. 下列何者並非智能不足者的溝通特徵？（1）語言理解能力不足（2）有限的口語能力或無口語能力（3）口語清晰度不足（4）溝通內容多爲抽象不具體的。

(　) 4. 長照 2.0 擴大納入的原住民族服務對象，下列何者爲非？（1）50 歲以上失智症患者（2）55 ～ 64 歲失能平地原住民（3）49 歲以下失能身心障礙者（4）50 歲以上僅 IADL 失能之衰弱 (frailty) 老人。

(　) 5. 疥瘡屬於接觸性傳染，發現疑似感染者，下列措施何者爲不正確？（1）隔離（2）通報警察局（3）藥物治療（4）疑似感染者使用後的床單、衣物應煮沸 10 ～ 30 分鐘。

(　) 6. 油鍋起火時，下列何項是不恰當的處理措施？（1）關閉瓦斯（2）潑水入鍋內（3）將鍋蓋蓋住油鍋（4）使用滅火器。

(　) 7. 協助案主作被動運動時應　a. 採取舒適姿勢　b. 運動部位盡量靠近自己，以免費力、拉扯　c. 運動部位前後關節應予適當支託　d. 背向案主以免尷尬（1）abc（2）bcd（3）acd（4）abd。

(　) 8. 服務倫理而言，照顧服務員對於案主的金錢，下列哪一項處理態度爲宜？（1）可以先行挪用（2）不可以挪用（3）可以先行商借，事後歸回就好（4）可以竊取。

(　) 9. 照顧案主最有效的預防感染措施是哪一項？（1）洗手（2）戴口罩（3）穿圍裙（4）戴手套。

(　) 10. 在大樓火警逃生遇到緊閉的門時，下列措施何者正確？（1）立即打開門以利逃走（2）立即離開尋找其他逃生口（3）先觀察門下，如有煙霧竄出表示不可以打開門（4）碰觸門把是熱的時，表示是可以打開門。

(　) 11. 下列何者爲最佳止血法？（1）直接加壓法（2）抬高傷肢法（3）止血點止血法（4）止血帶止血法。

(　) 12. 綳帶包紮肢體若出現下列哪些現象應立刻鬆開綳帶？　A. 肢體發癢；B. 肢體蒼白；C. 肢體活動較慢；D. 肢體刺痛（1）AB（2）CD（3）AD（4）BD。

(　) 13. 下列哪一種案主不需要協助其執行口腔清潔？（1）病重患者（2）意識不清者（3）早期的失智症患者（4）無法自行執行口腔清潔者。

(　) 14. 發現案主誤服過量藥物時，應如何處理？ A. 案主意識清楚時，可請他喝大量開水；B. 誤服強酸、強鹼或腐蝕性藥物時，不要催吐；C. 將案主和剩下的藥物或空瓶一併送醫；D. 若無不適症狀，不需要送醫（1）ABC（2）BCD（3）ACD（4）ABD。

(　) 15. 照顧服務員欲丟棄案家物品時，須徵得何者同意並請其檢查後，方可丟棄？（1）案主及其家人（2）里長（3）里幹事（4）警察局。

(　) 16. 如果在案主移位的過程中出現意外事故時，下列何者為最優先的措施？（1）就近尋求協助（2）趕快清理現場，當作沒發生（3）維護案主的安全（4）打電話通知家屬。

(　) 17. 下列何者是構成感染的要素：A. 環境；B. 氣候；C. 致病菌；D. 宿主（1）ABC（2）ACD（3）BCD（4）ABD。

(　) 18. 達到良好溝通目的的訊息內容應該要（1）內容不完整（2）重點很多（3）簡單明確（4）說的很快。

(　) 19. 下列何者不適合當漱口水？（1）茶水（2）菜水（3）無糖檸檬水（4）多貝爾溶液。

(　) 20. 藉著外出吃美食、逛街或購物來調適工作壓力是一種（1）逃避作用（2）潛抑作用（3）合理化作用（4）清除作用。

(　) 21. 幫案主翻身時，a. 應卸下近身側床欄；b. 為案主安全不可卸下任何床欄；c. 儘量遠離案主身體以免弄髒衣服；d. 先告知要幫忙翻身，以下組合何者正確？（1）ab（2）ac（3）ad（4）cd。

(　) 22. 協助長期臥床的案主下床活動，下列何者正確？（1）案主想下床就下床（2）先在床緣坐穩並觀察案主生命徵象穩定，才下床（3）為趕時間迅速下床（4）配合生活安排，即刻下床。

(　) 23. 有關正常尿液特性，下列何者不正確？（1）pH 呈弱鹼性（2）顏色為淡黃色（3）大約 4 小時解 1 ～ 2 次（4）每次解尿量約為 200 ～ 400 cc。

(　) 24. 協助案主整理環境時，案主要求丟棄大型家俱，照顧服務員可以聯絡哪一單位協助處理？（1）社會局（2）民政局（3）公園路燈管理處（4）環保局。

(　) 25. 有關協助案主下床坐入輪椅之注意事項，下列何者不正確：（1）輪椅放在床尾，與床尾平行或呈 45 度角（2）應藉助身體轉身的力量將案主移位，以達省力作用（3）可多使用自己的力量抬起案主，來幫助案主移位（4）移位時兩腿分開，可增加底面積及穩定度。

(　) 26. 有關骨折之固定，下列何者為正確？（1）用以固定骨折處之夾板，其長度必須超過骨折近端及遠端的關節（2）夾板與皮膚間應先墊柔軟的護墊（3）使用三角巾固定上肢時，手掌宜高於手肘約 10 ～ 15 公分（4）以上皆是。

(　) 27. 有關長期照護機構的安全管理，何者為適切的？（1）案主在機構內發生的意外不必向案家說（2）為保護案主的秘密，不應向主管報告發生了意外（3）任何意外事故都應依規定報告（4）意外事故的發生一定要懲罰當事者。

( ) 28. 使用微波爐加熱食物，為避免水分蒸發，照顧服務員要如何處理？（1）食物上覆蓋耐熱膠膜或蓋子（2）食物中加一些開水（3）轉盤中加一杯冷水（4）只短短幾秒鐘不要那麼麻煩。

( ) 29. 對被告知罹患癌症的案主之照顧措施，哪一項是適當的溝通法？（1）將病名再確認一次（2）一直沈默，等案主開口（3）解釋癌症末期的症狀（4）觸摸案主的手、肩，直到案主情緒穩定。

( ) 30. 有關肢體扭、撞傷時的處理措施，下列何者是正確的？（1）立即熱敷按摩（2）立即冰敷（3）24 小時內都可以熱敷（4）48 小時後才可以冰敷。

( ) 31. 依傷患救治和送醫優先順序原則，下列何種患者須第一優先，立即送醫處理？（1）藥物中毒（2）開放性或多處骨折（3）已死亡傷患（4）急性心肌梗塞。

( ) 32. 有關原住民族文化安全的定義，下列何者為非？（1）對於照顧行為是否安全必須由文化內部成員依其文化慣習來決定是否達到療癒的目的（2）打破被照顧者因為政策、經濟及制度上的歧視，所造成的健康不均等問題（3）文化就是表演及演唱而已（4）尊重不同族群文化價值與規範前題下，提供被照顧者有品質的照顧服務。

( ) 33. 家務服務內容安排的依據為何？（1）照顧服務員自行規劃（2）家屬的要求（3）案主的需求（4）照顧服務員的專長。

( ) 34. 意外事件報告單，通常於意外發生的幾個小時內報告？（1）24 小時（2）36 小時（3）48 小時（4）72 小時。

( ) 35. 急救時應採取下列何項措施？　A. 翻動傷患，以評估其肢體活動度；B. 脫除傷患衣服，以檢查傷口；C. 疏散人群，以免防礙急救進行；D. 意識不清的傷患，禁給飲料（1）AB（2）CD（3）AC（4）BD。

( ) 36. 下列有關頭髮糾結的處理方法，何者不正確？（1）以剪刀剪掉糾結的部分（2）梳髮時以一手固定近髮根（3）以酒精或水先潤濕再梳（4）先梳髮尾再往上梳到髮根。

( ) 37. 單側下肢乏力案主上下階梯時應教導（1）患肢先上（2）隨自喜好（3）健肢後上（4）健肢先上。

( ) 38. 當血壓下降時脈搏（1）會改變（2）不會改變（3）因人而異（4）因時而異。

( ) 39. 下列何種情形會促使壓瘡產生？（1）提供適當的營養（2）儘可能將案主抬起再移動，以免摩擦皮膚（3）鼓勵案主坐起，能坐多久就坐多久（4）經常幫助臥床案主翻身，減少身體組織持續受壓。

( ) 40. 有關四腳助行器的使用，下列何者不正確：A. 四隻腳皆使用安全具有附著力的橡皮墊；B. 助行器合適之高度應為使手肘能彎至約 30 度；C. 穿上不會滑溜且安全的鞋子；D. 可以讓案主單獨使用助行器（1）A（2）B（3）C（4）D。

( ) 41. 為案主從事環境清潔最主要的目的為何？（1）確保案主生活在清潔、衛生及安全的環境中（2）維持照顧服務員工作收入（3）遵從主管指示（4）減輕家屬負擔。

(　　) 42. 協助案主，穿脫衣服順序何者為宜？（1）先穿遠側（2）先穿近側（3）先脫遠側（4）依案主喜好而定。

(　　) 43. 照顧服務員訓練實施計畫的規定，臨床實習課程的時數為多少小時？（1）50 小時（2）40 小時（3）30 小時（4）12 小時。

(　　) 44. 施行人工呼吸時，若案主胸部沒有起伏，應立刻採取下列何項措施？（1）準備執行腹戳法（2）檢查心跳，看案主是否已死亡（3）清除案主口腔內異物（4）重新調整患者頭部位置，提下巴壓額再試一次。

(　　) 45. 有關溝通的內容，下列何者不適當？（1）以案主的健康照顧需要為主（2）一次教導多項的知識（3）重覆敘述重要的訊息（4）不要只說案主失敗的事。

(　　) 46. 王婆婆今早泡腳時不慎燙傷，雙腳出現紅腫、起水泡及強烈疼痛的情形，試問王婆婆燙傷程度為何？（1）第一度燙傷（2）淺第二度燙傷（3）深第二度燙傷（4）第三度燙傷。

(　　) 47. 壓力調適的方法不包括：（1）認識問題（2）對自己有信心（3）處理問題的行動意願（4）一味躲避不去面對。

(　　) 48. 老人的感覺功能會有下列哪些改變（1）需要較暗的光線避免刺激（2）內耳神經元增加以避免聽力喪失（3）神經功能退化速度不一（4）全部的老人都有聽力喪失的現象

(　　) 49. 為預防泌尿道感染的措施，下列做法何者正確？（1）建議案主盆浴（2）建議每 5～6 小時解尿一次（3）維持尿液的鹼性，以增加抑菌能力（4）在無特殊疾病的飲水禁忌情況下，一般案主每天飲水量至少 2000cc。

(　　) 50. 辦理申請敬老福利生活津貼的單位是哪一單位？（1）勞保局（2）縣市政府社會局（3）內政部（4）戶籍所在地的鄉、鎮、市、區公所。

(　　) 51. 案主腹瀉時，應注意　a. 味道；b. 顏色型態；c. 量；d. 次數；e. 軟硬，下列何種組合正確？（1）abcd（2）bcde（3）acde（4）abde。

(　　) 52. 若案主出現下列何種症狀，即可停止胸外心臟按摩？（1）瞳孔散大（2）膚色轉紅潤（3）有自發性心跳，每分鐘 40 次（4）有自發性呼吸，每分鐘 12 次。

(　　) 53. 有關口腔衛生方面，下列何者正確？　a. 最好每餐飯後立即刷牙或漱口；b. 每天最少刷牙一次；c. 含糖分的飲料應儘快喝完並漱口；d. 插胃管的案主不必執行口腔清潔（1）abc（2）acd（3）bcd（4）abd。

(　　) 54. 下列何者並不是癌末臨終者初期心理反應所經過的階段？（1）震驚（2）解脫（3）否認（4）生氣。

(　　) 55. 案主為一單身獨居失能老人，為了維護案主的財產安全，其存摺與印章可由何種方式代管？（1）由照顧服務員幫忙保管（2）由社會局老人福利科保管（3）由里長代管（4）經由法律途徑辦理財產信託。

(　　) 56. 下列何者不是按摩的禁忌？（1）惡性腫瘤（2）急性發炎（3）輕微水腫（4）靜脈栓塞。

(　) 57. 協助有留置導尿管的案主移位時，下列措施哪一項是正確的？（1）尿袋不可高於膀胱（2）只要方便移位就好了（3）先移位，尿袋自然會拖過去（4）尿已滿袋，但不用擔心，移好位子再倒尿。

(　) 58. 陪同案主購物時，需注意下列何者事項？（1）需注意折扣物品（2）需隨時注意案主身心狀況及行的安全（3）需注意自己的皮包及錢財（4）協助案主殺價。

(　) 59. 腹瀉的護理措施，下列何者不正確？（1）增加水分攝取量（2）預防肛門周圍皮膚破損（3）增加含纖維質食物之攝取（4）必要時需禁食。

(　) 60. 一般口罩正確丟棄法爲何？（1）丟在公園的垃圾桶內（2）依照脫、摺、捲、綁、丟的順序處理（3）爲減少感染，脫下後直接放置於垃圾桶中（4）脫下口罩後，將口鼻接觸面向內摺，並立即丟入垃圾桶中。

(　) 61. 如圖所示，你知道這是什麼標章嗎？（1）省水標章（2）環保標章（3）奈米標章（4）能源效率標示。

(　) 62. 以下何者是消除職業病發生率之源頭管理對策？（1）使用個人防護具（2）健康檢查（3）改善作業環境（4）多運動。

(　) 63. 使用鑽孔機時，不應使用下列何護具？（1）耳塞（2）防塵口罩（3）棉紗手套（4）護目鏡。

(　) 64. 依勞動基準法規定，雇主應置備勞工工資清冊並應保存幾年？（1）1 年（2）2 年（3）5 年（4）10 年。

(　) 65. 小張獲選爲小孩學校的家長會長，這個月要召開會議，沒時間準備資料，所以，利用上班期間有空檔，非休息時間來完成，請問是否可以：（1）可以，因爲不耽誤他的工作（2）可以，因爲他能力好，能夠同時完成很多事（3）不可以，因爲這是私事，不可以利用上班時間完成（4）可以，只要不要被發現。

(　) 66. 溫室氣體減量及管理法所稱主管機關，在中央爲行政院　（1）經濟部能源局（2）環境保護署（3）國家發展委員會（4）衛生福利部。

(　) 67. 按菸害防制法規定，下列敘述何者錯誤？（1）只有老闆、店員才可以出面勸阻在禁菸場所抽菸的人（2）任何人都可以出面勸阻在禁菸場所抽菸的人（3）餐廳、旅館設置室內吸菸室，需經專業技師簽證核可（4）加油站屬易燃易爆場所，任何人都要勸阻在禁菸場所抽菸的人。

(　) 68. 雇主要求確實管制人員不得進入吊舉物下方，可避免下列何種災害發生？（1）感電（2）墜落（3）物體飛落（4）被撞。

(　) 69. 彥江是職場上的新鮮人，剛進公司不久，他應該具備怎樣的態度。（1）上班、下班，管好自己便可（2）仔細觀察公司生態，加入某些小團體，以做爲後盾（3）只要做好人脈關係，這樣以後就好辦事（4）努力做好自己職掌的業務，樂於工作，與同事之間有良好的互動，相互協助。

(　) 70. 勞工服務對象若屬特殊高風險族群，如酗酒、藥癮、心理疾患或家暴者，則此勞工較易遭受下列何種危害？（1）身體或心理不法侵害（2）中樞神經系統退化（3）聽力損失（4）白指症。

(　) 71. 防止噪音危害之治本對策爲何？（1）使用耳塞、耳罩（2）實施職業安全衛生教育訓練（3）消除發生源（4）實施特殊健康檢查。

(　) 72. 依環境基本法第 3 條規定，基於國家長期利益，經濟、科技及社會發展均應兼顧環境保護。但如果經濟、科技及社會發展對環境有嚴重不良影響或有危害時，應以何者優先？（1）經濟（2）科技（3）社會（4）環境。

(　) 73. 下列何者非屬使用合梯，應符合之規定？（1）合梯應具有堅固之構造（2）合梯材質不得有顯著之損傷、腐蝕等（3）梯腳與地面之角度應在 80 度以上（4）有安全之防滑梯面。

(　) 74. 在正常操作，且提供相同使用條件之情形下，下列何種暖氣設備之能源效率最高？（1）冷暖氣機（2）電熱風扇（3）電熱輻射機（4）電暖爐。

(　) 75. 何項不是噪音的危害所造成的現象？（1）精神很集中（2）煩躁、失眠（3）緊張、焦慮（4）工作效率低落。

(　) 76. 若使用後的廢電池未經回收，直接廢棄所含重金屬物質曝露於環境中可能產生哪些影響：1. 地下水汙染、2. 對人體產生中毒等不良作用、3. 對生物產生重金屬累積及濃縮作用、4. 造成優養化？（1）123（2）1234（3）134（4）234。

(　) 77. 依勞動檢查法規定，勞動檢查機構於受理勞工申訴後，應儘速就其申訴內容派勞動檢查員實施檢查，並應於幾日內將檢查結果通知申訴人?（1）14（2）20（3）30（4）60。

(　) 78. 受雇者因承辦業務而知悉營業秘密，在離職後對於該營業秘密的處理方式，下列敘述何者正確？（1）聘雇關係解除後便不再負有保障營業秘密之責（2）僅能自用而不得販售獲取利益（3）自離職日起 3 年後便不再負有保障營業秘密之責（4）離職後仍不得洩漏該營業秘密。

(　) 79. 再生能源一般是指可永續利用之能源，主要包括哪些：1. 化石燃料；2. 風力；3. 太陽能；4. 水力？（1）134（2）234（3）124（4）1234。

(　) 80. 對於依照個人資料保護法應告知之事項，下列何者不在法定應告知的事項內？（1）個人資料利用之期間、地區、對象及方式（2）蒐集之目的（3）蒐集機關的負責人姓名（4）如拒絕提供或提供不正確個人資料將造成之影響。

第 2 回

姓名：

範圍：總複習二

（選擇題每題 1.25 分，共 100 分）

(　) 1. 吃東西時食物會掉在臉頰內（齒頰）兩側，這是哪一期的吞嚥困難？（1）口腔準備期（2）口腔期（3）咽喉期（4）食道期。

(　) 2. 醫療人員視家庭照顧者爲以下何種角色，有利於共同促進案主的照顧品質？（1）既是共同案主，又是共事者（2）只是共同案主（3）只是消費者（4）是專業的共同夥伴。

(　) 3. 有關在宅瀕死的照顧，下列何者不適宜？（1）聽從案家的意見不再照顧（2）繼續緩解疼痛與不適（3）協助案家接納死亡來臨的事實（4）鼓勵臨終者發表心中的疑慮並協助解決與支持。

(　) 4. 活動假牙的清潔　a. 每餐後以軟毛牙刷清洗；b. 漱口即可；c. 用假牙清潔劑泡即可；d. 與醫師討論晚上是否卸下假牙（1）ab（2）ac（3）bc（4）ad。

(　) 5. 就工作倫理觀點，下列哪一項是照顧服務員不正確的做法？（1）爲維繫與案主之間的關係，可將個人電話、地址留給案主或案家（2）不可未經案主同意，自行到銀行領錢（3）不可向案主或案家借錢（4）不可將個人的家事帶到案主家中。

(　) 6. 協助案主代購物品後，須向案主說明清楚何事?（1）東西都買回來了（2）市場人好多買東西眞不易（3）幫忙代購物品很費心神（4）請案主一一確認物品及價錢支出情形

(　) 7. 執行成人心肺復甦術之胸部按壓，下列敘述爲者不正確？（1）次數 100 次 / 分（2）按壓位置於劍突處（3）手勢採雙手互扣（4）按壓深度 4 ～ 5 公分。

(　) 8. 下列何者是構成感染的要素：A. 環境；B. 氣候；C. 致病菌；D. 宿主（1）ABC（2）ACD（3）BCD（4）ABD。

(　) 9. 有關測量血壓時應注意事項，下列何者不正確？（1）小枕頭支托，與心臟成水平（2）壓脈帶綁於上臂，愈緊愈準確（3）將聽診器腹面置於動脈搏動處（4）反覆再測量時，二次之間應間隔 3 分鐘以上。

(　) 10. 失智的陳先生經常被發現在客廳便溺，下列措施何者爲宜？ A. 協助改爲穿尿布 B. 協助長者換上有拉鍊的褲子 C. 在廁所門口貼上「馬桶」的圖片 D. 掌握排泄習慣，引導並去廁所（1）AB（2）BC（3）CD（4）AC。

(　) 11. 有關長期的抒壓養生方式，下列哪一個項目不正確？（1）維他命 B 群的攝取（2）正向思考習慣培養（3）花費大批金錢購物（4）認 眞正的自己，檢測工作壓力的來源。

(　) 12. 心肺復甦術剛開始進行時，口對口人工呼吸要先吹幾口氣？（1）1（2）2（3）3（4）4。

(　) 13. 爲案主從事環境清潔最主要的目的爲何？（1）確保案主生活在清潔、衛生及安全的環境中（2）維持照顧服務員工作收入（3）遵從主管指示（4）減輕家屬負擔。

(　) 14. 下列哪個年齡層之體溫較低？（1）成年（2）老年（3）青少年（4）幼兒。

(　　) 15. 以鼻胃管爲案主灌食牛奶後，沖洗鼻胃管最合適的水量爲（1）10 cc（2）100cc（3）200cc（4）至無牛奶殘留於管壁。

(　　) 16. 冰箱冷凍室及冷藏室最好多久清潔 1 次？（1）每個月（2）2～3 個月（3）4～5 個月（4）每半年。

(　　) 17. 欲觀察突發性昏迷案主的脈搏應該要測量的部位爲下列何者？（1）橈動脈（2）頸動脈（3）肱動脈（4）股動脈。

(　　) 18. 有關地震時的避難措施，下列何者不正確？（1）立即關閉電源（2）遠離窗戶以防玻璃震破受傷（3）叫案主即刻衝出戶外及使用電梯（4）逃生時穿鞋並以物品保護頭部。

(　　) 19. 高血壓患者飲食需注意事項，下列何者正確？（1）採用低油、低鹽的飲食（2）多喝牛奶、吃小魚乾（3）多吃動物性蛋白質的食物（4）植物性奶油因爲是植物性的，多吃沒關係。

(　　) 20. 有關灼燙傷的處理，下列何者爲不正確？（1）立即沖冷水，水流不宜過強過大，但化學藥物燒傷除外（2）在水中脫衣服以避免對受損皮膚造成二度傷害（3）泡冷水可一直泡至不痛爲止（4）眼睛灼傷時，宜使用大量清水由眼睛外角向內角沖洗。

(　　) 21. 以下哪一項不是照顧服務的工作內容？（1）協助案主購買保險（2）協助翻身、拍背、肢體關節活動（3）陪同代購生活必需用品（4）協助進食。

(　　) 22. 照顧服務員的工作會遇到困難、挫折、沮喪是常有的事，下列哪一項的處理不適當？（1）找負責指導的人員或可信任的人討論（2）不斷尋求學習照顧知識與技術（3）對自家人發脾氣，以發洩情緒（4）以各種活動如聽音樂、打球等轉移情緒。

(　　) 23. 餐食準備完成時，其善後工作何者爲最重要？（1）打開抽油煙機（2）關閉瓦斯及各項電器開關（3）清洗圍裙（4）清洗鍋蓋。

(　　) 24. 關於藥物保存下列何者錯誤?（1）放在小孩拿不到的地方（2）藥物冷藏比常溫保存來的好（3）藥物不要存放在浴室、廚房或陽臺邊（4）口服藥與外用藥應該要分開保存。

(　　) 25. 下列哪一項會妨礙與聽力障礙者之溝通？（1）保持昏暗的光線（2）輪流發言，不要同時說話（3）儘量保持環境的單純（4）儘量在聽障者面前說話。

(　　) 26. 發現案主誤服過量藥物時，應如何處理？A. 案主意識清楚時，可請他喝大量開水；B. 誤服強酸、強鹼或腐蝕性藥物時，不要催吐；C. 將案主和剩下的藥物或空瓶一併送醫；D. 若無不適症狀，不需要送醫（1）ABC（2）BCD（3）ACD（4）ABD。

(　　) 27. 照顧服務員在服務過程中，對自己應有的認知，下列哪一項是錯誤？（1）認識自己的角色與權限（2）服務年資深，所有事情均可自行做主（3）虛心接受專業人員的督導（4）不斷學習進修，以提供良好的照顧品質。

(　　) 28. 依傷患救治和送醫優先順序原則，下列何種患者須第一優先，立即送醫處理？（1）藥物中毒（2）開放性或多處骨折（3）已死亡傷患（4）急性心肌梗塞。

(　) 29. 照顧服務員在為案主執行任何一項生活照顧工作時，皆須顧及案主的隱私，下列哪項是錯誤的？（1）案主外出時，確定已做好必要的覆蓋（2）做治療時，要關門或拉上圍簾（3）治療或照護時只暴露所需的部位（4）案主已睡著，可與臨床服務員談論彼此案主的事情。

(　) 30. 下列何種藥品需經由醫師開立處方才能拿藥？（1）成藥（2）指示藥（3）草藥（4）處方藥。

(　) 31. 下列哪一現象表示個案可能有吞嚥困難？（1）很口渴（2）體重減輕（3）體重增加（4）腹脹。

(　) 32. 一般家庭照顧體系提供案主的服務不包括下列哪一項？（1）情感支援（2）護送和交通接送（3）財務管理（4）醫療服務。

(　) 33. 有關褥瘡的敘述，下列何者不適當？（1）失禁的病人容易發生（2）受壓時間的長短是主要影響因素（3）坐輪椅的病人發生褥瘡的機會較低（4）與營養不足有關。

(　) 34. 身體的四大排泄途徑為：A. 大腸；B. 皮膚；C. 心臟；D. 肺臟；E. 泌尿系統；F. 神經系統（1）ABCD（2）ABCE（3）ABDE（4）CDEF。

(　) 35. 協助案主整理環境時，案主要求丟棄大型家俱，照顧服務員可以聯絡哪一單位協助處理？（1）社會局（2）民政局（3）公園路燈管理處（4）環保局。

(　) 36. 影響血壓的外在因素有　a. 情緒；b. 睡眠；c. 溫度；d. 測量技術，下列何者組合正確？（1）abc（2）acd（3）bcd（4）abd。

(　) 37. 口服藥物正確服用方式為？ A. 以適量開水配服，勿配茶、咖啡、果汁、牛奶；B. 將制酸錠咬碎的藥效較好；C. 發泡錠應加適量水溶解後再服用；D. 腸衣錠應咬碎、磨粉後再服用（1）ABC（2）BCD（3）ABD（4）ACD。

(　) 38. 食物料理方式需考慮哪些因素？（1）依照食譜烹調（2）有口感嚼勁夠（3）重口味有味道（4）案主咀嚼及吞嚥能力。

(　) 39. 家庭照顧者採取下列何種紓解壓力的方式不妥當？（1）參加家屬支持團體（2）鍛鍊體力（3）設定合理的照顧目標及自我期待（4）對照顧服務員發洩、出氣。

(　) 40. 下列何者是影響體溫下降的因素？（1）因需檢查而禁食（2）強烈情緒反應（3）新陳代謝增加（4）肌肉活動增加。

(　) 41. 有關失智者居家飲食，下列何者正確？ A. 建立規律用餐時間；B. 若忘記進食而不斷要求時，應告知已進食過；C. 若拒絕進食時，應先了解原因；D. 調製新鮮食物口味，提升長者的新鮮感（1）AB（2）BC（3）CD（4）AC。

(　) 42. 有關老人皮膚系統，下列敘述何者不正確？（1）汗腺數量增加（2）癒合速度減慢（3）皮膚容易破皮（4）指甲變厚易脆。

(　) 43. 一般人只會關心生病的人，常忽略身旁的照顧者，對於照顧者的協助，下列哪一項比較有效的？（1）長期給予情感、財務及替代支援（2）給予口頭讚許（3）致送禮物（4）因照顧者繁忙故儘可能不去打擾。

(　)44. 長期照護機構內的牆壁或地面，需有何設施，以方便身障者行動？（1）簡明和標準的標示或符號（2）美麗的垂飾（3）名畫、花地磚（4）一般的鏡子。

(　)45. 灌食時案主的適當姿勢為（1）平躺（2）半坐臥約 30 ～ 45 度（3）左側臥（4）依案主喜好選擇姿勢。

(　)46. 若案主有大出血情形，其脈搏可能出現（1）洪脈（2）絲脈且快（3）絲脈且慢（4）正常脈。

(　)47. 固定尿管或鼻管的紙膠應多久更換一次？（1）有脫落時再更換（2）每二天更換一次（3）至少每天更換一次（4）每一星期更換一次。

(　)48. 對罹患高血壓的案主，為了瞭解藥物的效果，照顧服務員應做的事項之一，下列何者是正確的？（1）定時為案主測量血壓並做記錄（2）收集血壓的資料是醫師專屬的工作，不干照顧服務員的事（3）照顧服務員事情忙，有空再為案主測量（4）案主想測量時再測量。

(　)49. 下列有關頭髮糾結的處理方法，何者不正確？（1）以剪刀剪掉糾結的部分（2）梳髮時以一手固定近髮根（3）以酒精或水先潤濕再梳（4）先梳髮尾再往上梳到髮根。

(　)50. 照顧老弱是何人的責任？（1）家人的責任（2）國家應負完全的責任（3）慈善機構的責任（4）國家、社會、家庭共同要負擔的責任。

(　)51. 下列有關鼻胃管灌食之敘述，何者不正確？（1）將床頭搖高 30 ～ 60 度（2）灌食前先以 50cc 的空針反抽胃液（3）反抽之胃液不必打回胃內（4）每次灌食量約 250 ～ 350cc。

(　)52. 與家屬溝通困難時，照顧服務員可採取下列何種方法？（1）保持沉默（2）拒絕服務（3）求助於機構主管（4）逆來順受。

(　)53. 協助老年案主洗澡時，最需要幫忙洗的身體部位是（1）後背（2）前胸（3）隱私處（4）臀部。

(　)54. 照顧服務員在從事照顧工作時，不小心致使案主受傷，下列何種做法不恰當？（1）儘速與服務單位聯絡，由服務單位協助處理（2）協助緊急就醫（3）不要讓服務單位知道，私下與案主協議解決（4）通知案主之緊急聯絡人。

(　)55. 鼓勵案主參與日常活動的目的，下列哪一項不正確？（1）可減輕照顧者的體力消耗（2）有助案主早日恢復健康（3）避免筋骨退化萎縮（4）保持皮膚的完整性。

(　)56. 對於繃帶包紮法之螺旋形包紮法，下列敘述何者正確？（1）用於鼠蹊部、拇指處之包紮（2）用於包紮粗細不一之部位（3）用於限制關節活動（4）用於頭部或截肢後殘肢的包紮。

(　)57. 給予吞嚥困難個案流質時，最安全的方式為：（1)用吸管吸食，以能足量攝取（2)用杯子喝，不必限制量（3)吞嚥困難個案通常不能給予流質（4)一次喝一小匙，慢慢喝。

( ) 58. 有關呼吸治療的敘述，下列何者不正確？（1）拍痰一天可 2 ～ 3 次（2）蒸氣治療的目的是讓痰液稀釋（3）治療時有頭暈，心跳加快、氣喘是正常現象（4）姿位引流將痰液最多區擺在最高位，並做區域拍鬆。

( ) 59. 案主骨折部位以夾板固定後，若案主覺得不舒服，其處理爲（1）立即鬆綁（2）更換夾板（3）改用繃帶固定（4）繼續觀察。

( ) 60. 當案主因財物遺失懷疑照顧服務員偷竊時，服務員應如何處理？（1）大聲駁斥案主，表達抗議（2）在案主面前向天發誓，表示自身清白（3）禮貌但堅定向案主表達清白，並尋找失物可能放置地點（4）立即向機構督導請辭，表達抗議。

( ) 61. 根據消除對婦女一切形式歧視公約（CEDAW）之間接歧視意涵，下列何者錯誤？（1）一項法律、政策、方案或措施表面上對男性和女性無任何歧視，但實際上卻產生歧視女性的效果（2）察覺間接歧視的一個方法，是善加利用性別統計與性別分析（3）如果未正視歧視之結構和歷史模式，及忽略男女權力關係之不平等，可能使現有不平等狀況更爲惡化（4）不論在任何情況下，只要以相同方式對待男性和女性，就能避免間接歧視之產生。

( ) 62. 下列使用重製行爲，何者已超出「合理使用」範圍？（1）將著作權人之作品及資訊，下載供自己使用（2）直接轉貼高普考考古題在 FACEBOOK（3）以分享網址的方式轉貼資訊分享於 BBS（4）將講師的授課內容錄音供分贈友人。

( ) 63. 毒性物質進入人體的途徑，經由哪個途徑影響人體健康最快且中毒效應最高？（1）吸入（2）食入（3）皮膚接觸（4）手指觸摸。

( ) 64. 按菸害防制法規定，對於主管每天在辦公室內吸菸，應如何處理？（1）未違反菸害防制法（2）因爲是主管，所以只好忍耐（3）撥打菸害申訴專線檢舉（0800-531-531）（4）開空氣清淨機，睜一隻眼閉一睜眼。

( ) 65. 日光燈管、水銀溫度計等，因含有哪一種重金屬，可能對清潔隊員造成傷害，應與一般垃圾分開處理？（1）鉛（2）鎘（3）汞（4）鐵。

( ) 66. 再生能源一般是指可永續利用之能源，主要包括哪些：1. 化石燃料；2. 風力；3. 太陽能；4. 水力？（1）134（2）234（3）124（4）1234。

( ) 67. 使用了 10 幾年的通風換氣扇老舊又骯髒，噪音又大，維修時採取下列哪一種對策最爲正確及節能？（1）定期拆下來清洗油垢（2）不必再猶豫，10 年以上的電扇效率偏低，直接換爲高效率通風扇（3）直接噴沙拉脫清潔劑就可以了，省錢又方便（4）高效率通風扇較貴，換同機型的廠內備用品就好了。

( ) 68. 下列何者爲環保標章？（1）（2）（3）（4）。

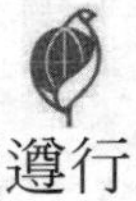

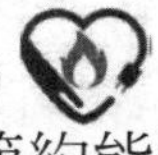

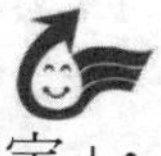

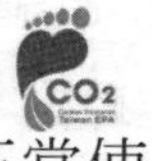

( ) 69. 依能源局「指定能源用戶應遵行之節約能源規定」，在正常使用條件下，公眾出入之場所其室內冷氣溫度平均值不得低於攝氏幾度？（1）26（2）25（3）24（4）22。

(　)70. 冰箱在廢棄回收時應特別注意哪一項物質，以避免逸散至大氣中造成臭氧層的破壞？（1）冷媒（2）甲醛（3）汞（4）苯。

(　)71. 爲保持中央空調主機效率，每（1）半（2）1（3）1.5（4）2　年應請維護廠商或保養人員檢視中央空調主機。

(　)72. 對於核計勞工所得有無低於基本工資，下列敘述何者有誤？（1）僅計入在正常工時內之報酬（2）應計入加班費（3）不計入休假日出勤加給之工資（4）不計入競賽獎金。

(　)73. 下列何種方式沒有辦法降低洗衣機之使用水量，所以不建議採用？　（1）使用低水位清洗（2）選擇快洗行程（3）兩、三件衣服也丟洗衣機洗（4）選擇有自動調節水量的洗衣機，洗衣清洗前先脫水 1 次。

(　)74. 小明於隨地亂丟垃圾之現場遇依廢棄物清理法執行稽查人員要求提示身分證明，如小明無故拒絕提供，將受何處分？（1）勸導改善（2）移送警察局（3）處新臺幣 6 百元以上 3 千元以下罰鍰（4）接受環境講習。

(　)75. 下列何者非屬於人員接觸之電氣性危害的原因？（1）接觸到常態下帶電體（2）接觸到絕緣破壞之導電體（3）接近在高電壓電線範圍內（4）接觸到 24 伏特電壓。

(　)76. 在正常操作，且提供相同使用條件之情形下，下列何種暖氣設備之能源效率最高？（1）冷暖氣機（2）電熱風扇（3）電熱輻射機（4）電暖爐。

(　)77. 有關觸電的處理方式，下列敘述何者錯誤？　（1）應立刻將觸電者拉離現場（2）把電源開關關閉（3）通知救護人員（4）使用絕緣的裝備來移除電源。

(　)78. 利用豬隻的排泄物當燃料發電，是屬於哪一種能源？（1）地熱能（2）太陽能（3）生質能（4）核能。

(　)79. 職業上危害因子所引起的勞工疾病，稱爲何種疾病？（1）職業疾病（2）法定傳染病（3）流行性疾病（4）遺傳性疾病。

(　)80. 有關專利權的敘述，何者正確（1）專利有規定保護年限，當某商品、技術的專利保護年限屆滿，任何人皆可運用該項專利（2）我發明了某項商品，卻被他人率先申請專利權，我仍可主張擁有這項商品的專利權（3）專利權可涵蓋、保護抽象的概念性商品（4）專利權爲世界所共有，在本國申請專利之商品進軍國外，不需向他國申請專利權。

第 3 回

姓名：＿＿＿＿＿＿＿＿

範圍：總複習三

（選擇題每題 1.25 分，共 100 分）

(　) 1. 吃東西時食物會掉在臉頰內 (齒頰) 兩側，這是哪一期的吞嚥困難？（1）口腔準備期（2）口腔期（3）咽喉期（4）食道期。

(　) 2. 有關疥瘡的敘述，何者是正確？（1）疥瘡不會傳染（2）白天癢得較厲害（3）室內灑殺蟲劑以防傳染（4）是一種傳染性強的皮膚病。

(　) 3. 下列何者不是預防壓瘡的正確方法？（1）均衡營養（2）保持皮膚乾爽（3）使用適當輔助用品（4）每四小時翻身一次。

(　) 4. 對睡眠有問題者的照顧措施，何者不適當？（1）白天帶他活動到耗盡體力（2）白天給予休閒活動，舒解情緒（3）睡前沐浴或泡腳（4）在床旁陪伴增進安全感。

(　) 5. 有關原住民族文化安全的定義，下列何者爲非？（1）對於照顧行爲是否安全必須由文化內部成員依其文化慣習來決定是否達到療癒的目的（2）打破被照顧者因爲政策、經濟及制度上的歧視，所造成的健康不均等問題（3）文化就是表演及演唱而已（4）尊重不同族群文化價值與規範前題下，提供被照顧者有品質的照顧服務。

(　) 6. 一個人心肺停止多久，腦細胞就會造成永久性損傷？（1）3 ～ 5 秒（2）1 ～ 3 分鐘（3）4 ～ 5 分鐘（4）6 分鐘及以上。

(　) 7. 最適合服用飯後藥的時間爲下列何者？（1）吃飯後立刻吃（2）飯後 10 分鐘吃（3）飯後 30 分鐘吃（4）飯後 1 小時吃。

(　) 8. 醫師開立處方一天四次用藥，一般的服藥時間指（1）每七小時吃一次（2）任何時間都可以（3）三餐及睡前各吃一次（4）凌晨 4 點、午餐、下午 4 點、睡前。

(　) 9. 有關脫臼之處理，下列敘述何者不正確（1）勿試著將脫臼骨頭推回復位（2）抬高脫臼肢體（3）冰敷脫臼處（4）使用三角巾包紮固定時，宜將結帶打結固定在肢體內側。

(　) 10. 照顧工作經常會帶給家庭主要照顧者身體、心理、社會外尚有哪一方面的負荷？（1）住宅（2）財務（3）交通（4）飲食。

(　) 11. 協助案主購買外食最需注意事項爲何？（1）衛生（2）菜色（3）價錢（4）口味。

(　) 12. 當案主需使用熱水袋時，下列何者錯誤？（1）密切觀察案主的反應情形（2）不管使用時間，等涼了再裝熱水繼續使用（3）熱水袋的水溫約 40 ～ 46℃（4）不可使用在腹痛（確定經痛者除外）。

(　) 13. 爲案主修剪趾甲，下列哪一項動作是正確的？（1）先行以溫水泡腳，軟化趾甲後再行修剪（2）爲減少修剪次數一次就把趾甲剪得很短（3）擔心案主受傷而不要修剪較好（4）選擇尖頭剪刀較易修剪。

(　) 14. 照顧服務員在案家清潔環境時，發現案主遺失的財物，照顧服務員該如何處理？（1）收爲己有（2）報警（3）交還案主（4）帶回機構由督導處理。

(　　) 15. 有關溝通的內容，下列何者不適當？（1）以案主的健康照顧需要爲主（2）一次教導多項的知識（3）重覆敘述重要的訊息（4）不要只說案主失敗的事。

(　　) 16. 鼓勵案主參與日常活動的目的，下列哪一項不正確？（1）可減輕照顧者的體力消耗（2）有助案主早日恢復健康（3）避免筋骨退化萎縮（4）保持皮膚的完整性。

(　　) 17. 最合適用來服藥的液體是下列何者？（1）果汁（2）茶（3）菜湯（4）開水。

(　　) 18. 關於案家或案主所餽贈的禮物，照顧服務員應如何處理？（1）收下即可（2）買一份等值禮品回贈給案家或案主（3）告知案主依工作守則不可以收（4）請案主直接送給照顧服務員所屬之服務單位。

(　　) 19. 下列何者可增加案主之食慾？　A. 單獨進餐以免分心；B. 去除環境異味、避免不舒適的感覺；C. 工作人員的態度親切；D. 加重食物鹹度，以刺激食慾（1）AB（2）CD（3）AD（4）BC。

(　　) 20. 案主的大便沾鮮血時，可能的原因爲：　a. 痔瘡；b. 便秘；c. 胃出血；d. 食道出血（1）ab（2）bc（3）ac（4）ad。

(　　) 21. 遺棄父母之子女，以下的敘述哪一項是錯誤的？（1）應負刑事責任（2）主管機關得對其科處罰鍰（3）主管機關公告其姓名（4）子女堅持不照顧案主，任何人都沒辦法。

(　　) 22. 照顧下肢水腫案主時下列何者不正確？（1）教導坐下時將腳抬高（2）教導躺下時將腳抬高於心臟（3）由遠心端朝近心端按摩（4）由近心端向遠心端按摩。

(　　) 23. 王爺爺需要他人餵飯，餵飯時下列哪一事項比較不需要特別注意？（1）食慾（2）餵食速度（3）飯菜的冷熱程度（4）天氣。

(　　) 24. 下列有關發燒的臨床表徵，何者有誤？（1）口渴（2）倦怠（3）代謝率增加（4）尿量增加。

(　　) 25. 對於案主有性騷擾的行爲時，照顧服務員應該以何種態度面對？（1）當面斥責教訓案主，給他難堪（2）立即且堅定地拒絕案主，警告其不可再犯，並告知機構督導（3）忍氣吞聲，避免衝突（4）立即要求機構督導更換個案。

(　　) 26. 對於夜間常常醒來上廁所的案主，下列何者爲適當的照顧措施？（1）給予安眠藥（2）這是老人的毛病，不要去理會（3）說明這是新入住住民的現象（4）鼓勵就寢前先上廁所，並準備移動式便器在床邊。

(　　) 27. 丟棄案主物品前首先須注意何事？（1）通知環保局（2）丟入垃圾車（3）請案主再次確認（4）由家人處理。

(　　) 28. 下列何者不是休克案主的早期症狀？（1）臉色潮紅（2）冒冷汗（3）噁心、嘔吐（4）躁動不安。

(　　) 29. 工作過程中發現案主健康狀況有異狀時，下列何者爲最不適當的處理？（1）向機構督導或家屬反應（2）請案主先上床休息再做處理（3）詢問案主身體狀況後再做處理（4）請案主多運動以利逼出汗水。

(　)30. 與老人建立關係，下列哪一項態度不適合？（1）接納（2）支持（3）同情（4）不批判。

(　)31. 失能老人如有因智力減退而發生不合宜的行爲時，照顧服務員應（1）給予更大的包容（2）好好糾正他（3）給予適當的處罰（4）不需理會他，當作沒看見。

(　)32. 有關骨折之固定，下列何者爲正確？（1）用以固定骨折處之夾板，其長度必須超過骨折近端及遠端的關節（2）夾板與皮膚間應先墊柔軟的護墊（3）使用三角巾固定上肢時，手掌宜高於手肘約 10 ～ 15 公分（4）以上皆是。

(　)33. 有關心臟病案主的照護，下列敘述何者正確？　a. 不可以運動；b. 依醫囑在可忍受範圍內運動；c. 依每日情況決定吃藥種類；d. 依醫囑按時服藥。（1）ab（2）ac（3）bc（4）bd。

(　)34. 陪同視力模糊的案主就醫時應注意的事項，下列何者不正確？（1）就醫前可先預約掛號，以減少在醫院內等待的時間（2）就醫前應先備妥所需的證件（3）交通工具盡量以無線電叫計程車爲宜（4）返家後，將藥物直接交予案主自行服用。

(　)35. 假若所照顧之案主罹患高血壓，在調製飲食一定需要注意之事項爲（1）多喝牛奶、吃小魚乾（2）低動物性油、低鹽的飲食（3）多吃動物性蛋白質的食物（4）植物性奶油因爲是植物性的，多吃沒關係。

(　)36. 爲案主做身體清潔時，水溫要比體溫（1）低 5 度（2）一樣（3）略高（4）低 10 度。

(　)37. 有關失智者之心理特徵，下列敘述何者爲非？（1）經常處於不安狀態（2）判斷力衰退（3）容易有被害感（4）情緒不常起伏。

(　)38. 案主爲一單身獨居失能老人，爲了維護案主的財產安全，其存摺與印章可由何種方式代管？（1）由照顧服務員幫忙保管（2）由社會局老人福利科保管（3）由里長代管（4）經由法律途徑辦理財產信託。

(　)39. 有關執行被動運動的目的，下列何者不正確？（1）預防患側肌肉攣縮（2）預防患側關節僵直（3）增進腱側關節的活動度（4）增加患部肌肉協調能力。

(　)40. 張太太在做運動時不慎扭傷右腳踝，下列何者爲正確的處理方式？ A. 冷敷；B. 熱敷；C. 抬高；D. 放低；E. 按摩；F. 固定　（1）ACE（2）BCE（3）ACF（4）BDE。

(　)41. 照服員服務案主時應（1）有事弟子服其勞，不讓案主動手做事（2）尊重案主自主權，從旁協助（3）隨意，案主叫的時候才去幫忙（4）家屬在時，盡力幫忙。

(　)42. 照顧服務員發現家屬疏忽對案主照顧時應如何處理？（1）非常生氣，不願再去案家服務（2）向督導員報告，請督導員協助處理（3）私下向案親友報告（4）視而不見，只做分內的事。

(　)43. 協助案主移位下床時，照顧服務員的姿勢下列哪一項是正確的？（1）照顧服務員宜兩腿分開一前一後，雙手臂夾住案主腰部，以固定案主（2）服務員很有力氣，將案主由床上抱起較快（3）彎下腰用力抱起案主（4）從案主背後抱起案主。

(　　) 44. 為臥床案主作關節活動時，順序應為（1）先做健側（2）無特殊順序（3）由遠心端關節做起（4）由近心端關節做。

(　　) 45. 有關使用止血帶之注意事項，下列敘述何者不正確？（1）勿使用金屬線、繩索作為止血帶（2）將止血帶放置在傷口（3）每隔 15 ～ 20 分鐘鬆開止血帶 15 秒（4）止血帶的部位須露出衣外。

(　　) 46. 當案主使用留置導尿管時，下列哪一項敘述不正確？（1）蓄尿袋務必保持在膀胱位置之下（2）遵守無菌技術之規則，清潔尿道口以下的導尿管（3）會陰護理每日至少一次（4）導尿管之固定，女性案主貼於下腹部，男性案主貼於大腿內側。

(　　) 47. 溝通的內容哪一項不適當？（1）以案主所關心的事情為主（2）帶有專業術語的衛教知識（3）重覆敘述重要的訊息（4）多提案主正面的、成功的事。

(　　) 48. 下列何者不屬於照顧服務員的工作？（1）協助購物（2）更換尿管（3）協助身體清潔（4）準備餐食。

(　　) 49. 心臟衰竭的案主出現呼吸很喘時，應採下列何項姿勢？（1）半坐臥（2）平躺腳抬高（3）側臥（4）平躺仰臥。

(　　) 50. 有關老人呼吸系統的敘述，下列何者不正確？（1）正常範圍是 14 ～ 20 次 / 分（2）呼吸與脈博之比約為 1：4（3）溫度高時，呼吸次數會減少（4）若大量失血，呼吸次數會增加。

(　　) 51. 與老人談話時，哪一種方式較為合適？（1）以低頻率交談（2）以高頻率交談（3）附於耳旁大聲說（4）不用特別注意。

(　　) 52. 與案主溝通時，以下何者不適當？（1）在訪客面前討論案主病情（2）利用錄音、照片使反覆視聽（3）一次只給簡單明瞭訊息（4）有足夠時間給案主理解與反應。

(　　) 53. 當您以彈性繃帶為案主做手部包紮，30 分鐘後案主抱怨指頭有刺痛感，指頭顏色變白，下列措施何者正確（1）這是包紮後初期現象，久了就習慣了（2）待包紮時間滿 2 小時後再鬆開（3）立即鬆開繃帶，再重新包紮（4）繼續觀察，再決定下一步行動。

(　　) 54. 陪同案主購物時，需注意下列何者事項？（1）需注意折扣物品（2）需隨時注意案主身心狀況及行的安全（3）需注意自己的皮包及錢財（4）協助案主殺價。

(　　) 55. 當照顧者出現下列何種狀況時，表示需要協助了？（1）失眠（2）經常運動（3）經常與朋友訴苦（4）會參加聚會。

(　　) 56. 照顧服務員為案主整理案家環境時，以達到下列哪一項目標為最重要？（1）地面要光滑照人（2）傢具要光亮如鏡（3）寢室要無塵、無異味（4）水龍頭要無水漬，光亮如新。

(　　) 57. 家庭照顧者被發現脾氣變壞了，正向的改善的方法不包含下列哪一項？（1）找人聊天吃飯（2）外出散步或安排度假（3）參加支援團體（4）一人獨處哭泣。

(　) 58. 吃東西後，喉嚨癢癢的想咳嗽且咳出食物，這是哪一期的吞嚥困難？（1）口腔準備期（2）口腔期（3）咽喉期（4）食道期。

(　) 59. 當案主有腸胃道急性發炎及腹瀉時，應採用何種飲食：（1）流質飲食（2）軟質飲食（3）一般飲食（4）半流質飲食。

(　) 60. 促進正常排便的方法，下列何者不正確？（1）養成定時排便的習慣（2）攝取富含高蛋白質的食物（3）安排適當的排便姿勢（4）每日攝取 2000 ～ 3000 cc 的液體。

(　) 61. 下列何者非屬危險物儲存場所應採取之火災爆炸預防措施？（1）使用工業用電風扇（2）裝設可燃性氣體偵測裝置（3）使用防爆電氣設備（4）標示「嚴禁煙火」。

(　) 62. 按菸害防制法規定，對於在禁菸場所吸菸會被罰多少錢？（1）新臺幣 2 千元至 1 萬元罰鍰（2）新臺幣 1 千元至 5 千罰鍰（3）新臺幣 1 萬元至 5 萬元罰鍰（4）新臺幣 2 萬元至 10 萬元罰鍰。

(　) 63. 依能源局「指定能源用戶應遵行之節約能源規定」，在正常使用條件下，公眾出入之場所其室內冷氣溫度平均值不得低於攝氏幾度？　（1）26（2）25（3）24（4）22。

(　) 64. 下列哪一項水質濃度降低會導致河川魚類大量死亡？（1）氨氮（2）溶氧（3）二氧化碳（4）生化需氧量。

(　) 65. 我國中央勞工行政主管機關爲下列何者？（1）內政部（2）勞工保險局（3）勞動部（4）經濟部。

(　) 66. 關於綠色採購的敘述，下列何者錯誤？　（1）採購回收材料製造之物品（2）採購的產品對環境及人類健康有最小的傷害性（3）選購產品對環境傷害較少、汙染程度較低者（4）以精美包裝爲主要首選。

(　) 67. 下列何者不是潔淨能源？（1）風能（2）地熱（3）太陽能（4）頁岩氣。

(　) 68. 貪汙治罪條例所稱之「賄賂或不正利益」與公務員廉政倫理規範所稱之「餽贈財物」，其最大差異在於下列何者之有無？（1）利害關係（2）補助關係（3）隸屬關係（4）對價關係。

(　) 69. 用電設備的線路保護用電力熔絲（保險絲）經常燒斷，造成停電的不便，下列何者不是正確的作法？（1）換大一級或大兩級規格的保險絲或斷路器就不會燒斷了（2）減少線路連接的電氣設備，降低用電量（3）重新設計線路，改較粗的導線或用兩迴路並聯（4）提高用電設備的功率因數。

(　) 70. 下列何者之工資日數得列入計算平均工資？（1）請事假期間（2）職災醫療期間（3）發生計算事由之前 6 個月（4）放無薪假期間。

(　) 71. 一般而言，水中溶氧量隨水溫之上升而呈下列哪一種趨勢？（1）增加（2）減少（3）不變（4）不一定。

(　) 72. 當發現公司的產品可能會對顧客身體產生危害時，正確的作法或行動應是（1）立即向主管或有關單位報告（2）若無其事，置之不理（3）儘量隱瞞事實，協助掩飾問題（4）透過管道告知媒體或競爭對手。

(　) 73. 根據消除對婦女一切形式歧視公約（CEDAW），下列何者正確？（1）對婦女的歧視指基於性別而作的任何區別、排斥或限制（2）只關心女性在政治方面的人權和基本自由（3）未要求政府需消除個人或企業對女性的歧視（4）傳統習俗應予保護及傳承，即使含有歧視女性的部分，也不可以改變。

(　) 74. 爲了避免漏電而危害生命安全，下列何者不是正確的做法？（1）做好用電設備金屬外殼的接地（2）有濕氣的用電場合，線路加裝漏電斷路器（3）加強定期的漏電檢查及維護（4）使用保險絲來防止漏電的危險性。

(　) 75. 對於化學燒傷傷患的一般處理原則，下列何者正確？（1）立即用大量清水沖洗（2）傷患必須臥下，而且頭、胸部須高於身體其他部位（3）於燒傷處塗抹油膏、油脂或發酵粉（4）使用酸鹼中和。

(　) 76. 下列使用重製行爲，何者已超出「合理使用」範圍？（1）將著作權人之作品及資訊，下載供自己使用（2）直接轉貼高普考考古題在 FACEBOOK（3）以分享網址的方式轉貼資訊分享於 BBS（4）將講師的授課內容錄音供分贈友人。

(　) 77. 在同一操作條件下，煤、天然氣、油、核能的二氧化碳排放比例之大小，由大而小爲：（1）油＞煤＞天然氣＞核能（2）煤＞油＞天然氣＞核能（3）煤＞天然氣＞油＞核能（4）油＞煤＞核能＞天然氣。

(　) 78. 2015 年巴黎協議之目的爲何？（1）避免臭氧層破壞（2）減少持久性汙染物排放（3）遏阻全球暖化趨勢（4）生物多樣性保育。

(　) 79. 下列何者非屬防止搬運事故之一般原則？（1）以機械代替人力（2）以機動車輛搬運（3）採取適當之搬運方法（4）儘量增加搬運距離。

(　) 80. 依勞動基準法規定，雇主應置備勞工工資清冊並應保存幾年？（1）1 年（2）2 年（3）5 年（4）10 年。

得分：

第 4 回

班級：________ 座號：________

姓名：________

範圍：總複習四

（選擇題每題 1.25 分，共 100 分）

(　) 1. 胃管灌食時食物的適當溫度爲幾度？（1）28℃（2）32 ～ 35℃（3）38 ～ 40℃（4）45℃。

(　) 2. 正確的洗手法，下列哪一項是錯誤的？（1）將衣袖捲至手肘以上並取下飾物及手錶（2）遵守濕、搓、沖、捧、擦的洗手原則（3）將手掌面、手背、指尖與指縫的每一表面至少搓洗 5 次以上（4）洗完手以手捧水沖水龍頭流水口。

(　) 3. 下列何者才算身心障礙者保護法所涵蓋之對象？（1）失智症者（2）糖尿病患（3）心臟病患（4）高血壓患者。

(　) 4. 照顧植物人，下列措施何者不適？（1）不必跟他說話（2）固定時間翻身（3）給予背部按摩（4）給予四肢關節被動運動。

(　) 5. 爲方便老年案主穿脫衣褲，採用的衣褲下列何者不適當？（1）多採用鬆緊帶的褲頭（2）衣服前襟可用魔術帶（3）衣服前襟可用交叉式帶子（4）用鈕釦較傳統。

(　) 6. 進行急救時，最重要的原則是（1）儘速送醫（2）評估傷患處理順序（3）擺放傷患於正確姿勢（4）安全第一。

(　) 7. 失智的陳先生經常被發現在客廳便溺，下列措施何者爲宜？ A. 協助改爲穿尿布；B. 協助長者換上有拉鍊的褲子；C. 在廁所門口貼上「馬桶」的圖片；D. 掌握排泄習慣，引導並去廁所（1）AB（2）BC（3）CD（4）AC。

(　) 8. 張太太炒菜時，因油外溢而致鍋子起火，右手遭灼傷，此時的緊急處理步驟爲 A. 沖冷水；B. 泡冷水；C. 水中脫衣服；D. 蓋住傷口；E. 送醫（1）A → B → C → D → E（2）A → B → D → C → E（3）A → C → B → D → E（4）A → C → D → B → E。

(　) 9. 與失智長者溝通時應注意的技巧，下列何者爲非？（1）說話時視線交會（2）告訴對方我們的名字（3）說話時速度放慢（4）提供多元選擇。

(　) 10. 爲案主清潔牙齒刷牙的正確方式爲？（1）刷毛與牙齒呈 45 ～ 60 度角（2）由牙冠向牙齦刷（3）由左向右每次刷 5 ～ 6 顆牙齒（4）不宜清潔舌苔。

(　) 11. 下列有關頭髮糾結的處理方法，何者不正確？（1）以剪刀剪掉糾結的部分（2）梳髮時以一手固定近髮根（3）以酒精或水先潤濕再梳（4）先梳髮尾再往上梳到髮根。

(　) 12. 下列何者不是按摩的禁忌？（1）惡性腫瘤（2）急性發炎（3）輕微水腫（4）靜脈栓塞。

(　) 13. 皮膚長期受壓迫而外觀發紅，爲傷口分類等級的第幾級？（1）第一級（2）第二級（3）第三級（4）第四級。

(　) 14. 維護洗衣機清潔最基本的工作爲何？（1）不定期打開洗槽蓋讓槽內晾乾，以防止霉菌孳生（2）用抹布擦乾外殼（3）使用漂白水消毒（4）曝曬在陽光下。

(　　) 15. 洗髮時之水溫以攝氏多少度合宜？（1）冷水即可（2）與體溫同 36 ～ 37℃（3）略高於體溫，約 41 ～ 43℃（4）50 ～ 55℃。

(　　) 16. 對於老年人皮膚之描述，下列何者不正確？（1）易受細菌感染（2）皮脂腺萎縮造成皮膚乾燥（3）將皮膚塗擦乳霜或凡士林（4）皮膚易有色素沈著現象，稱爲紫斑。

(　　) 17. 下列何者爲最佳止血法？（1）直接加壓法（2）抬高傷肢法（3）止血點止血法（4）止血帶止血法。

(　　) 18. 接受定期洗腎（血液透析）案主的飲食應注意事項　a. 平常飲食；b. 可以大吃大喝；c. 注意高磷食物，如楊桃汁勿食；d. 不必特別限水，但也不可暢飲（1）abc（2）bcd（3）acd（4）abd。

(　　) 19. 如果在案主移位的過程中出現意外事故時，下列何者爲最優先的措施？（1）就近尋求協助（2）趕快清理現場，當作沒發生（3）維護案主的安全（4）打電話通知家屬。

(　　) 20. 行動不太方便的案主常因上廁所需要人扶，因此不敢多喝水，下列哪一項是合適的？（1）鼓勵他喝水，定時帶他上廁所（2）如他所想，儘量不要多喝水（3）鼓勵他用紙尿褲（4）沒有關係，不強迫。

(　　) 21. 長期臥床者皮膚照顧最需注意的問題是？（1）手足廢用（2）關節畸形（3）壓瘡（4）便秘。

(　　) 22. 對於居家照顧的案主，下列哪一種狀況得優先做處理？（1）出血（2）活動量不足（3）營養狀況不佳（4）情緒不好。

(　　) 23. 使用便盆的注意事項，下列何者正確？ A. 常用的便盆消毒是以酒精擦拭，B. 案主使用便盆時，應給案主叫人鈴，C. 傳染病的案主其便盆使用後，應放於公共便盆架上，以保持通風，D. 若有不正常之排泄物，應將排泄物保留，以提供護理人員或醫師觀察（1）BD（2）AD（3）AC（4）BC。

(　　) 24. 便秘時應給予案主何種腹部按摩方式，以促進排便？（1）無特定方向（2）由右往上橫向左側（3）由左往上橫向右側（4）左一次，右一次輪流方式。

(　　) 25. 有關開放性骨折之緊急處理，下列敘述何者正確？（1）於開放性傷口止血，但不要清洗傷口及塗藥（2）試著將突出骨頭推回復位（3）爲避免再度受傷，維持受傷肢體平放（4）熱敷傷處以減輕疼痛。

(　　) 26. 下列何者不屬於助行器的種類？（1）護腰（2）枴杖（3）四腳助行器（4）四腳拐杖。

(　　) 27. 有關溝通的內容，下列何者不適當？（1）以案主的健康照顧需要爲主（2）一次教導多項的知識（3）重覆敘述重要的訊息（4）不要只說案主失敗的事。

(　　) 28. 下列哪個選項中的兩個項目皆屬於工作壓力來源？ A. 工作環境太冷太熱；B. 職業角色與職責明確；C. 工作性質佳與工作方法正確；D. 學以致用、能發揮所長；E. 缺乏社會資源；F. 團體凝聚力不夠（1）AB（2）BC（3）CD（4）EF。

(　) 29. 當案主的家人之間出現不同的照顧意見時，照顧服務員應如何處理？（1）主動介入調停（2）提供自己的意見（3）要求案主表達意見（4）請督導員協助處理。

(　) 30. 爲案主清洗衣物時，如何保護案主衣物不受損傷？（1）依據照顧服務員個人經驗（2）依據案主的習慣（3）依據衣服上的洗滌標示（4）爲保護衣物，能不洗就不洗。

(　) 31. 以下哪一項行爲不是照顧服務員有工作壓力的警訊？（1）注意力不集中、常出錯（2）有耐心聽案主說話（3）愛發脾氣、常焦慮不安（4）無食慾、失眠。

(　) 32. 醫師開立處方一天四次用藥，一般的服藥時間指（1）每七小時吃一次（2）任何時間都可以（3）三餐及睡前各吃一次（4）凌晨 4 點、午餐、下午 4 點、睡前。

(　) 33. 丟棄案主物品前首先須注意何事？（1）通知環保局（2）丟入垃圾車（3）請案主再次確認（4）由家人處理。

(　) 34. 長期照護的目的在於（1）協助案主維持日常生活中所需的功能（2）爲了案主的舒適和照顧服務員的效率，凡事都由照顧服務員替案主完成（3）由照顧服務員取代家人的照顧角色（4）建立案主的信任關係，使其完全依賴照顧服務員。

(　) 35. 爲滿足案主個人基本需要，以下措施哪一項錯誤？（1）維護案主的安全與環境整潔（2）協助案主獲得營養的需求（3）協助案主獲得身、心、靈的舒適、隱私及緩解焦慮（4）完全順從案主家人的決定。

(　) 36. 施行胸外心臟按摩時，成人下壓深度應爲多少爲宜？（1）1 ～ 2 公分（2）3 ～ 4 公分（3）5 ～ 6 公分（4）7 ～ 8 公分。

(　) 37. 服務關係結束後，照顧服務員與案主應保持怎樣的關係？（1）仍保持密切聯繫（2）打電話給案主，關切新服務員的服務狀況（3）避免與案主過於密切聯繫，以免案主拿服務員作比較，造成現有服務員的困擾（4）改以志工方式，繼續提供服務。

(　) 38. 爲案主修剪趾甲，下列哪一項動作是正確的？（1）先行以溫水泡腳，軟化趾甲後再行修剪（2）爲減少修剪次數一次就把趾甲剪得很短（3）擔心案主受傷而不要修剪較好（4）選擇尖頭剪刀較易修剪。

(　) 39. 災害發生時，緊急疏散脊椎受傷案主，下列何種方式不恰當？（1）以硬板運送（2）以擔架運送（3）以椅子代用擔架（4）以毯子拖拉。

(　) 40. 有關褥瘡的敘述，下列何者不適當？（1）失禁的病人容易發生（2）受壓時間的長短是主要影響因素（3）坐輪椅的病人發生褥瘡的機會較低（4）與營養不足有關。

(　) 41. 當案主因財物遺失懷疑照顧服務員偷竊時，服務員應如何處理？（1）大聲駁斥案主，表達抗議（2）在案主面前向天發誓，表示自身清白（3）禮貌但堅定向案主表達清白，並尋找失物可能放置地點（4）立即向機構督導請辭，表達抗議。

(　) 42. 依傷患救治和送醫優先順序原則，下列何種患者須第一優先，立即送醫處理？（1）藥物中毒（2）開放性或多處骨折（3）已死亡傷患（4）急性心肌梗塞。

(　) 43. 下列何者是構成感染的要素：A. 環境；B. 氣候；C. 致病菌；D. 宿主（1）ABC（2）ACD（3）BCD（4）ABD。

(　)44. 服務倫理而言，照顧服務員對於案主的金錢，下列哪一項處理態度為宜？（1）可以先行挪用（2）不可以挪用（3）可以先行商借，事後歸回就好（4）可以竊取。

(　)45. 使用熱水袋的目的有哪些？　A. 保暖；B. 減輕疼痛；C. 促進血液循環；D. 減輕發炎症狀（1）ABD（2）ACD（3）BCD（4）ABC。

(　)46. 為案主調配膳食時，應遵守的法則，下列哪一項是錯誤的？（1）手指、皮膚有傷口、膿瘡者需戴手套（2）調配膳食前後均應確實洗手（3）配膳前應將飾物、戒指、手錶等脫除（4）好不容易才留長的指甲，剪掉可惜，不必修剪。

(　)47. 為案主準備膳食時，除了洗手還要注意些什麼？（1）食物及器皿的衛生（2）鍋子及碗盤的數目（3）洗槽的大小（4）過濾器的適用性。

(　)48. 以下何者不正確？（1）溝通時與案主保持面對面，以利讀唇並保持視線的接觸（2）老人通常有聽覺障礙，所以和老人說話音調要提高（3）與老人溝通時說話速度和緩且清楚（4）不要在老人視線範圍內與他人耳語。

(　)49. 油鍋起火時，下列何項是不恰當的處理措施？（1）關閉瓦斯（2）潑水入鍋內（3）將鍋蓋蓋住油鍋（4）使用滅火器。

(　)50. 當照顧服務員提供居家服務時，雖然協助的對象是案主，同時對家庭中何人最有紓解壓力的幫助？（1）主要照顧者（2）案媳（3）案女（4）案子。

(　)51. 家庭照顧支援體系是屬於案主的何種支援體系？（1）正式照顧支援體系（2）非正式照顧支援體系（3）自然支援體系（4）非自然的支援體系。

(　)52. 會陰清潔的目的，下列何者不正確？（1）增進美觀（2）除去異味（3）預防感染（4）促進會陰部傷口的癒合。

(　)53. 有效的溝通技巧不包括（1）不斷的解釋（2）傾聽（3）同理心（4）專注行為。

(　)54. 為能促進案主睡眠，下列哪一項是錯誤的？（1）盡可能保有案主就寢前的習慣（2）如肚子餓了可喝杯溫牛奶（3）不斷的和案主講話（4）給予案主背部按摩。

(　)55. 最適合服用飯後藥的時間為下列何者？（1）吃飯後立刻吃（2）飯後 10 分鐘吃（3）飯後 30 分鐘吃（4）飯後 1 小時吃。

(　)56. 依照 2015 年中華名國消臟學會與臺灣高血壓學會對正常血壓的定義是（1）收縮壓低於 120mmhg 以及舒張壓低於 80mmhg（2）收縮壓低於 140mmhg 以及舒張壓低於 95mmhg（3）收縮壓低於 150mmhg 以及舒張壓低於 90mmhg（4）收縮壓低於 160mmhg 以及舒張壓低於 95mmhg。

(　)57. 當案主提出與服務內容不符之過分要求時，應如何處理？（1）立即要求結案（2）與案主對立、抗爭（3）委曲求全（4）婉轉溝通再通知機構。

(　)58. 以下何者不是身心障礙者保護法所認定的身心障礙對象？（1）愛滋病患者（2）視覺、聽覺機能障礙者（3）顏面損傷者（4）慢性精神病患者。

(　　) 59. 下列有關鼻胃管灌食之敘述，何者不正確？（1）將床頭搖高 30 ～ 60 度（2）灌食前先以 50cc 的空針反抽胃液（3）反抽之胃液不必打回胃內（4）每次灌食量約 250 ～ 350cc。

(　　) 60. 下列哪一項照顧措施可能會傷害案主？（1）對意識不清者使用約束帶（2）未立即回應病人的呼叫（3）地板的水立即擦乾（4）提供以案主為中心的照顧。

(　　) 61. 勞動基準法第 84 條之 1 規定之工作者，因工作性質特殊，就其工作時間，下列何者正確？（1）完全不受限制（2）無例假與休假（3）不另給予延時工資（4）勞雇間應有合理協商彈性。

(　　) 62. 主管機關審查環境影響說明書或評估書，如認為已足以判斷未對環境有重大影響之虞，作成之審查結論可能為下列何者？（1）通過環境影響評估審查（2）應繼續進行第二階段環境影響評估（3）認定不應開發（4）補充修正資料再審。

(　　) 63. 甲公司開發部主管 A 掌握公司最新技術製程，並約定保密協議，離職後就任同業乙公司，將甲公司之機密技術揭露於乙公司，使甲公司蒙受巨額營業上損失，下列何者「非」屬 A 可能涉及之刑事責任（1）營業秘密法之以不正方法取得營業秘密罪（2）營業秘密法之未經授權洩漏營業秘密罪（3）刑法之洩漏工商秘密罪（4）刑法之背信罪。

(　　) 64. 關著作權的下列敘述何者錯誤？（1）撰寫碩博士論文時，在合理範圍內引用他人的著作，只要註明出處，不會構成侵害著作權（2）在網路散布盜版光碟，不管有沒有營利，會構成侵害著作權（3）在網路的部落格看到一篇文章很棒，只要註明出處，就可以把文章複製在自己的部落格（4）將補習班老師的上課內容錄音檔，放到網路上拍賣，會構成侵害著作權。

(　　) 65. 一般桶裝瓦斯 (液化石油氣) 主要成分為：（1）丙烷（2）甲烷（3）辛烷（4）乙炔及丁烷。

(　　) 66. 如果馬桶有不正常的漏水問題，下列何者處理方式是錯誤的？（1）因為馬桶還能正常使用，所以不用著急，等到不能用時再報修即可（2）立刻檢查馬桶水箱零件有無鬆脫，並確認有無漏水（3）滴幾滴食用色素到水箱裡，檢查有無有色水流進馬桶，代表可能有漏水（4）通知水電行或檢修人員來檢修，徹底根絕漏水問題。

(　　) 67. 自來水淨水步驟，何者為非？（1）混凝（2）沉澱（3）過濾（4）煮沸。

(　　) 68. 對於核計勞工所得有無低於基本工資，下列敘述何者有誤？（1）僅計入在正常工時內之報酬（2）應計入加班費（3）不計入休假日出勤加給之工資（4）不計入競賽獎金。

(　　) 69. 請問下列何者「不是」個人資料保護法所定義的個人資料？（1）身分證號碼（2）最高學歷（3）綽號（4）護照號碼。

(　　) 70. 就加熱及節能觀點來評比，電鍋剩飯持續保溫至隔天再食用，與先放冰箱冷藏，隔天用微波爐加熱，下列何者是對的？（1）持續保溫較省電（2）微波爐再加熱比較省電又方便（3）兩者一樣（4）優先選電鍋保溫方式，因為馬上就可以吃。

(　) 71. 下列何者為節能標章？　(1)　(2)　(3)　(4)　。

(　) 72. 下列何者是懸浮微粒與落塵的差異？(1) 採樣地區 (2) 粒徑大小 (3) 分布濃度 (4) 物體顏色。

(　) 73. 石綿最可能引起下列何種疾病？(1) 白指症 (2) 心臟病 (3) 間皮細胞瘤 (4) 巴金森氏症。

(　) 74. 如果水龍頭流量過大，下列何種處理方式是錯誤的？　(1) 加裝節水墊片或起波器 (2) 加裝可自動關閉水龍頭的自動感應器 (3) 直接換裝沒有省水標章的水龍頭 (4) 直接調整水龍頭到適當水量。

(　) 75. 上下班的交通方式有很多種，其中包括：1. 騎腳踏車；2. 搭乘大眾交通工具；3 自行開車，請將前述幾種交通方式之單位排碳量由少至多之排列方式為何？(1) 123 (2) 132 (3) 213 (4) 321。

(　) 76. 職業安全衛生法之立法意旨為保障工作者安全與健康，防止下列何種災害？(1) 職業災害 (2) 交通災害 (3) 公共災害 (4) 天然災害。

(　) 77. 下列何者不是目前臺灣主要的發電方式？　(1) 燃煤 (2) 燃氣 (3) 核能 (4) 地熱。

(　) 78. 下列何種開發行為若對環境有不良影響之虞者，應實施環境影響評估：1. 開發科學園區；2. 新建捷運工程；3. 採礦？(1) 12 (2) 23 (3) 13 (4) 123。

(　) 79. 集合式住宅的地下停車場需要維持通風良好的空氣品質，又要兼顧節能效益，下列的排風扇控制方式何者是不恰當的？　(1) 淘汰老舊排風扇，改裝取得節能標章、適當容量高效率風扇 (2) 兩天一次運轉通風扇就好了 (3) 結合一氧化碳偵測器，自動啟動 / 停止控制 (4) 設定每天早晚二次定期啟動排風扇。

(　) 80. 用電設備的線路保護用電力熔絲 (保險絲) 經常燒斷，造成停電的不便，下列何者不是正確的作法？(1) 換大一級或大兩級規格的保險絲或斷路器就不會燒斷了 (2) 減少線路連接的電氣設備，降低用電量 (3) 重新設計線路，改較粗的導線或用兩迴路並聯 (4) 提高用電設備的功率因數。

第 5 回

姓名：＿＿＿＿＿＿

範圍：總複習五

（選擇題每題 1.25 分，共 100 分）

(　) 1. 照顧服務員在服務過程中，對自己應有的認知，下列哪一項是錯誤？（1）認識自己的角色與權限（2）服務年資深，所有事情均可自行做主（3）虛心接受專業人員的督導（4）不斷學習進修，以提供良好的照顧品質。

(　) 2. 去除微波爐內異味的方法，可以用一杯水加上下列哪項物品，一起放入爐內加熱 1 分鐘，並趁熱用乾布擦拭？（1）檸檬汁一湯匙（2）酒一湯匙（3）黑醋一湯匙（4）洗潔精 1/5 杯。

(　) 3. 當案主需使用熱水袋時，下列何者錯誤？（1）密切觀察案主的反應情形（2）不管使用時間，等涼了再裝熱水繼續使用（3）熱水袋的水溫約 40 ～ 46℃（4）不可使用在腹痛（確定經痛者除外）。

(　) 4. 一般老年夫妻在生活上誰是最重要的支援者？（1）配偶（2）子媳（3）孫子（4）女兒。

(　) 5. 灌食的注意事項，下列何者不正確？（1）應避免灌入空氣（2）灌食中若出現咳嗽不止，應立刻停止灌食（3）需抬高床頭再灌食，並確定胃管是否於胃內（4）灌食後立即採平躺臥姿。

(　) 6. 為案主清潔牙齒刷牙的正確方式為？（1）刷毛與牙齒呈 45 ～ 60 度角（2）由牙冠向牙齦刷（3）由左向右每次刷 5 ～ 6 顆牙齒（4）不宜清潔舌苔。

(　) 7. 孕婦食物哽噎時應使用（1）胸戳法（2）腹戳法（3）拍背法（4）咳嗽法。

(　) 8. 一般家庭照顧體系提供案主的服務不包括下列哪一項？（1）情感支援（2）護送和交通接送（3）財務管理（4）醫療服務。

(　) 9. 為何協助吞嚥困難個案進行口腔清潔很重要？（1）吞嚥困難個案通常不刷牙（2）吞嚥困難個案通常有麻痺現象，無法使用雙手（3）口腔內的細菌會增加吸入性肺炎的危險（4）這些個案通常沒有牙齒，故不需做口腔護理。

(　) 10. 王婆婆今早泡腳時不慎燙傷，雙腳出現紅腫、起水泡及強烈疼痛的情形，試問王婆婆燙傷程度為何？（1）第一度燙傷（2）淺第二度燙傷（3）深第二度燙傷（4）第三度燙傷。

(　) 11. 下列何者為進行急救中，最重要原則？（1）立即評估傷患（2）盡速安排傷患送醫（3）確定傷患和施救者處於安全無危險環境（4）將傷患置於正確、適當的姿勢。

(　) 12. 協助老年案主洗澡時，最需要幫忙洗的身體部位是（1）後背（2）前胸（3）隱私處（4）臀部。

(　) 13. 壓力調適的方法不包括：（1）認識問題（2）對自己有信心（3）處理問題的行動意願（4）一味躲避不去面對。

(　) 14. 若醫師處方同時使用眼藥水及眼藥膏，協助案主使用的方法何者正確？ A. 先給眼藥膏，再用眼藥水；B. 先給眼藥水，再給眼藥膏；C. 協助頭後仰，塗（或滴）於眼角膜處；D. 兩種藥物應間隔 8 ～ 10 分鐘（1）AC（2）AD（3）BC（4）BD。

(　) 15. 資源回收的項目不包括下列何類？（1）紙類（2）布類（3）塑膠類（4）玻璃類。

(　) 16. 爲清理案主家的上層窗戶，照顧服務員可以採用何種方法？（1）雙腳爬上窗戶手拿抹布擦拭（2）以長柄桿子綁上抹布擦拭（3）以手伸直之高度爲限，超過此高度的部分不清理（4）爲安全著想不安排此項服務。

(　) 17. 心臟衰竭的案主出現呼吸很喘時，應採下列何項姿勢？（1）半坐臥（2）平躺腳抬高（3）側臥（4）平躺仰臥。

(　) 18. 下列敘述何者不正確？（1）男性案主會陰沖洗後應將包皮推回（2）協助案主使用便盆時，應注意個案的隱私，保暖與安全（3）會陰沖洗每次最多只能使用四支沖洗棉棒，以免皮膚因沖洗而破損（4）女性案主會陰沖洗的次序爲：尿道口、陰道口、小陰唇、大陰唇、外陰部。

(　) 19. 促進有效咳嗽的步驟，下列敘述何者不適當？（1）採取坐姿（2）利用枕頭支托胸部及腹部（3）深呼吸後，連續咳嗽 5 次（4）腦損傷的案主要特別注意。

(　) 20. 案主抱怨腹痛不適，可協助案主採取下列哪一種姿勢？（1）屈膝仰臥（2）俯臥（3）側臥（4）平躺頭肩墊高。

(　) 21. 一個人心肺停止多久，腦細胞就會造成永久性損傷？（1）3 ～ 5 秒（2）1 ～ 3 分鐘（3）4 ～ 5 分鐘（4）6 分鐘及以上。

(　) 22. 若案主有一側肢體行動不便，穿脫衣服的順序何者較適宜？（1）先脫健側（2）先脫患側（3）先穿健側（4）由案主自己決定。

(　) 23. 便秘時應給予案主何種腹部按摩方式，以促進排便？（1）無特定方向（2）由右往上橫向左側（3）由左往上橫向右側（4）左一次，右一次輪流方式。

(　) 24. 安寧療護的四全照顧指的是什麼？（1）全人、全家、全程、全隊（2）全心、全意、全部、全職（3）全人、全家、全心、全意（4）全心、全意、全程、全隊。

(　) 25. 在案家工作時，照顧服務員的工作範圍包括　A. 案主本身；B. 案主個人所使用的範圍；C. 案主所居住的空間；D. 案主鄰居；E. 案主親戚，下列何者組合正確？（1）ABE（2）BCD（3）ABD（4）ABC。

(　) 26. 長時間不動對案主造成的問題不包括哪一項？（1）姿勢性低血壓（2）排尿困難（3）腹瀉（4）骨質疏鬆。

(　) 27. 當案主有腸胃道急性發炎及腹瀉時，應採用何種飲食：（1）流質飲食（2）軟質飲食（3）一般飲食（4）半流質飲食。

(　) 28. 照顧服務員替案主至郵局或銀行領錢時，下列何者爲正確？（1）代替案主於領款單上簽名（2）與案主當面點清錢數，並請案主簽收（3）保管案主圖章及存摺（4）隨身攜帶案主的提款卡。

（　）29. 下列何者不屬於照顧服務員的工作？（1）協助購物（2）更換尿管（3）協助身體清潔（4）準備餐食。

（　）30. 下列何者為急救時須第一優先處理的狀況？（1）維持呼吸道通暢（2）控制出血（3）預防及治療休克（4）固定骨折。

（　）31. 使用留置尿管的案主，滲尿的可能原因，以下何者不正確？（1）大便嵌塞（2）尿管太小（3）尿管被折或壓到（4）腹壓增加。

（　）32. 移動案主時為方便省力應（1）擺個漂亮姿勢（2）身體重心落於兩腳中間（3）不需注意姿勢，只要方便（4）不需顧到案主感受。

（　）33. 有關在宅瀕死的照顧，下列何者不適宜？（1）聽從案家的意見不再照顧（2）繼續緩解疼痛與不適（3）協助案家接納死亡來臨的事實（4）鼓勵臨終者發表心中的疑慮並協助解決與支持。

（　）34. 與失智長者溝通時應注意的技巧，下列何者為非？（1）說話時視線交會（2）告訴對方我們的名字（3）說話時速度放慢（4）提供多元選擇。

（　）35. 照顧意識不清案主，下列組合何者不正確？　a. 不必與他談話；b. 雖沒反應，仍要跟他說話；c. 隨自己高興，決定說話與否；d. 有他人在時不可與他談話以免被認為神經病（1）abc（2）bcd（3）acd（4）abd。

（　）36. 照顧服務員在案家清潔環境時，發現案主遺失的財物，照顧服務員該如何處理？（1）收為己有（2）報警（3）交還案主（4）帶回機構由督導處理。

（　）37. 就工作倫理觀點，下列哪一項是照顧服務員不正確的做法？（1）為維繫與案主之間的關係，可將個人電話、地址留給案主或案家（2）不可未經案主同意，自行到銀行領錢（3）不可向案主或案家借錢（4）不可將個人的家事帶到案主家中。

（　）38. 有關發生火警時的緊急處理，下列何者有誤？（1）滅火（2）報警（3）逃生（4）攜帶貴重物品。

（　）39. 有關使用止血帶之注意事項，下列敘述何者不正確？（1）勿使用金屬線、繩索作為止血帶（2）將止血帶放置在傷口（3）每隔 15 ～ 20 分鐘鬆開止血帶 15 秒（4）止血帶的部位須露出衣外。

（　）40. 正常成人的心跳次數為每分鐘（1）40 ～ 59 次（2）60 ～ 99 次（3）100 ～ 109 次（4）110 次及以上。

（　）41. 當訪客詢問案主的私人事情時，下列何者錯誤？（1）避免當著案主的面和第三者討論案主的事情（2）因為案主回答很慢，乾脆由照顧服務員代替案主回答問題（3）應以適合案主年齡的態度對待他（4）若案主可以自行回答，應引導案主回答。

(　　) 42. 為方便老年案主穿脫衣褲，採用的衣褲下列何者不適當？(1) 多採用鬆緊帶的褲頭 (2) 衣服前襟可用魔術帶 (3) 衣服前襟可用交叉式帶子 (4) 用鈕釦較傳統。

(　　) 43. 容易導致壓瘡的情境，下列何者不正確 (1) 長時間臥床不動 (2) 皮膚衛生不良 (3) 營養不良 (4) 床鋪太平整。

(　　) 44. 使用微波爐加熱食物，為避免水分蒸發，照顧服務員要如何處理？(1) 食物上覆蓋耐熱膠膜或蓋子 (2) 食物中加一些開水 (3) 轉盤中加一杯冷水 (4) 只短短幾秒鐘不要那麼麻煩。

(　　) 45. 下列有關內科無菌之敘述，何者不正確？(1) 內科無菌技術就是應用醫療技術預防致病菌從一處傳播到另一處 (2) 洗手是常見的內科無菌技術 (3) 只要泡鑷罐空間足夠拿取方便，可以同時放多把敷料鉗 (4) 清洗用物或病床時，應往遠離身體和制服的方向擦拭。

(　　) 46. 只有一人施行心肺復甦術，下列何者不正確？(1) 每壓 30 下吹 2 口氣 (2) 大聲數出按壓的次數 (3) 每壓 15 下吹 1 口氣 (4) 進行心肺復甦術後約 2 分鐘檢查脈搏。

(　　) 47. 案主大便顏色出現黑色時，有可能發生的相關疾病為 (1) 痔瘡 (2) 便秘 (3) 上腸胃道出血 (4) 下腸胃道出血。

(　　) 48. 照顧下肢水腫案主時下列何者不正確？(1) 教導坐下時將腳抬高 (2) 教導躺下時將腳抬高於心臟 (3) 由遠心端朝近心端按摩 (4) 由近心端向遠心端按摩。

(　　) 49. 老人的感覺功能會有下列哪些改變 (1) 需要較暗的光線避免刺激 (2) 內耳神經元增加以避免聽力喪失 (3) 神經功能退化速度不一 (4) 全部的老人都有聽力喪失的現象。

(　　) 50. 對於夜間常常醒來上廁所的案主，下列何者為適當的照顧措施？(1) 給予安眠藥 (2) 這是老人的毛病，不要去理會 (3) 說明這是新入住住民的現象 (4) 鼓勵就寢前先上廁所，並準備移動式便器在床邊。

(　　) 51. 下列哪一現象表示個案可能有吞嚥困難？(1) 很口渴 (2) 體重減輕 (3) 體重增加 (4) 腹脹。

(　　) 52. 處理失智者定向力障礙的措施，下列何者最適當？(1) 放置日曆，請長者每天撕，以確認日期 (2) 於牆上公告當天為幾月幾號星期幾 (3) 經常詢問，你記得我是誰嗎？以協助其熟悉環境 (4) 請長者記得家中物品放置位置，以協助記憶。

(　　) 53. 王老先生腹脹不適，下列哪項處理措施不適當 (1) 進食時鼓勵放輕鬆 (2) 鼓勵多喝牛奶 (3) 避免豆類食品 (4) 避免使用吸管。

(　　) 54. 家務處理的功能不包含下列哪一項？(1) 營造一個安全、清潔的環境 (2) 降低案主家中感染的發生 (3) 增加案主的收入 (4) 提昇案主的身心健康。

(　　) 55. 灌食時案主的適當姿勢為 (1) 平躺 (2) 半坐臥約 30 ～ 45 度 (3) 左側臥 (4) 依案主喜好選擇姿勢。

(　　) 56. 訓練排便最好的時間 (1) 早餐後 (2) 午餐後 (3) 晚餐後 (4) 任何時間。

(　) 57. 下列哪一項無助於良好的溝通？（1）和案主視線接觸（2）身體前傾表達出關心和注意（3）提高音量大聲講話（4）鼓勵案主多表達感受。

(　) 58. 下列何者爲灌食空針的適當處理方式？（1）用完馬上用清水清洗（2）用完即丟（3）用完後再用酒精消毒（4）用完擺放妥當下次再用。

(　) 59. 下列何者不是按摩的禁忌？（1）惡性腫瘤（2）急性發炎（3）輕微水腫（4）靜脈栓塞。

(　) 60. 協助案主獲得舒適的措施，下列何者不正確？（1）保持身體清潔（2）維持合宜的姿勢（3）注意四周環境的清潔（4）用力拉平案主的衣服。

(　) 61. 政府爲推廣節能設備而補助民眾汰換老舊設備，下列何者的節電效益最佳？　（1）將桌上檯燈光源由螢光燈換爲 LED 燈（2）優先淘汰 10 年以上的老舊冷氣機爲能源效率標示分級中之一級冷氣機（3）汰換電風扇，改裝設能源效率標示分級爲一級的冷氣機（4）因爲經費有限，選擇便宜的產品比較重要。

(　) 62. 臺灣是屬缺水地區，每人每年實際分配到可利用水量是世界平均值的多少？　（1）六分之一（2）二分之一（3）四分之一（4）五分之一。

(　) 63. 身爲專業技術工作人士，應以何種認知及態度服務客戶？（1）若客戶不瞭解，就儘量減少成本支出，抬高報價（2）遇到維修問題，儘量拖過保固期（3）主動告知可能碰到問題及預防方法（4）隨著個人心情來提供服務的內容及品質 。

(　) 64. 下列何者「非」屬公司對於企業社會責任實踐之原則？（1）加強個人資料揭露（2）維護社會公益（3）發展永續環境（4）落實公司治理。

(　) 65. 「度」是水費的計量單位，你知道一度水的容量大約有多少？　（1）2,000 公升（2）3000 個 600cc 的寶特瓶（3）1 立方公尺的水量（4）3 立方公尺的水量。

(　) 66. 「聖嬰現象」是指哪一區域的溫度異常升高？（1）西太平洋表層海水（2）東太平洋表層海水（3）西印度洋表層海水（4）東印度洋表層海水。

(　) 67. 有關高風險或高負荷、夜間工作之安排或防護措施，下列何者不恰當？（1）若受威脅或加害時，在加害人離開前觸動警報系統，激怒加害人，使對方抓狂（2）參照醫師之適性配工建議（3）考量人力或性別之適任性（4）獨自作業，宜考量潛在危害，如性暴力。

(　) 68. 下列何者之工資日數得列入計算平均工資？（1）請事假期間（2）職災醫療期間（3）發生計算事由之前 6 個月（4）放無薪假期間。

(　) 69. 甲公司嚴格保密之最新配方產品大賣，下列何者侵害甲公司之營業秘密？（1）鑑定人 A 因司法審理而知悉配方（2）甲公司授權乙公司使用其配方（3）甲公司之 B 員工擅自將配方盜賣給乙公司（4）甲公司與乙公司協議共有配方。

(　) 70. 有關吹風機使用注意事項，下列敘述何者有誤？　（1）請勿在潮濕的地方使用，以免觸電危險（2）應保持吹風機進、出風口之空氣流通，以免造成過熱（3）應避免長時間使用，使用時應保持適當的距離（4）可用來作爲烘乾棉被及床單等用途。

(　)71. 在噪音防治之對策中，從下列哪一方面著手最為有效？（1）偵測儀器（2）噪音源（3）傳播途徑（4）個人防護具。

(　)72. 勞工於室外高氣溫作業環境工作，可能對身體產生熱危害，以下何者為非？（1）熱衰竭（2）中暑（3）熱痙攣（4）痛風。

(　)73. 筱珮要離職了，公司主管交代，她要做業務上的交接，她該怎麼辦？（1）不用理它，反正都要離開公司了（2）把以前的業務資料都刪除或設密碼，讓別人都打不開（3）應該將承辦業務整理歸檔清楚，並且留下聯絡的方式，未來有問題可以詢問她（4）盡量交接，如果離職日一到，就不關他的事。

(　)74. 臺灣西部海岸曾發生的綠牡蠣事件是下列何種物質汙染水體有關？（1）汞（2）銅（3）磷（4）鎘。

(　)75. 如果公司受到不當與不正確的毀謗與指控，你應該是：（1）加入毀謗行列，將公司內部的事情，都說出來告訴大家（2）相信公司，幫助公司對抗這些不實的指控（3）向媒體爆料，更多不實的內容（4）不關我的事，只要能夠領到薪水就好。

(　)76. 上下班的交通方式有很多種，其中包括：1. 騎腳踏車；2. 搭乘大眾交通工具；3 自行開車，請將前述幾種交通方式之單位排碳量由少至多之排列方式為何？（1）123（2）132（3）213（4）321。

(　)77. 下列何者非屬職業安全衛生法規定之勞工法定義務？（1）定期接受健康檢查（2）參加安全衛生教育訓練（3）實施自動檢查（4）遵守工作守則。

(　)78. 經勞動部核定公告為勞動基準法第 84 條之 1 規定之工作者，得由勞雇雙方另行約定之勞動條件，事業單位仍應報請下列哪個機關核備？（1）勞動檢查機構（2）勞動部（3）當地主管機關（4）法院公證處。

(　)79. 公司的車子，假日又沒人使用，你是鑰匙保管者，請問假日可以開出去嗎？（1）可以，只要付費加油即可（2）可以，反正假日不影響公務（3）不可以，因為是公司的，並非私人擁有（4）不可以，應該是讓公司想要使用的員工，輪流使用才可。

(　)80. 臺灣自來水之水源主要取自：（1）海洋的水（2）河川及水庫的水（3）綠洲的水（4）灌溉渠道的水。

解答

第1回

1	2	2	4	3	4	4	4	5	2	6	2	7	1	8	2	9	1	10	3
11	1	12	4	13	3	14	1	15	1	16	3	17	2	18	3	19	2	20	4
21	3	22	2	23	1	24	4	25	3	26	4	27	3	28	1	29	4	30	2
31	4	32	3	33	3	34	1	35	2	36	1	37	4	38	1	39	3	40	4
41	1	42	1	43	3	44	4	45	2	46	2	47	4	48	3	49	4	50	4
51	1	52	4	53	1	54	2	55	4	56	3	57	1	58	2	59	3	60	2
61	4	62	3	63	3	64	3	65	3	66	2	67	1	68	3	69	4	70	1
71	3	72	4	73	3	74	1	75	1	76	1	77	1	78	4	79	2	80	3

第2回

1	2	2	1	3	1	4	4	5	1	6	4	7	2	8	2	9	2	10	3
11	3	12	2	13	1	14	2	15	4	16	1	17	2	18	3	19	1	20	4
21	1	22	3	23	2	24	2	25	1	26	1	27	2	28	4	29	4	30	4
31	2	32	4	33	3	34	3	35	4	36	1	37	1	38	4	39	4	40	1
41	4	42	1	43	1	44	1	45	2	46	2	47	3	48	1	49	1	50	4
51	3	52	3	53	1	54	3	55	1	56	2	57	4	58	3	59	1	60	3
61	4	62	4	63	2	64	3	65	3	66	2	67	2	68	1	69	1	70	1
71	1	72	2	73	3	74	3	75	4	76	1	77	1	78	3	79	1	80	1

第3回

1	2	2	4	3	4	4	1	5	3	6	4	7	3	8	3	9	4	10	2
11	1	12	2	13	1	14	3	15	2	16	1	17	4	18	3	19	4	20	1
21	4	22	4	23	4	24	4	25	2	26	4	27	3	28	1	29	4	30	3
31	1	32	4	33	4	34	4	35	2	36	3	37	4	38	4	39	3	40	3
41	2	42	2	43	1	44	4	45	2	46	4	47	2	48	2	49	1	50	3
51	1	52	1	53	3	54	2	55	1	56	3	57	4	58	3	59	1	60	2
61	1	62	1	63	1	64	2	65	3	66	4	67	4	68	4	69	1	70	3
71	2	72	1	73	1	74	4	75	1	76	4	77	2	78	3	79	4	80	3

第4回

1	3	2	4	3	1	4	1	5	4	6	4	7	3	8	3	9	4	10	1
11	1	12	3	13	1	14	1	15	3	16	4	17	1	18	3	19	3	20	1
21	3	22	1	23	1	24	2	25	1	26	1	27	2	28	4	29	4	30	3
31	2	32	3	33	3	34	1	35	4	36	3	37	3	38	1	39	4	40	3
41	3	42	4	43	2	44	2	45	4	46	4	47	1	48	2	49	2	50	1
51	2	52	1	53	1	54	3	55	3	56	1	57	4	58	1	59	3	60	2
61	4	62	1	63	1	64	3	65	1	66	1	67	4	68	2	69	3	70	2
71	2	72	2	73	3	74	3	75	1	76	1	77	4	78	4	79	2	80	1

第5回

1	2	2	1	3	2	4	1	5	4	6	1	7	1	8	4	9	3	10	2
11	3	12	1	13	4	14	4	15	2	16	2	17	1	18	3	19	3	20	1
21	4	22	1	23	2	24	1	25	4	26	3	27	1	28	2	29	2	30	1
31	2	32	2	33	1	34	4	35	3	36	3	37	1	38	4	39	2	40	2
41	2	42	4	43	4	44	1	45	3	46	3	47	3	48	4	49	3	50	4
51	2	52	2	53	2	54	3	55	2	56	1	57	3	58	1	59	3	60	4
61	2	62	1	63	3	64	1	65	3	66	2	67	1	68	3	69	3	70	4
71	2	72	4	73	3	74	2	75	2	76	1	77	3	78	3	79	3	80	2

單一級
學科測驗卷
照顧服務員技能檢定學術科完全攻略

作　　者　吳孟凌、呂美花、謝築樂、曾雪玲 編著
發 行 人　陳本源
執行編輯　陳欣梅
封面設計　楊昭琅
出 版 者　全華圖書股份有限公司
印 刷 者　宏懋打字印刷股份有限公司
圖書編號　7826302E-202009
全華圖書　www.chwa.com.tw
全華網路書店　Open Tech / www.opentech.com.tw
若您對書籍內容、排版印刷有任何問題，歡迎來信指導 book@chwa.com.tw

臺北總公司（北區營業處）
地址：23671 新北市土城區忠義路 21 號
電話：（02）2262-5666
傳眞：（02）6637-3695、6637-3696

南區營業處
地址：80769 高雄市三民區應安街 12 號
電話：（07）831-1377
傳眞：（07）862-5562

中區營業處
地址：45256 臺中市南區樹義一巷 26 號
電話：（04）2261-8485
傳眞：（04）3600-9806

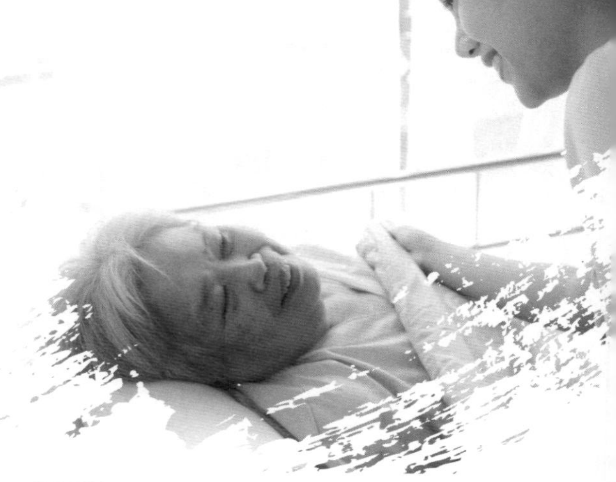

單一級

照顧服務員

技能檢定 學術科 完全攻略

目錄

學科測驗卷

非賣品

教師：＿＿＿＿＿＿＿＿老師

班級：＿＿＿＿＿＿＿＿

座號：＿＿＿＿＿＿＿＿

姓名：＿＿＿＿＿＿＿＿

7826302E 2020.09

Part 1
應考須知篇

UNIT

一、報考身分

（一）年齡

出生日起計算至學科測試日止，年滿 16 歲。

（二）身分證明

具中華民國國籍者、取得長期居留證或依親居留證的大陸地區配偶，或合法取得外僑居留證的外籍人士。

（三）專業領域資格

具下列專業領域資格任一項：

1. 領有民國 92 年 2 月 13 日以前核發之居家服務員、病患服務員或照顧服務員訓練結業證明文件，該訓練須經政府機關同意備查。
2. 領有民國 92 年 2 月 13 日後核發之照顧服務員結業證明書，內容須記載地方主管機關同意備查之日期、文號、訓練課程及時數。

   註：結業證明書請檢附正、反面影本；111 年 8 月 24 日後取得結業證明書具 QR CODE 者，僅須提供結業證明書正面影本掃描查驗。

3. 高中（職）以上照顧服務員職類相關科系所（含高中相關學程）畢業。
4. 高級中等學校照顧服務科及大專校院相關科系所學生（須爲在校生並檢附在學證明文件），取得照顧服務理論與實務相關課程各 2 學分及照顧服務員 40 小時實習時數證明，並以就讀學校所開具之學分證明（成績單），及符合照顧服務員訓練實施計畫所規定之實習單位所開具之實習時數證明爲認定依據。

即刻剖析

大專校院照服員相關科系所

1. 家政類群：家政、照顧服務等科系所。
2. 兒童與幼保類群：幼兒保育、幼老、特殊（兒童）教育、嬰幼兒保育、幼兒教育、兒童發展（福利）、兒童與發展、兒童發展與家庭教育、家庭教育、青少年兒童福利、生活應用與保健等科系所。
3. 社會類群：社會學、社會工作（學）、社會政策與社會工作（學）、社會福利（學）、青少年兒童福利（學）、應用社會（學）、醫學社會與社會工作（學）、人類發展與家庭（學）、生活（應用）科（學）、生活服務產業（學）、老人福祉（學）、社會行政、社會行政與社會工作、社會暨公共事務、社會科學、人類發展（學）、幼老福利等科系所。
4. 社會與心理教育類群：社會心理（學）、心理輔導（學）、心理（學）、教育心理與輔導（學）、教育心理與諮商（學）、輔導與諮商（學）、諮商心理（學）、應用心理（學）、臨床心理（學）、臨床與諮商心理（學）、諮商與臨床心理（學）、心理復健（學）、輔導、教育心理、諮商與教育心理、心理與諮商、諮商與應用心理、社會科教育學等科系所。
5. 長期照顧類群：包括早期療育與照護、長期照顧（護）、老人照顧（護）、老人福祉（利）、老人福祉與社會工作、老人健康管理、老人服務事業管理、銀髮產業管理、銀髮族活動管理、銀髮生活產業、老人護理暨管理、老人福利與事業、高齡（社會）健康管理、醫務健康照護、長青事業服務、養生與健康行銷學系、養生休閒管理、銀髮養生環境學系、銀髮健康促進學系、健康產業管理學系、健康照顧社會工作系、醫務暨健康事務管理學系、福祉科技與服務管理學系、高齡健康促進科、未來與樂活產業學系、高齡及長期照護事業系等科系所。
6. 醫護衛類群：公共衛生學、醫事技術學、食品營養學、復健治療學、物理治療、職能治療、復健諮商、復健技術、呼吸照顧、護理助產、助產、護理、中西醫結合護理、醫事檢驗、醫事技術、醫事放射、放射技術、影像醫學、醫學檢驗生物技術、醫學影像暨放射技術、公共衛生、食品衛生（營養）、營養、營養保健等科系所。

一、學科

(一) 全國技術士技能檢定

1. 採筆試(選擇題 80 題,每題 1.25 分,答錯不倒扣),測試時間 100 分鐘,採電腦閱卷。
2. 測驗範圍
（1）身體照顧、生活照顧、家務處理、緊急及意外事件處 、家庭支持、職業倫理等 6 項目,共 64 題。
（2）不分級共同科目,包括 90006 職業安全衛生、90007 工作倫理與職業道德、90008 環境保護及 90009 節能減碳共同科目,各科目考 4 題,共 5 分,共計 16 題,總分 20 分。

(二) 即測即評即發證技能檢定

採電腦上機測試(選擇題 80 題,每題 1.25 分,答錯不倒扣),測試時間 100 分鐘。

二、術科

(一) 測試時間

以 4 小時為原則,每場次之檢定人數以 12 人為原則。每一檢定場每日排定測試場次為上、下午各 1 場。

表 1-1　術科測試時間配當表

時　間	內　容	備　註
07：30 l 08：00	1. 監評前協調會議(含機具設備檢查) 2. 應檢人報到完成	—
08：00 l 08：30	1. 應檢人抽題及測試崗位站 2. 場地機具設備、材料及自備工具等作業說明 3. 測試應注意事項說明 4. 應檢人試題疑義說明 5. 應檢人檢查機具設備及材料 6. 其他事項	—
08：30 l 12：00	上午場測試	總測試時間約 3.5小時

(續下頁)

（承上頁）

時 間	內 容	備 註
12：00 I 12：30	1. 監評人員成績核對 2. 下午場應檢人報到完成	—
12：30 I 13：00	1. 應檢人抽題及測試崗位站 2. 場地機具設備、材料及自備工具等作業說明 3. 測試應注意事項說明 4. 應檢人試題疑義說明 5. 應檢人檢查機具設備及材料 6. 其他事項	—
13：00 I 16：30	下午場測試	總測試時間約 3.5小時
16：30 I 17：00	監評人員檢討會（視需要召開）	—

（二）報到

應檢人應請攜帶術科測試通知單、准考證及身分證明文件等辦理報到手續。

（三）抽題

1. 題目：共 7 題，分爲甲、乙、丙 3 套。每套各 4 題，每題成績須達 60 分以上（含 60 分），術科測試成績始爲及格。

編號	試題名稱	測試時間（分鐘）	備註
01	生命徵象測量	20	必考題
02	成人異物哽塞急救法	5	
03	成人心肺甦醒術	6	
04	備餐、餵食及協助用藥	40	必考題
05	洗頭、衣物更換	40	
06	會陰沖洗及尿管清潔	25	
07	協助上下床及坐輪椅	20	

甲套：題號爲　0401、0402、0404、0405

乙套：題號爲　0401、0403、0404、0407

丙套：題號爲　0401、0402、0404、0406

2. 抽題規定

（1）術科測試辦理單位應準備電腦及印表機相關設備各一套，依術科測試時間配當表排定之時間，會同監評長及全體應檢人，全程參與抽題，並處理電腦操作及列印簽名事項。應檢人須依抽題結果進行測試，遲到者或缺席者不得有異議。

（2）各場次測試開始前，由術科測試編號最小之應檢人代表抽選測試對應題組，其餘應檢人（含遲到或缺考）依術科測試編號順序對應題組順序測試。

範例：考場中術科測試編號最小（假設爲第 1 號）抽中「第 3 組 04-01-07-03（乙套題）」題組，第 2 號應檢人的對應測試「第 4 組 01-05-02-04（甲套題）」題組，第 3 號應檢人對應測試爲「第 5 組 01-07-03-04（乙套題）」題組，其餘依此類推。其中，抽中丙套題者，由應檢人再抽籤決定「06 會陰沖洗及尿管清潔」對象爲情況 A 或情況 B（表 1-2）。

表 1-2　試題題組編號

應檢人序號	組別	題組	應檢人序號	組別	題組
11	第1組	04-01-05-02（甲套題）	5	第7組	06-02-04-01（丙套題）
12	第2組	04-01-06-02（丙套題）	6	第8組	05-02-04-01（甲套題）
1	第3組	04-01-07-03（乙套題）	7	第9組	07-03-04-01（乙套題）
2	第4組	01-05-02-04（甲套題）	8	第10組	02-04-01-05（甲套題）
3	第5組	01-07-03-04（乙套題）	9	第11組	02-04-01-06（丙套題）
4	第6組	01-06-02-04（丙套題）	10	第12組	03-04-01-07（乙套題）

※ 如應檢人數有增減者，試題題組依上述排序增減。

3. 其餘未規定部分，依現行試題規定及技能檢定相關法規辦理。

（四）術科測試注意事項

1. 考場所提供機具設備規格，係依據照顧服務員職類單一級術科測試場地及機具設備評鑑自評表最新規定準備，應檢人如需參考該自評表，請至技能檢定中心全球資訊網 / 技能檢定 / 術科測試場地 / 術科測試場地及機具設備評鑑自評表下載。
2. 應檢人應依規定時間進入考場，超過 15 分鐘者不准入場。遲到或缺席之應檢人對於抽題結果不得有異議。
3. 應檢人入場後，應依所抽試題之測試順序及場地動線指示，完成四題測試並繳回試題籤單。

4. 應檢人自備工具

（1）有秒針之手錶（可先放置於口袋內）（表 1-3）。

（2）一般用性質之圍裙。

（3）建議穿短袖、長褲，衣領避免太鬆或寬大。

（4）頭髮梳理整潔，頭髮過長時宜綁妥當，前額劉海過長須以髮夾固定，應避免長髮汙染遭扣分。

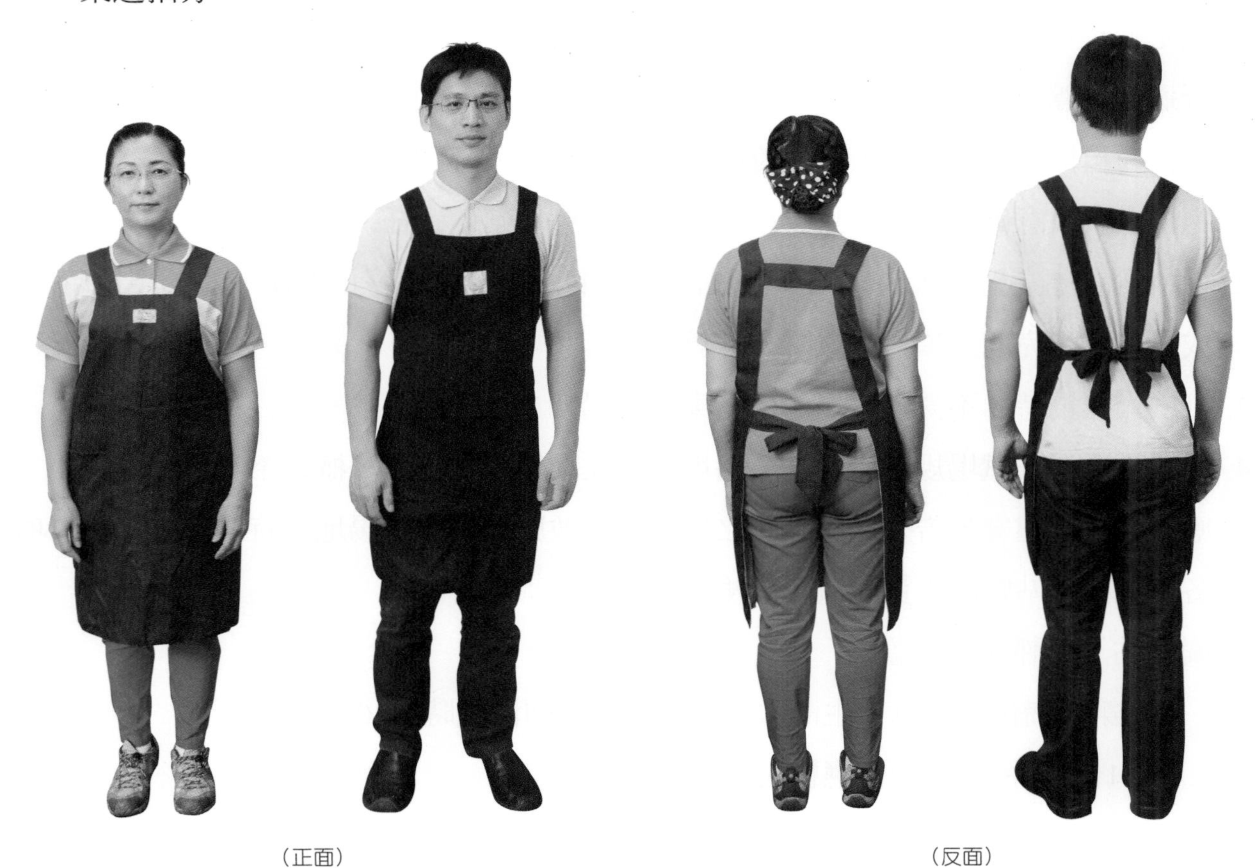

（正面）　（反面）

表 1-3　應檢人自備工具表

試題編號	試題名稱	工具名稱	規格	單位	數量	備註
17800-111401	生命徵象測量	手錶	一般	個	1	附有秒針或有計秒功能
17800-111402	成人異物哽塞急救法	無				
17800-111403	成人心肺甦醒術	無				
17800-111404	備餐、餵食以及協助用藥	圍裙	一般	件	1	連上身
17800-111405	洗頭、衣物更換	圍裙	一般	件	1	連上身
17800-111406	會陰沖洗及尿管清潔	圍裙	一般	件	1	連上身
17800-111407	協助上下床及坐輪椅	圍裙	一般	件	1	連上身

5. 應檢人不得在自備工具中加註任何文字或記號；亦不得攜帶任何自備工具表所列以外之相關資料、工具、器材及手機等入場。
6. 1080930 新公告：茹素應檢人如欲以板豆腐替代魚塊進行操作，應於測試日一週前（含假日）主動連絡術科測試辦理單位先行準備，逾時不予受理。
7 應檢人應俟監評人員宣布「開始」後，才能開始測試作業。
8. 各站測試崗位所陳設之各項材料與設備，應檢人應依各該試題所需，酌情採取使用。
9. 檢定過程中，應檢人應口述的部分，須以口頭、肢體表達，儘量符合對案主安全性、舒適性及尊重（尊嚴、隱私）之服務。
10. 執行術科檢定時，應檢人不得協助他人或接受他人協助。
11. 應檢人有故意破壞現場器具及材料等情況，應負賠償責任。
12. 術科測試應在監評人員宣布「測試時間結束」時，立即停止操作，並於規定時間內完成，未及時完成之項目，以零分計算。
13. 應檢人離場時，不得攜帶場內任何東西出場。
14. 應檢人不遵守試場規則，除勒令出場外，並取消應檢資格，概以不及格論處。
15. 應檢人除應遵守公告須知所載明之事項外，並應配合測試場地臨時規定之有關事項。
16. 各測試崗位站監評人員配置及應檢人測試順序：

崗位站、監評人員配置

◎第一崗位站：０１生命徵象測量（一輪回測試時間40分）
1位監評人員、2位應檢人（依序進行）

◎第二崗位站：０１生命徵象測量、０２成人異物哽塞急救法、０３成人心肺甦醒術（依序進行）
1位監評人員、16位應檢人（依序進行）

◎第三崗位站：０４備餐、餵食及協助用藥（一輪回測試時間40分）3位監評人員、12位應檢人（依序進行）

◎第四崗位站：０５洗頭、衣物更換（一輪回測試時間40分）
1位監評人員、1位應檢人

◎第五崗位站：０６會陰沖洗及尿管清潔、０７協助下床及坐輪椅（一輪回測試時間40分）
1位監評人員、2位應檢人（依序進行）

17. 應檢流程注意事項

（1）監評長向應檢人介紹環境及說明測試進行方式。

（2）應檢人在試題籤單上簽名及填寫日期、時間；並於完成測試後將試題籤單繳交術科測試辦理單位。

（3）第二崗位站應檢人所需測試時間約爲 5 分鐘，完成後則至下一試題之測試崗位等待。

（4）應檢人應持准考證、術科測試通知單及試題籤單至測試崗位站向監評人員報到。

（5）每題應檢人測試完成時間不一致；前一位應檢人離開試場後，下一位應檢人才可進場測試。

（6）監評人員於完成每場次之測試後，應核對每位應檢人之成績並完成評審總表及簽名之工作。

（7）監評長做最後確認成績無誤後簽名。

18. 應檢人應詳讀本術科測試應檢人參考資料，包含術科試題使用說明及應檢人須知。

19. 未盡事宜，應依現行技能檢定相關法規辦理。

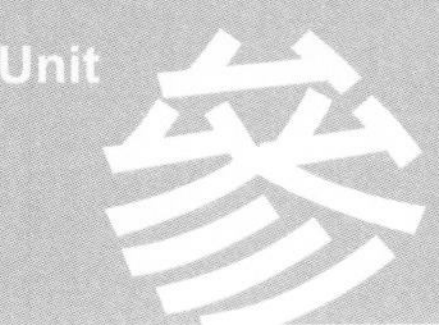

Unit 參 檢定成績與合格發證事項

1. 學科測試成績以達到 60 分以上（含）爲及格，學科測試成績在測試完畢 4 週內評定完畢，並寄發成績通知單。
2. 術科測試成績之評定，按各職類試題所訂評分標準之規定辦理，採及格、不及格法或百分比法（另加註術科總分）；依術科測試成績作業程序，各術科測試辦理單位應於當梯次就所接受委託辦理該職類級別（術科採集中閱卷職類除外）之所有應檢人測試完成後 1 週內，將成績函送技檢中心，經該中心審核無誤將於 2 週內據以寄發技能檢定成績單，並公布於技檢中心網站供應檢人查詢。
3. 應檢人於測試完畢後 35 日內，未收到學、術科成績單，可向技檢中心申請補發學、術科成績單。
4. 凡經參加技能檢定學科及術科測試成績均及格者，並繳交證照費後由技檢中心製發「中華民國技術士證」。

Part2

術科操作與提示篇

UNIT

洗手技術

一、關鍵性扣分重點

洗手技術兩項重點流程，若操作不正確，洗手項目不給分。

1. 雙手互相摩擦搓揉，搓手心、手背、手指縫、指背、大姆指、指尖及手腕上 2 吋，每個部位至少搓洗 5 ～ 10 下。
2. 打開水龍頭，雙手置水龍頭下，以交互搓揉沖洗的方式洗淨雙手。

二、洗手測量評審標準

表 2-1　洗手測量評審標準

項目	不給分情況
1. 指甲須修短並脫除手錶及手上飾物（若無法脫除則以膠帶固定）	未做到左列其中一項「1.」不給分
2. 將衣袖捲到肘關節上方2吋	未做到者「2.」不給分
3. 打開水龍頭，沾濕雙手，關水龍頭，按壓1～2滴洗手乳在手上	未做到左列其中一項者「3.」不給分
4. 雙手互相摩擦搓揉，搓手心、手背、手指縫、指背、大姆指、指尖及手腕上2吋（每個部位至少搓洗5～10下）	左列任一部位未做到者「整個洗手項目」不給分
5. 打開水龍頭，雙手置水龍頭下，以交互搓揉沖洗的方式洗淨雙手	左列任一部位未做到者「整個洗手項目」不給分
6. 雙手捧水將水龍頭開關沖洗乾淨並關閉開關	若考場設備為感應式或腳踏式水龍頭不可執行此項動作，若執行「6.」不給分
7. 以擦手紙擦乾雙手，將擦手紙丟入腳踏式的垃圾桶內	未做到左列其中一項者「7.」不給分

三、技術流程

1. 指甲須修短（圖 2-1）並脫除手錶（圖 2-2）及手上飾物（圖 2-3），若無法脫除，須以膠帶固定（圖 2-4），避免手錶或手上飾物碰觸到案主。

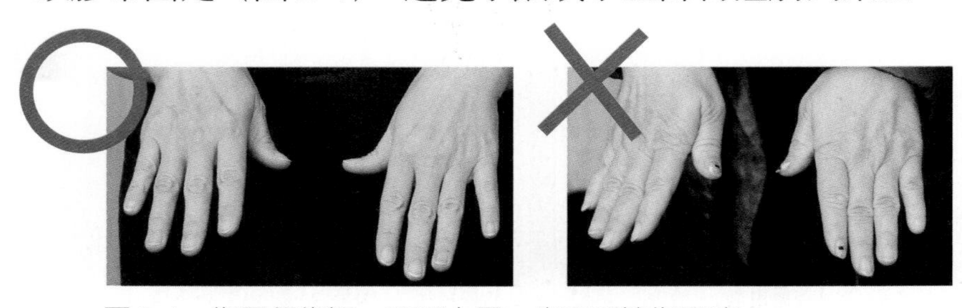

圖 2-1　指甲須修短，不可太長，也不可擦指甲油

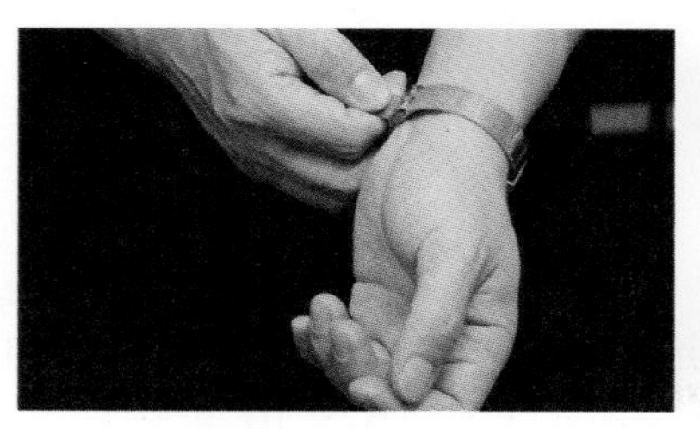
圖 2-2　脫除手錶

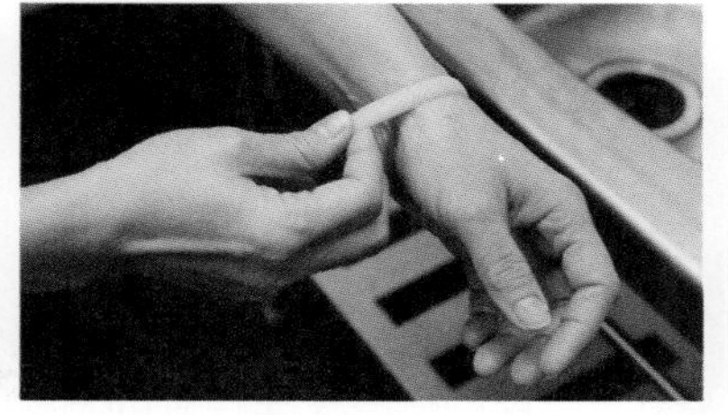
圖 2-3　脫除飾物

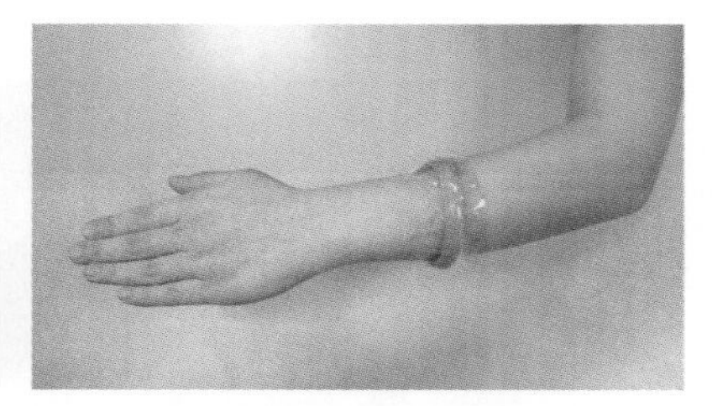
圖 2-4　以膠帶固定飾物

2. 將衣袖捲到肘關節上方 2 吋處。(圖 2-5)

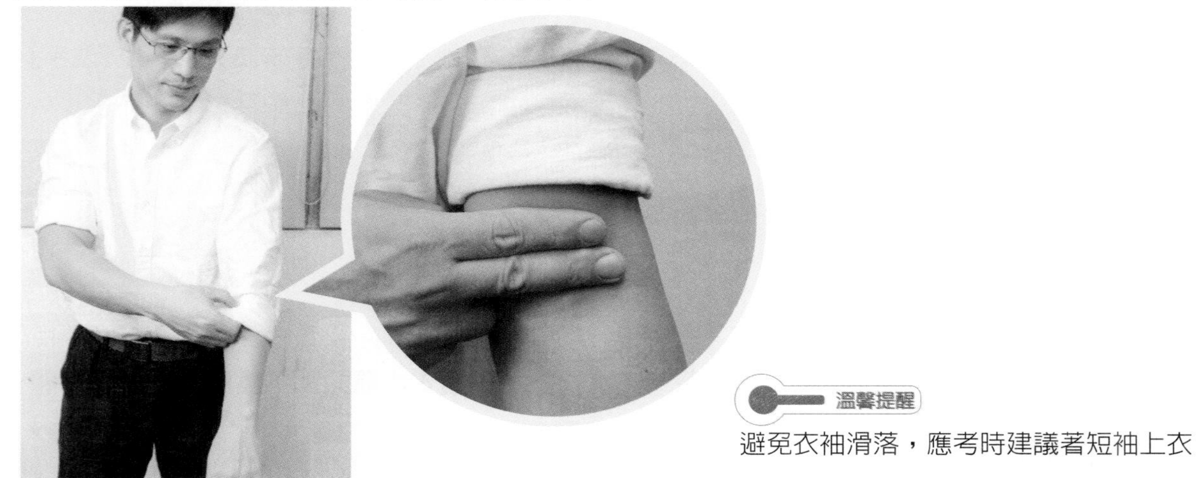
圖 2-5　肘關節上方 2 吋

溫馨提醒

避免衣袖滑落，應考時建議著短袖上衣

3. 打開水龍頭，沾濕雙手（圖 2-6），關水龍頭，按壓 1 ～ 2 滴洗手乳在手上。(圖 2-7)

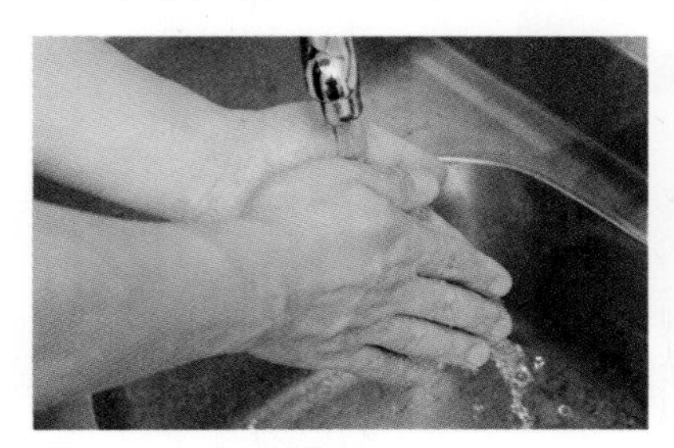
圖 2-6　沾濕雙手

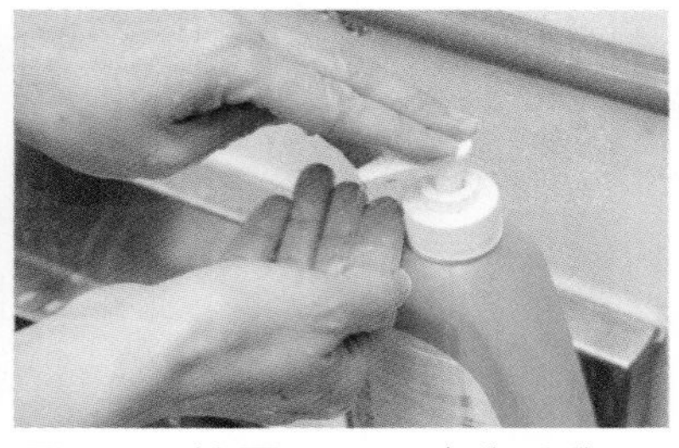
圖 2-7　按壓 1 ～ 2 滴洗手乳

溫馨提醒

按壓洗手乳時，應避免過少或過多，以搓洗時有泡沫為原則

4. 雙手互相摩擦搓揉，搓手心（圖 2-8）、手背（圖 2-9）、手指縫（圖 2-10）、手指背（圖 2-11）大姆指（圖 2-12）、指尖（圖 2-13）及手腕上 2 吋（圖 2-14），每部位至少搓洗 5 ～ 10 下。

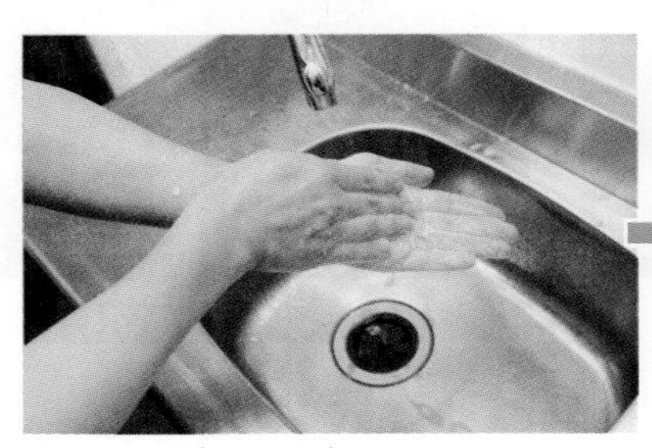
圖 2-8　內－手心

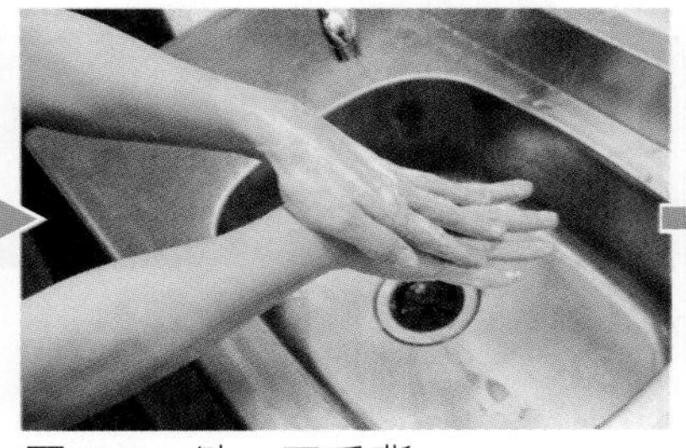
圖 2-9　外－二手背

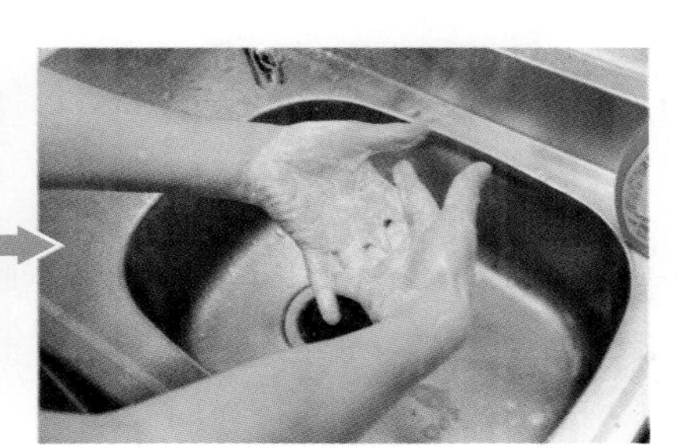
圖 2-10　夾－手指縫

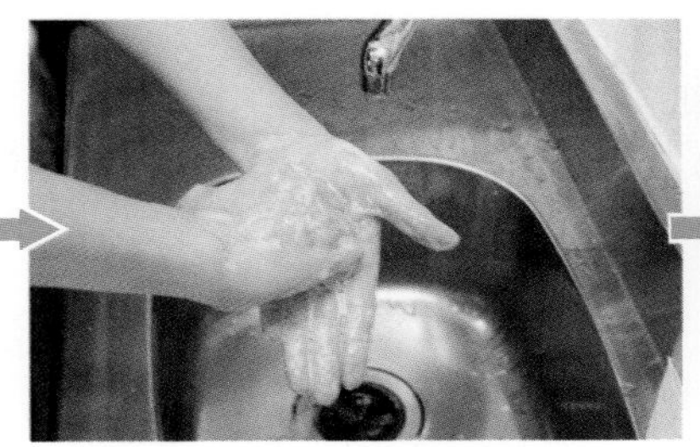
圖 2-11　弓－二手指內外側

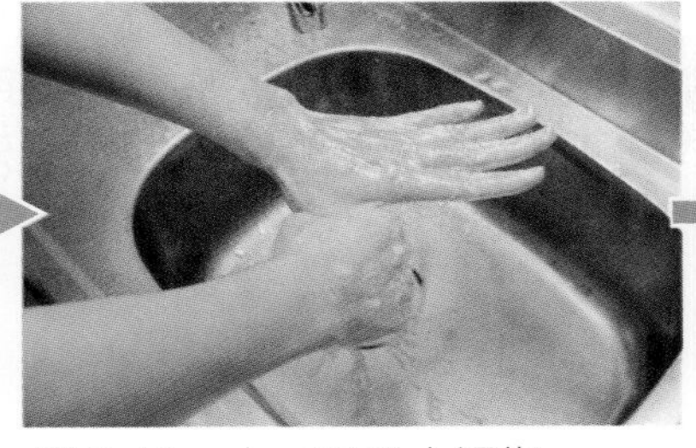
圖 2-12　大－二手大姆指

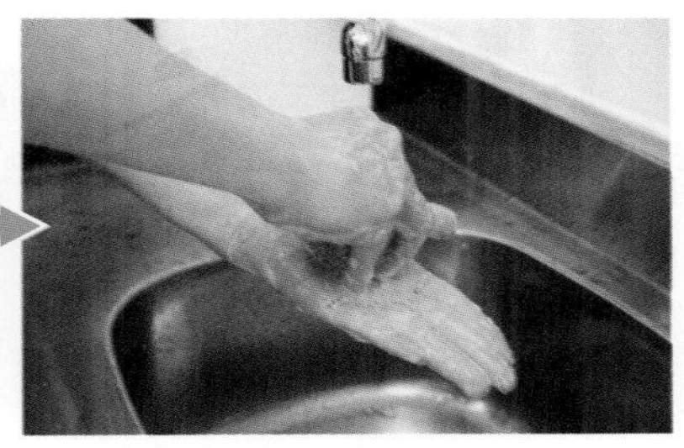
圖 2-13　立－二手指尖

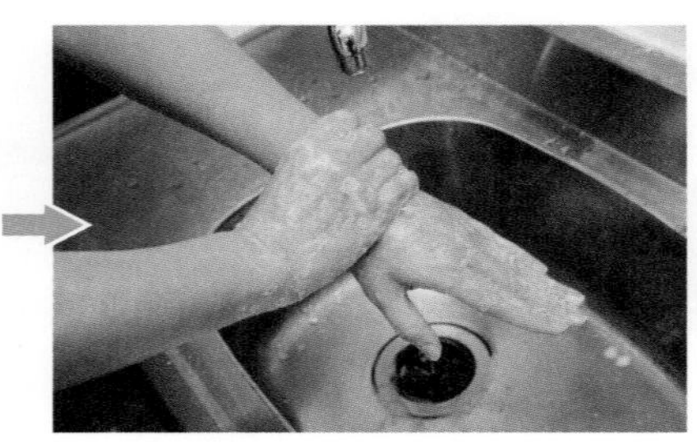
圖 2-14　腕－二手腕

溫馨提醒

1. 參考準則為疾病管制署公告「內　外　夾　弓　大　立　腕」口訣，採口慢唸、手快動的方法，每步驟快洗約 5 ～ 10 下。
2. 任何步驟未確實執行或操作次數不足，則「洗手」單元不給分。

5. 打開水龍頭，雙手置水龍頭下，以交互搓揉沖洗的方式洗淨雙手。(圖 2-15)

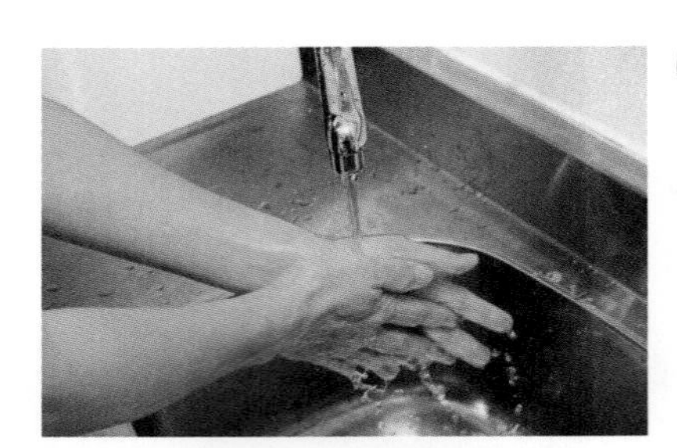
圖 2-15　雙手沖洗乾淨

溫馨提醒

雙手未沖洗淨，則「洗手」單元不給分

6. 雙手捧水，將水龍頭開關沖洗乾淨（圖 2-16），再關閉水龍頭開關，未確實執行，則不給分。

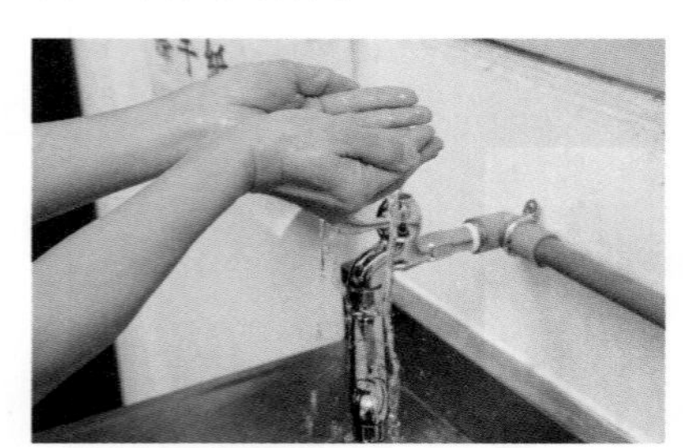
圖 2-16　使用一般水龍頭，須捧水沖洗水龍頭

即刻剖析

感應式水龍頭、腳踏式水龍頭都不需沖洗水龍頭開關

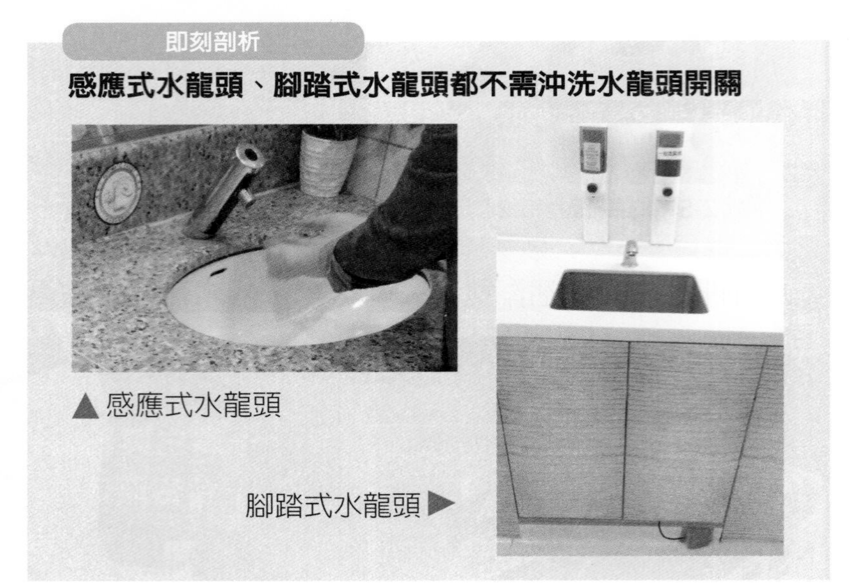
▲感應式水龍頭

腳踏式水龍頭▶

7. 雙手沖洗後應先在水槽內甩掉手上多餘水漬（圖 2-17），抽取擦手紙，擦乾雙手（圖 2-18），將擦手紙投入腳踏式垃圾桶內（圖 2-19）。

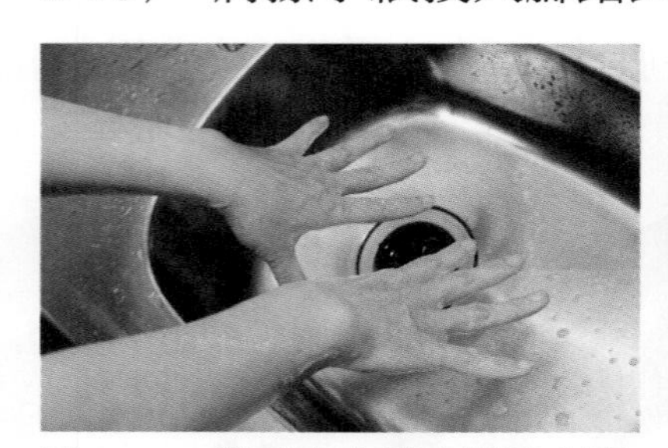
圖 2-17　雙手在水槽內甩掉水漬

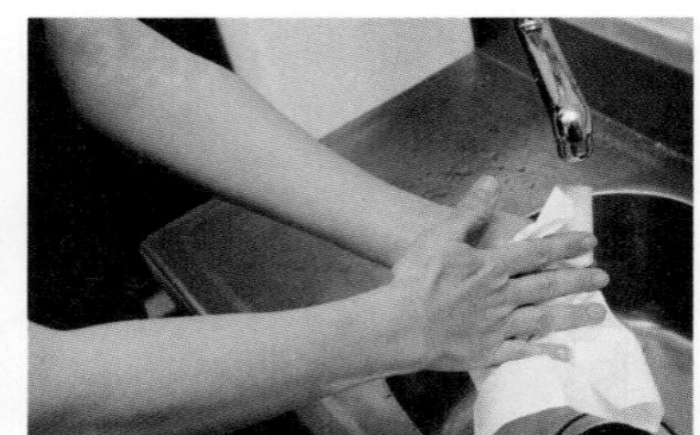
圖 2-18　擦乾雙手

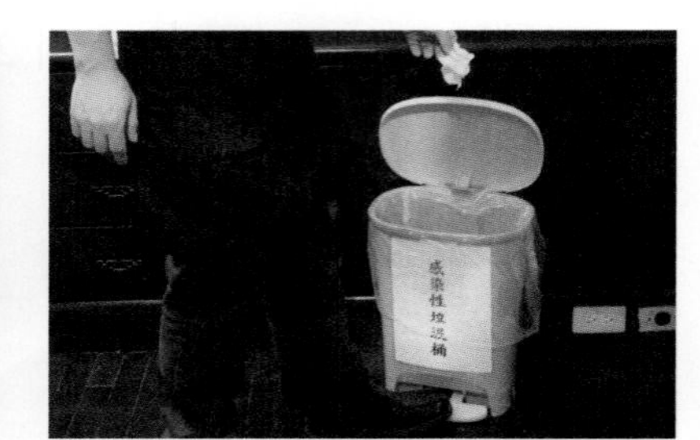

圖 2-19　投入腳踏式垃圾桶

溫馨提醒

1. 若自覺雙手未擦乾，再抽擦手紙擦乾，但避免 1 次抽 2 張擦手紙。
2. 使用後的擦手紙投入腳踏式垃圾桶，投入時擦手紙若掉到桶外，不用拾起。(若拾起，須再重新執行洗手技術)

Unit 貳 術科測試試題（7 題）

01 生命徵象測量（必考題）

生命徵象測量示範影片

一、試題編號：17800 － 111401

二、測試時間：20 分鐘

三、測試內容

情況：陳太太睡醒後，表示不舒服。

請照顧服務員執行：生命徵象測量（含體溫、脈搏、呼吸及血壓），並登錄於紀錄表上。

四、設備與器具

1. 考場設備：工讀生一名擔任模擬案主（陳太太）、空床、椅子、洗手台、有蓋垃圾桶
2. 考生用品：托盤、耳溫套、耳溫槍、電子血壓計、紀錄單、筆（圖 01-1）

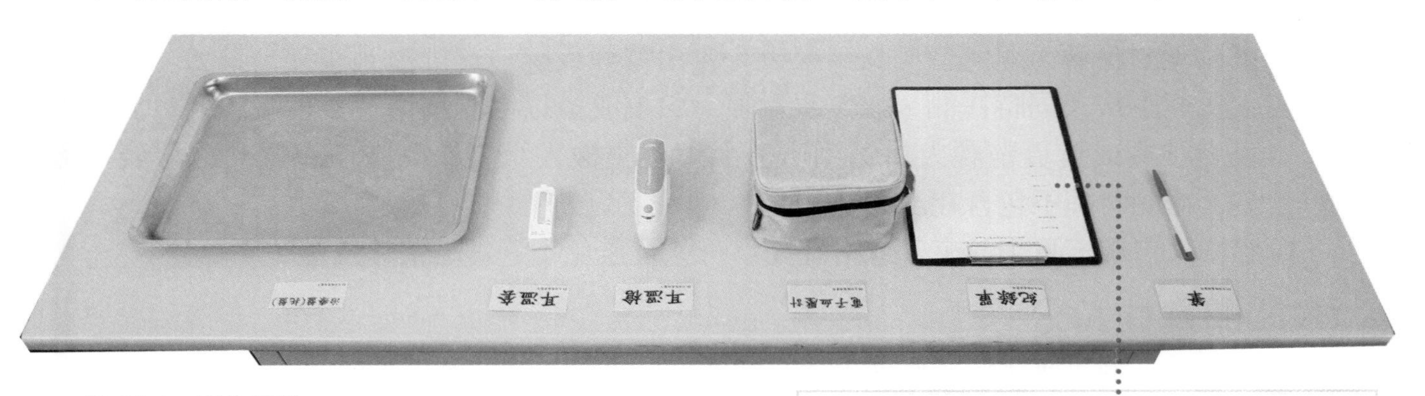

圖 01-1　考生用品

溫馨提醒

準備用物時，即可書寫應檢人《生命徵象測量》紀錄單的①～③項。

應檢人《生命徵象測量》紀錄單

① 應檢人姓名：

② 術科測試編號：

③ 測 試 日 期：　　年　　月　　日

（一）體溫：

（二）脈搏：

（三）呼吸：

（四）血壓：

3. 考生自備：一般有計秒功能的手錶 1 只及連身圍裙（圖 01-2）

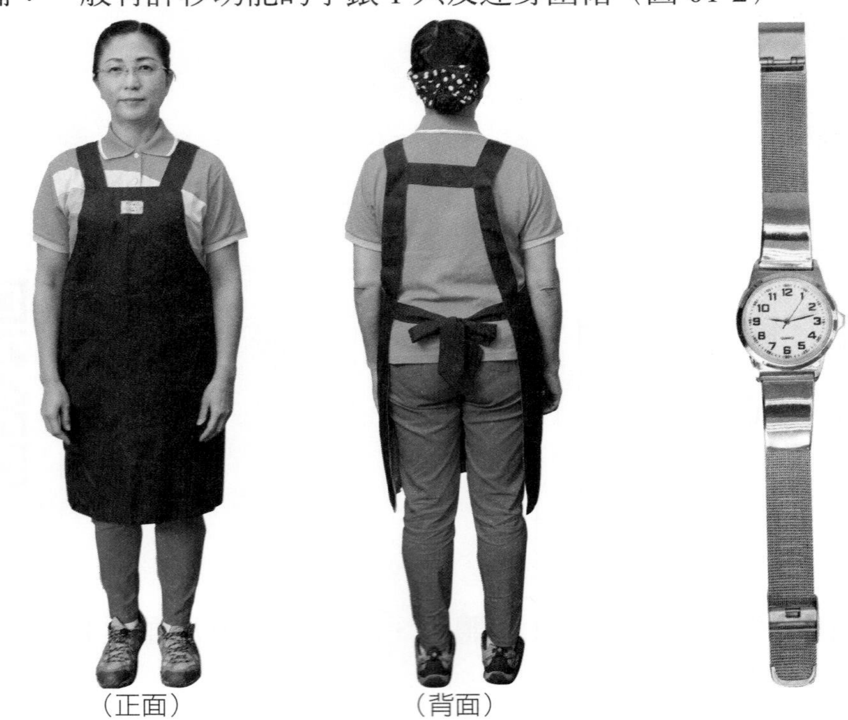

（正面）　（背面）

圖 01-2　考生穿連身圍裙，手錶置口袋

五、重點提醒

1. 操作過程中，案主有跌倒、摔傷等意外發生之事實，則本試題以零分計。
2. 體溫、脈搏、呼吸、血壓任一項測量數值不正確，會影響總分及格與否時，得安排複測，如因操作過程錯誤導致不及格者，則不予複測。
3. 複測應於應檢人 4 題皆測試結束後，才由監評長統一安排複測作業，請另一位監評人員與應檢人同時複測，以 1 次爲限；該項成績以複測爲準，並請複評人員於評審表備註欄或首頁監評人員簽名處簽名，且應檢人應將複測數值記錄於紀錄表並簽名。複測時間不包含在 20 分鐘內。
4. 應檢人自備工具中勿夾帶或附註文字符號及避免不適當之情緒反應，不給分。

六、關鍵性扣分

1. 洗手：未確實雙手互相摩擦搓揉，搓手心、手背、手指縫、大拇指、指尖及手腕上 2 吋（每個部位至少搓洗 5 ～ 10 下）未以交互搓揉沖洗的方式洗淨雙手 ---- 扣 16 分
2. 體溫測量法：未正確讀出並記錄測量的溫度，未取下耳溫套並丟棄，核對溫度超出 ± 0.2˚C ---- 扣 17 分
3. 脈搏測量法
   （1）未指出並使用食、中、無名三指觸摸案主橈動脈，位置不正確或非以前述三指測量脈搏者----扣17分
   （2）脈搏測量法：未正確測量並記錄，脈搏數值差距在 5次以上者----扣17分
5. 呼吸測量法：未正確測量並記錄，呼吸數值差距在 3 次以上者 ---- 扣 12 分
6. 血壓測量法
   （1）未尋找肱動脈博動點或位置不正確----扣25分
   （2）未將壓脈帶平置於上臂離肘彎2～3公分處，再將壓脈帶上的記號標示點對準肱動脈後，　纏繞於手臂上（鬆緊度以2手指平放可伸入為原則）----扣25分
   （3）未正確記錄收縮壓和舒張壓之數據及單位（mmHg）----扣25分

七、生命徵象測量審查標準表

表 01-1 生命徵象測量評審標準表

建議配時：一、準備工作 4分鐘；二、體溫測量法 4分鐘

評審項目	配分	評審標準	不給分情況
一、準備工作（20 分）			
1. 向案主解釋測量生命徵象的原由	2		
2. 洗手			
2-1 指甲需修短並脫除手錶及手上飾物（若無法脫除則以膠帶固定）	2		未做到左列其中一項者不給分
2-2 將衣袖捲到肘關節上方2吋	1		未做到者不給分
2-3 打開水龍頭，沾濕雙手，關水龍頭，按壓1～2滴洗手乳在手上	2		未做到左列其中一項者不給分
2-4 雙手互相摩擦搓揉，搓手心、手背、手指縫、指背、大姆指、指尖及手腕上2吋（每個部位至少搓洗5～10下）	5		左列任一部位未做到者「2」不給分
2-5 打開水龍頭，雙手置水龍頭下，以交互搓揉沖洗的方式洗淨雙手	2		左列任一部位未做到者「2」不給分
2-6 雙手捧水將水龍頭開關沖洗乾淨並關閉開關	2		若考場設備為感應式或腳踏式水龍頭不可執行此項動作，若執行則不給分
2-7 以擦手紙擦乾雙手，將擦手紙丟入腳踏式的垃圾桶內	2		未做到左列其中一項者不給分
3. 準備用物：耳溫槍1支、耳溫套、紀錄單、筆、臂式電子血壓計	2		1次拿齊為原則，漏一項扣1分，至0分為止
二、體溫測量法（耳溫槍）（17 分）			
1. 檢查耳溫槍外觀	2	有檢查動作或口述	未確實做到或口述者不給分
2. 按一下耳溫槍上的按鈕開關，確認電力充足	2	有實際測試動作	未確認者不給分
3. 套上耳溫套	1	有實際操作	未確實做到者不給分
4. 告知案主並檢視耳道是否耳垢過多，如果有，則先清除乾淨後再測量	2	有實際操作並口述	未確實做到者不給分
5. 告知案主並固定案主頭部，並輕輕地將耳朵往後上方拉	2	有實際操作並口述	未確實做到者不給分
6. 告知案主將耳溫槍槍頭伸入案主耳道並以手指按壓「測量鍵」約1秒鐘，待「嗶」響後放開按鍵	6	有實際操作並口述	未確實做到者不給分
7. 正確讀出並記錄測量的溫度，取下耳溫套並丟棄	2	監評人員於應檢人員測量後，以同側耳檢測1次，核對溫度 ± 0.2℃內	核對溫度超出 ± 0.2℃則「二」項不給分；單位不正確者本項不給分

（續下頁）

（承上頁）

建議配時

評審項目	配分	評審標準	不給分情況
三、脈搏測量法（17分）			
1. 將案主手置於床上、桌上或椅子扶手，確定手臂有適當支托	3		
2. 指出並使用食、中、無名三指觸摸案主橈動脈	7		位置不正確或非以前述三指測量脈搏者「三」項不給分
3. 測量1分鐘	5		未測量1分鐘者不給分
4. 正確測量及記錄	2	監評人員核對脈搏次數，差距在5次（含）以下	數值差距在5次以上者「三」項不給分；單位不正確者本項不給分
四、呼吸測量法（12分）			
1. 手指仍保持按在手腕上，觀察案主胸、腹起伏，算出呼吸次數	5		以手觸摸案主胸、腹部者不給分
2. 測量1分鐘	5		未測量1分鐘者不給分
3. 正確測量及記錄	2	監評人員核對呼吸次數，差距在3次（含）以下	數值差距在3次以上者「四」項不給分；單位不正確者本項不給分
五、電子血壓測量法（25分）			
1. 使案主姿勢舒適，手放平並捲起袖子或整平袖子	2		
2. 置血壓計於適當位置使其手臂與心臟成一水平	2		
3. 打開血壓計之「電源」開關，確認電力充足	2		
4. 觸診肱動脈找出脈搏搏動點	2		未尋找肱動脈搏動點或位置不正確則「五」項不給分
5. 將壓脈帶平置於上臂離肘彎2～3公分處，再將壓脈帶上的記號標示點對準肱動脈後，纏繞於手臂上（鬆緊度以2手指平放可伸入為原則）	5		位置不正確或鬆緊不適當者，則「五」項不給分
6. 按下「加壓」鍵，即開始充氣 並偵測血壓值	2		
7. 正確記錄收縮壓和舒張壓之數據及單位	2		未正確記錄血壓數值者，則「五」項不給分；單位不正確者本項不給分
8. 如欲測量第 2 次血壓，需略活動肢體	2	沒測量第2次血壓者，須口述才給分	測量超過3次者本項不給分
9. 取下壓脈帶並放下病人衣袖	2		
10. 關閉「電源」開關	2		
11. 收妥壓脈帶放入血壓計內	2		

4分鐘

5分鐘

（續下頁）

（承上頁）

建議配時：3分鐘

評審項目	配分	評審標準	不給分情況
六、事後處理（3分）			
1. 收拾用物	1		
2. 工作後洗手	1		未依洗手步驟不給分
3. 記錄，並將各項測量結果告訴案主	1		未正確記錄或未告知案主者本項不給分
七、其他（6分）			
1. 注意儀表態度，測量過程能與案主真誠互動	2		
2. 注意案主隱私	2		
3. 動作輕柔，注意案主舒適及安全	2		

八、生命徵象技術流程與重點說明

（一）準備工作（20分）

1. 向案主解釋測量生命徵象的原由（2分）（圖 01-3）

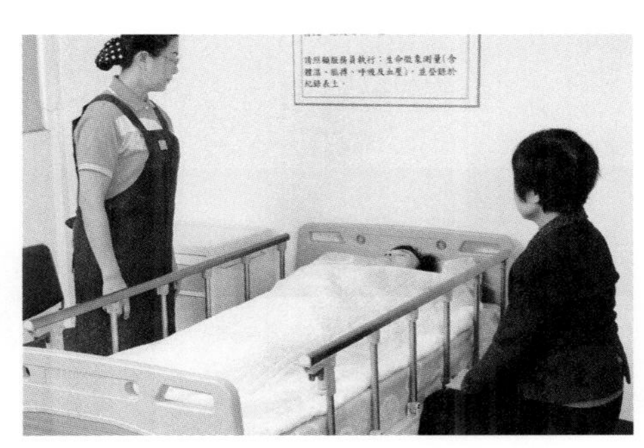

圖 01-3　向案主解釋

口述

陳太太，我是您的照顧服務員OOO（考生姓名），您睡醒表示不舒服，我幫您測量體溫、脈搏、呼吸及血壓好嗎？（待陳太太示意）嗯！好的，您稍等一下，我去準備用物。

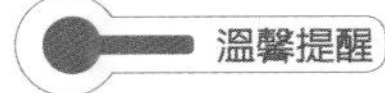

溫馨提醒

態度須溫和有禮

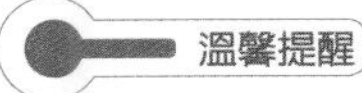

溫馨提醒

未洗手避免碰觸案主或床欄。

2. 洗手

（1）指甲需修短並脫除手錶及手上飾物（若無法脫除則以膠帶固定）（2分）：指甲需修短（圖 01-4）、脫除手錶（圖 01-5）及手上飾物（圖 01-6），若無法脫除則以膠帶固定（圖 01-7）。未洗手前避免碰觸案主。

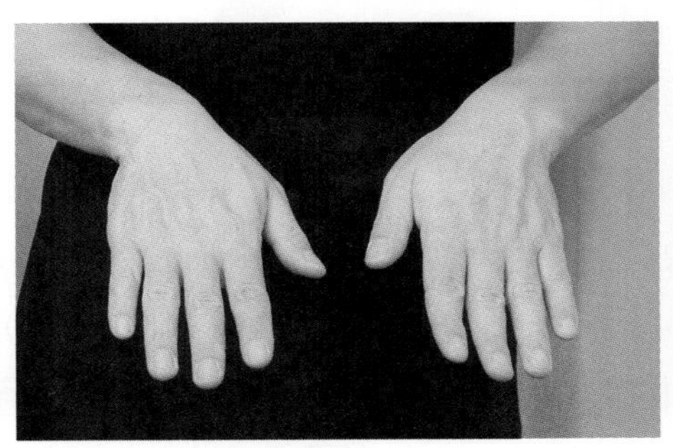

圖 01-4　指甲需修短

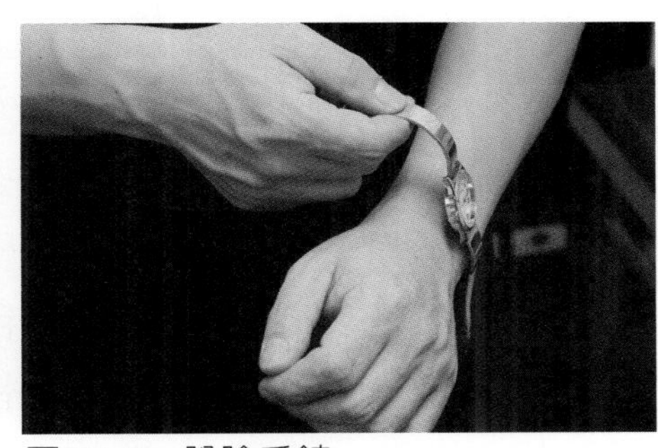

圖 01-5　脫除手錶

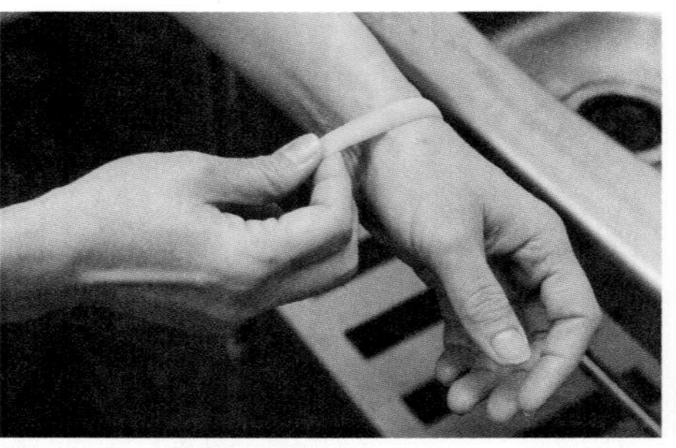
圖 01-6 脫除飾物

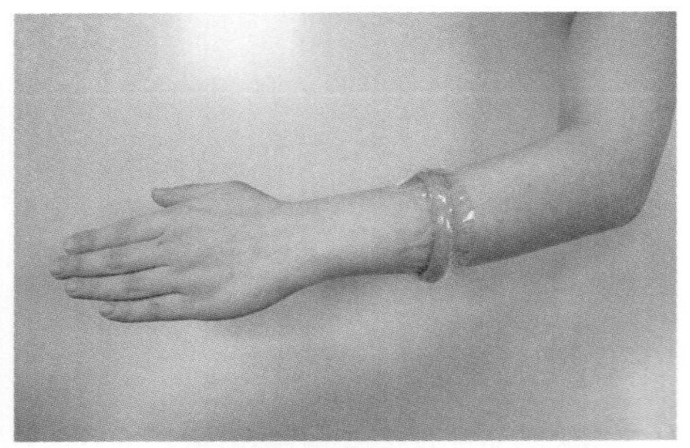
圖 01-7 飾物無法脫除，以膠帶固定

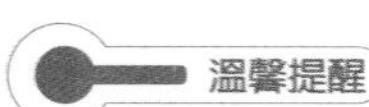
溫馨提醒

避免衣袖滑落，應考時建議著短袖上衣。

(2) 將衣袖捲到肘關節上方 2 吋處（1 分）（圖 01-8）

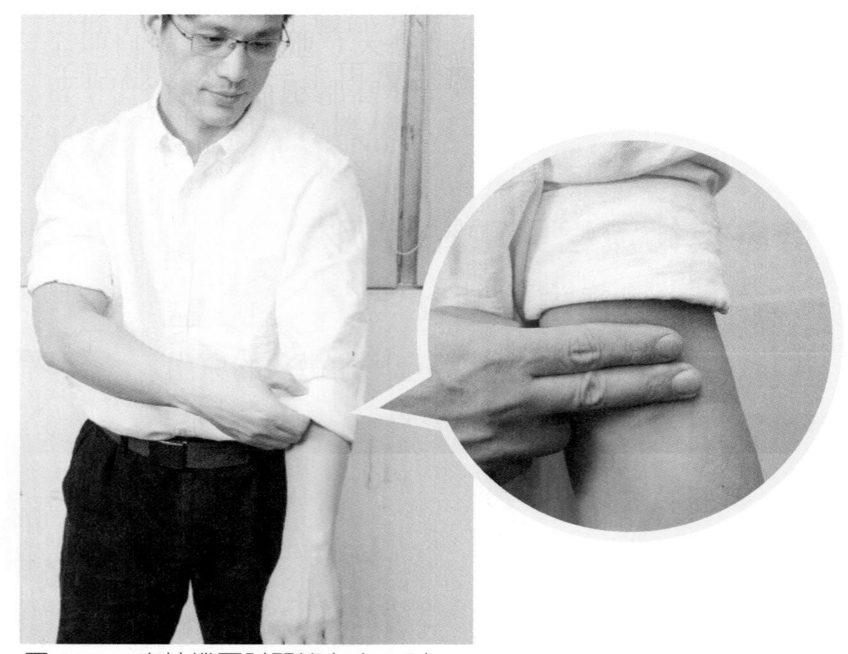
圖 01-8 衣袖捲至肘關節上方 2 吋

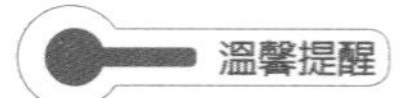
溫馨提醒

洗手乳避免太少或太多，以有泡沫為原則

(3) 打開水龍頭，沾濕雙手，關水龍頭，按壓 1 ～ 2 滴洗手乳在手上（2 分）（圖 01-9、圖 01-10）

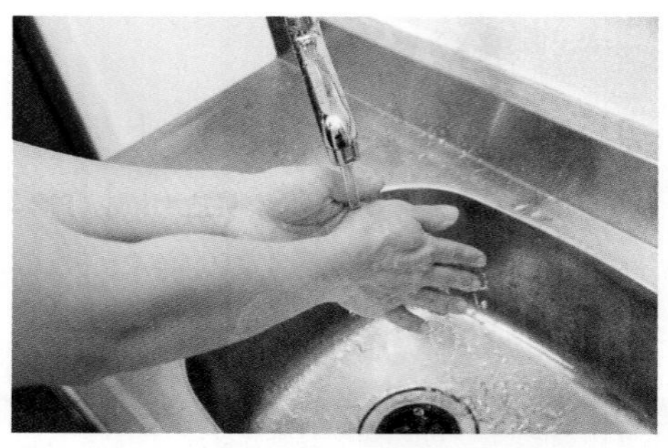
圖 01-9 沾濕雙手

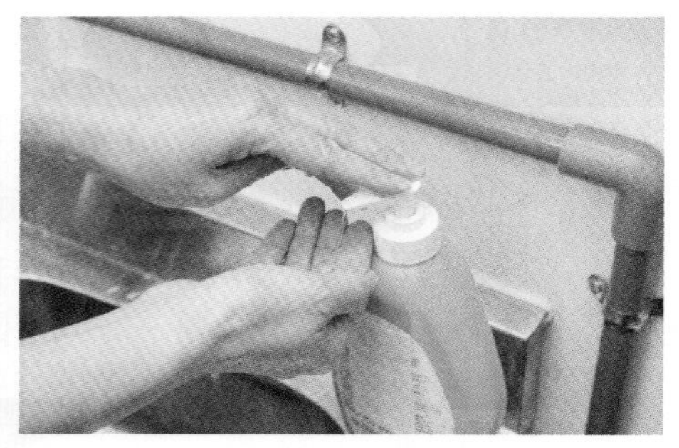
圖 01-10 按壓 1 ～ 2 滴洗手乳

(4) 雙手互相摩擦搓揉，搓手心、手背、手指縫、指背、大姆指、指尖及手腕上 2 吋（每個部位至少搓洗 5～10 下）（5 分）：雙手摩擦、搓揉，搓手心（圖 01-11）、手背（圖 01-12）、手指縫（圖 01-13）、手指內及背（圖 01-14）、大姆指（圖 01-15）、指尖（圖 01-16）及手腕上 2 吋（圖 01-17），每部位至少搓洗 5 ～ 10 下。

溫馨提醒

1. 可採口唸慢、手快動的方法操作「內外 夾 弓 大 立 腕」，此時手快洗約 5 ～ 10 下。
2. 任何步驟未洗或次數不足，則扣「2. 洗手」單元分數 16 分

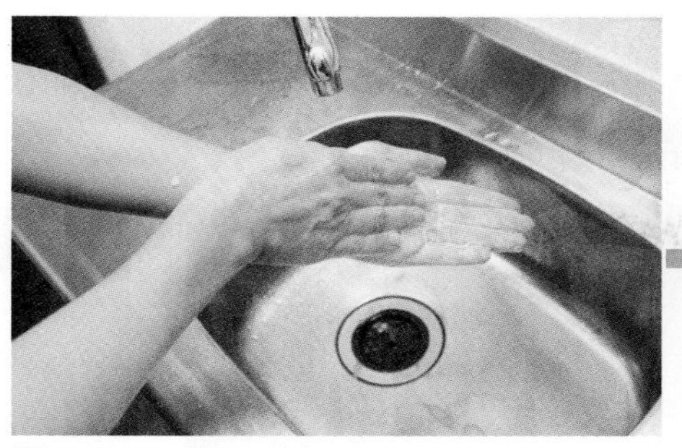

圖 2-11　內－手心

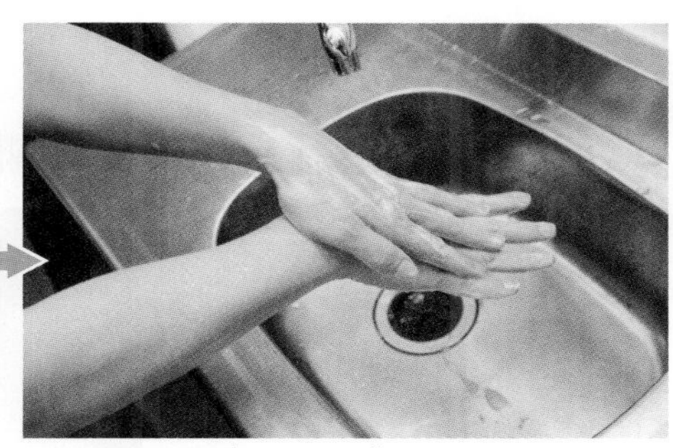

圖 01-12　外－二手背

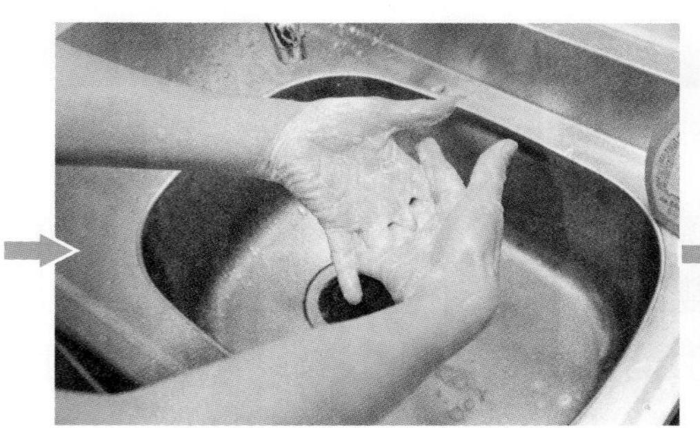

圖 01-13　夾－手指縫

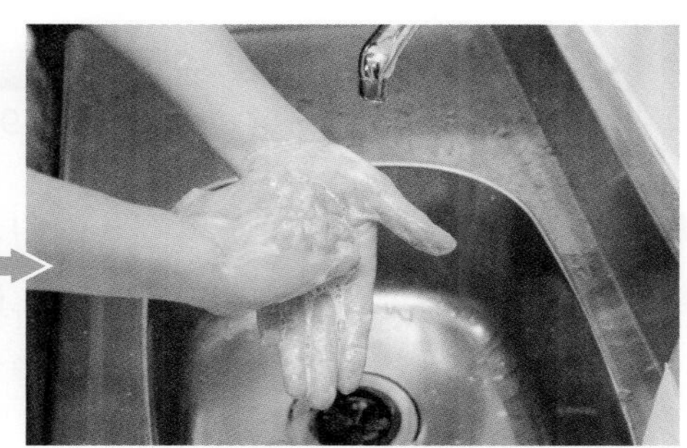

圖 01-14　弓－二手指內及背

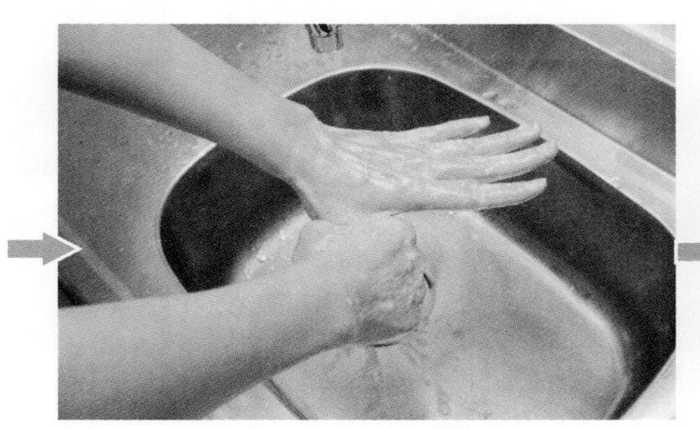

圖 01-15　大－二手大姆指

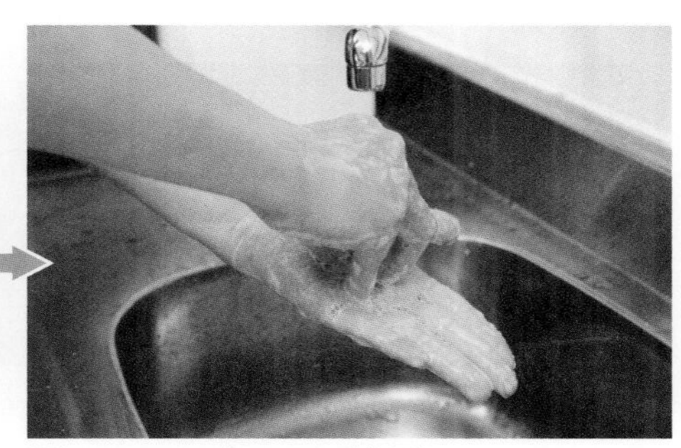

圖 01-16　立－二手指尖

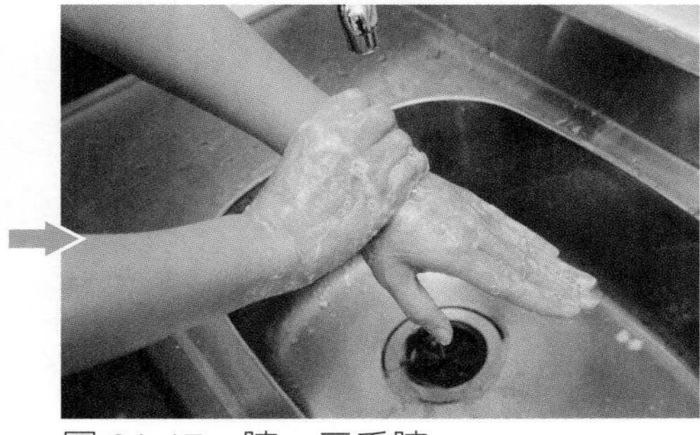

圖 01-17　腕－二手腕

溫馨提醒

未洗淨，則扣「2. 洗手」單元分數 16 分

（5）打開水龍頭，雙手置水龍頭下，以交互搓揉沖洗的方式洗淨雙手（2 分）（圖 01-18）

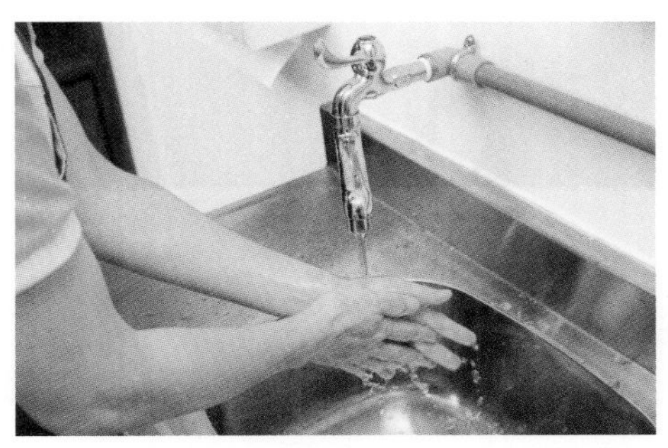

圖 01-18　交互搓揉沖洗方式洗淨雙手

溫馨提醒

未正確沖洗水龍頭、關閉開關，則不給分；若使用感應式或腳踏式水龍頭，不可捧水沖洗，否則不給分

（6）雙手捧水將水龍頭開關沖洗乾淨並關閉開關（2 分）：雙手捧水，將水龍頭開關沖洗乾淨（圖 01-19、圖 01-20），再確實關閉開關。

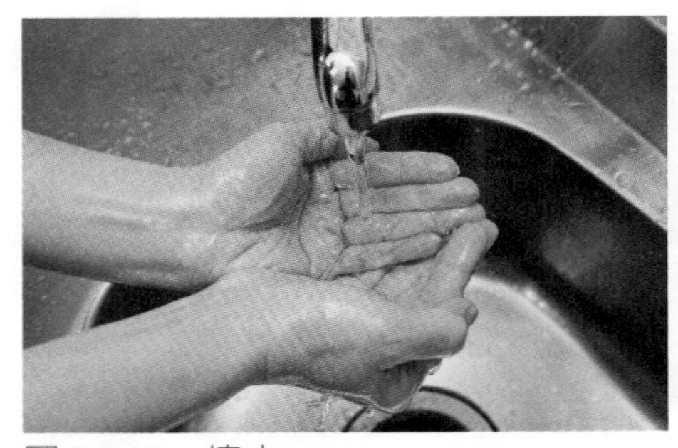
圖 01-19　捧水

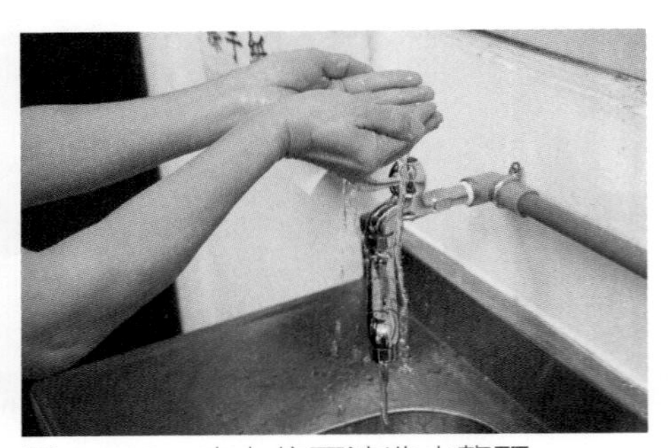
圖 01-20　由上往下沖洗水龍頭

溫馨提醒

1. 若感覺雙手未擦乾，可再抽 1 次擦乾，但應避免同時抽 2 張擦手紙。
2. 丟棄擦手紙時，若掉到桶外，不用拾起。（若拾起，須重新執行洗手技術）

（7）以擦手紙擦乾雙手，將擦手紙丟入腳踏式的垃圾桶內（2 分）：將雙手置水槽內甩手（圖 01-21），使手上的水漬較少，再以雙手抽擦手紙（圖 01-22），擦乾雙手（圖 01-23），擦手紙投入腳踏式垃圾桶。（圖 01-24）

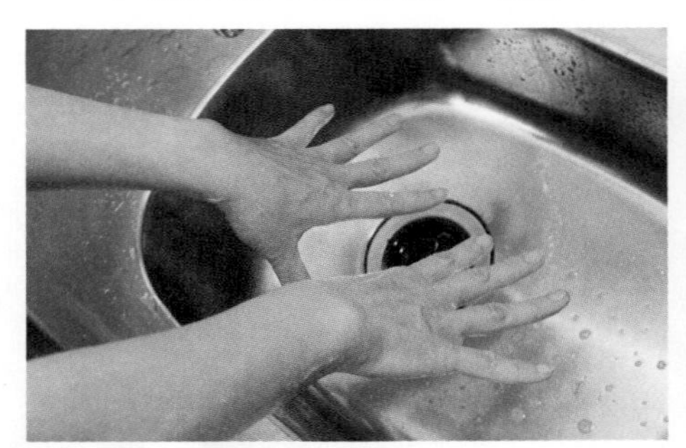
圖 2-21　雙手置水槽內甩手

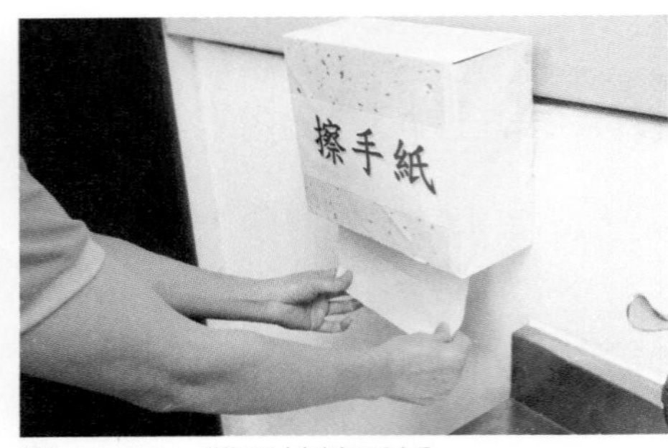

圖 01-22　雙手抽擦手紙

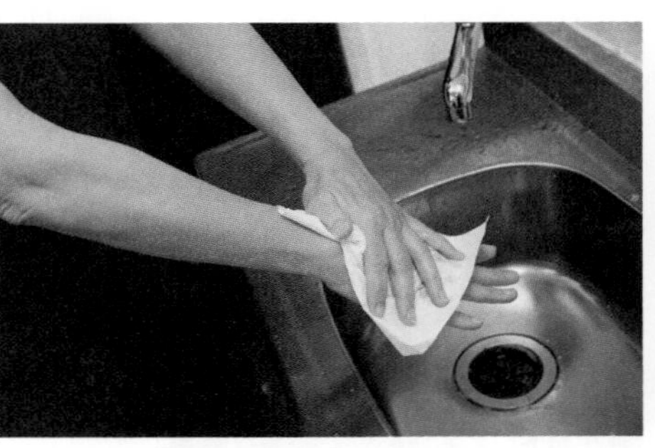
圖 01-23　擦乾雙手

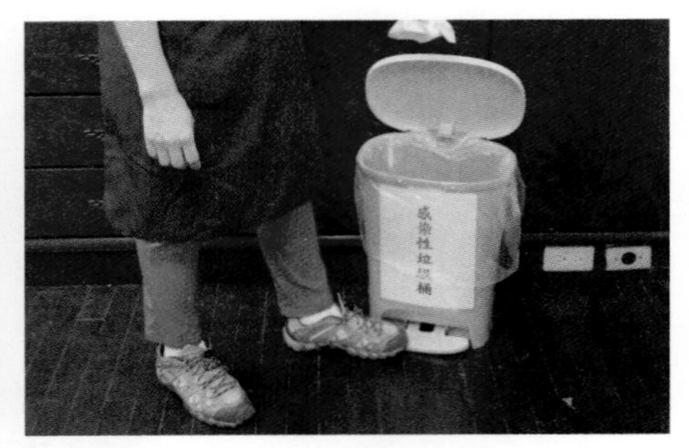
圖 01-24　投入腳踏式垃圾桶

溫馨提醒

用物共 5 項，須 1 次拿齊，漏一項扣 1 分。

3. 準備用物：耳溫槍 1 支、耳溫套、記錄單、筆、臂式電子血壓計（2 分）

在備物區，取耳溫槍 1 支、耳溫套、紀錄單、筆、臂式電子血壓計。用物備齊放拖盤內，端至床旁桌上（圖 01-25）；取紀錄單，填寫應檢人姓名、術科測試編號、測試日期等處（圖 01-26），再拉上圍簾。（圖 01-27）

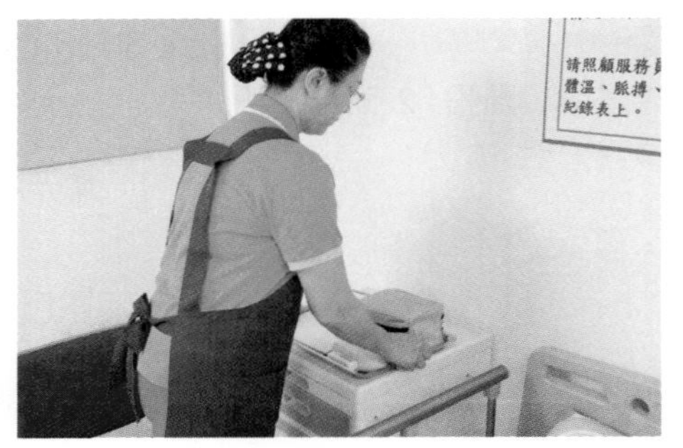
圖 01-25　準備用物

溫馨提醒

1. 先填寫紀錄單的應檢人姓名、術科測試編號、測試日期等，以免忘記書寫遭扣分。
2. 若考場無圍簾之設備，亦須口述。

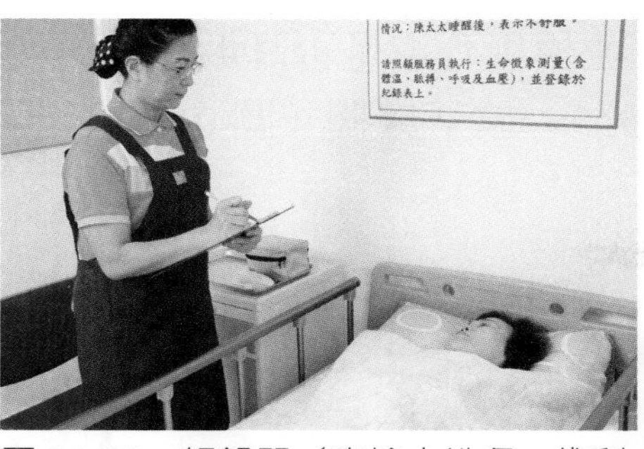

圖 01-26　紀錄單（應檢人姓名、術科測試編號、測試日期）

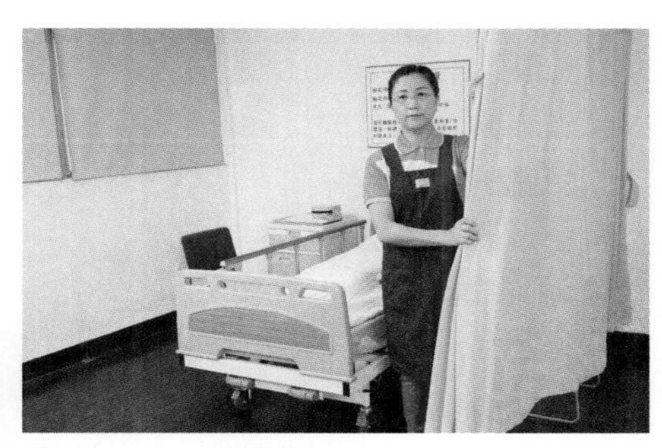

圖 01-27　圍簾拉上

（二）體溫測量－耳溫槍（17 分）

1. 檢查耳溫槍外觀（2 分）：取出耳溫槍（圖 01-28），檢查耳溫槍外觀（圖 01-29）

口述

耳溫槍外觀完整無損。

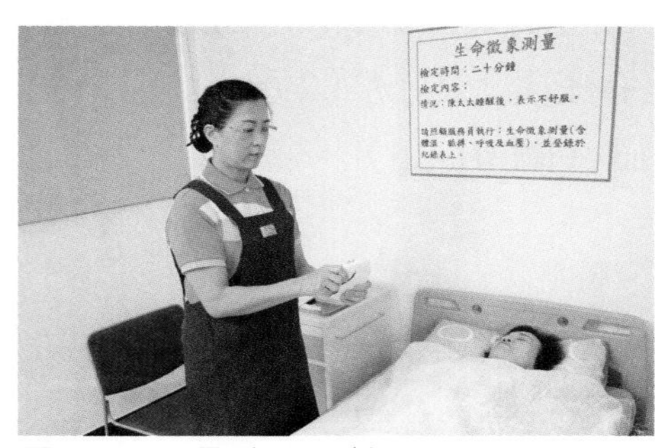

圖 01-28　取出耳溫槍

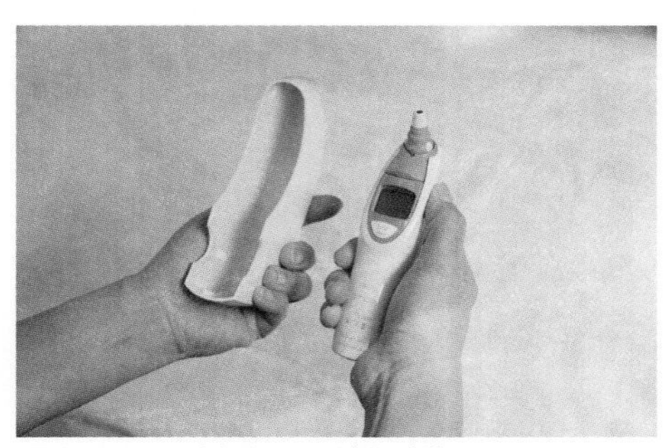

圖 01-29　檢查耳溫槍外觀

口述

耳溫槍電力充足。

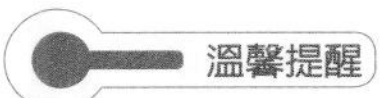

溫馨提醒

確實檢查耳溫槍，按下開關鈕，不可只說沒有操作。發現電力不足，要向監評人員報告。

2. 按一下耳溫槍上的按鈕開關，確認電力充足（2 分）：按下按鈕開關，若螢幕呈 2 橫線「- -」及「℃」圖樣閃爍，表示電力充足（圖 01-30）。

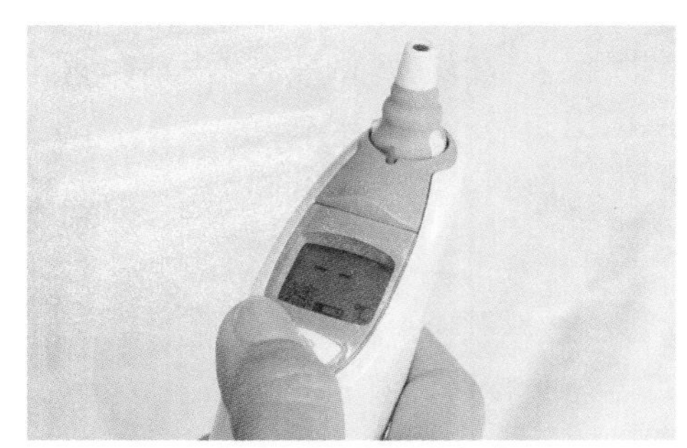

圖 01-30　按鈕開關呈電力充足

3. 套上耳溫套（1 分）：耳溫套確實套入卡緊耳溫槍頭（圖 01-31），不然無法測量。若確實套入，螢幕會呈 3 橫線「- - -」及「°C」圖樣。（圖 01-32）。

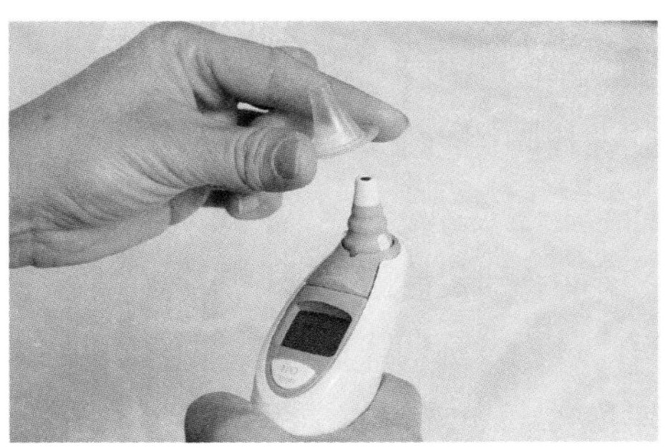

圖 01-31　卡緊耳溫槍頭

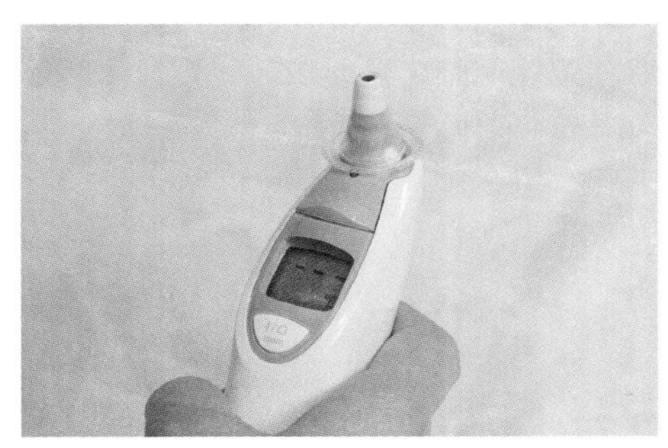

圖 01-32　完成耳溫套之螢幕

口述

陳太太要幫您量耳溫，請您頭側一邊，我先幫您看看耳道內是否有耳垢，如果耳垢過多，會先幫您清理乾淨再測量。

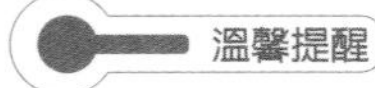

若無床欄亦須口述

4. 告知案主並檢視耳道是否耳垢過多，如果有，則先清除乾淨後再測量（2 分）：放下床欄（圖 01-33），告知要檢視案主耳道。（圖 01-34）

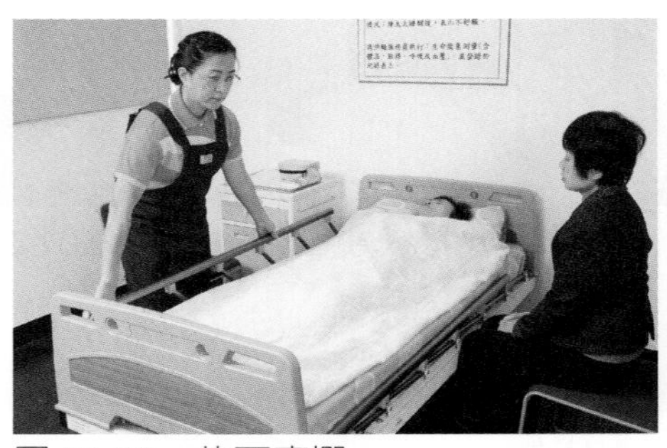

圖 01-33　放下床欄

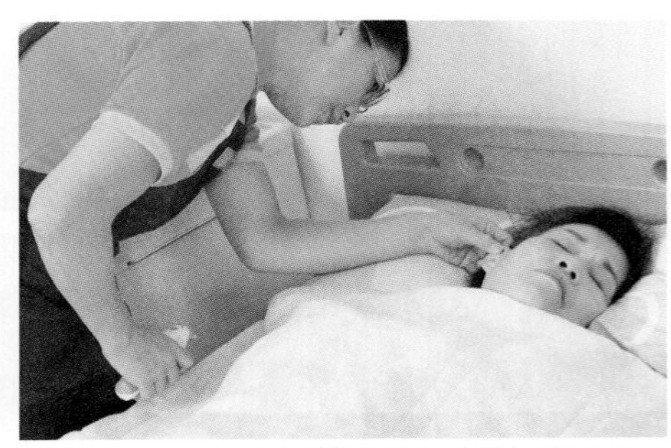

圖 01-34　檢視耳道及口述進行的狀況

口述

先將您的耳朵往後上方拉，您耳道很乾淨，現在要幫您量耳溫。

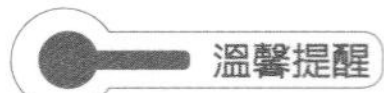

操作時，動作須正確且輕巧，避免案主疼痛。

5. 告知案主並固定案主頭部，並輕輕地將耳朵往後上方拉（2 分）：方向須正確（圖 01-35）

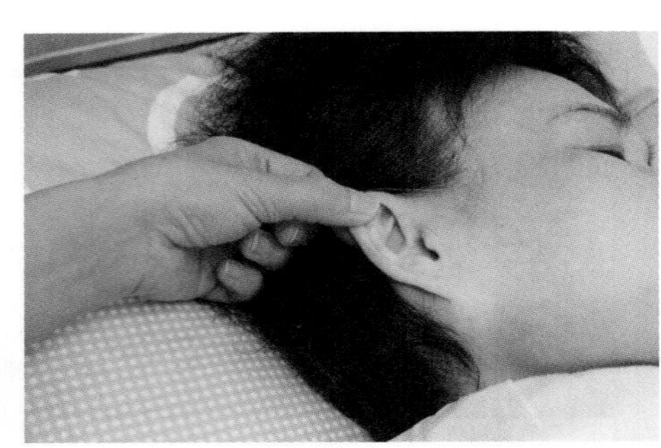

圖 01-35　耳朵往後上方拉

口述

陳太太，我現在要將耳溫槍槍頭伸入您的耳道囉！不會痛，您不要緊張哦！

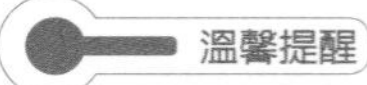

耳溫槍頭伸入耳道，不可硬擠。

6. 告知案主將耳溫槍槍頭伸入案主耳道並以手指按壓「測量鍵」約 1 秒鐘，待「嗶」響後放開按鍵（6 分）：耳溫槍頭順著耳道伸入，耳溫槍柄與案主臉側緣呈平行狀，感應頭能測到耳道深部溫度，再以手指按壓「測量鍵」，約 1 秒鐘，發出「嗶」響聲，螢幕顯示燈會同時亮起（圖 01-36），「嗶」響聲結束後，移出耳溫槍。

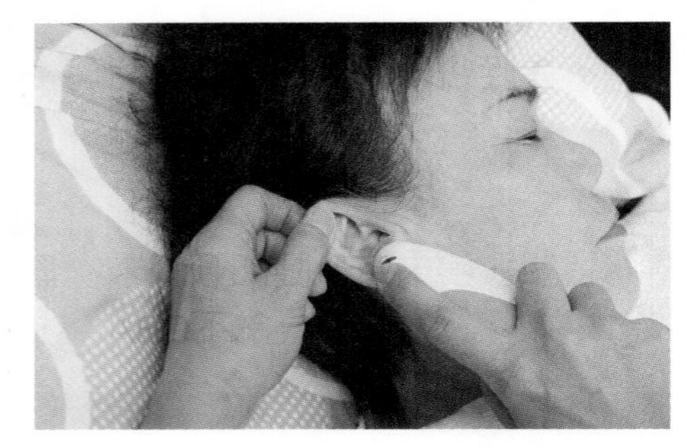

圖 01-36　耳溫槍「嗶」聲響結束後，顯示會同時亮燈

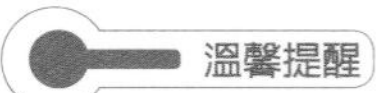

填寫記錄單時，溫度單位「℃」須確實書寫，未寫℃扣 2 分。

7. 正確讀出並記錄測量的溫度，取下耳溫套並丟棄（2 分）：移出耳溫槍，口述顯示的溫度（圖 01-37），將耳溫槍交給監評人員（圖 01-38），應檢人即可記錄耳溫於紀錄單上（圖 01-39）。監評人員測量後，耳溫槍交還應檢人。應檢人以一手大拇指與食指固定耳溫套外緣，另一手按退出鈕使耳溫套彈脫（圖 01-40），將耳溫槍置回盒子（圖 01-41），耳溫套投入感染垃圾桶。（圖 01-42）

口述

體溫 36.3℃

溫馨提醒

1. 應檢人與監評人員測得的溫度相差 ±0.2 ℃以上，扣 17 分
2. 丟棄耳溫套時，若彈掉到地面，不可拾起。（若拾起，須重新執行洗手技術）

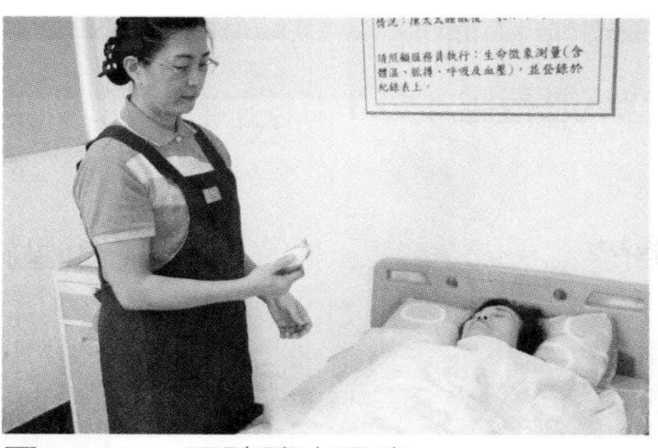
圖 01-37　正確讀出溫度

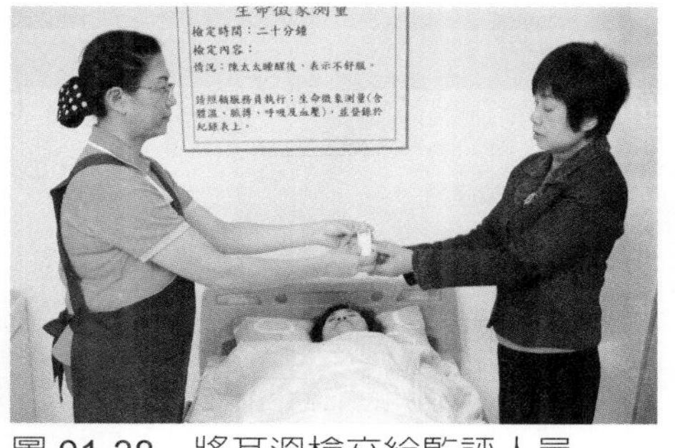
圖 01-38　將耳溫槍交給監評人員

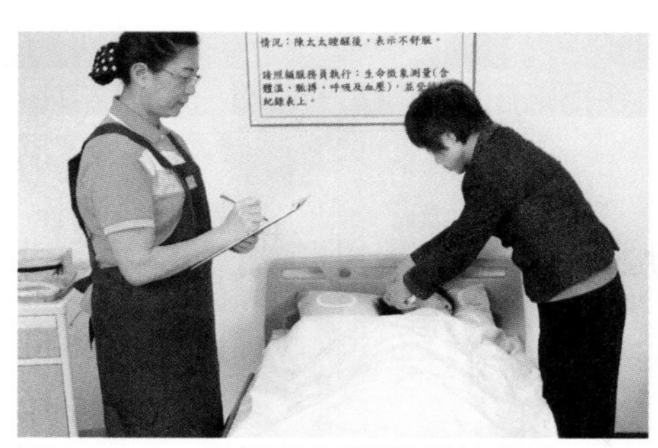
圖 01-39　紀錄單記錄測得的溫度

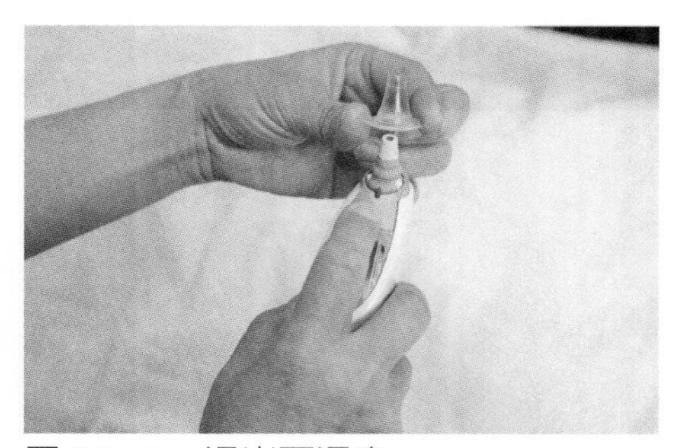
圖 01-40　退出耳溫套

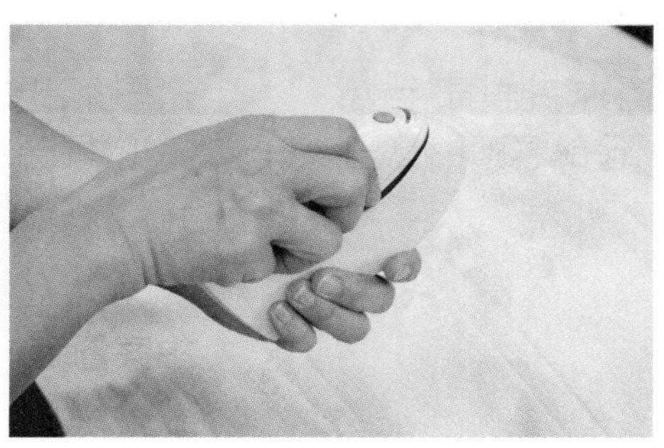
圖 01-41　置回盒子

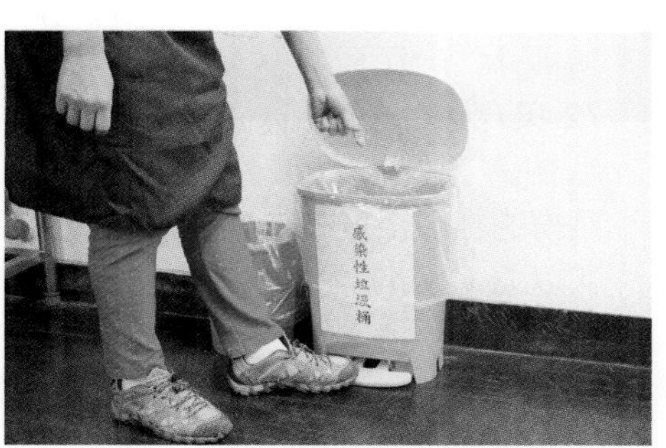

圖 01-42　耳溫套投入感染垃圾桶

（三）脈搏測量法（17 分）

口述

陳太太要幫您量脈搏，您的手可平放在床上。

1. 將案主手置於床上、桌上或椅子扶手，確定手臂有適當支托（3 分）：協助案主將手掌面向上。（圖 01-43）

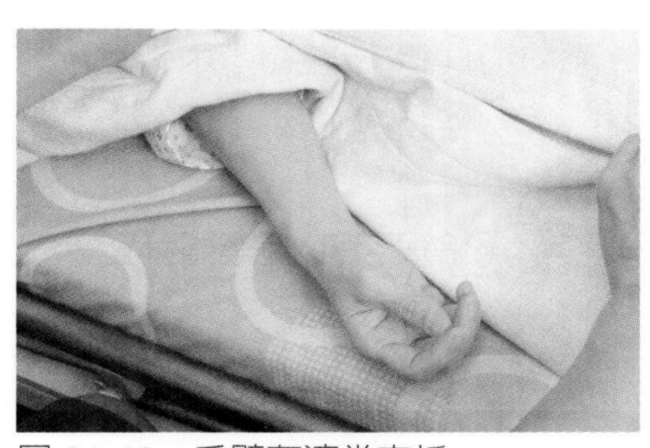
圖 01-43　手臂有適當支托

溫馨提醒

觸摸橈動脈的位置錯誤或非用上述三指測量，則扣 17 分。

2. 指出並使用食、中、無名三指觸摸案主橈動脈（7 分）
   （1）正確指出案主橈動脈位置，以食、中、無名三指指腹輕按，找出橈動脈。（圖 01-44）

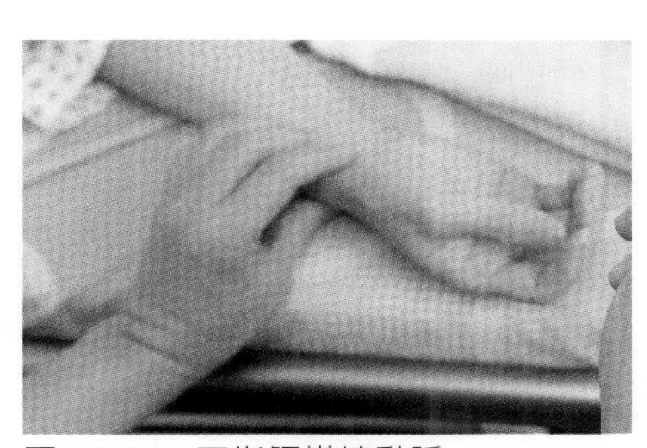
圖 01-44　三指觸摸橈動脈

口述

開始。

溫馨提醒

1. 觸摸案主橈動脈時，應避免以指甲按壓，而造成案主不適。
2. 口述「開始」、「停止」宜簡短。

（2）一手觸摸橈動脈，另一手持手錶，當秒針指到 3 或 6 或 9 或 12 時（圖 01-45），口述並開始測量（圖 01-46）。

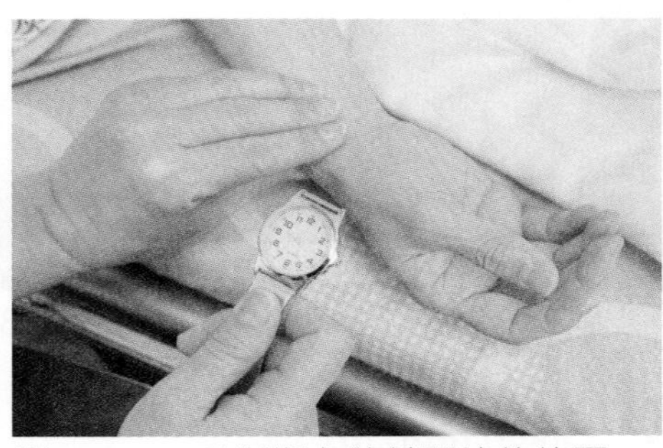

圖 01-45　手指指在秒針開始的位置

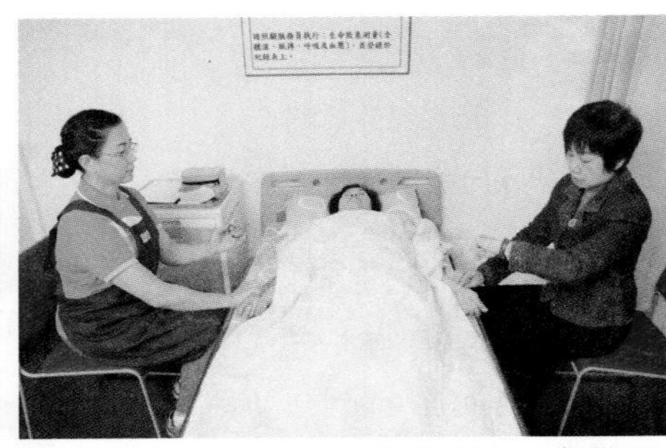

圖 01-46　應檢人口述「開始」與監評人員同時測量

口述

停止。

3. 測量 1 分鐘（5 分）：測量時間 1 分鐘，口述並停止測量，即完成。

溫馨提醒

1. 數值填入紀錄單時須書寫單位。如：72 次 / 分。
2. 應檢人與監評人員測得的數值相差 ±5 次以上，扣 17 分。

4. 正確測量及記錄（2 分）
   測量完畢，立即將測量的數值填入紀錄單。（圖 01-47）

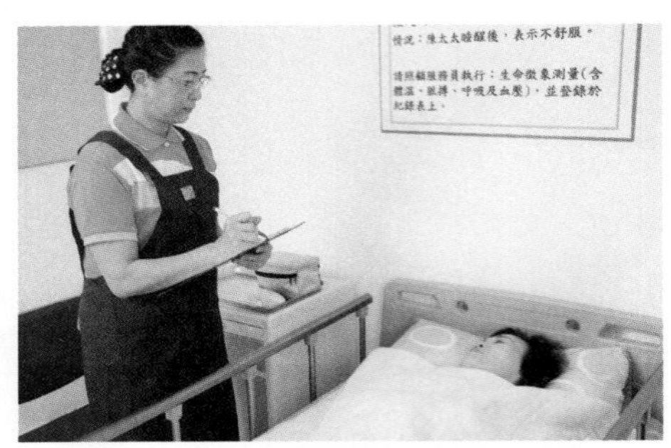

圖 01-47　填入數值與單位於紀錄單

（四）呼吸測量法（12 分）

口述

陳太太，我再幫您測量 1 次。

溫馨提醒

1. 眼睛觀察案主的胸部、腹部起伏，呼吸次數以一上一下為 1 次。
2. 將案主被單拉平較貼身，易目測，但不可觸摸胸、腹部，也不可退除被單暴露案主胸、腹部。

1. 手指仍保持按在手腕上，觀察案主胸、腹起伏，算出呼吸次數（5 分）

（1）手指按在案主手腕，此時重點是眼睛觀察胸、腹起伏（圖 01-48）。

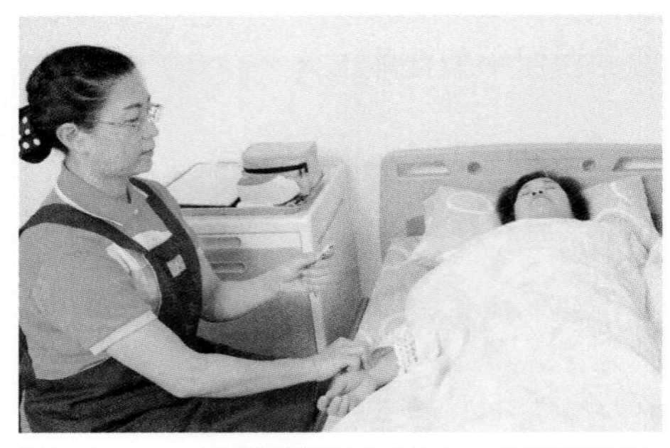

圖 01-48　手觸摸案主腕上，眼睛測量呼吸

口述

開始。

（2）另一手持手錶，當秒針指到 3 或 6 或 9 或 12 時（圖 01-49），口述「開始」並測量。（圖 01-50）

溫馨提醒

口述「開始」與「停止」，宜簡短。

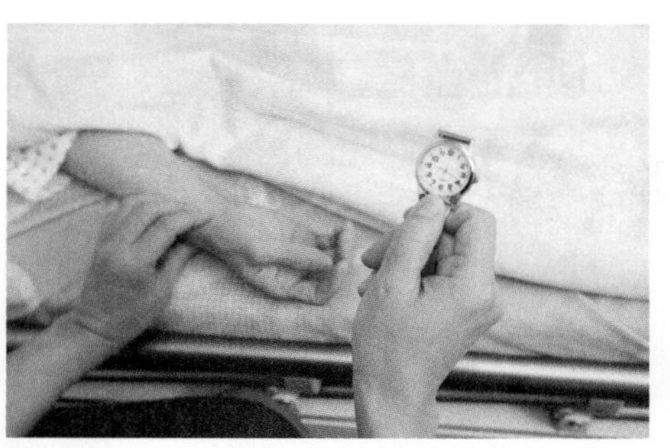
圖 01-49　手指指在秒針開始的位置

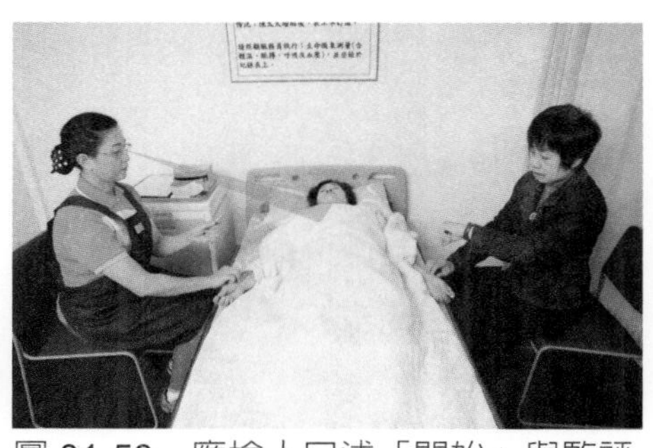
圖 01-50　應檢人口述「開始」與監評人員同時測量

口述

停止。

2. 測量 1 分鐘（5 分）：測量時間 1 分鐘，口述並停止測量，即完成。

溫馨提醒

1. 填寫紀錄單時，須書寫單位。如：12 次 / 分。
2. 應檢人與監評人員測得的脈搏數值相差 ±3 次以上，則扣 17 分。

3. 正確測量及記錄（2 分）：測量完畢後，立即將數值確實填入紀錄單（圖 01-51）

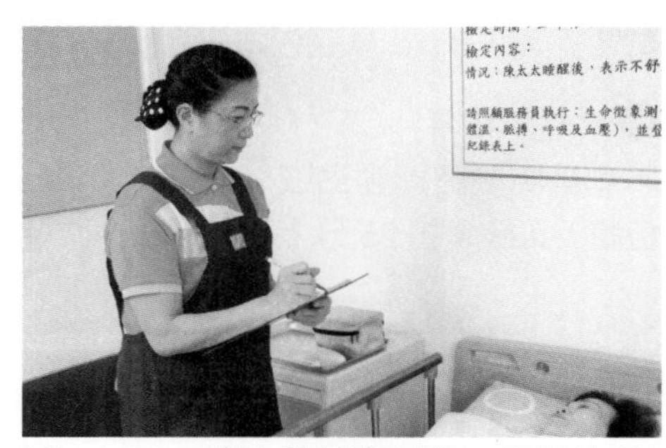
圖 01-51　填入數值與單位，不可在床上填寫

（五）電子血壓測量法（25 分）

口述

陳太太，我要幫您測量血壓囉！先將您的袖子捲起來。

1. 使案主姿勢舒適，手放平並捲起袖子或整平袖子（2 分）（圖 01-52）

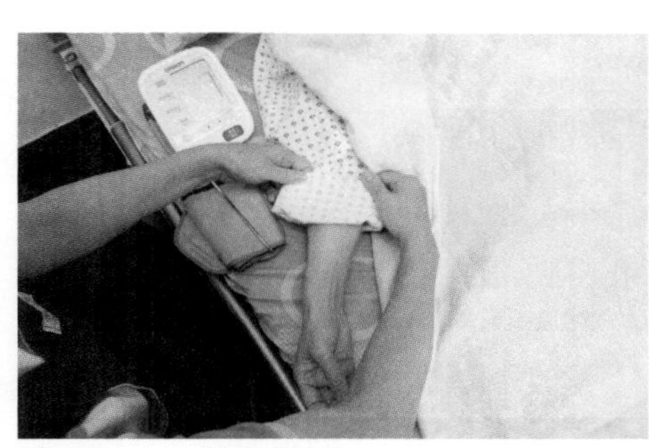
圖 01-52　捲起袖子

溫馨提醒

1. 袖子太厚或太緊，須脫除袖子；薄長袖，則須平整袖子。
2. 將手臂自然放在床面，手心向上。

溫馨提醒

血壓計置於案主測量的手臂側，較易操作。

2. 置血壓計於適當位置使其手臂與心臟成一水平（2 分）

觀察血壓計外觀，確認正常後（圖 01-53），血壓計置適當位置，使案主的手臂與心臟成一水平。（圖 01-54）

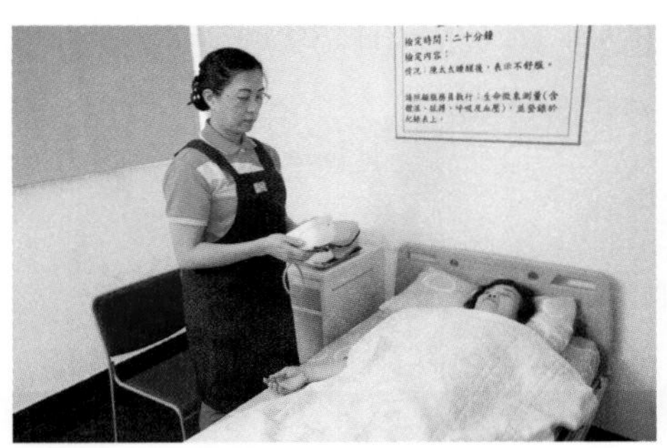
圖 01-53　觀察血壓計

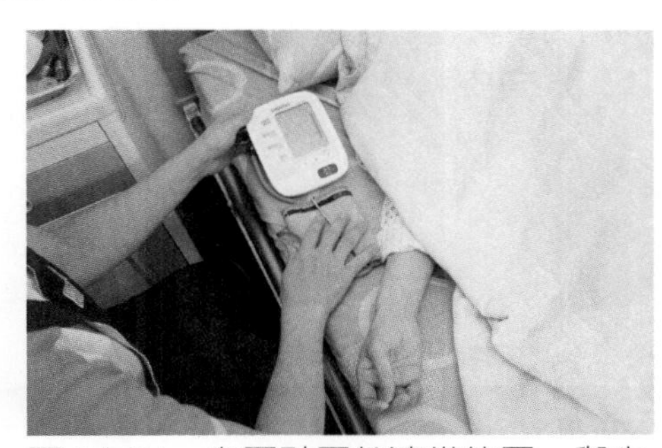
圖 01-54　血壓計置於適當位置，與心臟水平

口述

電力充足。

溫馨提醒

若按下開關後，螢幕沒有顯示數字或符號，可能電力不足，即刻向監評人員反應。

3. 打開血壓計之「電源」開關，確認電力充足（2 分）

確認螢幕出現全滿數字或符號（圖 01-55），表示電力充足，可開始操作血壓計。

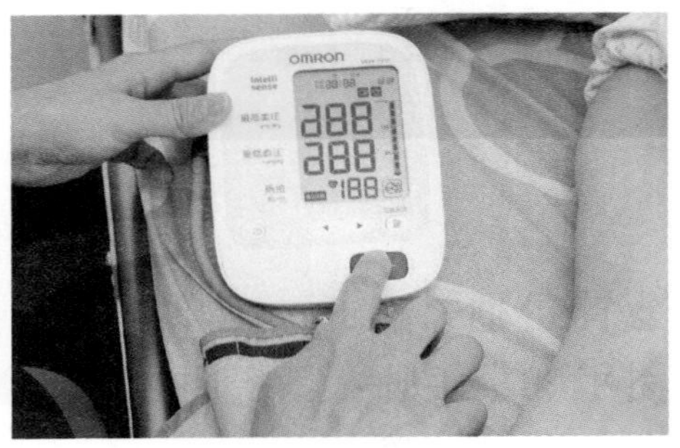

圖 01-55　按「電源」開關（ON/OFF），確認螢幕出現滿數字或符號

口述

陳太太，我幫您測量肱動脈。

溫馨提醒

未測量肱動脈搏動點或位置不正確，扣 25 分。

4. 觸診肱動脈找出脈搏搏動點（2 分）

觸診肘關節內側面，找到肱動脈，以食、中、無名三指指腹同時輕按，找到肱動脈搏動點。（圖 01-56）

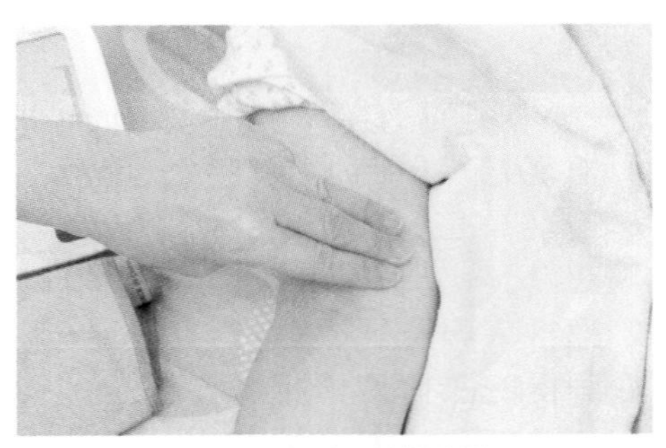

圖 01-56　測量肱動脈搏動點

口述

現在幫您套上壓脈帶，測量時壓脈帶會充氣，較緊，請勿移動。

不會痛，不用擔心。

溫馨提醒

1. 壓脈帶放置的位置、方式須謹慎，若壓脈帶放錯位置，鬆緊程度調整不適當，則扣 25 分。
2. 纏繞壓脈帶要確實操作，避免未妥善黏貼導致測量中壓脈帶鬆脫。若壓脈帶鬆脫，須重新測量。

溫馨提醒

開始測量後，須避免碰觸到案主。

5. 將壓脈帶平置於上臂離肘彎 2 ～ 3 公分處，再將壓脈帶上的記號標示點對準肱動脈後，纏繞於手臂上（鬆緊度以 2 手指平放可伸入為原則）（5 分）：將壓脈帶平置於上臂離肘彎 2 ～ 3 公分處（圖 01-57），布面接觸皮膚，再將壓脈帶上的記號標示點對準肱動脈，並纏繞於手臂，鬆緊程度以 2 手指平放可伸入爲原則。（圖 01-58）

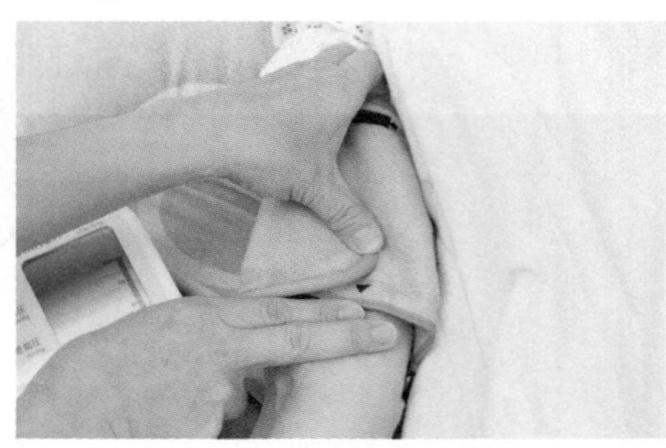

圖 01-57　壓脈帶下緣離肘彎

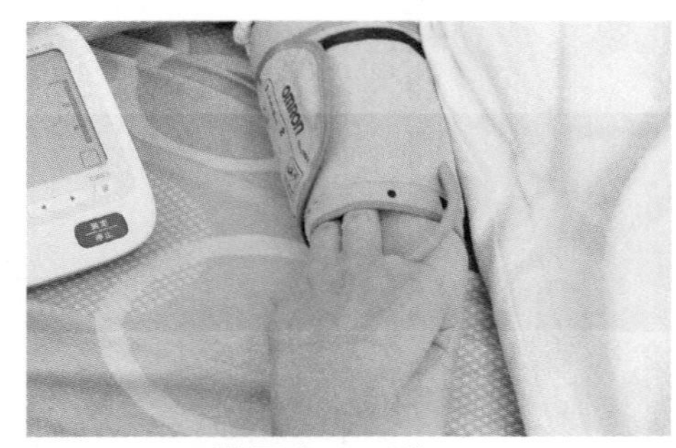

圖 01-58　鬆緊度 2 手指

6. 按下「加壓」鍵，即開始充氣並偵測血壓值（2 分）：準備完成後，按下「加壓」鍵（圖 01-59），開始充氣並偵測血壓值。（圖 01-60）

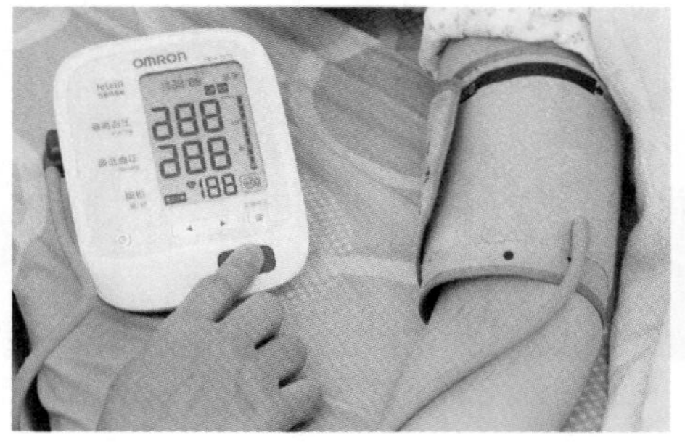

圖 01-59　按下「加壓」鍵（START）

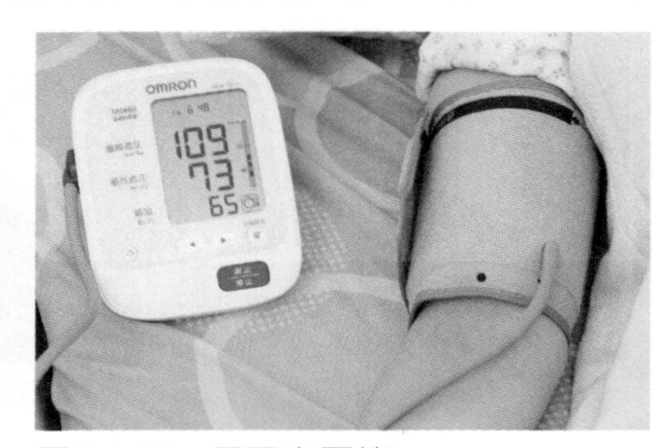

圖 01-60　呈現血壓值

溫馨提醒

1. 填寫血壓值與單位時，先寫數值高的收縮壓，再寫數值低的舒張壓，兩數值以斜線（/）做隔開，單位為 mmHg 或毫米汞柱。範例：120/80mmHg。
2. 未正確書寫血壓值，扣 25 分，而只寫數值未寫單位，則扣 2 分。

口述

若要測量第二次血壓，則要略活動手肘。

溫馨提醒

血壓不可測量第三次，測量第三次者，則扣分數 2 分。

7. 正確記錄收縮壓和舒張壓之數據及單位（2 分）

測量完畢後，立即將收縮壓和舒張壓的數值與單位（mmHg），正確填入紀錄單上。（圖 01-61）

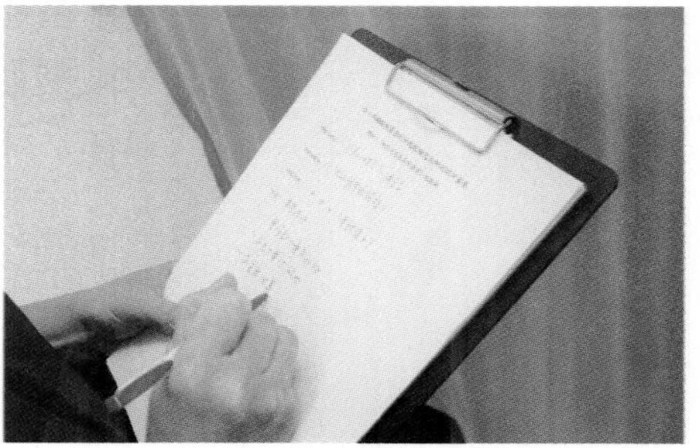

圖 01-61　填入數值與單位，不可在床上填寫

8. 如欲測量第二次血壓，須略活動肢體（2 分）

不測第二次血壓，口述即可，要測第二次血壓，則須口述並活動手肘。（圖 01-62）

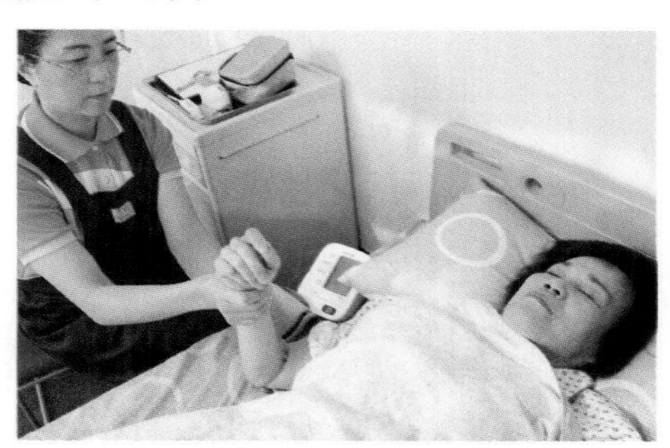

圖 01-62　測量第二次，須略動手

即刻剖析

考場常見錯誤

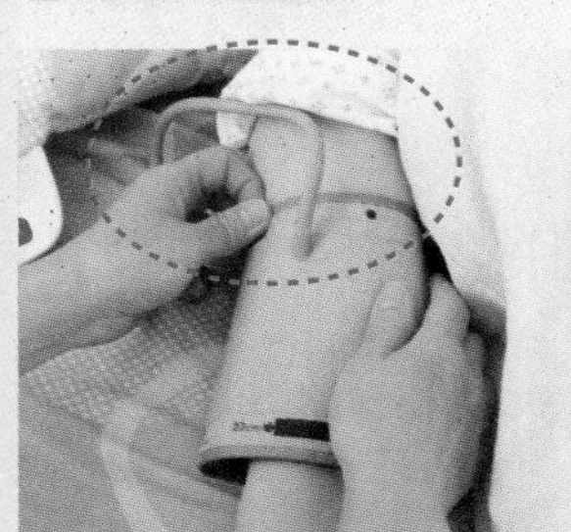

1. 管線方向錯誤

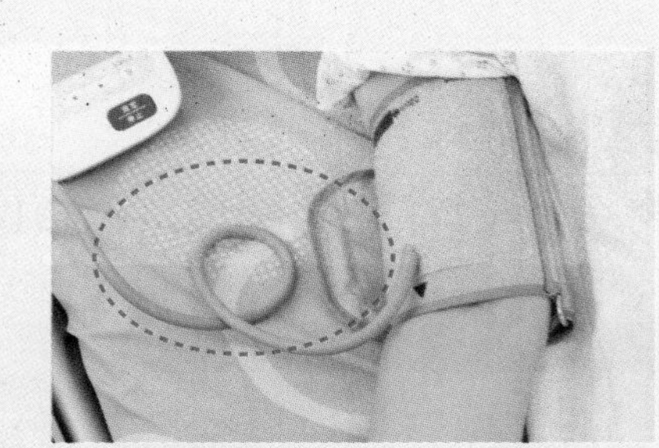

2. 管線纏繞

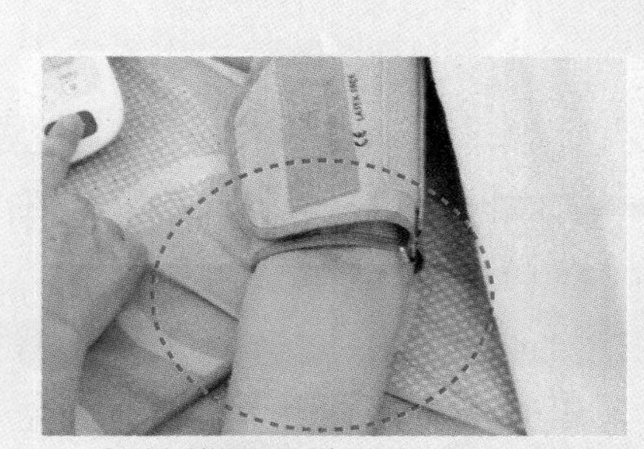

3. 管線錯置手臂下方

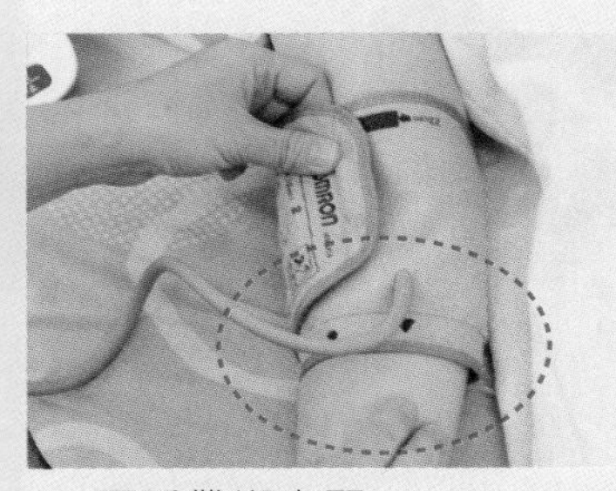

3. 壓脈帶綁太緊

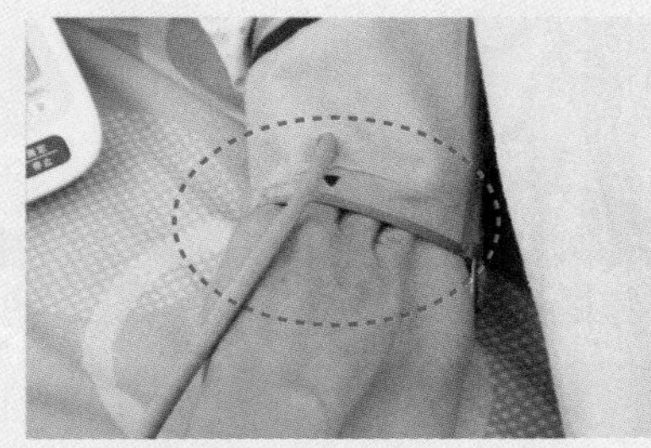

4. 壓脈帶綁太鬆

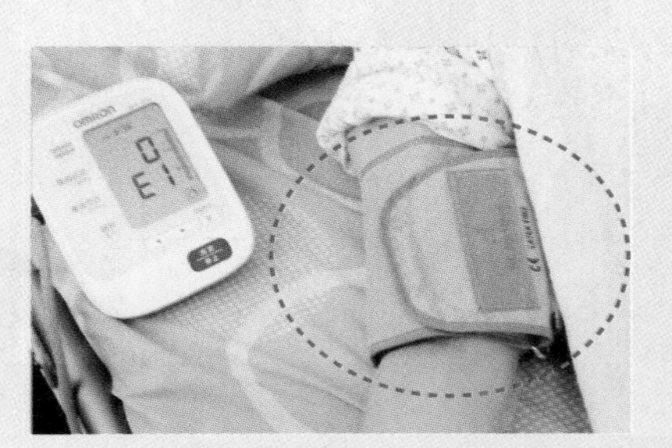

5. 壓脈帶未綁緊，以致測量中途鬆開

口述

陳太太血壓量好囉，幫您取下壓脈帶。
幫您整理袖子。
幫您蓋好被單。

9. 取下壓脈帶並放下病人衣袖（2 分）

測量後，支托好案主手臂，取下壓脈帶，整理案主衣袖及被單。（圖 01-63）

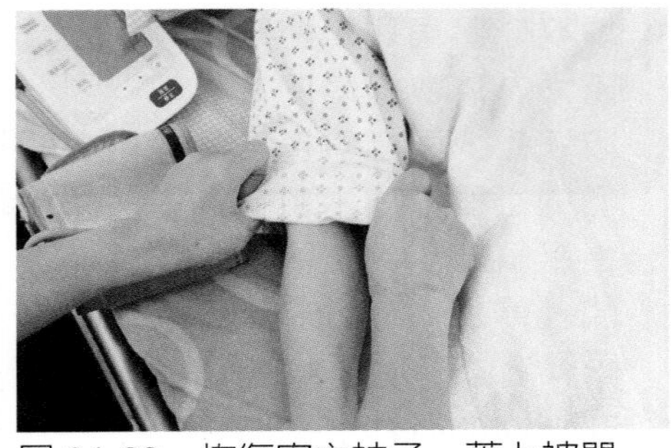

圖 01-63　恢復案主袖子，蓋上被單

溫馨提醒

收整血壓計時，須依原放置方式排放，以免造成擠壓。

10. 關閉「電源」開關（2 分）（圖 01-64）

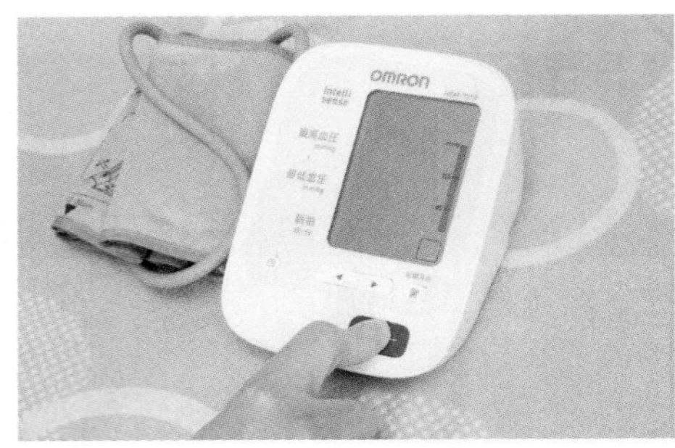

圖 01-64　關閉血壓計電源

11. 收妥壓脈帶放入血壓計內（2 分）：收妥壓脈帶，放回血壓袋內（圖 01-65），再將床欄拉起（圖 01-66）

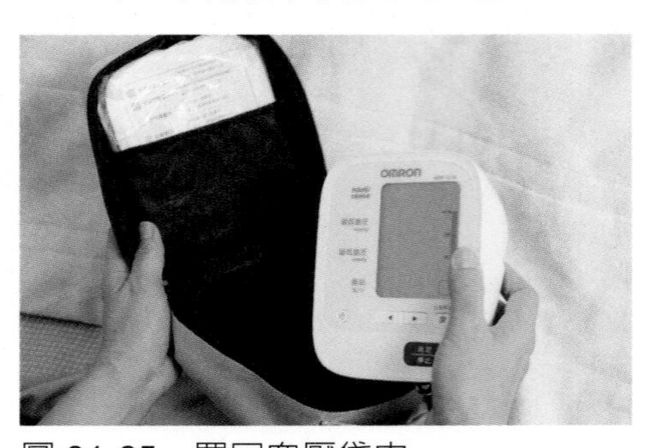

圖 01-65　置回血壓袋內

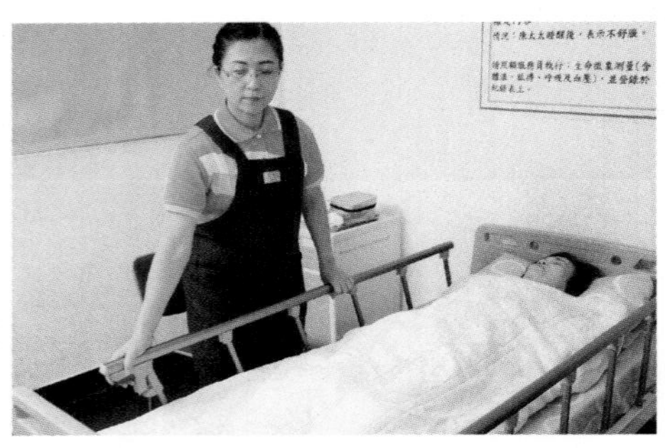

圖 01-66　拉上床欄

（六）事後處理（3 分）

溫馨提醒

若沒有圍簾，須口述「拉開圍簾」。

1. 收拾用物（1 分）：拉開圍簾（圖 01-67），將所有用物歸位。（圖 01-68）

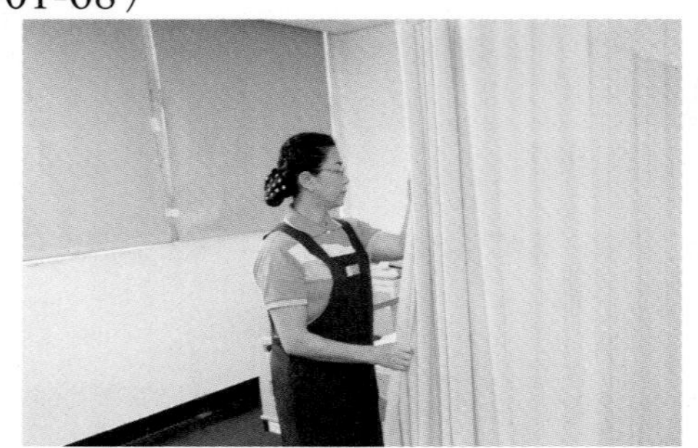

圖 01-67　拉開圍簾

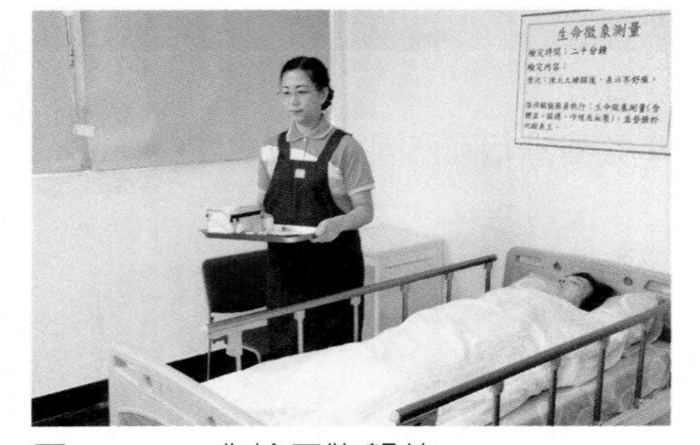

圖 01-68　收拾用物歸位

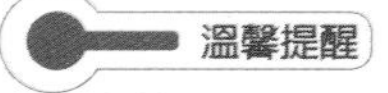

溫馨提醒

參考第 16 ～ 18 頁。

2. 工作後洗手（1 分）

口述

陳太太，剛才測量的結果您體溫是攝氏36.3度，1分鐘脈搏是72次，呼吸是16次，血壓收縮壓（高的）是120，舒張壓（低的）是80，目前都還可以，請安心休息，會將結果報告護理師。

溫馨提醒

1. 口述的數字須以實際測量結果為準。
2. 測量後沒口述說明，此階段一定要補上。此時也可檢查記錄單的完整性，如：應檢人姓名、術科測試編號、測試日期。

3. 記錄，並將各項測量結果告訴案主（1 分）

   記錄及檢視所有測量結果，並告知案主各項結果。（圖 01-69、圖 01-70）

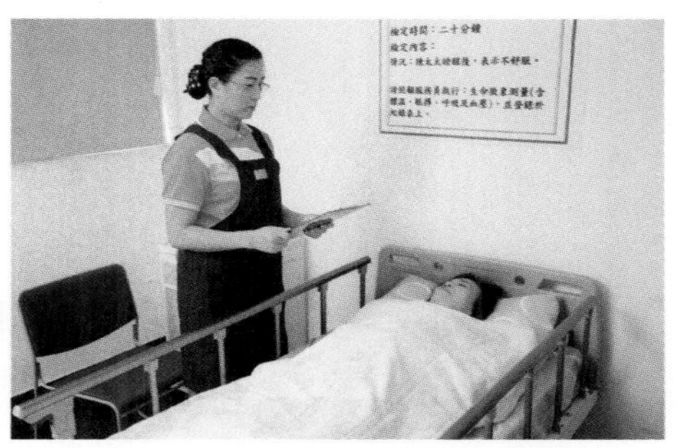

圖 01-69　將各項結果口述告知案主

範例

應檢人《生命徵象測量》紀錄單

應檢人姓名：曾雪玲

術科測試編號：123456

測 試 日 期：○○○ 年 ○○ 月 ○○ 日

（一）體溫：36.3℃

（二）脈搏：72次／分

（三）呼吸：16次／分

（四）血壓：120／80mmHg

圖 01-70　將各項結果確實紀錄

（七）其他（6 分）

1. 注意儀表態度，測量過程能與案主真誠互動（2 分）：態度有禮，面帶笑容，測量過程能與案主溫和談話。

2. 注意案主隱私（2 分）

   （1）操作時須拉上圍簾，若考場無圍簾，口述「拉上圍簾」即可。（圖 01-71）

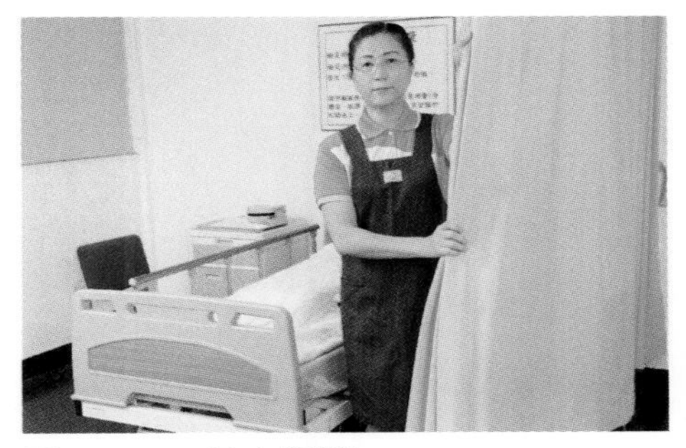

圖 01-71　拉上圍簾

（2）不用檢查的部位，注意不可暴露；操作流程中須移動位置的部位，如手臂，每一階段的動作完成後，須確實歸位。

3. 動作輕柔，注意案主舒適及安全（2 分）

觸碰案主時，動作不可用力過大，如：測耳溫耳朵外拉過度、測脈搏時用力按壓手腕部、纏繞壓脈帶用力抓手臂，動作宜輕柔（圖 01-72），並注意案主舒適及安全。

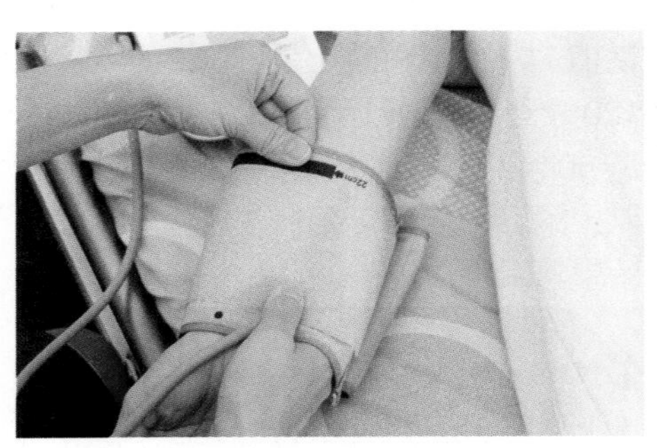

圖 01-72　動作輕柔

02 成人異物哽塞急救法

一、試題編號：17800 － 111402

二、測試時間：5 分鐘

三、測試內容

成人異物哽塞急救法示範影片

情況：王老先生（案主，以哽嗆模型取代）坐在有扶手的椅子上吃午餐時，突然噎住且說不出話但意識清楚，照顧服務員懷疑發生食物哽塞，無法自行咳出。

請照顧服務員執行：將哽嗆模型移到沒有扶手的椅子上，採坐姿然後執行成人異物哽塞急救法。

四、考場設備

1. 考場用品：扶手椅子、沒有扶手椅子、哽嗆模型
2. 考生自備：無（圖 02-1）

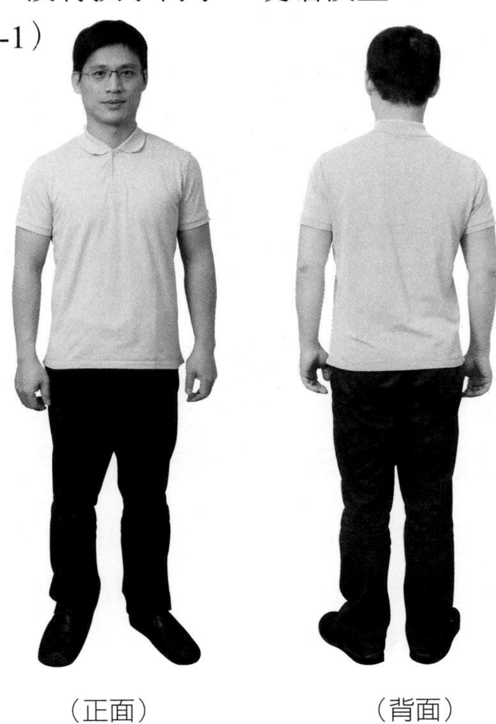

（正面）　（背面）

圖 03-1　考生不需自備用物

五、重點提醒

1. 操作過程中，若案主有跌倒、摔傷等意外事件發生之事實，則本試題以零分計。
2. 操作前洗手者，則本試題以零分計；因洗手恐延誤急救時效。
3. 豆子因案主傾斜而掉出者，需重新操作。
4. 應檢人不可夾帶有附註文字、符號之物品，也不應有不適當的情緒反應或行爲，違者不給分。

六、關鍵性扣分

1. 施救時手部位置錯誤，未置於案主劍突與肚臍中間處 ---- 扣 45 分
2. 反覆實施，直至噎住物（豆子）噴出，未噴出 ---- 扣 45 分

七、成人異物哽塞急救法審查標準表

表 02-1　成人異物哽塞急救法審查標準表

建議配時：4 分鐘（一、二、三之1–2）；1 分鐘（三之3）

評審項目	配分	評審標準	不給分情況
一、坐姿（成人坐姿腹戳法）（45 分）			未將案主移位至無扶手椅子上，則「一、坐姿」項不給分
1. 施救者由案主背後向前方上腹部環抱	10		
2. 施救者手部位置在案主劍突與肚臍中間處	15		位置錯了則「一、坐姿」項不給分
3. 一手握拳，拇指與食指側頂往上腹部，另一手覆蓋於此拳頭上	10		
4. 瞬間用力，向內往上緊壓數次	10		
二、急救結果（45 分）			
反覆實施，直至（豆子）噎住物噴出	45		豆子未噴出則不給分，如傾倒出豆子則不給分
三、急救後處理（10 分）			
1. 將案主抱回原座椅，安慰案主	4	抱回原座椅，並依案主情況予以輕拍或口述表示安慰	未抱回原座椅或沒有給予安慰者，不給分
2. 告訴案主或家屬應小心進食，以防哽塞發生	3		
3. 洗手	3		未依洗手步驟不給分

八、成人異物哽塞急救法技術流程與重點說明

（一）坐姿（成人坐姿腹戳法）（45 分）

口述

王先生，您嗆到了嗎？我幫您把異物排出來，先抱您到無扶手的椅子上坐下。

1. 施救者由案主背後向前方上腹部環抱（10 分）

案主坐在有扶手的椅子上，發生異物哽塞，應試人關心案主狀況，並告知幫忙排除哽塞物（圖 02-2）。由案主背後往身體前面的上腹部環抱，手指須確實相扣（圖 02-3），抱起及移動案主時，須避免跌倒（圖 02-4），確實且平穩移至無扶手椅面，採側坐，平穩放下案主（圖 02-5）。

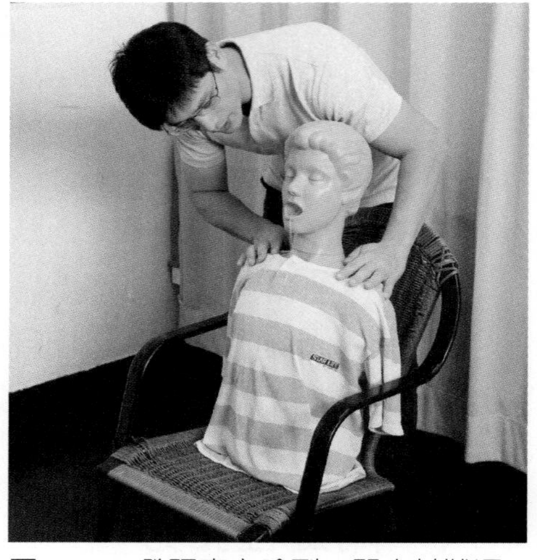

圖 02-2　發現案主嗆到，關心其狀況

溫馨提醒

1. 未將案主移到無扶手椅面，則扣45分。
2. 應檢人須力求穩定為原則。

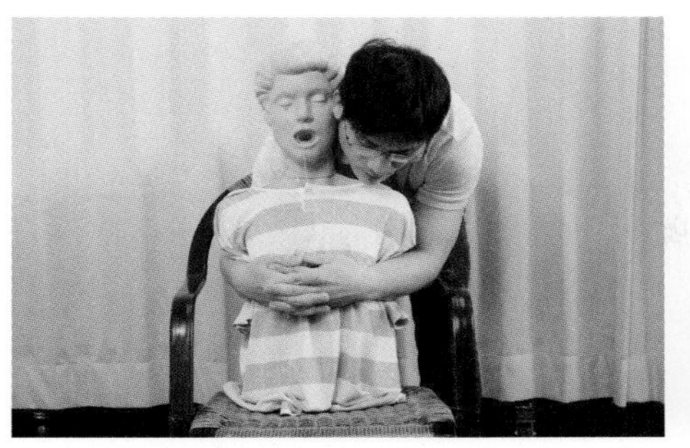

圖 02-3　由背後雙手向前抱住

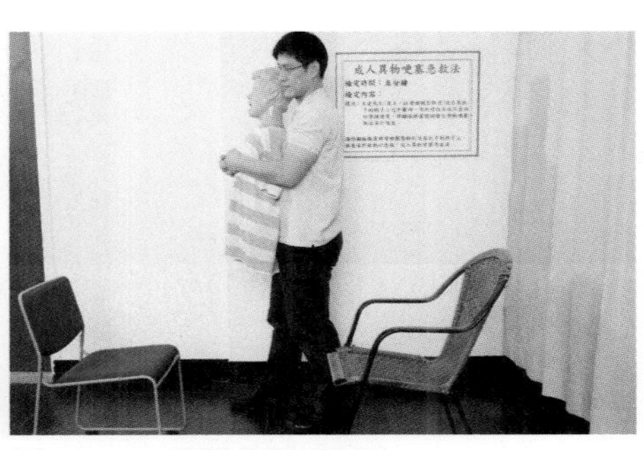

圖 02-4　移動避免跌倒

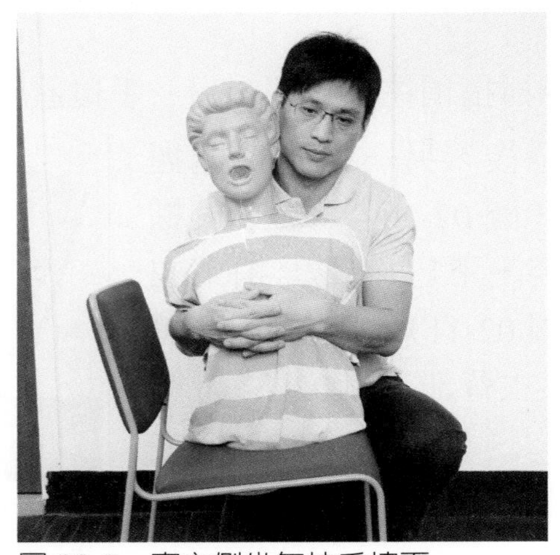

圖 02-5　案主側坐無扶手椅面

2. 施救者手部位置在案主劍突與肚臍中間處（15 分）

溫馨提醒

二手指出與放置的位置不正確，則扣45分。

應檢人採單膝或雙膝跪姿勢（圖 02-6），以一手指劍突，另一手指肚臍（圖 02-7），確定位置後，指肚臍的手（慣用手）成握拳狀（圖 02-8），使虎口面向肚臍上方約一橫指處（圖 02-9）

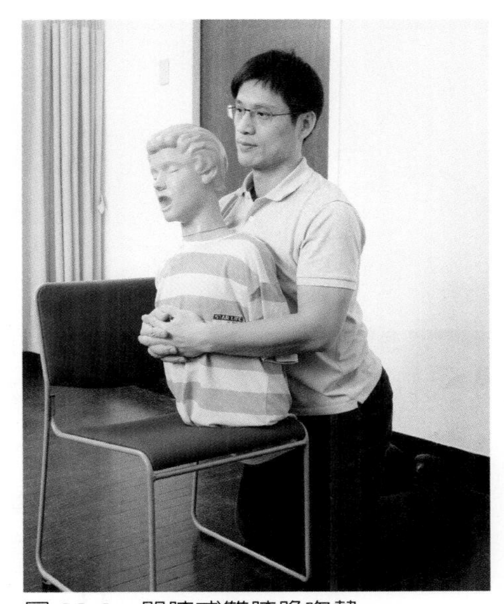

圖 02-6　單膝或雙膝跪姿勢

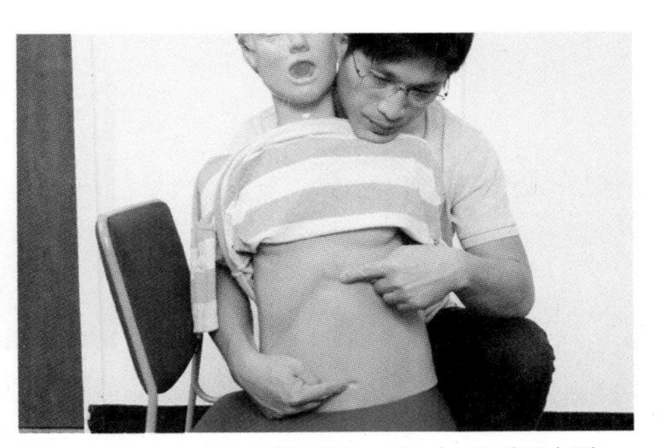

圖 02-7　一手指劍突，另一手指肚臍

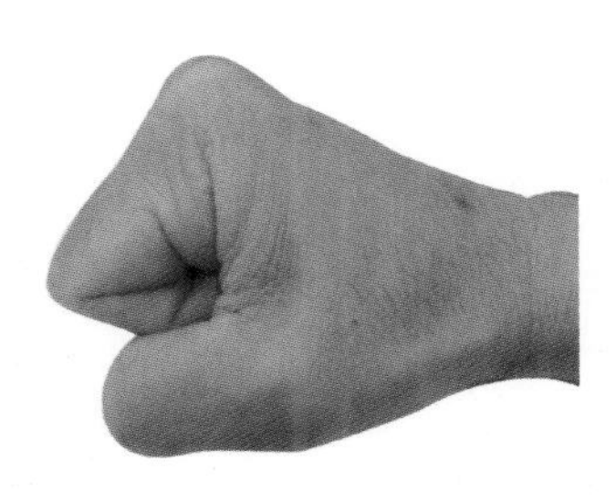

圖 02-8　握拳狀

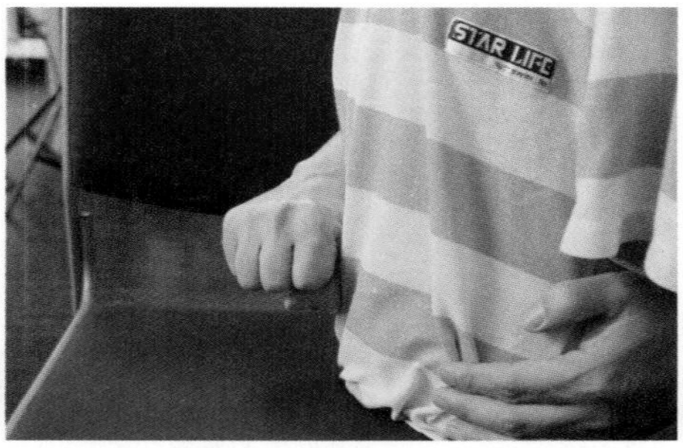

圖 02-9　使虎口面向肚臍上方約 1 橫指處

3. 一手握拳拇指頂往上腹部，另一手覆蓋於此拳頭上（10 分）

一手貼穩後，另一手再覆蓋握拳之手（圖 02-10）。應檢人採穩固跪姿，下巴確實緊扣案主肩膀（圖 02-11），應檢人身體緊貼靠案主背部（圖 02-12）。

溫馨提醒

1. 運用上推橫膈膜方式，施以瞬間壓迫空氣，將異物推擠出來。
2. 應檢人下巴緊扣案主肩膀，且應檢人胸部緊貼案主背部。

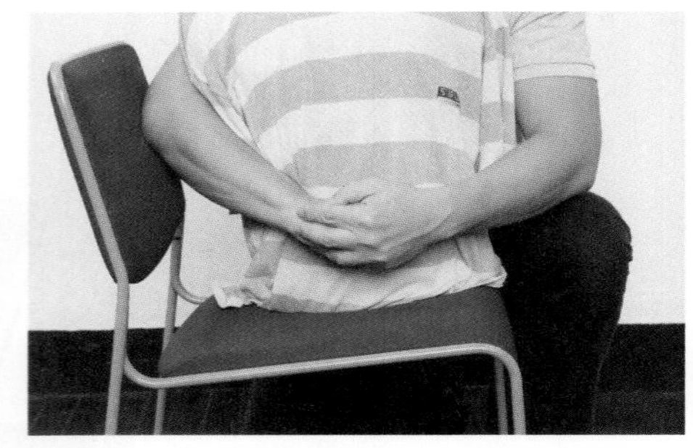

圖 02-10　一手緊貼另一手再覆蓋握拳之手

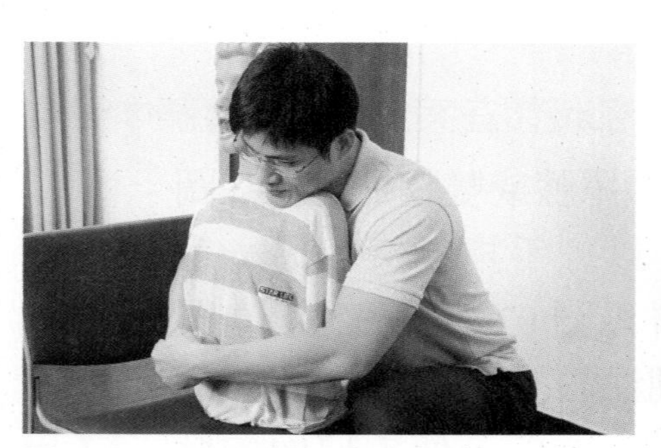

圖 02-11　下巴緊扣案主肩膀

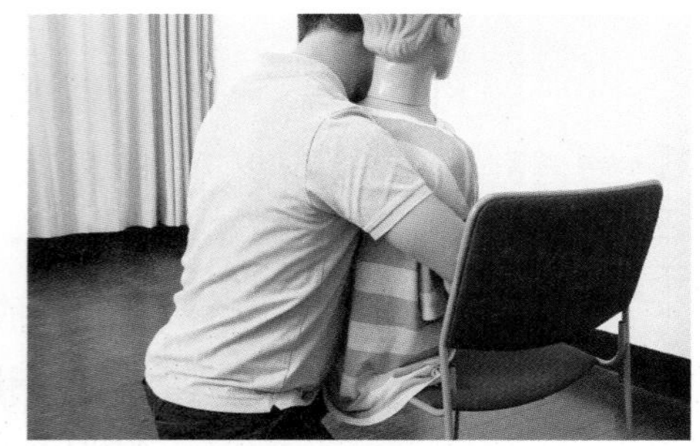

圖 02-12　身體緊貼案主背部

4. 瞬間用力，向內往上緊壓數次（10 分）

以長又強的向內、向上施力的方式，將異物由氣管推擠出來，每回連續 5～6 次，避免採一擠壓一停止的方式（圖 02-13）。

溫馨提醒

緊壓施力為瞬間、快速、力道長又強。

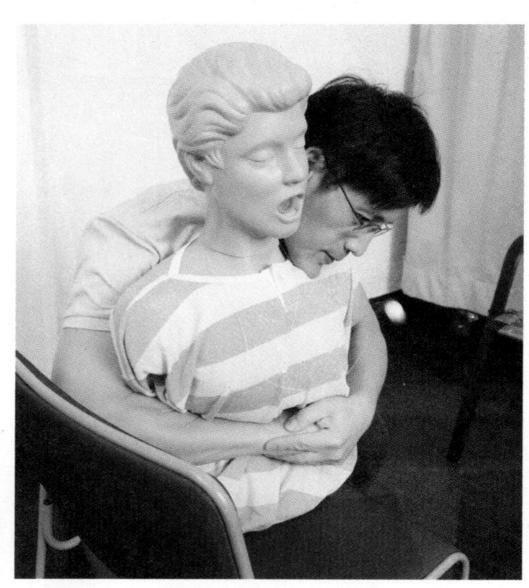

圖 02-13　長又強的向內向上施力

即刻剖析

避免發生之錯誤

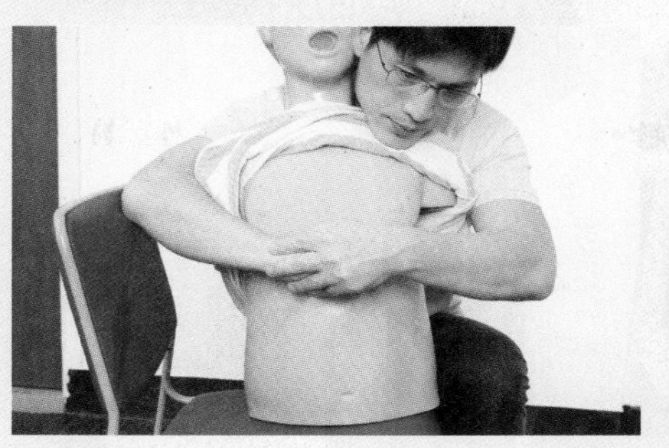
1. 擠壓部位太高

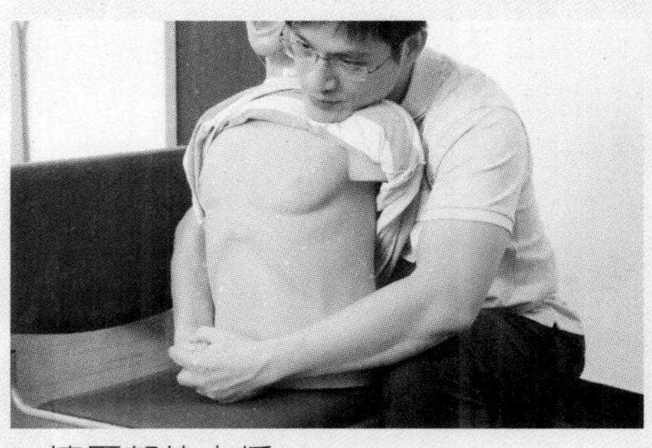
2. 擠壓部位太低

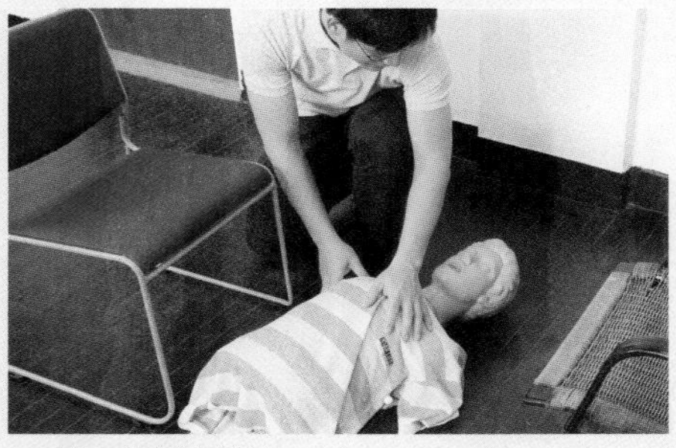
3. 模型摔落地

（二）急救結果（45 分）

反覆實施，直至（豆子）噎住物噴出（45 分）（圖 02-14）

溫馨提醒

1. 豆子未擠壓出或用傾倒方式使豆子掉出，則扣 45 分。
2. 若第一回未擠壓出豆子，別急，再重新確認部位與姿勢後，反覆操作直到豆子彈出為止。

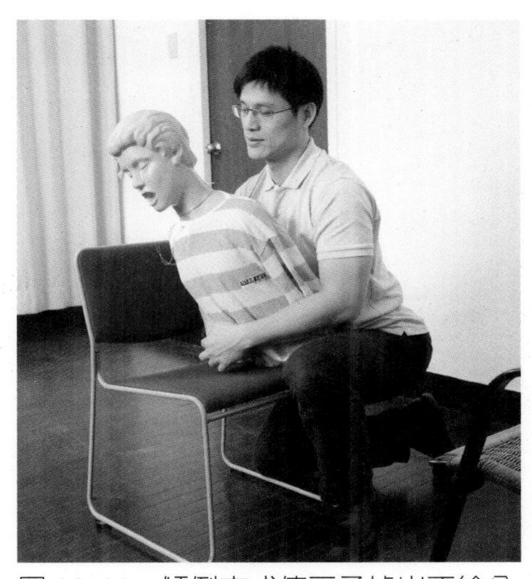
圖 02-14　傾倒方式使豆子掉出不給分

（三）急救後處理（10 分）

1. 將案主抱回原座椅，安慰案主（4 分）：哽塞物排出後，以相同抱法將案主抱回原有扶手座椅上（圖 02-15）並給予安慰（圖 02-16）。

口述

王先生，哽塞物排出來了，我抱您回去有扶手的座椅。

您可放心休息。

溫馨提醒

移動時，須小心避免跌倒或摔落。

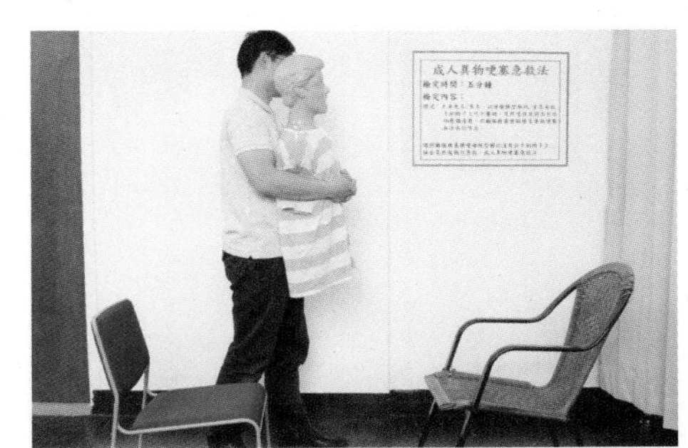

圖 2-15　抱住案主回有扶手座椅

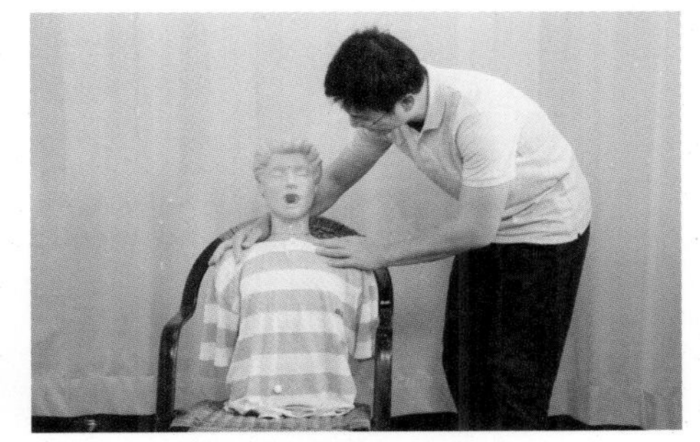
圖 2-16　告訴案主應小心進食

2. 告訴案主或家屬應小心進食，以防哽塞發生（3 分）：提醒案主與家屬進食時應小心，以防再發生。

口述

王先生以後吃東西要嚼細碎再吞下，若吃Q彈黏性食物，如：麻糬、湯圓、果凍時，可先切成小塊再吃，避免再發生哽塞的狀況。

溫馨提醒

未口述不給分。

3. 洗手（3 分）

溫馨提醒

洗手流程，請參考第 16 ~ 18 頁。

03 成人心肺甦醒術

一、試題編號：17800 － 111403

二、測試時間：6 分鐘

三、測試內容

成人心肺甦醒術示範影片

情況：照顧服務員早上進入陳太太臥室時，發現久病在床的陳太太躺在病床上，嘴唇發紫，好像沒有呼吸。

請照顧服務員執行：成人心肺甦醒術。

四、考場設備

1. 考場用品：一般假人、心肺甦醒假人、病床；入考場前須先選取面膜及酒精棉片、腳踏式有蓋垃圾桶，或依考場規範選取用品。
2. 考生自備：無（圖 03-1）

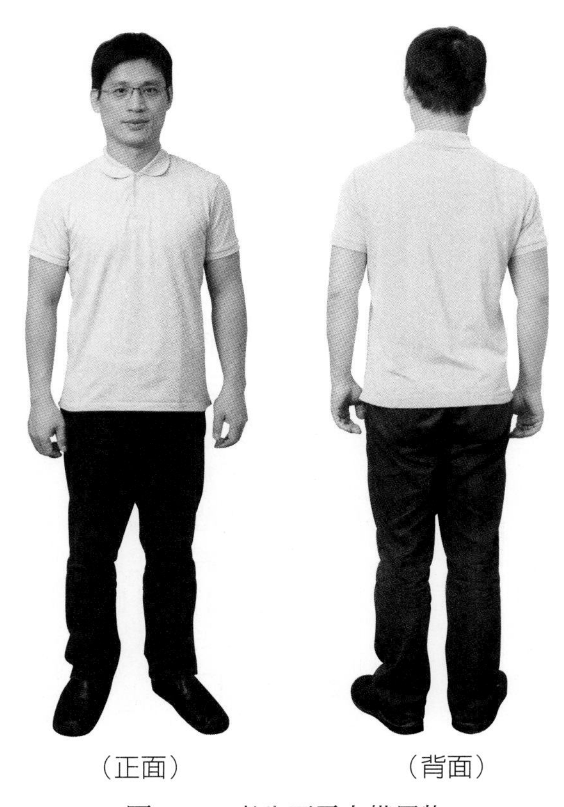

（正面）　（背面）

圖 03-1　考生不需自備用物

五、重點提醒

1. 操作過程中，若案主有跌倒、摔傷等意外事件發生之事實，則本試題以零分計。
2. 操作前洗手者，則本試題以零分計；因洗手恐延誤急救時效。
3. 應檢人避免自備工具中夾帶或附註文字符號，或有不適當之情緒反應或行為，不給分。

4. 復甦姿勢的原則，請確實遵守：
（1）患者姿勢以接近側躺為主，頭部的姿勢要能讓口中的分泌物流出。
（2）患者的姿勢須很穩定。
（3）不可造成患者胸部有壓迫，影響換氣。
（4）必須讓患者能在穩定且安全的轉回平躺，並注意是否可能有頸椎傷害的存在。
（5）很好觀察和評估呼吸道。
（6）本姿勢不會造成患者的傷害。

六、關鍵性扣分

1. 未找出正確位置：手指沿著肋間下緣滑向劍突上 2 橫指，再將另一手掌根部放在前手上面，或兩乳頭連線中點，胸骨正上方（或胸骨下半段）---- 扣 19 分
2. 未找出心臟正確位置 ---- 扣 29 分
3. 未壓額抬下巴，迅速做人工呼吸 2 次 ---- 扣 18 分
4. 若胸外心臟按摩後，未行 2 次人工呼吸 ---- 扣 19 分

七、成人心肺甦醒術審查標準表

表 03-1　成人心肺甦醒術審查標準表

評審項目	配分	評審標準	不給分情況
一、評估意識（6 分）			
1. 輕拍案主肩膀並呼叫（如：陳太太你好嗎？），同時目測是否有正常呼吸	6	輕拍案主肩膀並呼叫，同時說出呼吸狀態才給分	無輕拍並呼叫及未口述呼吸狀態，其中一項未做到者不給分
二、求救（6 分）			
1. 自己或呼叫其他人員求救（撥 119），並口述儘速取得AED	4	有呼叫動作並口述儘速取得 AED 才給分	未有呼叫動作或未口述取得 AED不給分
2. 將案主安全搬運平躺於地板（面）上（口述）	2	因居家環境大部分為彈簧床，無法施作成人心肺甦醒術，所以強調應先將案主置於平坦的地面或硬板上，再施行成人心肺甦醒術（口述）	未口述不給分
三、快速按壓（19 分）			三、四、五須按順序操作，若未按順序執行者「三、快速胸部按壓」不給分
1. 找出正確位置：手指沿著肋間下緣滑向劍突上2橫指，再將另一手掌根部放在前手上面，或兩乳頭連線中點，胸骨正上方（或胸骨下半段）	6		位置錯者「三、快速胸部按壓」不給分

（續下頁）

（承上頁）

評審項目	配分	評審標準	不給分情況
2. 施救者姿勢 （1）雙手固定在案主的胸骨處，不可彈跳或移動 （2）雙手臂不可彎曲 （3）操作者身體不可搖擺 （4）接觸案主之手掌，五指不可完全貼在案主的胸部	5		左列施救姿勢有一項不合乎規定者，不給分
3. 下壓深度：用背部及肩膀力量，垂直向下壓5～6公分（約1/3胸廓深），壓力平穩不可使用瞬間壓力，然後放鬆，放鬆時應給予胸廓充分回彈，但手掌不可離開胸骨	4		
4. 胸外心臟按摩以每分鐘100～120次的速率按壓30次（需亮綠燈）	4		
四、呼吸（22分）			
1. 維持呼吸道通暢：以壓額抬下巴法打開呼吸道及口述清除口腔異物	4	雙手須維持放置於下巴及額頭才給分	未確實做到及口述者不給分
2. 若無呼吸，壓額抬下巴，迅速做人工呼吸2次			未壓額抬下巴或只做1次者則「2」不給分
2-1 維持呼吸道通暢。一手置案主前額，另一手抬下巴	5		
2-2 施救者捏緊案主鼻子，嘴部與案主口部密合	4	每次操作，須將鼻部捏緊，以防漏氣	漏氣者不給分
2-3 吸氣後給予案主2次人工呼吸（每次吹氣時間1秒）	4	2次吹氣胸部皆有起伏，且2次人工呼吸間須將鼻部放鬆	胸部無起伏或鼻部未放鬆者，不給分
2-4 觀察胸部起伏。若無起伏表示呼吸道不通暢，請重新暢通呼吸道再吹氣，或清除口腔異物（口述）	5		沒有觀察動作者不給分
五、重複壓胸與換氣循環（29分）			持續進行5次循環
1. 頸動脈無搏動，則施行30：2胸外心臟按摩與人工呼吸			5次循環皆應確實執行30：2胸外心臟按摩與人工呼吸，若胸外心臟按摩完無執行2次人工呼吸者「1」不給分
1-1 找出正確位置：手指沿著肋間下緣滑向劍突上2橫指，再將另一手掌根部放在前手上面，或兩乳頭連線中點，胸骨正上方（或胸骨下半段）	6		位置錯者「五、重複壓胸與換氣循環」不給分

（續下頁）

（承上頁）

評審項目	配分	評審標準	不給分情況
1-2 施救者姿勢 （1）雙手固定在案主的胸骨處，不可彈跳或移動 （2）雙手臂不可彎曲 （3）操作者身體不可搖擺 （4）接觸案主之手掌，五指不可完全貼在案主的胸部	5		左列施救姿勢有一項不合乎規定者，不給分
1-3 下壓深度：用背部及肩膀力量，垂直向下壓5～6公分（約1/3胸廓深），壓力平穩不可使用瞬間壓力，然後放鬆，放鬆時應給予胸廓充分回彈，但手掌不可離開胸骨	4		
1-4 胸外心臟按摩以每分鐘100～120次的速率按壓30次（需亮綠燈）	4		
2. 執行胸外心臟按摩時，監測器亮綠燈，且與人工呼吸比率30：2（口令數數，以掌握節奏）	6	1. 以監視器燈示為準，執行胸外心臟按摩30次有20次有亮綠燈才給分 2. 能完整「吸氣後給予案主2次人工呼吸，每次吹氣時間1秒。」	1. 單次循環胸外心臟按摩與人工呼吸比率未達30：2不給分 2. 未能完整「吸氣後給予案主2次人工呼吸，每次吹氣時間1秒。」
3. 約2分鐘做完5個循環	4	能執行胸外心臟按摩與人工呼吸比率30：2，5個循環中至少能3個循環完整	未能實際執行胸外心臟按摩、人工呼吸，或5個循環中未能3個循環完整
六、急救後，檢查心肺復甦術的成效（12分）			
1. 檢查脈搏及呼吸跡象（呼吸、咳嗽）、身體及四肢有無移動	4	測量脈搏並口述有無呼吸跡象	其中一項未確實做到者不給分
2. 倘無脈搏，繼續心肺復甦術（口述）	4		未口述者不給分
3. 有脈搏無呼吸，則繼續人工呼吸：每分鐘12次（直到出現呼吸）	4	口述完成	未口述者不給分
七、急救後處理（6分）			
1. 案主若無意識，應採復甦姿勢，請應檢人口述並示範復甦姿勢	4		其中一項未確實做到者不給分
2. 保暖送醫，並需密切評估呼吸及脈搏（口述）	2	三項全口述才給分	其中一項未確實做到者不給分

八、成人心肺甦醒術技術流程與重點說明

(一) 評估意識 (6 分)

口述

陳太太、陳太太……怎麼了！你好嗎？

陳太太沒有回應、沒有呼吸

溫馨提醒

1. 輕拍雙肩，不可拍打其他部位。
2. 輕拍、呼叫、口述呼吸狀態，其中一項未做到均不給分。

1. 輕拍案主肩膀並呼叫（如：陳太太你好嗎？），同時目測是否有正常呼吸（6 分）

應檢人以雙手輕拍案主肩膀，並呼喚案主（圖 03-2）。

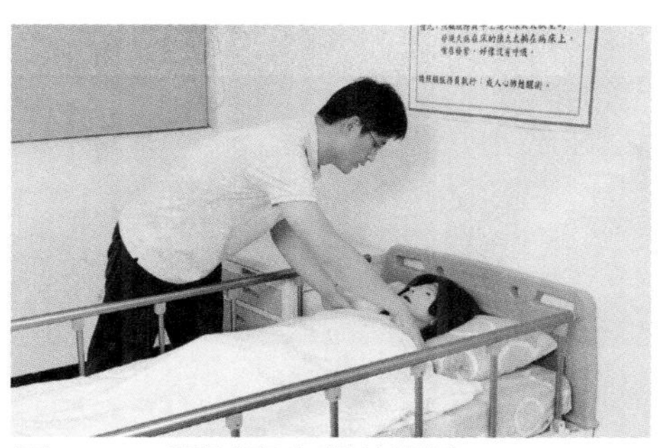
圖 03-2 呼叫案主輕拍肩膀

(二) 求救 (6 分)

口述

請幫忙撥打 119 及準備 AED。

溫馨提醒

無求救呼叫、口述取得 AED，均不給分。

1. 自己或呼叫其他人員求救（撥 119），並口述儘速取得 AED（4 分）（圖 03-3）

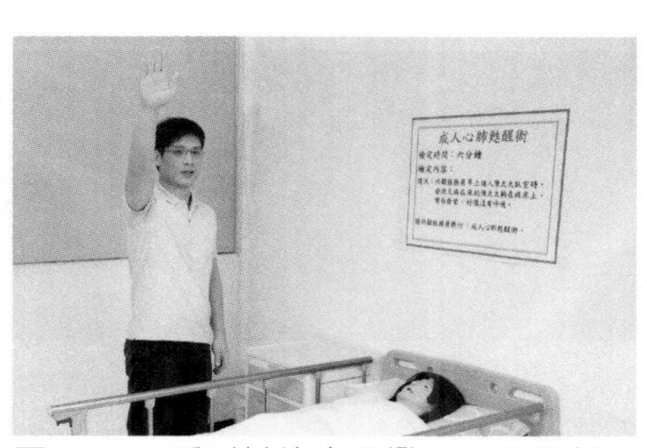

圖 03-3 呼叫其他人員撥 119 及取得 AED

口述

因陳太太居家為彈簧床，無法施作 CPR（或成人心肺甦醒術），所以將陳太太移至平坦的地面上，再施行 CPR（或成人心肺甦醒術）。

溫馨提醒

1. 未口述不給分。
2. 「將陳太太搬運到地板上」只做搬運動作，不必移到假人。

2. 將案主安全搬運平躺於地板（面）上（口述）（2 分）

口述案主身處的環境狀態及將案主從床上搬運到地板上（圖 03-4、圖 03-5），呈平躺狀，露出案主胸部（圖 03-6）。

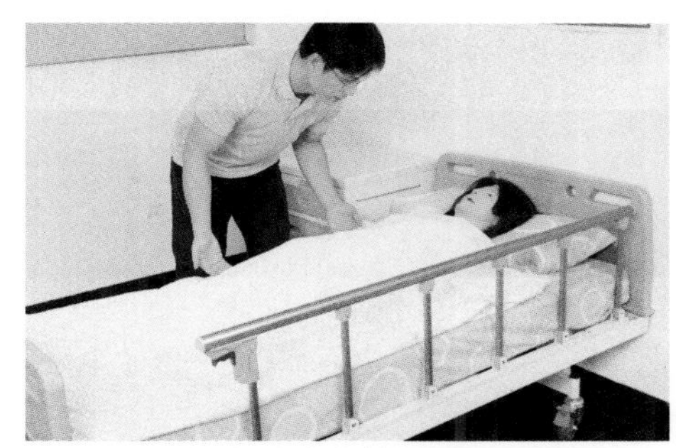
圖 03-4 做出從床上搬運案主的動作

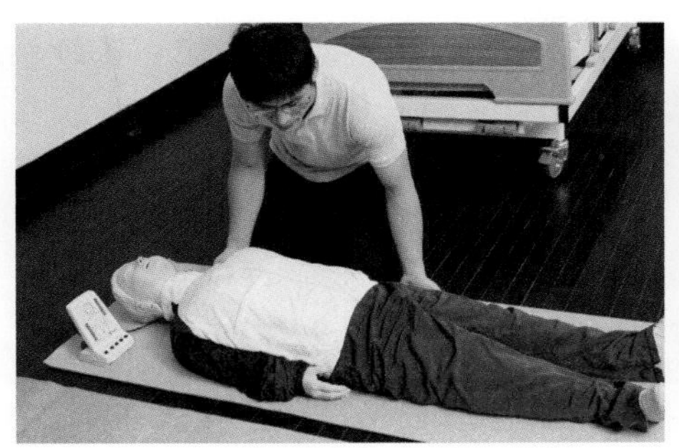
圖 03-5 做出搬運案主至地面動作

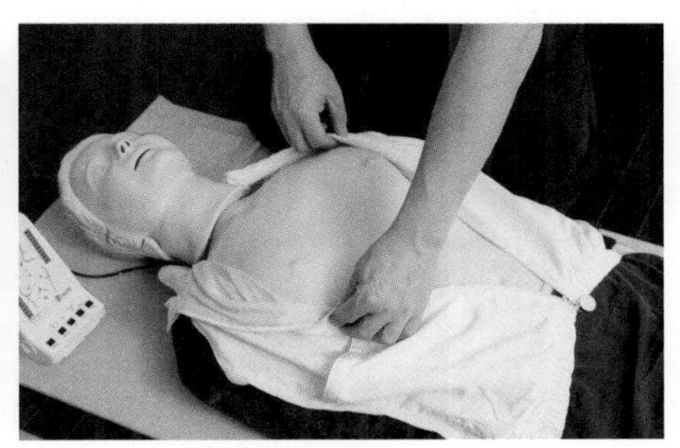
圖 03-6 露出假人胸部

溫馨提醒

1. 未做出找正確位置的動作不給分。
2. 未做出正確按壓動作不給分。

（三）快速按壓（19 分）

1. 找出正確位置：手指沿著肋間下緣滑向劍突上 2 橫指，再將另一手掌根部放在前手上面，或兩乳頭連線中點，胸骨正上方（或胸骨下半段）（6 分）

找出正確的按壓位置（圖 03-7），再以手掌根部放在按壓位置上（圖 03-8），覆上另一手手掌，雙手手指相扣，使下側手掌的手指不貼在胸部上（圖 03-9）。找出正確位置的方法有兩種：

（1）以手指沿著案主的肋間下緣，滑向劍突上2橫指處，爲正確位置。

（2）兩乳頭連線中點，胸骨正上方，或胸骨下半段，爲正確位置。

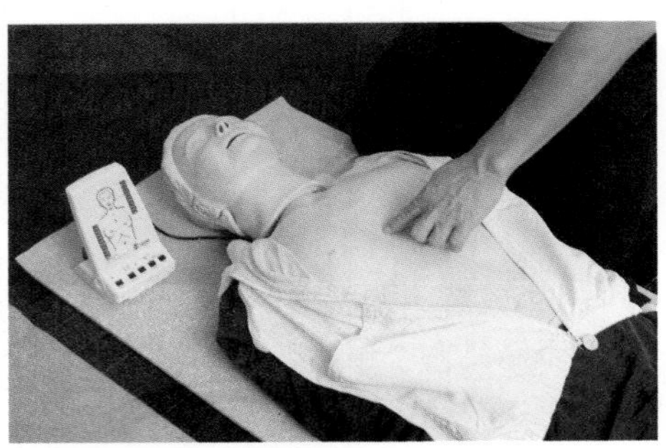
圖 03-7　兩乳頭連線中點

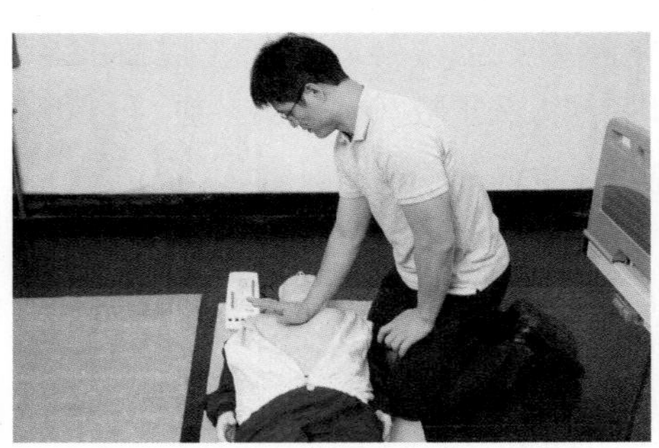
圖 03-8　手掌根部放在正確位置

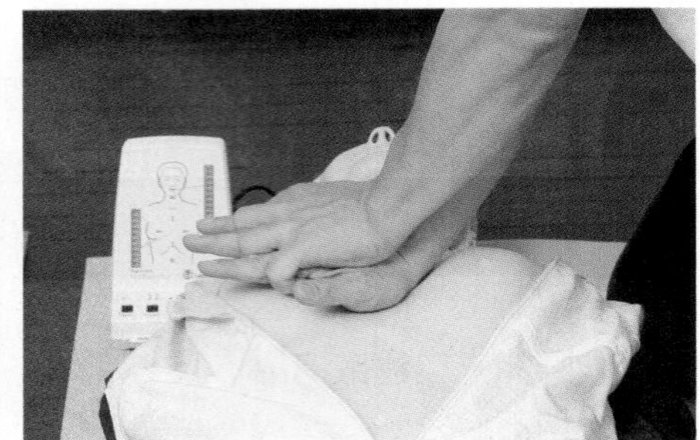
圖 03-9　雙手手指相扣，使下側手掌的手指不貼在胸部上

溫馨提醒

施救姿勢有 1 項不合乎規定者，不給分。

2. 施救者姿勢（5 分）

（1）雙手固定在案主的胸骨處，不可彈跳或移動：應檢人調整施救的姿勢，呈跪姿，使雙膝分別位於案主肩上與肩下（圖 03-10）。

（2）雙手臂不可彎曲：雙手臂垂直。

（3）操作者身體不可搖擺。

（4）接觸案主之手掌，五指不可完全貼在案主的胸部：雙手掌跟相疊、雙手指緊扣往上翹、不可貼案主胸部。（圖 03-11）

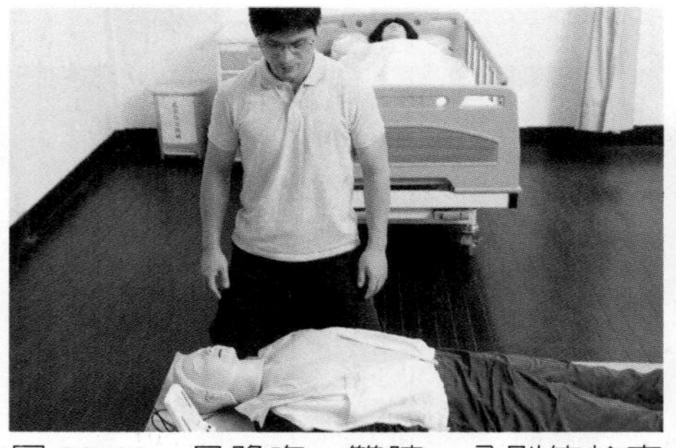
圖 03-10　呈跪姿，雙膝，分別位於案主肩上與肩下

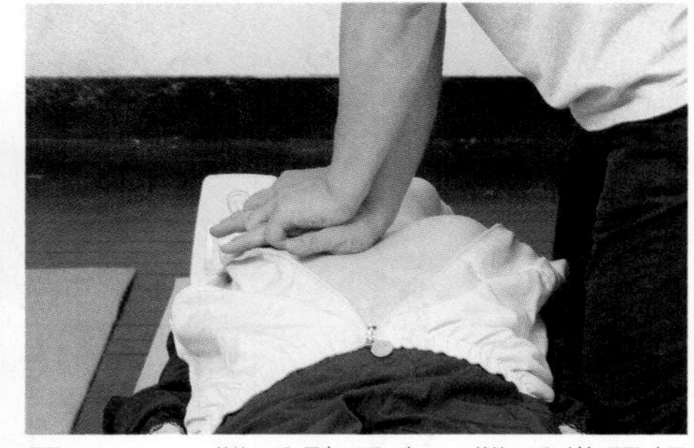
圖 03-11　雙手臂垂直，雙手掌跟相疊，雙手指緊扣、往上翹，不可貼在案主胸部

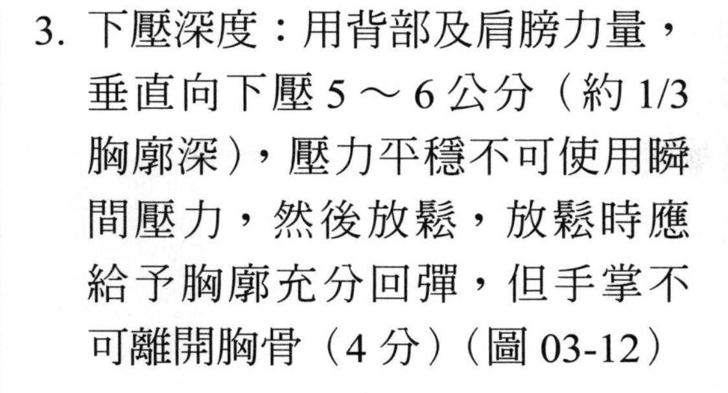

3. 下壓深度：用背部及肩膀力量，垂直向下壓 5 ～ 6 公分（約 1/3 胸廓深），壓力平穩不可使用瞬間壓力，然後放鬆，放鬆時應給予胸廓充分回彈，但手掌不可離開胸骨（4 分）（圖 03-12）

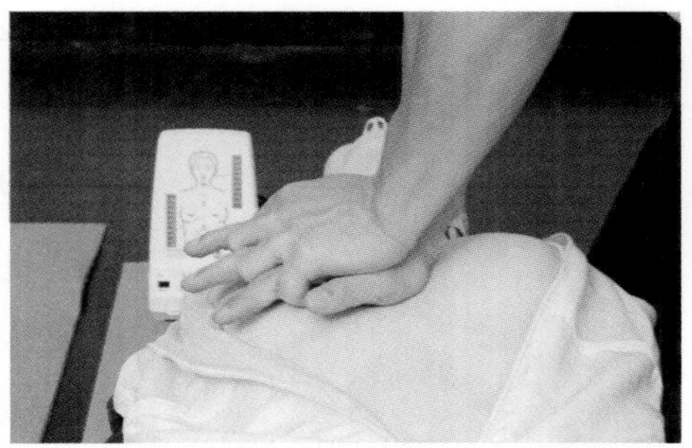

圖 03-12　垂直向下壓約 5 ～ 6 公分

溫馨提醒

用身體的力量往下壓，避免用腰部或手臂的力量，下壓速度不可有忽快忽慢、太快、太慢的狀況，宜平穩有節奏。

4. 胸外心臟按摩以每分鐘 100 ～ 120 次的速率按壓 30 次（需亮綠燈）（4 分）：
按壓節奏，邊按壓、邊數次數。

口述

1 下、2 下、3 下、4 下、5 下、10 下、11、12、13……30

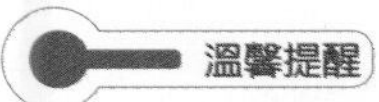

溫馨提醒

1. 急救的概念為「快快壓、胸回彈、不中斷」，表示盡快壓胸且避免中斷。
2. 心臟按摩時，口述按壓次數須明確且與下壓次數一致，不可默唸。
3. 為保持口述次數節奏一致，次數 1 ～ 10，唸成「1 下、2 下、3 下、……10 下、11、12、13、……30」，次數 11 ～ 30 不可唸出「下」。
4. 心臟按摩狀況的評分，會以案主模型監視器的燈示監測，按壓 30 次中，綠色燈須亮起至少 20 次，才給分。
5. 考場的監視器燈示，因廠牌不同外觀有所不同，進入考場可先了解設備燈示狀況，通常亮紅色燈表示錯誤。

即刻剖析

胸外心臟按摩避免發生之錯誤

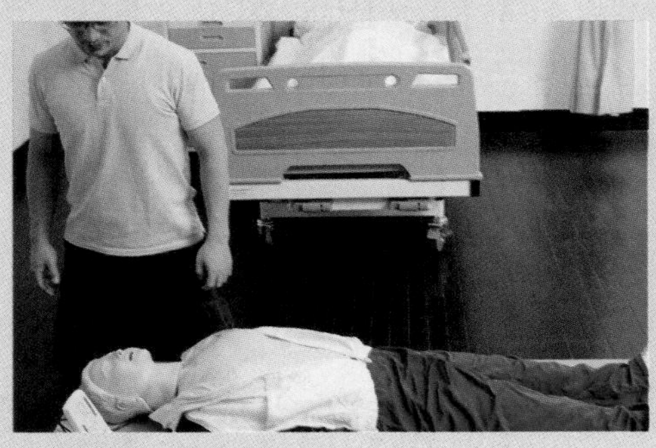

1. 雙膝位置太前

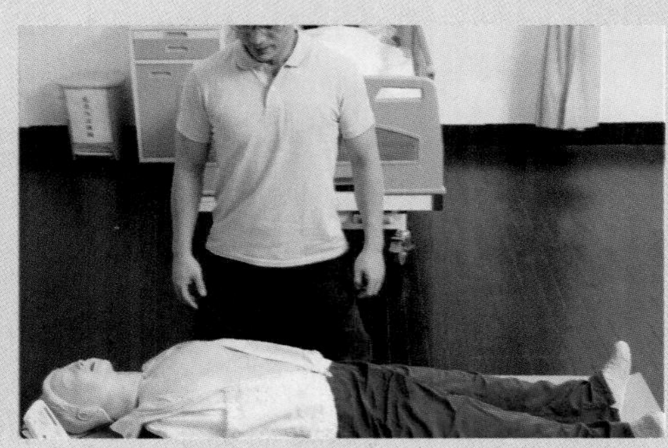

2. 雙膝位置太後

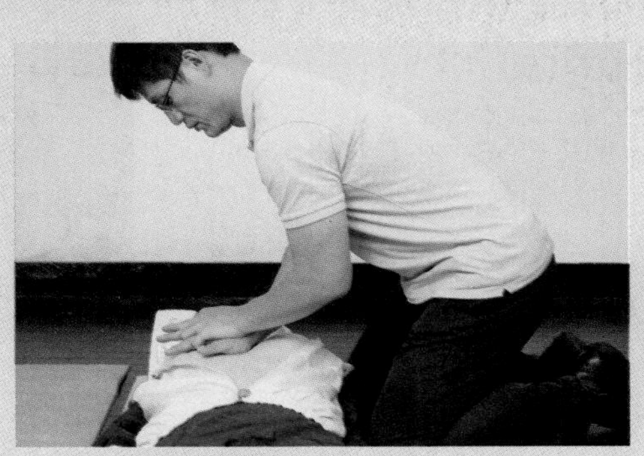

3. 雙手臂不可彎曲。

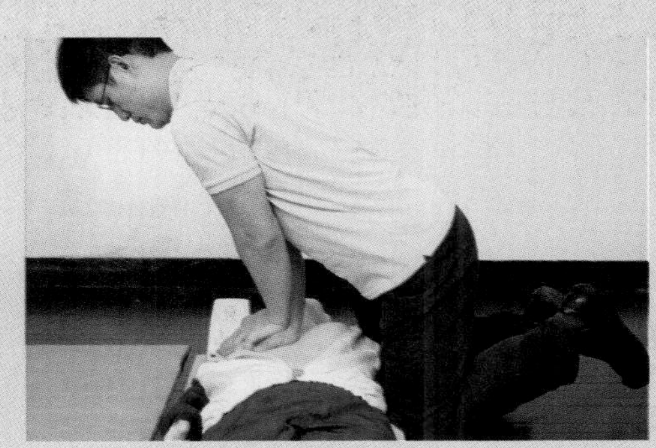

4. 施救時身體不可搖擺

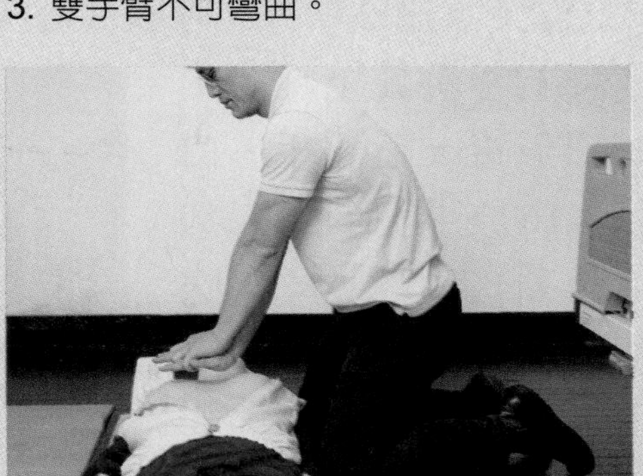

5. 雙手固定，不可彈跳或移動

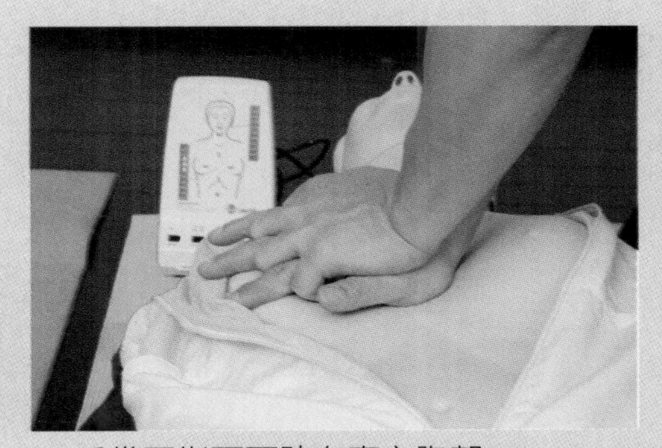

6. 手掌五指不可貼在案主胸部

（四）呼吸（22 分）

口述

壓額、抬下巴，口腔若有異物要先清除。口腔沒有異物、沒有呼吸。

1. 維持呼吸道通暢：以壓額抬下巴法打開呼吸道及口述清除口腔異物（4 分）

一手壓額頭、一手抬下巴，使案主頭頸向後仰（圖 03-13），應檢人側臉頰靠近案主口鼻，檢查並口述口腔（異物）、胸部（呼吸）狀況。

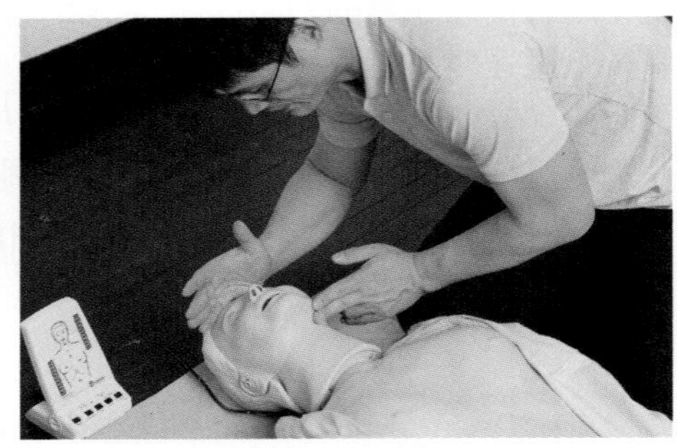

圖 03-13　壓額抬下巴法

口述

胸部若無起伏，表示呼吸道不通暢，須重新查檢口腔有無異物。

2. 若無呼吸，壓額抬下巴，迅速做人工呼吸 2 次。

（1）維持呼吸道通暢。一手置案主前額，另一手抬下巴（5 分）：一手置前額往下壓，另一手抬下巴，蓋上面膜使白色濾氣方塊對準案主口部。（圖 03-14）

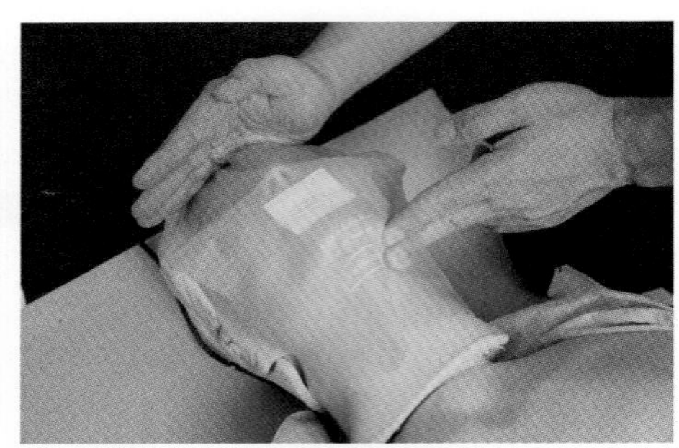

圖 03-14　蓋上面膜使白色濾氣方塊對準案主口部，一手置案主前額，另一手抬下巴

（2）施救者捏緊案主鼻子，嘴部與案主口部密合（4 分）（圖 03-15）

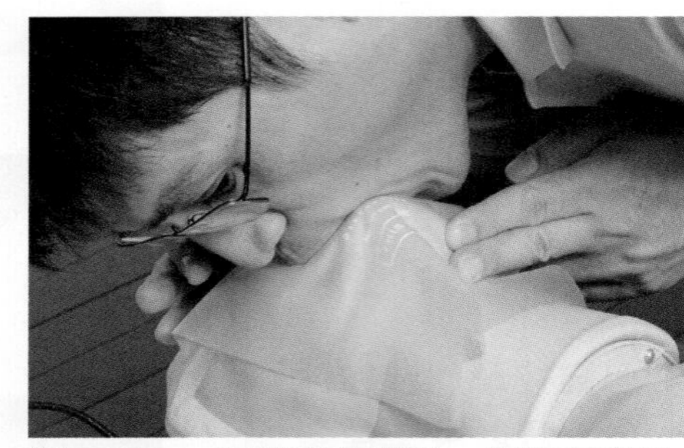

圖 03-15　捏緊案主鼻子，施救者嘴部罩住案主口部密合

（3）吸氣後給予案主 2 次人工呼吸（每次吹氣時間 1 秒）（4 分）：

迅速進行 2 次人工呼吸，吹一口氣後，鬆開手、口（圖 03-16），再進行第二次吹氣（圖 03-17），每次吹氣約 1 秒鐘。吹氣同時，眼角須觀察案主的胸部起伏狀況（圖 03-18）。若無起伏，表示呼吸道不通暢。

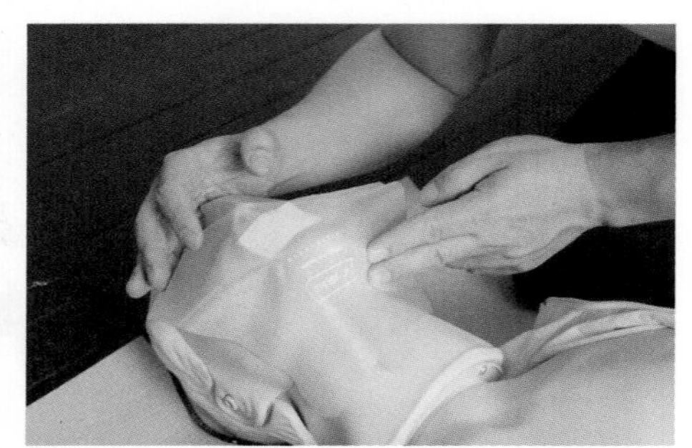

圖 03-16　鬆開鼻子及施救者嘴離開

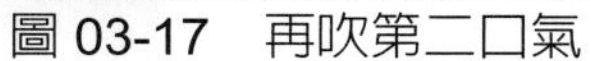

圖 03-17　再吹第二口氣

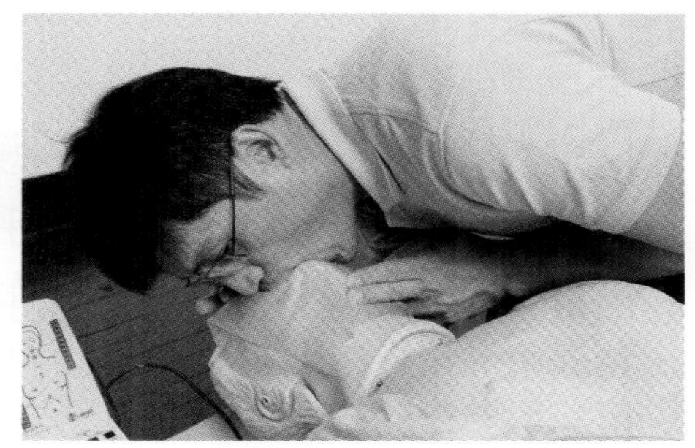

圖 03-18　眼角餘光看胸部是否起伏

即刻剖析

監視器燈示範例

共有黃色、綠色、紅色 3 種燈示，各表示：

1. 綠色：吹氣力道與按壓力道良好。

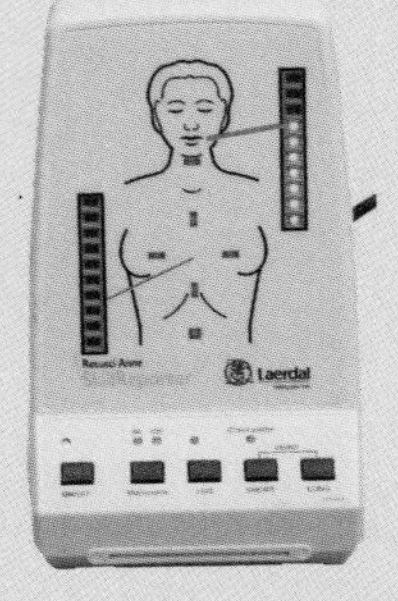

（1）吹氣力道良好

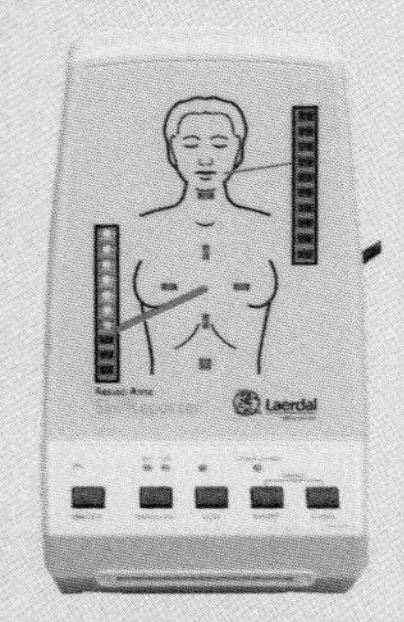

（2）按壓力道良好

2. 黃色：吹氣力道與按壓力道不足。

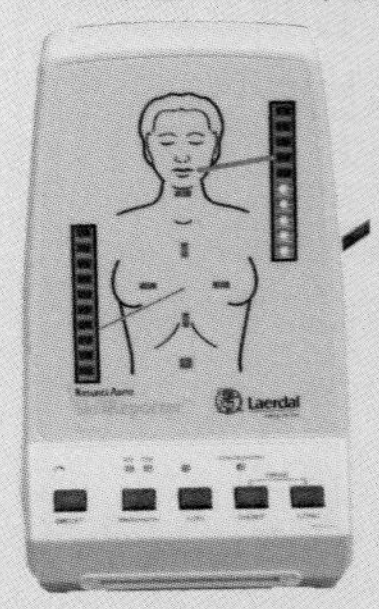

（1）吹氣不足

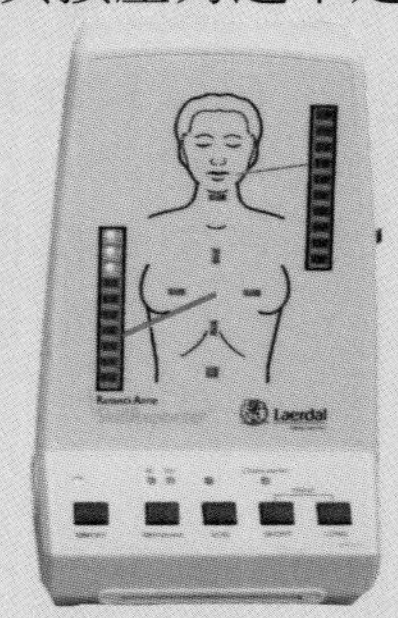

（2）按壓力道不足

3. 紅色：吹氣力道過大或過快；按壓力道深度太深或按壓位置錯誤。

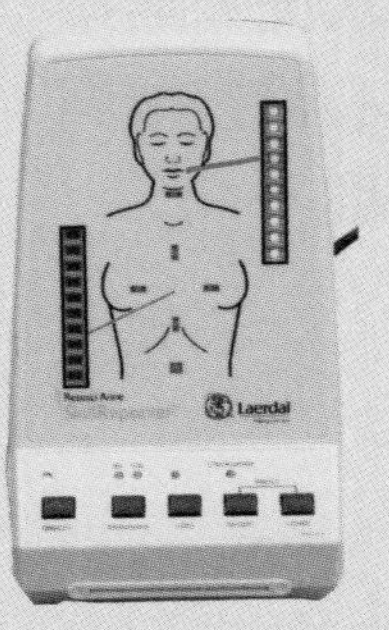

（1）吹氣力道過大或過快

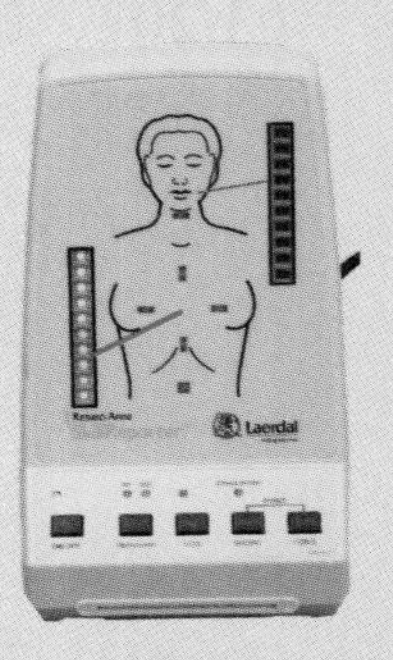

（2）按壓力道太深

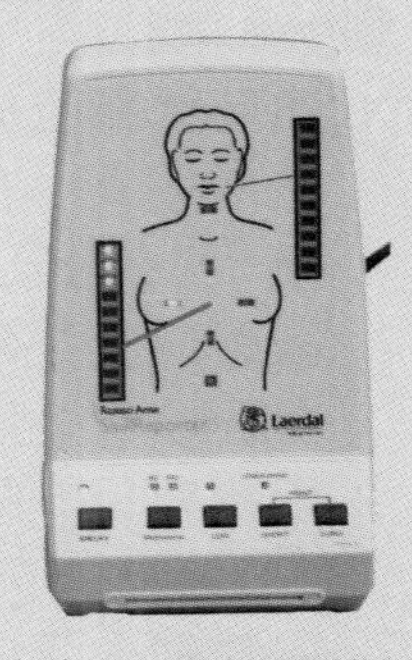

（3）按壓位置錯誤

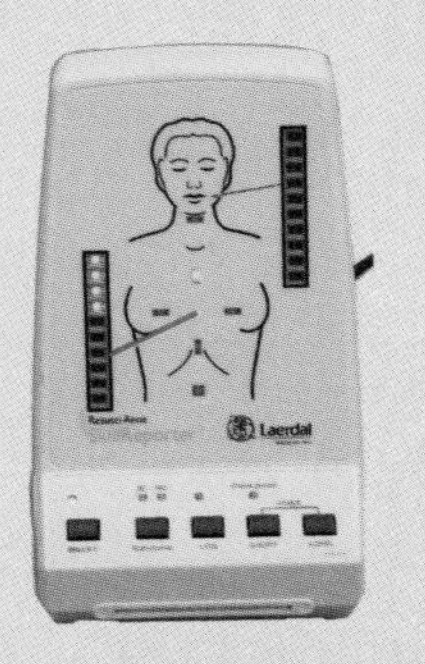

（4）按壓位置錯誤

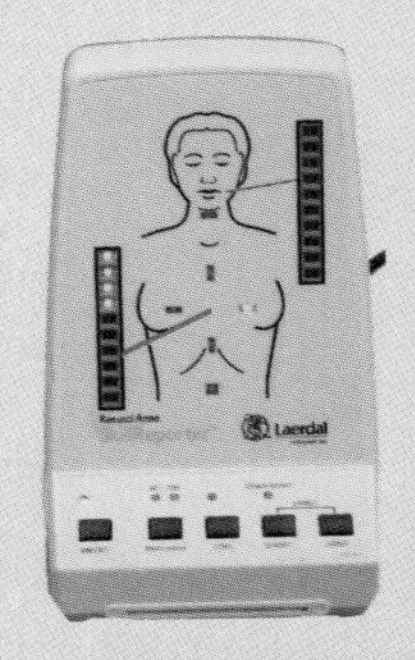

（5）按壓位置錯誤

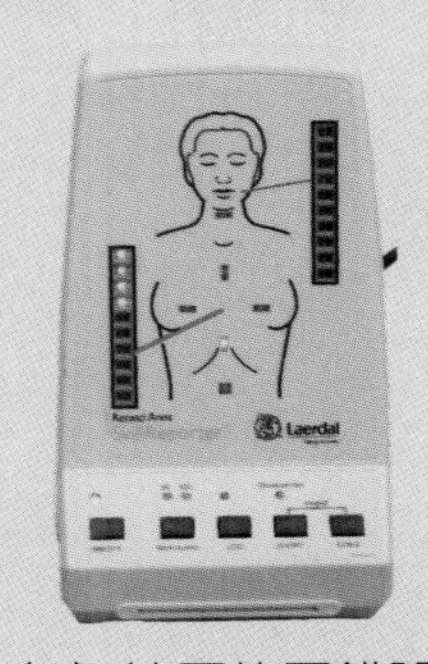

（6）按壓位置錯誤

（4）觀察胸部起伏。若無起伏表示呼吸道不通暢，請重新暢通呼吸道再吹氣，或清除口腔異物（口述）（5 分）

應檢者須重新從「1. 維持呼吸道通暢」的動作開始作起，並觀察胸部起伏。（圖 03-19）

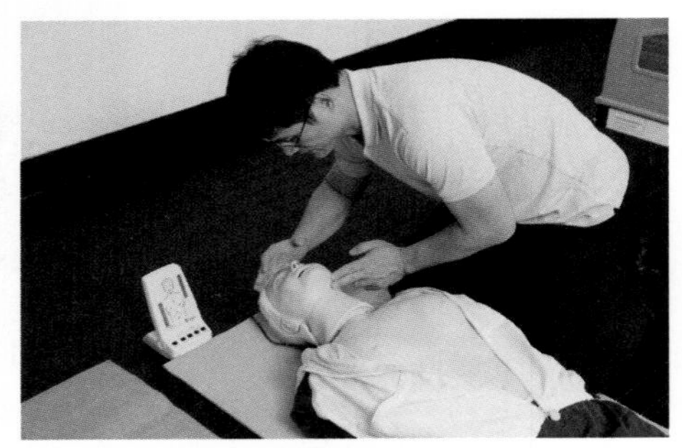

圖 03-19　維持呼吸道通暢

溫馨提醒

1. 未壓額抬下巴，或人工呼吸只做 1 次，扣 22 分。
2. 案主蓋上面膜後，應檢人吹氣時須盡量張大嘴巴，使口部能緊貼並罩住案主口部的面膜，才能顯現胸部起伏。
3. 2 次人工呼吸須分一口氣、一口氣操作，不可連續吹。
4. 每吹氣若案主胸部有起伏，則監視器燈示會亮綠色燈，若吹氣過大或過快，會亮紅色燈。
5. 沒有觀察動作，不給分。
6. 重新操作時須口述的部分未口述，不給分。

（五）重複壓胸與換氣循環（29 分）

1. 頸動脈無搏動，則施行 30：2 胸外心臟按摩與人工呼吸

以食指與中指測量頸動脈（圖 03-20），口述頸動脈狀況，無搏動則施行 30：2 胸外心臟按摩與人工呼吸，共 5 個循環。

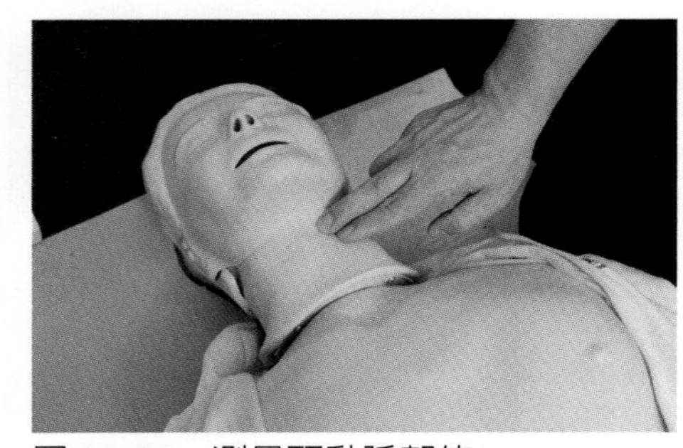

圖 03-20　測量頸動脈部位

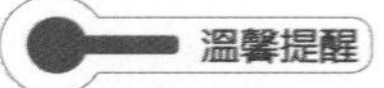

口述

頸動脈無搏動。

溫馨提醒

1. 頸動脈部位於喉結左或右側，約 2 橫指（約 2 公分）處，按壓位置正確可測得脈動。
2. 確實執行 5 個循環的 30：2 胸外心臟按摩與人工呼吸，若胸外心臟按摩後無執行 2 次人工呼吸，不給分。

（1）找出正確位置：手指沿著肋間下緣滑向劍突上 2 橫指，再將另一手掌根部放在前手上面，或兩乳頭連線中點，胸骨正上方（或胸骨下半段）（6 分）。

（2）施救者姿勢（5 分）

① 雙手固定在案主的胸骨處，不可彈跳或移動：確定位置後，手掌根部置於胸骨處，不可任意移動。

② 雙手臂不可彎曲：雙手臂垂直

③ 操作者身體不可搖擺

④ 接觸案主之手掌，五指不可完全貼在案主的胸部：一手以手指確認兩乳頭連線中點，胸骨正上方處（或胸骨下半段），或沿肋間下緣滑向劍突上2橫指處，改以手掌跟輕放上，另一手將手掌根部放在前手上面。（圖03-21）

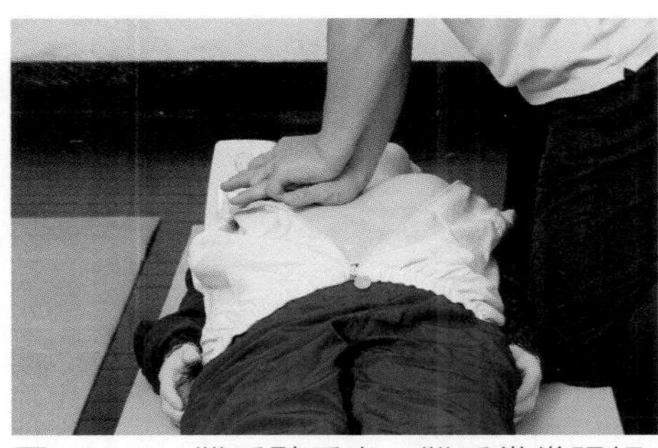

圖03-21　雙手臂垂直、雙手掌掌跟相疊、雙手指緊扣往上翹不可貼在案主胸部

溫馨提醒
用身體的力量往下放，避免用腰部或手臂的力量，下壓速度不可有忽快忽慢、太快、太慢的狀況，宜平穩有節奏。

（3）下壓深度：用背部及肩膀力量，垂直向下壓5～6公分（約1/3胸廓深），壓力平穩不可使用瞬間壓力，然後放鬆，放鬆時應給予胸廓充分回彈，但手掌不可離開胸骨（4分）（圖03-22）

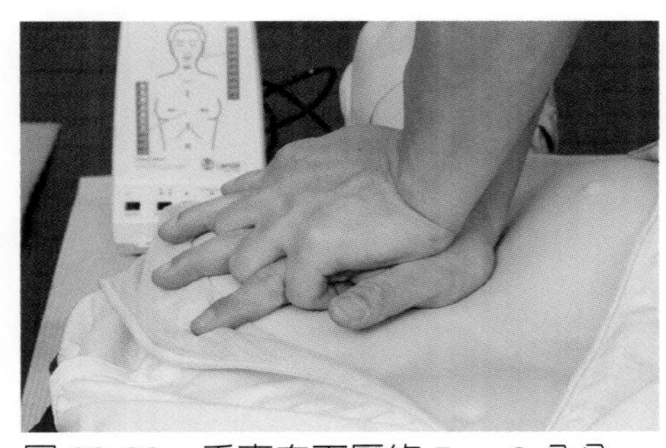

圖03-22　垂直向下壓約5～6公分

溫馨提醒
1. 施救姿勢有一項不合乎規定者，則扣29分。
2. 每次行胸部按壓前，均須有操作「兩乳頭連線中點」之動作。

（4）胸外心臟按摩以每分鐘100～120次的速率按壓30次（需亮綠燈）（4分）

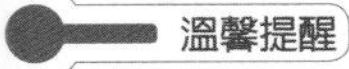

溫馨提醒
以口令數數，以利掌握節奏。

2. 執行胸外心臟按摩時，監測器亮綠燈，且與人工呼吸比率30：2（口令數數，以掌握節奏）（6分）：胸外心臟按摩30下後，進行人工呼吸2次，每次吹氣時間為1秒，為1個循環（圖03-23），即胸外心臟按摩與人工呼吸比率30：2。按壓時，監測器需亮綠燈。

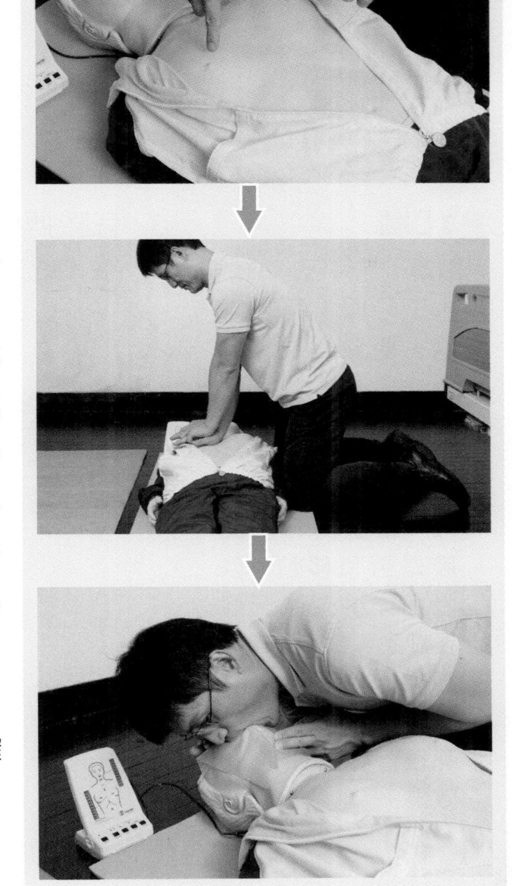

圖03-23　每個循環確實執行：找出正確按壓位置，按壓並口數「1下、2下、……10下、11、12、……30」，再進行人工呼吸，吹2口氣；共完成5個循環。

溫馨提醒

以監視器燈示為準。

3. 約 2 分鐘做完 5 個循環（4 分）：至少 3 個循環有效執行才給分，即每週期 30 次心臟按摩中，有 20 次亮綠燈。

（六）急救後，檢查心肺復甦術的成效（12 分）

口述

已有呼吸、心跳，身體及四肢有些移動。

完成 5 個週期循環後，以食指與中指測量頸動脈、觀察呼吸跡象（呼吸、咳嗽）（圖 03-24），並以雙手碰觸案主四肢，確認身體及四肢有無移動（圖 03-25、圖 03-26），並口述檢查的狀況（圖 03-27），及後續的處理動作，狀況有三：（4 分）

1. 檢查脈搏及呼吸跡象（呼吸、咳嗽）、身體及四肢有無移動（4 分）

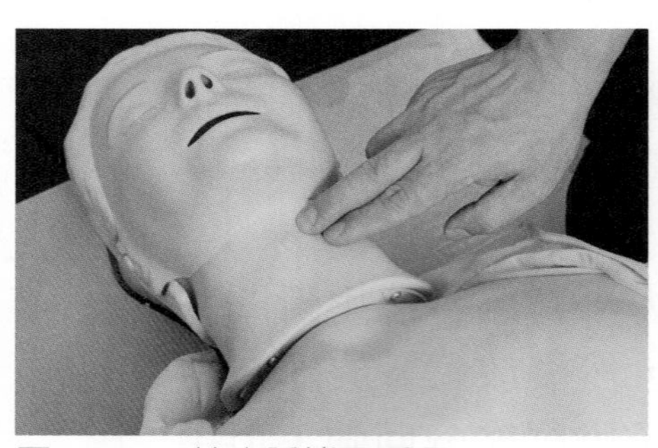

圖 03-24　檢查脈搏及呼吸

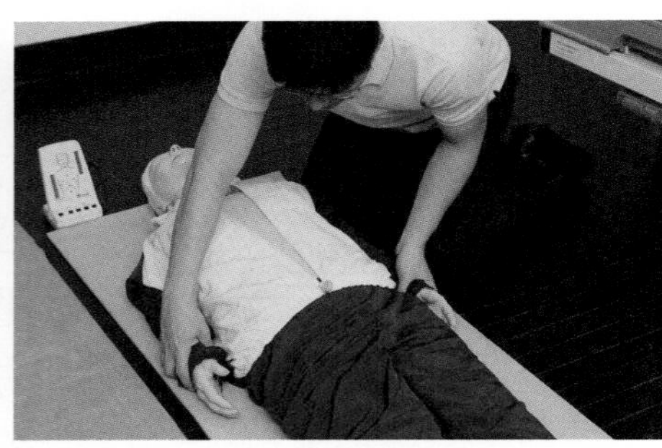

圖 03-25　檢查上肢有無移動

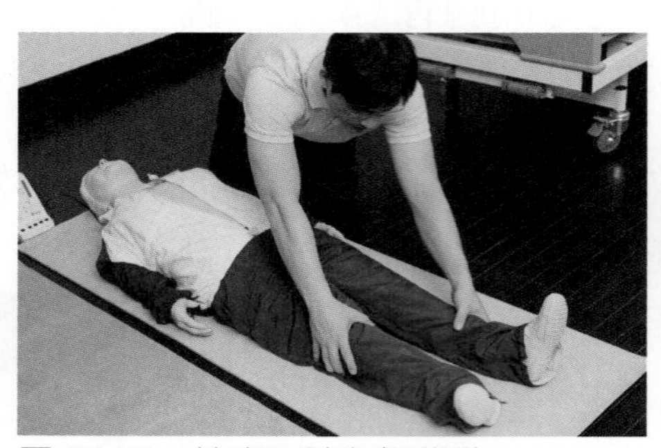

圖 03-26　檢查下肢有無移動

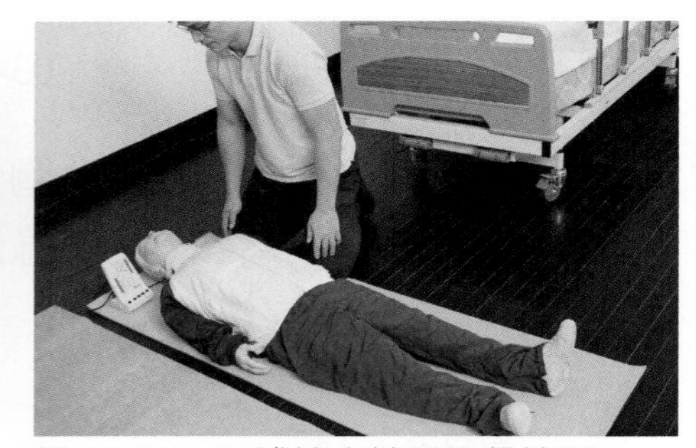

圖 03-27　口述檢查結果及各情況

口述

若無脈搏，繼續心肺復甦術。

2. 倘無脈搏，繼續心肺復甦術（口述）（4 分）

口述

有脈搏、無呼吸，須繼續人工呼吸，每分鐘 12 次，直到出現呼吸狀況。

3. 有脈搏無呼吸，則繼續人工呼吸：每分鐘 12 次（直到出現呼吸）（4 分）

溫馨提醒

1. 測量脈搏、觀察呼吸、檢查身體及四肢是否有移動，以及口述檢查狀況均要做到。
2. 應檢人以雙手碰觸案主四肢，以表示有檢查評估 CPR 的效果。

（七）急救後處理（6 分）

口述

陳太太無意識，應採復甦姿勢，等待送醫。

1. 案主若無意識，應採復甦姿勢，請應檢人口述並示範復甦姿勢（4 分）：應檢人口述檢查狀況與處理方式後，自行起身示範復甦姿勢。（圖 03-28、圖 03-29、圖 03-30）復甦姿勢要點：
   （1）採近側臥（3/4 俯臥姿勢）爲主，側臥邊之手腳（接觸地面）伸直，避免胸腹部貼於地面，影響換氣。
   （2）以另一側手掌背支撐下巴，以利嘴巴若有分泌物或口水時，可順利流出，預防嗆到。
   （3）另一側腿部採彎曲狀，以膝蓋抵住地面，形成穩定且安全的復甦姿勢。

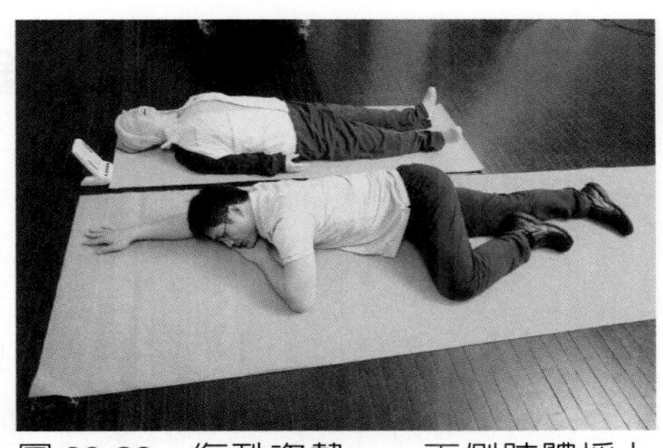

圖 03-28　復甦姿勢一：下側肢體採上下肢體伸直

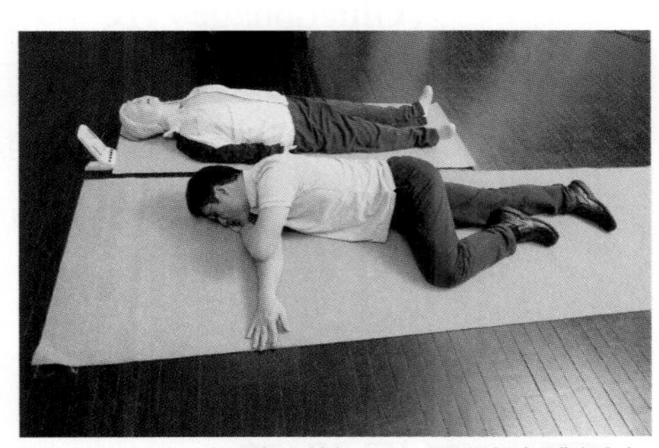

圖 03-29　復甦姿勢二：下側肢體採上肢體向前，下肢體伸直

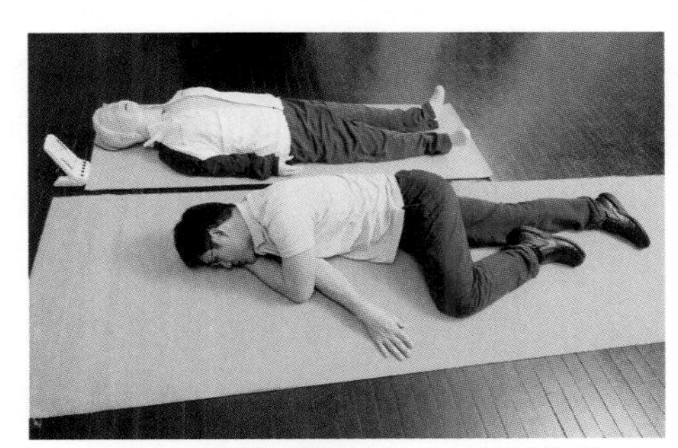

圖 03-30　復甦姿勢三：下側肢體採上肢體斜下，下肢體伸直

口述

協助陳太太保暖、送醫，須密切評估陳太太的呼吸與脈博狀況。

2. 保暖送醫，並需密切評估呼吸及脈博（口述）（2 分）

3. 取下案主臉上的面膜，以酒精棉球擦拭模型口部，丟入垃圾桶。

即刻剖析

復甦姿勢原則

1. 患者的姿勢以接近側躺爲主，頭部的姿勢要能讓口中的分泌物流出。
2. 患者的姿勢必須很穩定。
3. 不可造成患者胸部有壓迫，影響換氣。
4. 必須讓患者能在穩定且安全的轉回平躺，但要注意是否可能有頸椎傷害的存在。
5. 須隨時維持呼吸道通暢。

04 備餐、餵食及協助用藥（必考題）

備餐、餵食及協助用藥示範影片

一、試題編號：17800 － 111404

二、測試時間：40 分鐘

三、測試內容

情況：孫奶奶 1 個人獨居，牙齒所剩無幾，咀嚼困難，只能吃一些軟質食物，又因視力不良，無法安全地自備餐食。她今天想吃魚菜粥，孫奶奶平時約有爲一般飯碗八分滿的食量；但血糖及血壓都高，早餐後已給過 1 顆（250mg）康魯納（Glucophage）及半顆（2.5mg）脈優（Norvasc）；另外近日刷牙時，常有牙齦出血的現象，醫生建議三餐飯後給用 1 顆（200mg）維生素 C。由於呑水容易嗆到，故需藉由鼻胃管來協助其服用藥物。

請照顧服務員執行：準備魚菜粥作爲午餐，協助以口進食，並在飯後協助她經鼻胃管灌食午餐後的藥物。

四、考場設備

1. 考場設備：帶鼻胃管假病人、桌子、椅子、水槽（含水龍頭）、調理檯、有蓋湯鍋、洗菜籃、切菜板、菜刀、湯瓢、碗、小湯匙、濾勺、托盤、抹布、有蓋食品盒、調味盒、餵食圍兜、腳踩有蓋垃圾筒、藥物盒、涼水壺、茶杯、小茶杯、灌食空針、研磨碗、食物回收桶、安全別針、衛生紙、小刷子。
2. 考場用品：飯、魚（板豆腐）、菜。（圖 04-1）
3. 考生自備：一般連上身圍裙 1 件。（圖 04-2）

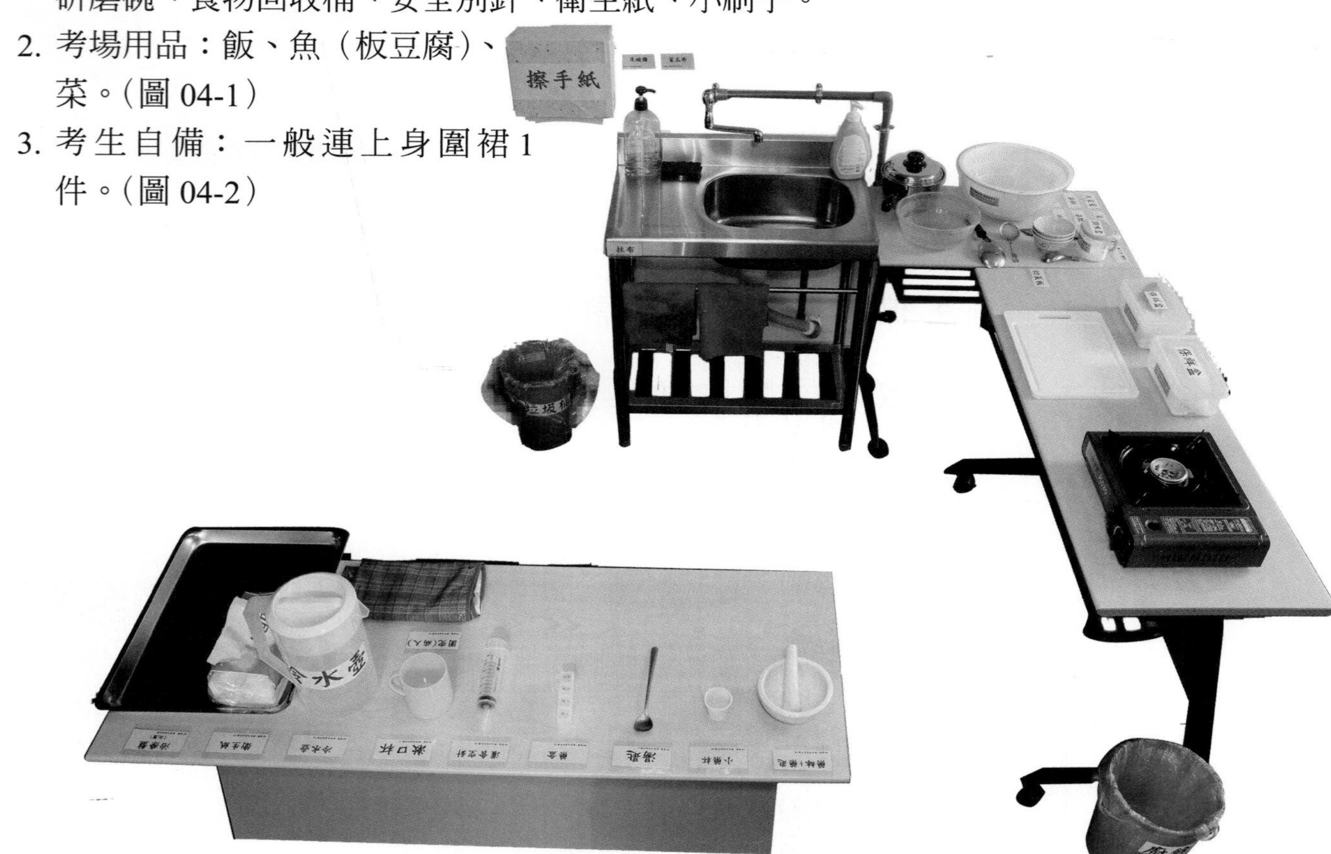

圖 04-1　考場設備及用品

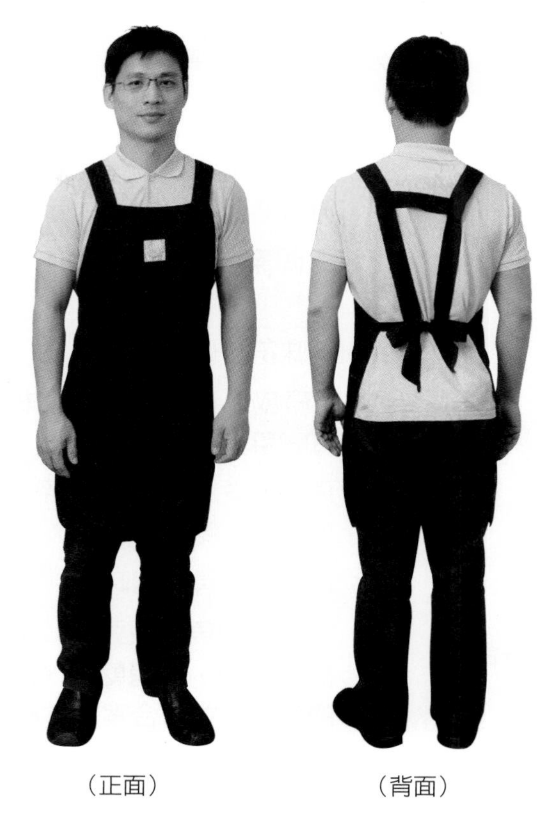
（正面）　　　　（背面）

圖 04-2　考生著連身圍裙

五、重點提醒

1. 操作過程中，若案主有跌倒、摔傷、燙傷等意外事件發生之事實，則本試題以零分計。
2. 烹煮食物結束後，未將爐火關閉者，危及居家安全，則此試題以零分計。
3. 應檢人宜避免自備工具中夾帶或附註文字符號，有不適當之情緒反應或行爲模式發生，不給分。
4. 應檢人進場前即穿好圍裙。
5. 時間內未完成的部分，不給分。
6. 應檢人不可將食物帶回家或食用。
7. 必要時，茹素應檢人可用板豆腐替代魚塊進行操作。

六、關鍵性扣分

1. 魚（板豆腐）、菜未切碎；烹煮時，食物未依序（飯→魚（板豆腐）→菜）放入；飯未煮成黏稠狀 ---- 扣 9 分
2. 案主服藥的時間錯誤、備藥未正確取出藥品與劑量、給藥途徑不正確 ---- 扣 41 分
3. 以灌食器給藥的步驟錯誤、灌藥後未給水或給水的水量未達 30cc---- 扣 41 分

七、備餐、餵食及協助用藥審查標準表

表 04-1　備餐、餵食及協助用藥審查標準表

建議配時	評審項目	配分	評審標準	不給分情況
3 分鐘	一、準備工作（4 分）			
	1. 向案主說明為其準備餐食	2		未做到者不給分
	2. 脫除手錶及飾物洗淨雙手（若無法脫除則以膠帶固定）	2	依洗手步驟洗淨雙手	未做到者，不給分

（續下頁）

（承上頁）

建議配時	評審項目	配分	評審標準	不給分情況
14分鐘	**二、備食（15分）**			
	1. 清洗食材及器皿	2	以流動水洗滌 符合清潔之原則	
	2. 烹煮	2	詢問案主之烹調習慣（喜好）	
		2	調味符合低鹽之原則	
		3	依序放入食物（飯—魚(板豆腐)—菜）	未依順序烹煮魚（板豆腐）、菜未切細碎或或未煮成黏稠狀魚（板豆腐）菜粥「2.」不給分
		2	魚（板豆腐）、菜要切碎，飯要煮成黏稠狀	
	3. 試嚐味道	2	以其他餐具試嚐味道	
	4. 食材之盛裝與保存，並符合案主食量	2	將煮熟的魚（板豆腐）菜粥置於碗中，須有乾淨、清爽的外觀，並符合案主食量	
5分鐘	**三、協助進食（或餵食）（17分）**			
	1. 協助案主圍上圍兜	2		未做到者不給分
	2. 照顧服務員應先測試食物溫度	3	照顧服務員應先測試食物是否太燙	未做到或未口述者不給分
	3. 做出餵食的動作，並口述餵食之互動語言（將餵食後的粥置於另一空碗中）	5	正確做出餵食動作至少五口，並口述互動之語言	未口述或餵食動作不當者不給分
	4. 注意避免案主嗆到食物	3	注意避免嗆到食物	未口述者不給分
	5. 餵食後，協助案主清潔口腔	2	以口語告知案主即可	未口述者不給分
	6. 飯後避免立刻平躺（口述）	2	以口語告知案主即可	未口述者不給分
7分鐘	**四、膳後清理**	2	1. 將殘渣丟入加蓋垃圾筒 2. 洗淨廚具、餐具等，並歸回原位 3. 清理水槽及漏水斗、擦拭桌面	未做到左列其中一項者，依比例酌予扣分
	五、協助用藥（41分）			
	1. 正確備藥	2	依案主服藥的時間，於該次藥格取出正確的藥品、劑量，並經由正確的途徑給藥	備藥錯誤則「五、協助用藥」項不給分
	2. 用藥時間正確	3	口述飯後30分鐘	未口述者不給分
	3. 確認藥物的安全性	2	口述進行確認藥物有無潮濕跡象	
	4. 以正確的服藥溶液（切勿用菜湯、茶或果汁）	1	以開水來服藥並口述勿用菜湯、茶或果汁服藥	未口述者不給分

（續下頁）

評審項目	配分	評審標準	不給分情況
5. 做出以灌食器給藥的步驟	28	做出以灌食器協助用藥的步驟： 1. 將藥丸磨成粉狀，倒入小藥杯，並確認研缽內及研杵無藥物殘留 2. 開水加入小藥杯內，溶解藥粉 3. 灌藥前，先確定鼻胃管遠端在胃中（須有反抽動作） 4. 灌藥後，依重力原理將開水流入胃內，直到藥杯、灌食器及鼻胃管中沒有殘留的藥物後，再給水至少30cc	未依步驟做到左列任何一項者「五、協助用藥」項不給分
6. 必要時要反摺鼻胃管，避免空氣灌入胃部	5		
六、其他（21分）			
1. 個人衛生	4	食物製備過程中，不得用圍裙、抹布擦手，或習慣性抓頭、摸臉等	足以造成食品之汙染者則不給分
2. 食品清潔	3	不可用手直接觸摸已煮熟之魚（板豆腐）菜粥或藥物	足以造成食品或藥物（以手取藥）之汙染者或食材未清洗乾淨不給分
3. 餐具、廚具衛生	3	不可用抹布擦餐具 保持餐具及廚具之乾淨	足以造成食品之汙染者不給分
4. 節約用水、用紙	2		未適時關水或濫用擦手紙則不給分
5. 操作技術熟練並符合安全原則	9		飯菜燒焦現象或粥汁溢出鍋外或其他操作致影響案主安全則不給分

八、備餐、餵食及協助用藥技術流程與重點說明

(一)準備工作(4分)

1. 向案主說明爲其準備餐食(2分)

說明準備餐食,並詢問飲食習慣(圖 04-3)

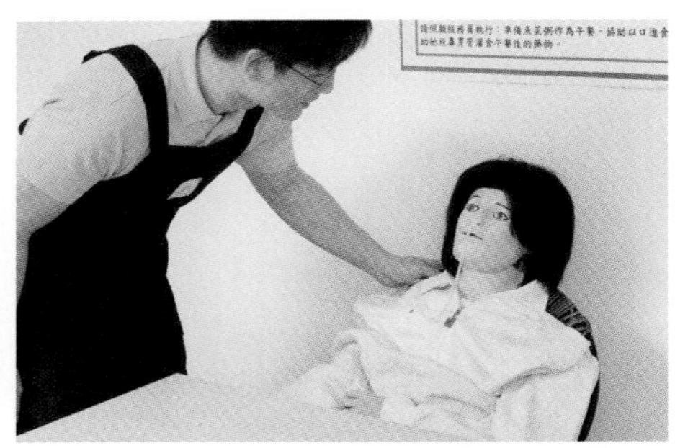
圖 04-3　向案主說明及詢問飲食習慣

口述

孫奶奶,我是您的照顧服務員 OOO(應檢人名字),幫您準備午餐喔!

您今天想吃魚菜粥,要煮軟一點、口味要淡一點哦!……好的。

您要吃八分滿……好的!我知道了,我現在去準備,您先休息一下哦!

溫馨提醒

若此階段先詢問案主飲食習慣,可縮短烹調時來回兩個場地的時間,建議此階段就先執行此動作。

2. 脫除手錶及飾物,洗淨雙手(若無法脫除則以膠帶固定)(2分)(圖 04-4、圖 04-5)

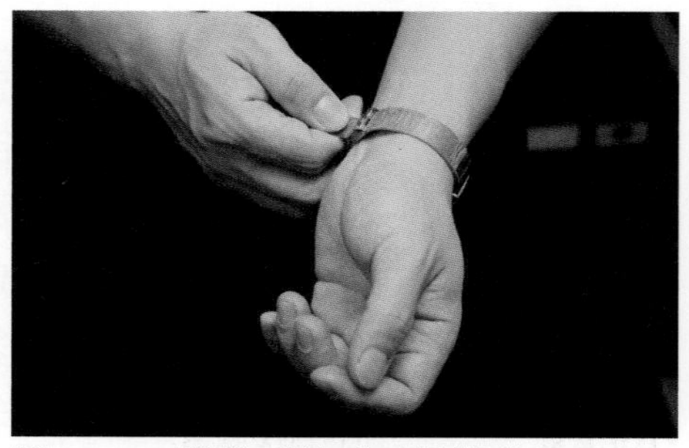
圖 04-4　脫除手錶或手鍊等飾品

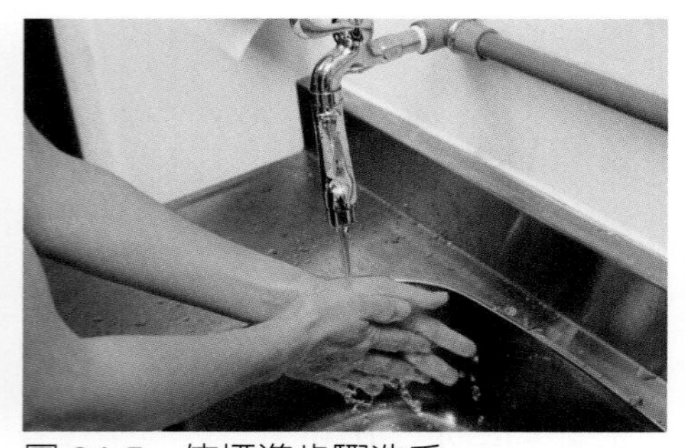
圖 04-5　依標準步驟洗手

溫馨提醒

洗手步驟,請參考本書第 16 ~ 18 頁。

(二)備食(15分)

1. 清洗食材及器皿(2分):將使用之器皿放入水槽(圖 04-6),以流動水清洗。須控制水龍頭水量,避免水花濺出,器皿逐一清洗後置調理台面。(圖 04-7 ~圖 04-15)

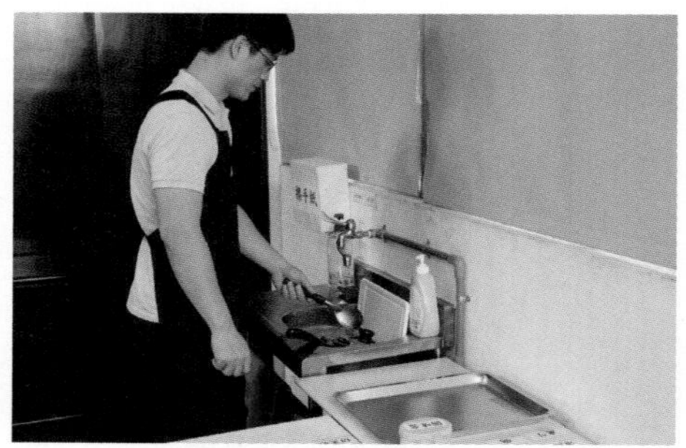
圖 04-6　將使用的有蓋湯鍋、洗菜籃、切菜板、菜刀、湯瓢、碗、小湯匙、濾勺、托盤等器皿放入水槽,先洗擺放器皿的托盤,放置調理臺上

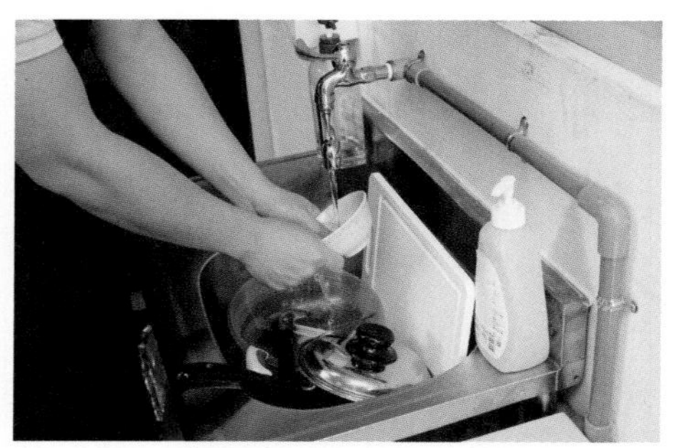
圖 04-7　清洗碗,逐一疊放托盤上

溫馨提醒

為掌控時間,操作器皿時可適當放置,如:碗逐一清洗後疊起;湯鍋洗好放置瓦斯爐架上、菜刀清洗後放砧板上;食材待要剁切前再洗。

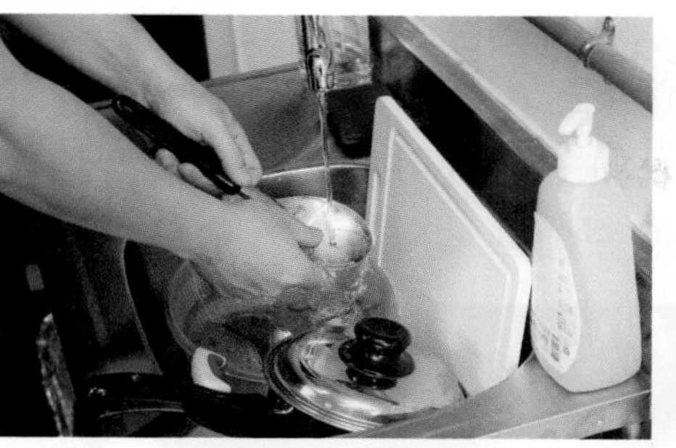
圖 04-8　清洗湯瓢，放置托盤上

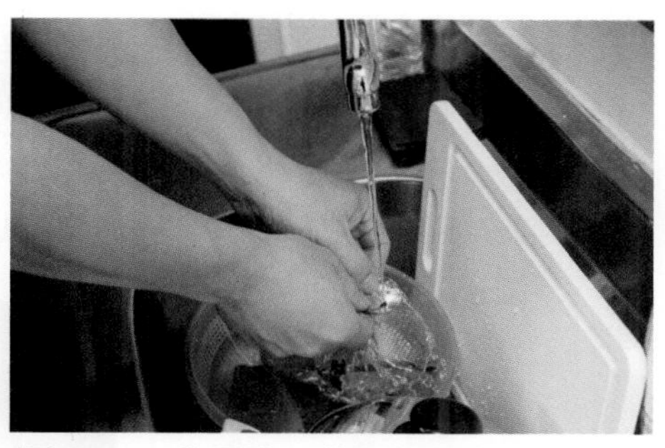
圖 04-9　洗湯匙，放置托盤上

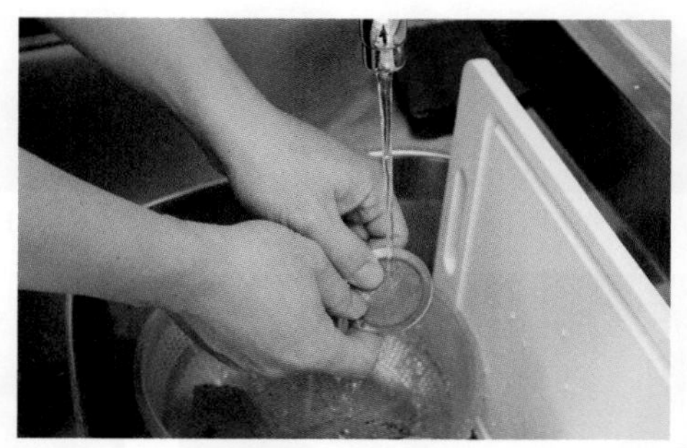
圖 04-10　洗濾勺，放置托盤上

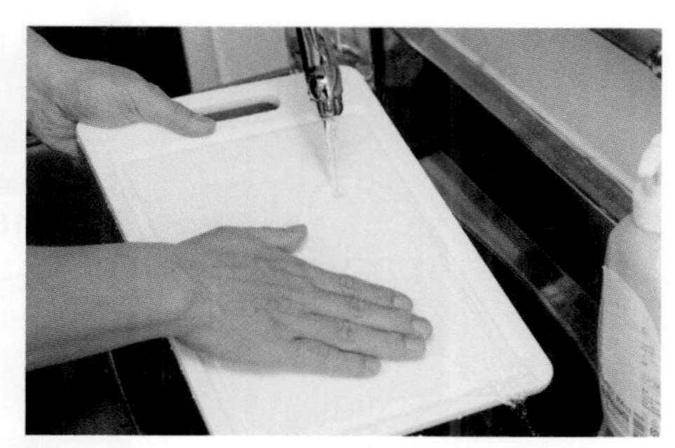
圖 04-11　洗切菜板洗好放置調理區

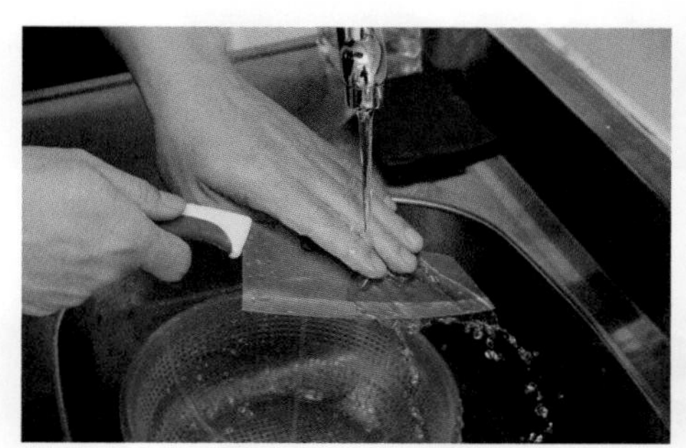
圖 04-12　洗菜刀，放置砧板上

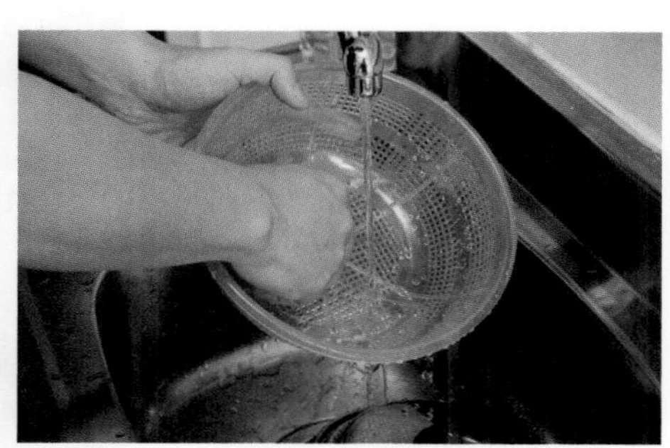
圖 04-13　洗菜籃，放置托盤上

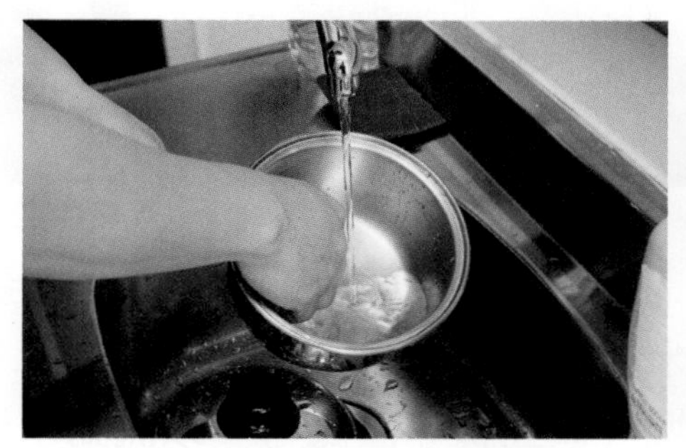
圖 04-14　洗湯鍋，放置瓦斯爐上

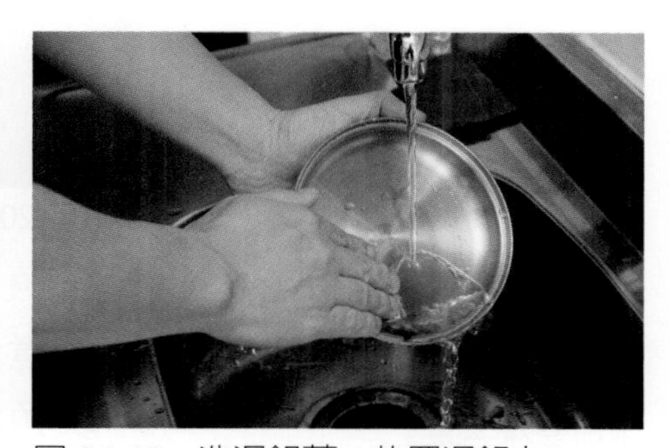
圖 04-15　洗湯鍋蓋，放置湯鍋上

2. 烹煮

（1）詢問案主之烹調習慣（喜好）（2 分）：若準備用物前已詢問案主，此處可省略。

（2）調味符合低鹽之原則（2 分）

溫馨提醒

詢問案主烹調喜好時機，可於「向案主說明時」、「準備烹煮前」這兩個時間點擇一詢問。建議一開始就詢問，可節省操作時間及預防忘記。

溫馨提醒

飯倒入湯鍋後，裝飯的塑膠袋先放水槽內，等完成餵食後，再與其他餐具一起處理，流程較順暢、節省時間。

（3）依序放入食物（飯—魚（板豆腐）—菜）（3 分）：湯鍋放入約 1.5 碗水（圖 04-16），捏散塑膠袋內的飯糰（圖 04-17），倒入湯鍋中（圖 04-18），打開瓦斯爐開關（圖 04-19），先開大火（圖 04-20），飯粒用湯瓢壓碎、攪拌（圖 04-21），待水滾調為小火繼續加熱，避免烹煮時發生粥溢鍋外的現象。

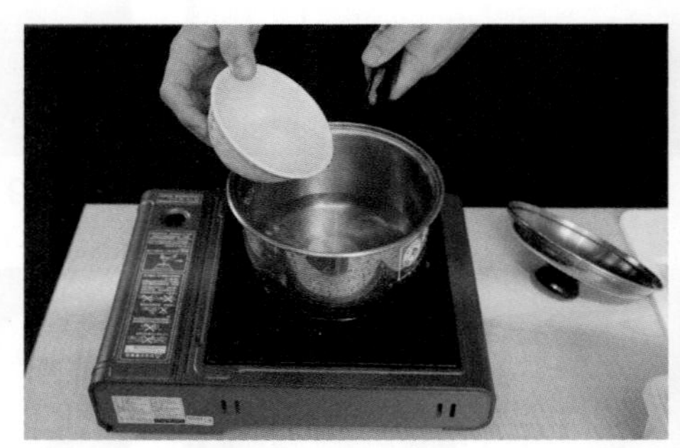
圖 04-16　放入約 1.5 碗水

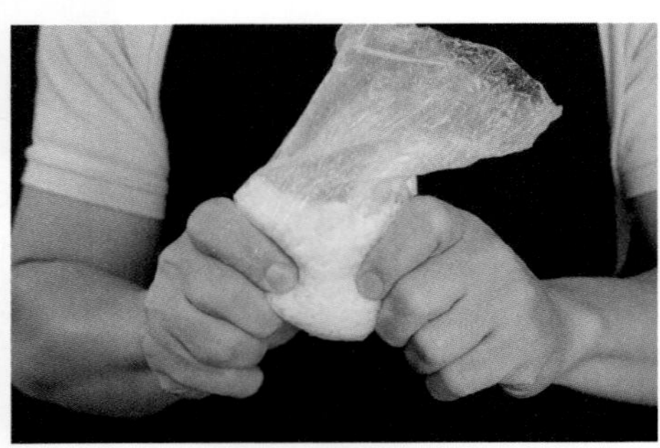
圖 04-17　捏散塑膠袋內的飯粒糰塊

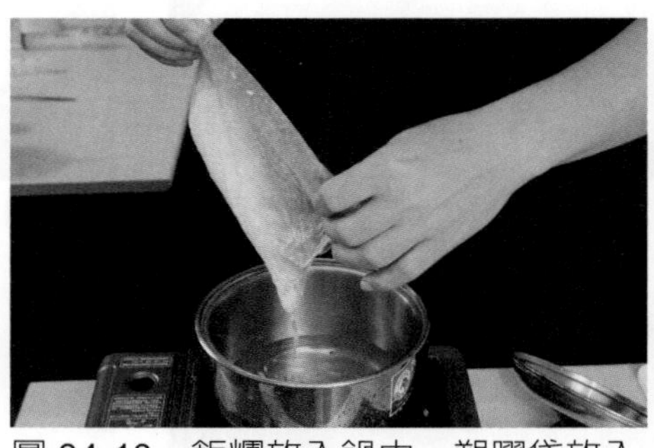
圖 04-18　飯糰放入鍋中，塑膠袋放入水槽

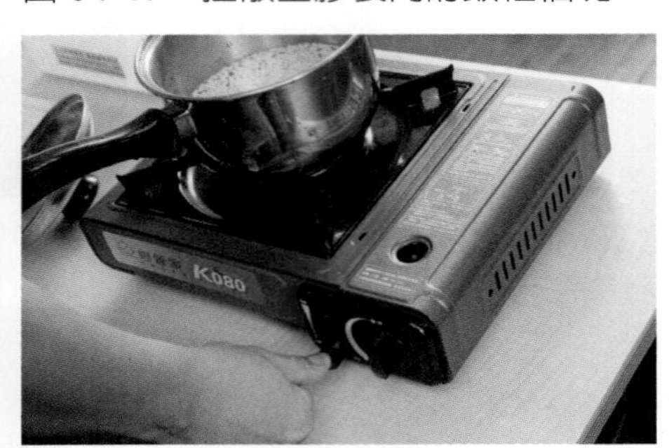

圖 04-19　瓦斯爐打開卡榫

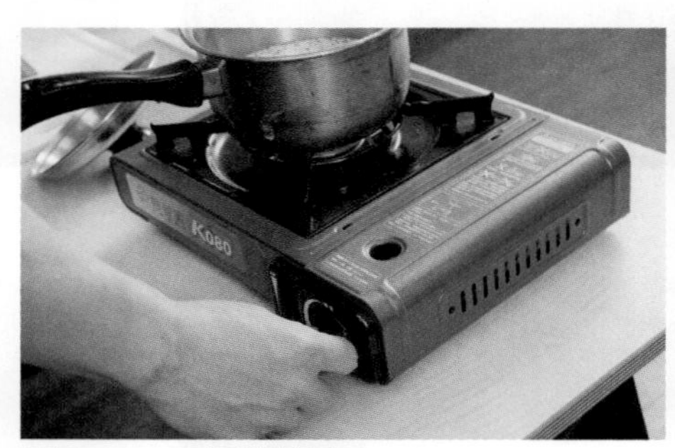

圖 04-20　打開爐火

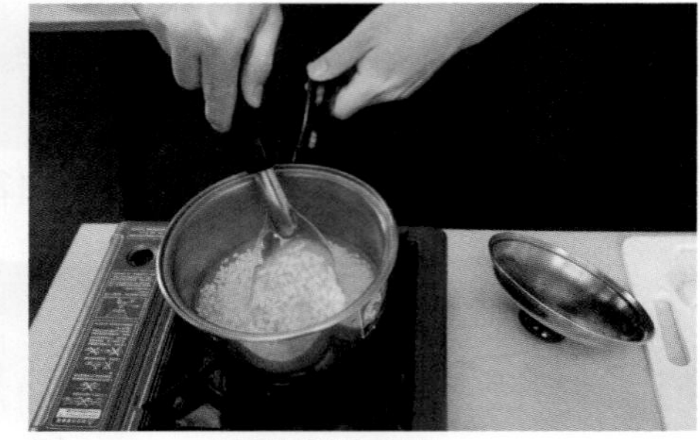
圖 04-21　壓碎攪拌米粒

溫馨提醒

魚肉（板豆腐）與青菜置於砧板時，須分開，不可混在一起。

（4）魚（板豆腐）、菜要切碎，飯要煮成黏稠狀（2 分）：以湯鍋烹煮米飯時，即開始切魚（板豆腐）、菜。

① 魚塊（板豆腐）置濾勺，以流動水清洗（圖 04-22），放在切菜板上切碎或剁碎，約 0.2 ~ 0.5 公分（圖 04-23），入湯鍋煮（圖 04-24），邊煮邊攪拌（圖 04-25），留意爐火，避免粥溢出鍋外。

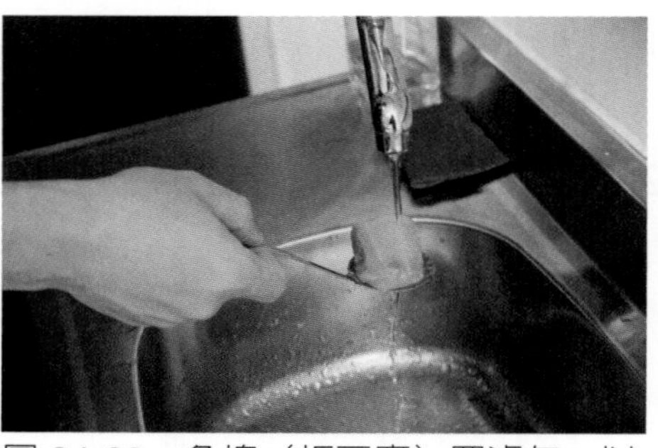
圖 04-22　魚塊（板豆腐）置濾勺，以流動水清洗

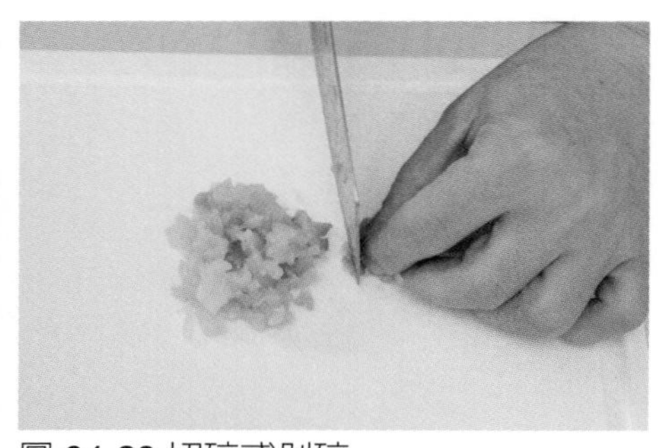
圖 04-23 切碎或剁碎

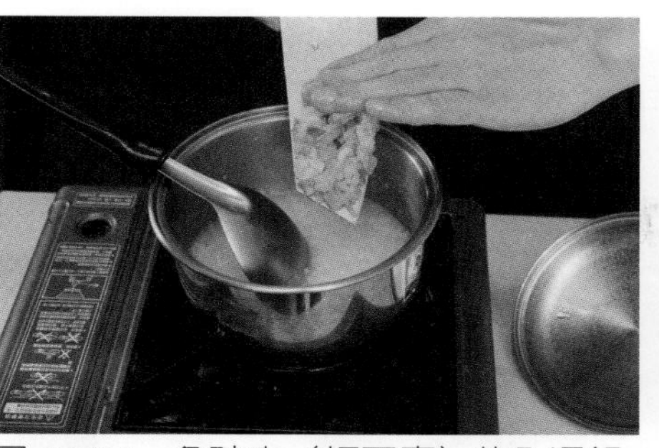
圖 04-24 魚碎肉（板豆腐）放入湯鍋

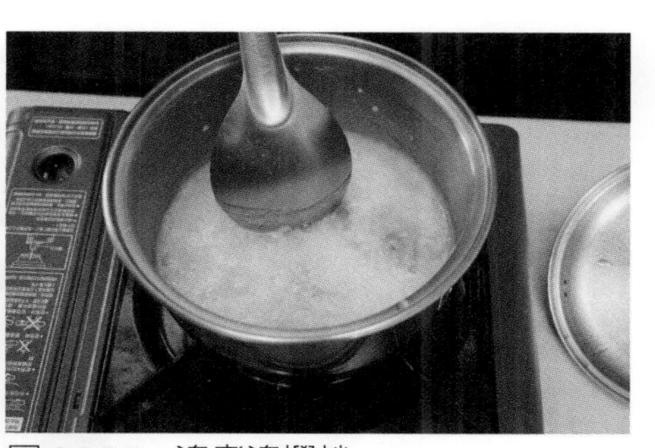
圖 04-25 邊煮邊攪拌

② 菜須一葉一葉分開清洗後（圖 04-26），放在砧板上切碎或剁碎，約 0.2 ～ 0.5 公分（圖 04-27）。

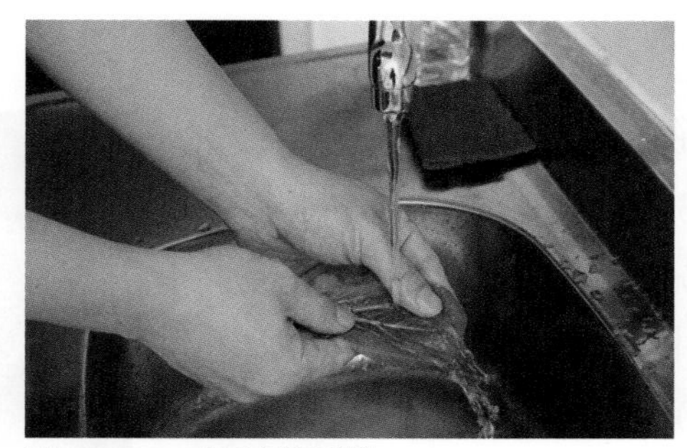
圖 04-26 每葉分開洗

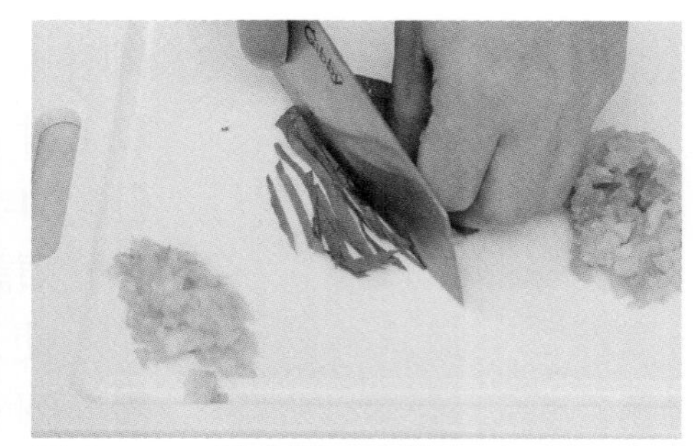
圖 04-27 菜切碎或剁碎

③ 飯粒煮呈軟質、魚（板豆腐）熟後，放入青菜（圖 04-28），攪拌至魚（板豆腐）菜粥呈稠粥狀（圖 04-29）。

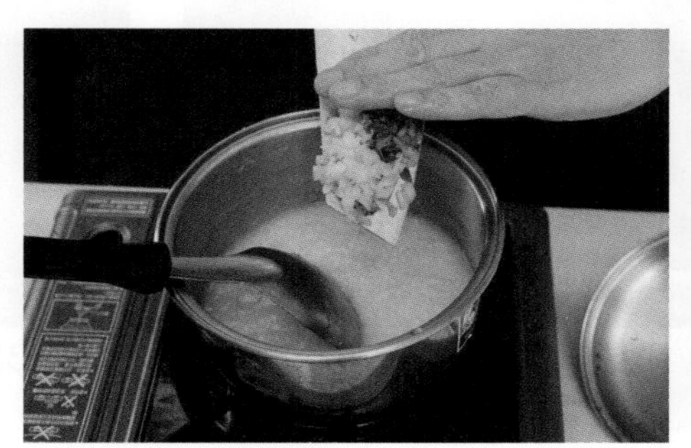
圖 04-28 放入青菜

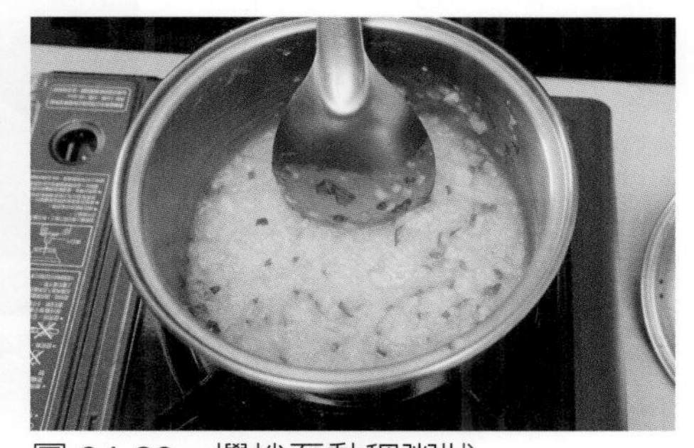
圖 04-29 攪拌至黏稠粥狀

④ 魚（板豆腐）菜粥呈稠粥狀，即可放入少量鹽巴（約 1 ～ 2 匙）調味（圖 04-30）。

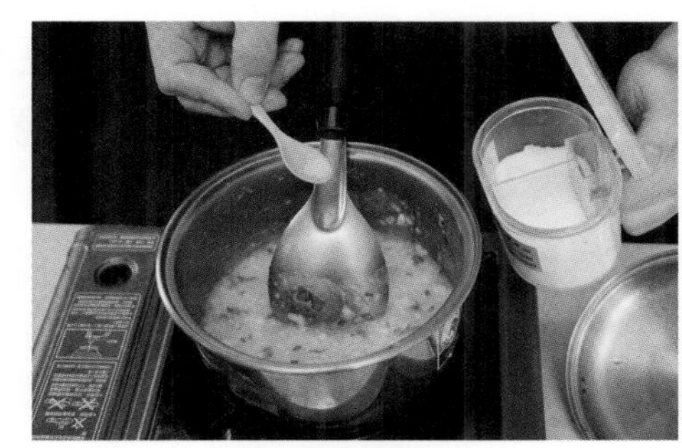
圖 04-30 放入少量鹽巴

⑤ 魚（板豆腐）菜粥煮熟後，關閉瓦斯開關（圖 04-31），再關閉卡榫（圖 04-32）。（瓦斯爐規格，依考場設備為主）

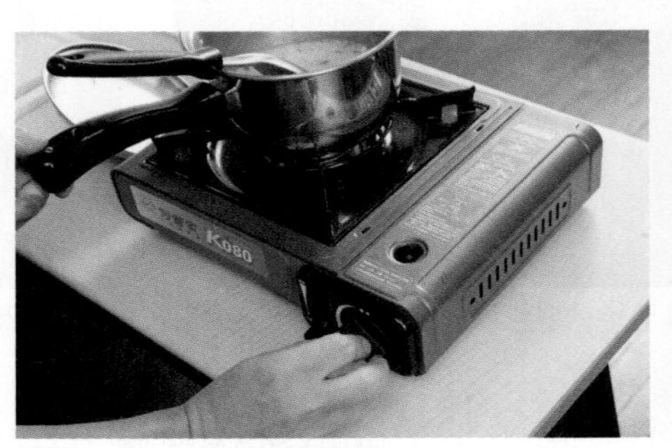
圖 04-31　先關閉開關

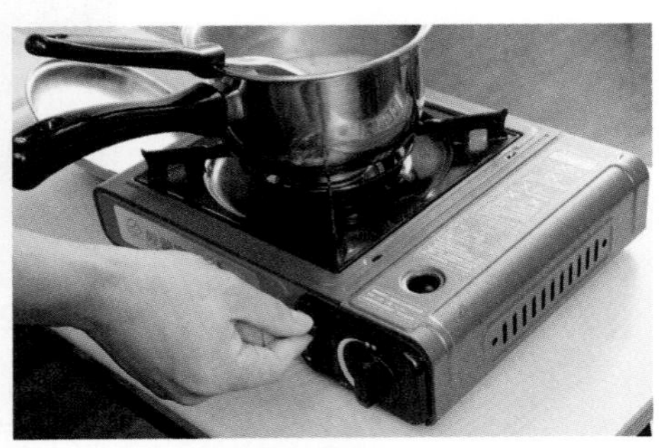
圖 04-32　再關閉卡榫

3. 試嚐味道（2 分）

取 1 付碗、匙，裝盛少許粥（圖 04-33），嚐試味道（圖 04-34）須說出粥的鹹度及軟硬度剛好。使用後的碗與湯匙放入水槽（圖 04-35）。

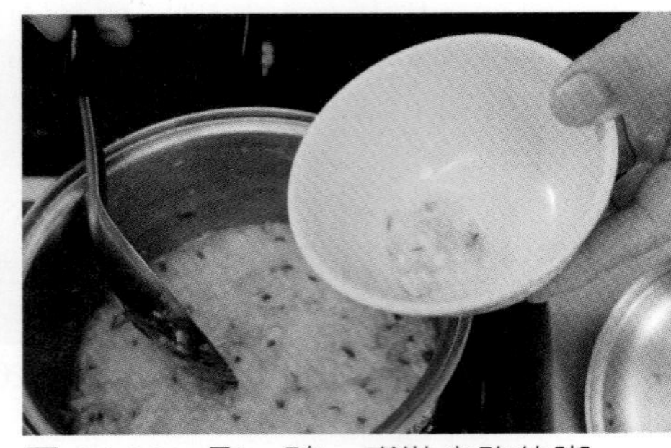
圖 04-33　取一碗，盛裝少許的粥

口述

味道與軟度剛好。

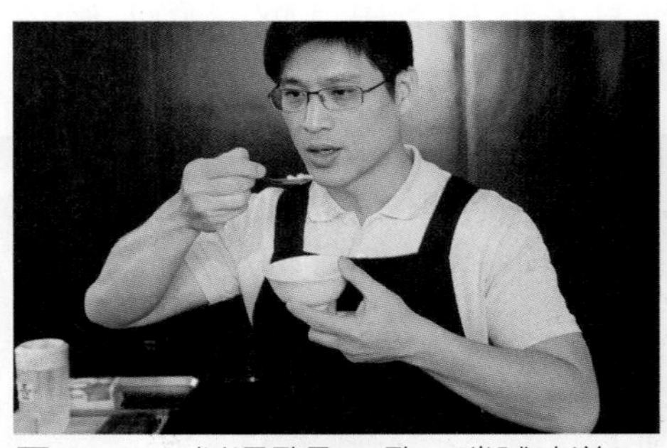
圖 04-34　以湯匙取一匙，嚐試味道

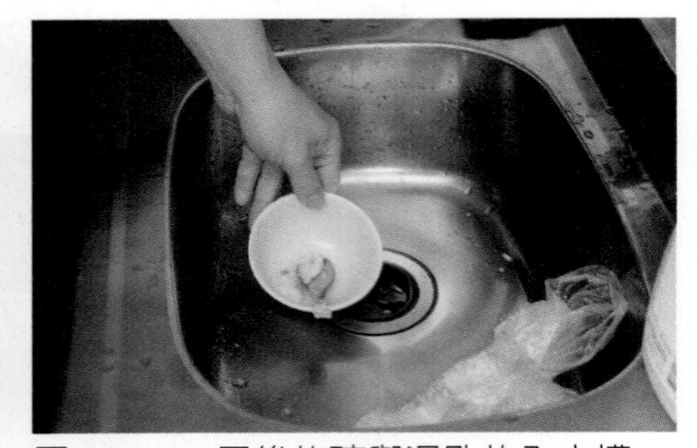
圖 04-35　用後的碗與湯匙放入水槽

4. 食材之盛裝與保存，並符合案主食量（2 分）

以未用過的碗盛裝約八分滿魚（板豆腐）菜粥（圖 04-36），須注意外觀乾淨、清爽，放到托盤，再放湯匙、空碗、衛生紙、圍兜，漱口杯裝冷開水（圖 04-37），端到案主桌上（圖 04-38）。

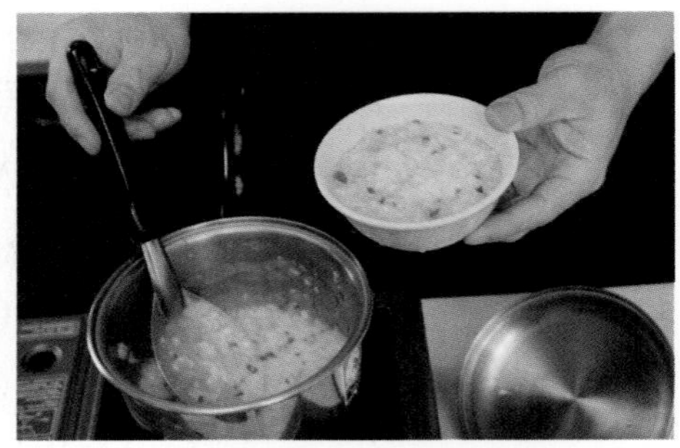
圖 04-36　以未用過的碗盛裝約八分滿的魚（板豆腐）菜粥

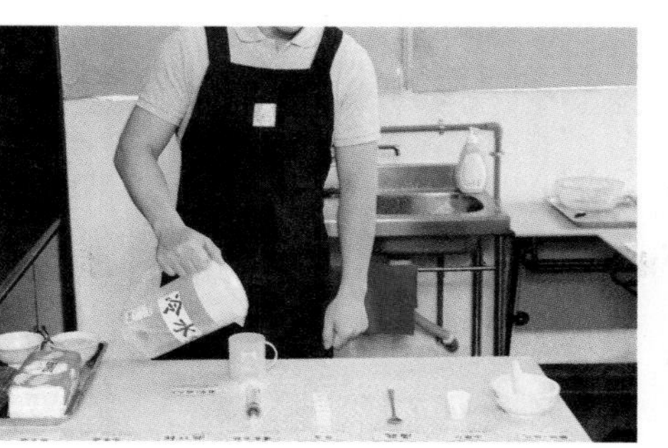

圖 04-37　漱口杯裝冷開水

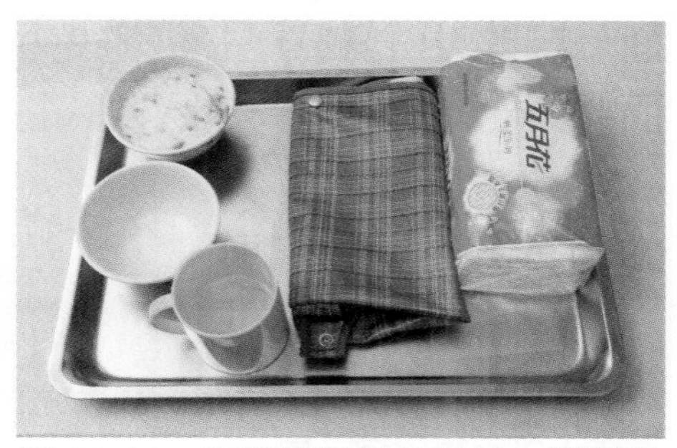

圖 04-38　托盤備妥進食用品，端到案主桌上

（三）協助進食（或餵食）（17 分）

口述
孫奶奶，魚菜粥煮好囉！很香喔！我先幫您圍上圍兜。

溫馨提醒
若案主採坐姿，不必再調整姿勢；若平躺，要協助案主改成坐姿。

1. 協助案主圍上圍兜（2 分）：告知案主用物已備好，協助圍上圍兜（圖 04-39）

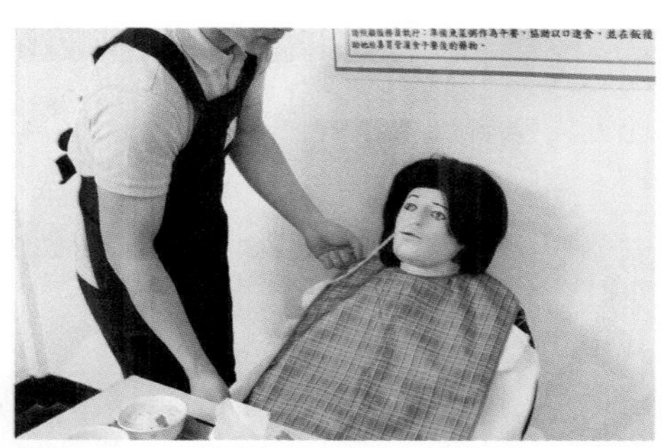
圖 04-39　協助案主圍上圍兜兜

口述
溫度適中，奶奶我餵您吃粥囉～

溫馨提醒
用手腕內側測試碗中食物溫度，只要有口述「溫度適中」，就開始餵食，未口述者不給分。

2. 照顧服務員應先測試食物溫度（3 分）：用手腕內側測試食物溫度（圖 04-40），口述溫度狀況，即可開始進行餵食。

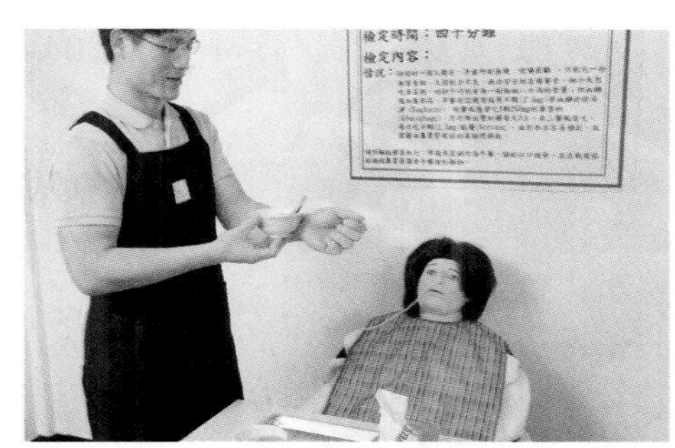
圖 04-40　手腕內側測試溫度

口述
孫奶奶，已經不燙了，您吃吃看。
今天魚很新鮮，您喜歡嗎？魚很營養哦～多吃點菜，可以幫助消化。

溫馨提醒
1. 每湯匙避免盛太滿，約半湯匙即可，並正確做餵食動作至少 5 口。
2. 5 口之後碗中尚有食物，仍然可說吃完了，未口述或餵食動作不當不給分。
3. 每次餵食湯匙均要碰觸到案主的嘴唇，餵後的粥須置另一空碗。

3. 做出餵食的動作，並口述餵食之互動語言（將餵食後的粥置於另一空碗中）（圖 04-41 ～圖 04-42）。（5 分）

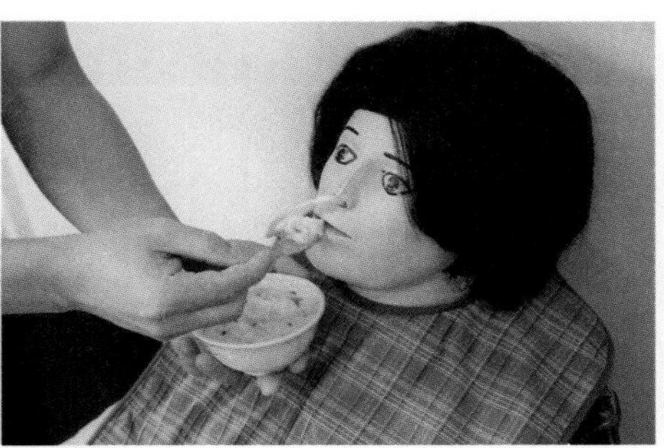
圖 04-41　一邊餵食，一邊與案主聊聊做互動

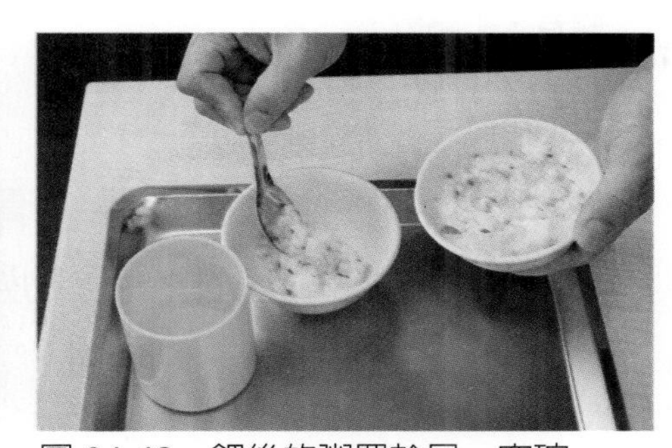
圖 04-42　餵後的粥置於另一空碗

口述
孫奶奶，您慢慢吃，小心嗆到。
很棒哦！都吃完囉！

溫馨提醒
餵食時，速度不可太快，要邊餵食邊互動，應檢人可自行造詞（與主題有關）

4. 避免嗆到食物（3 分）

口述
孫奶奶，吃過飯了要清潔口腔哦！
您先喝水，把水含在嘴裡、漱口。
口漱好了，奶奶請您把水吐在這個碗裡哦！
我用衛生紙幫您擦擦嘴巴哦！

溫馨提醒
未口述清潔口腔不給分。

5. 餵食後，協助案主清潔口腔（2 分）：一手拿水杯，一手拿碗，做協助案主清潔口腔的動作（圖 04-43），再將案主嘴唇的食物渣擦乾淨（圖 04-44）。

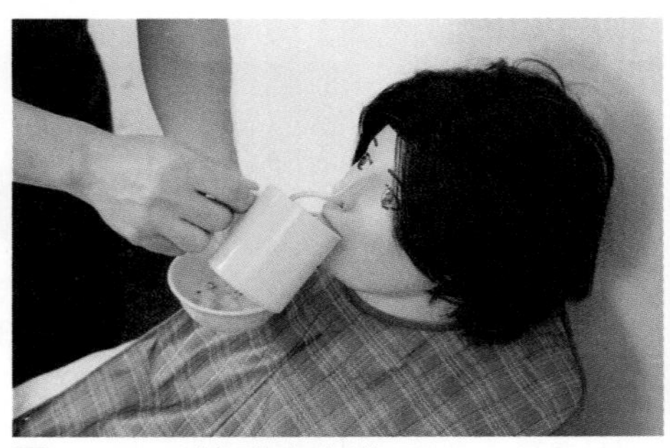
圖 04-43　協助案主漱口

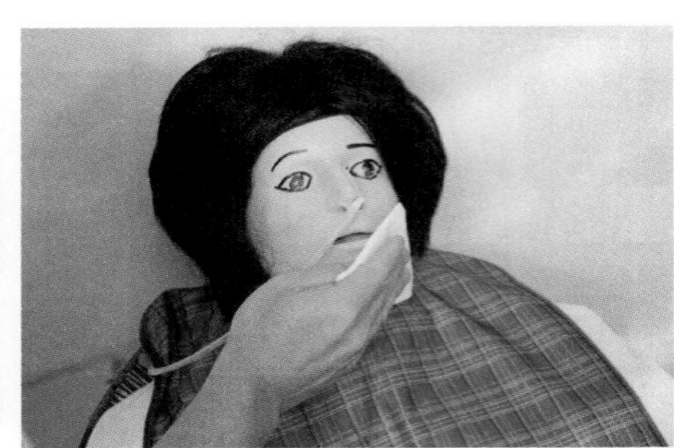
圖 04-44　協助案主擦嘴巴

口述
剛吃飽不要立刻平躺，坐著休息或看電視，我去準備藥物，30 分鐘後我幫您灌藥。圍兜先圍著，以免弄髒衣服，灌藥後再取下。

溫馨提醒
1. 未口述不要立刻平躺者，不給分。
2. 若取下圍兜，給藥時須再圍上。

6. 飯後避免立刻平躺（2 分）
提醒案主飯後避免立刻平躺（圖 04-45），並告知 30 分鐘後要吃藥。

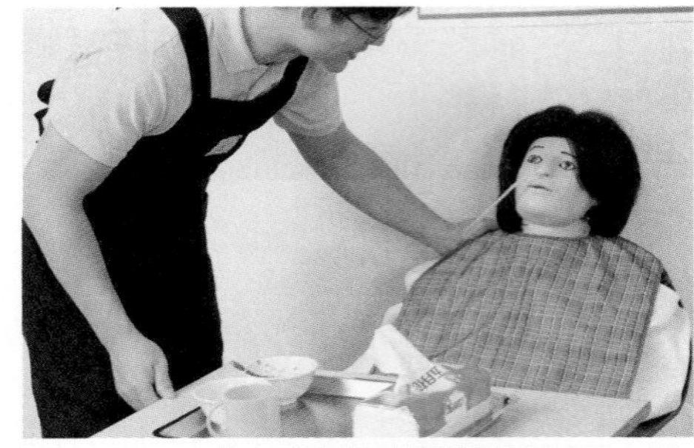
圖 04-45　告知圍兜待服藥後取下，及避免立刻平躺

（四）膳後清理（2 分）

1. 將食物殘渣丟入加蓋垃圾筒（廚餘桶）。（圖 04-46）

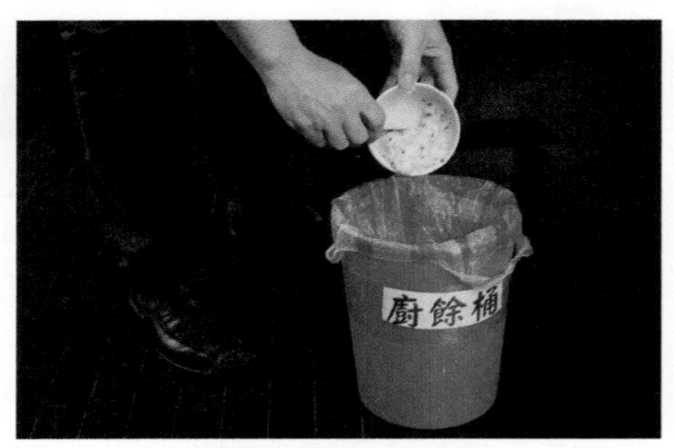

圖 04-46　餘粥到入廚餘桶

2. 塑膠袋丟入垃圾桶。（圖 04-47）

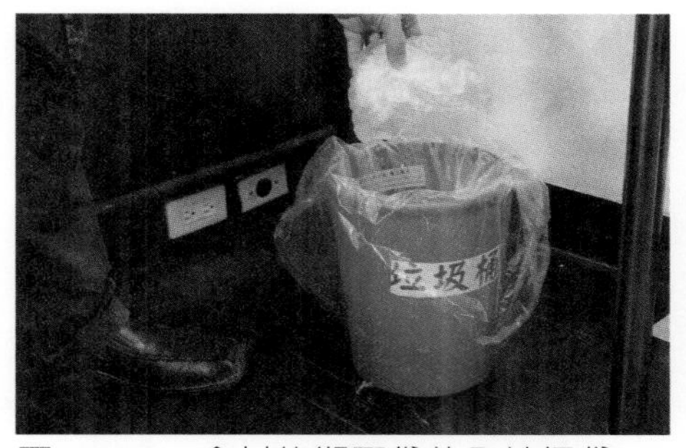

圖 04-47　食材的塑膠袋放入垃圾袋

溫馨提醒

為把握時間，建議用物使用後先置水槽，待給藥後再一併整理。

3. 洗淨廚具、餐具等（圖 04-48），並歸回原位。

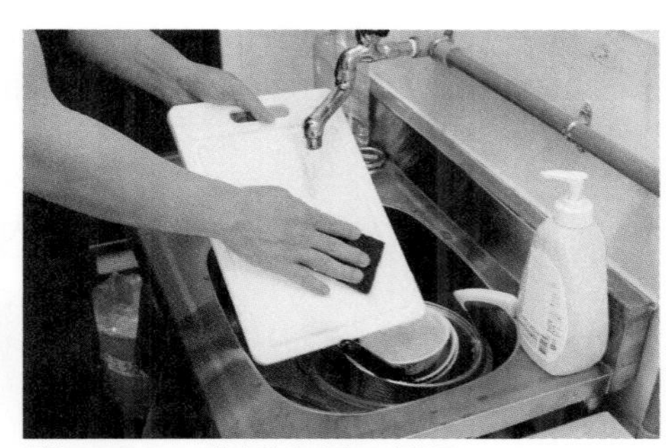

圖 04-48　洗淨廚具、餐具

4. 清理水槽及漏水斗，擦拭桌面（圖 04-49、圖 04-50）

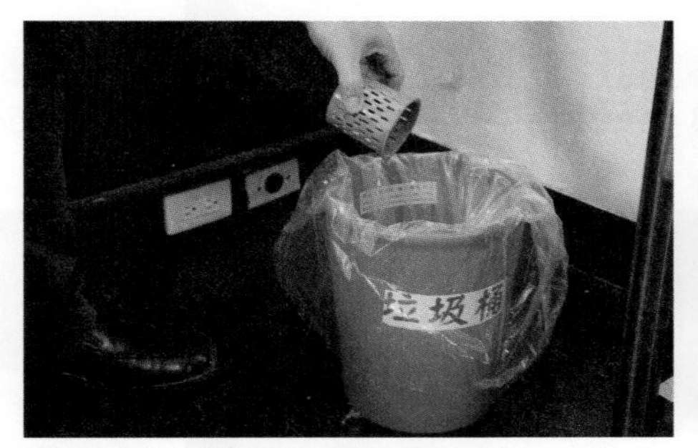

圖 04-49　清理水槽及漏水斗

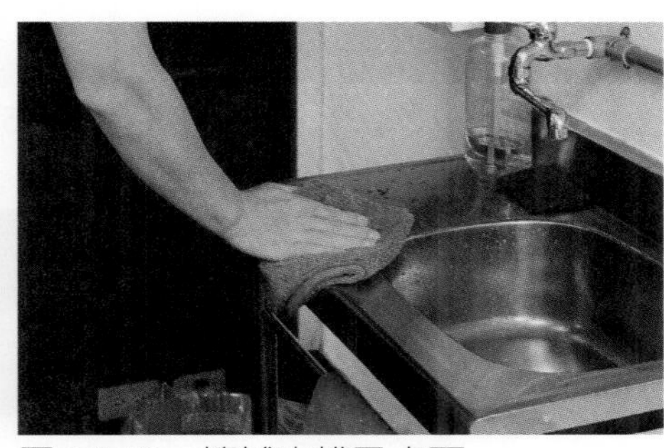

圖 04-50　擦拭水槽及桌面

（五）協助用藥（41 分）

口述

孫奶奶，已經飯後 30 分鐘囉～午餐飯後要吃 1 顆（200mg／毫克）的維生素 C，用鼻胃管灌藥。

溫馨提醒

正確打開午餐格的藥蓋，並正確說出藥名。

1. 正確備藥（2 分）：在案主服藥的時間，取出正確的藥品、劑量，並經由正確的途徑給藥，拿錯藥則扣 41 分。
2. 用藥時間正確（3 分）：取藥，並口述「飯後 30 分鐘」。（圖 04-51）

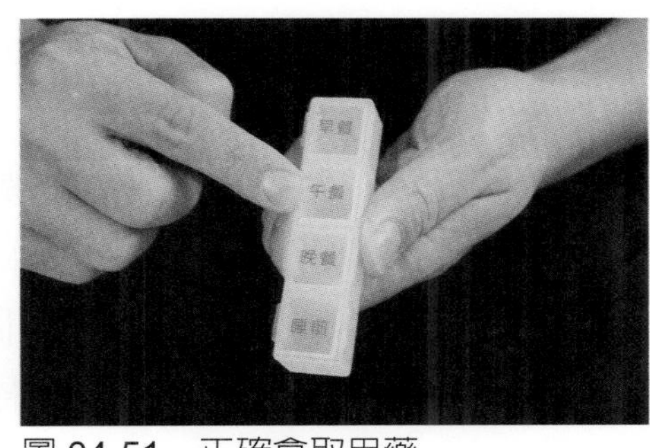

圖 04-51　正確拿取用藥

口述

外觀無潮濕、無變質、無變色，藥物是完整、安全的。

3. 確認藥物的安全性（2 分）：檢查並口述藥物保存狀況（圖 04-52），確認藥物無潮濕。

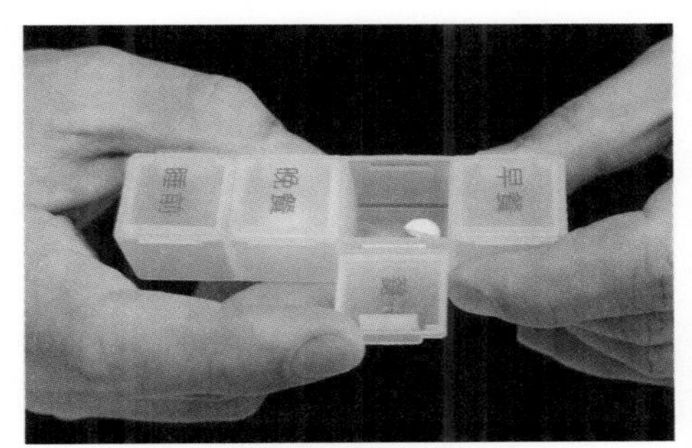

圖 04-52　確認藥物安全性

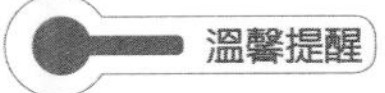

溫馨提醒

不可用手取藥。

口述
以開水服藥，不可用菜湯、茶或果汁服藥。

溫馨提醒
未口述者不給分

4. 以正確的服藥溶液（切勿用菜湯、茶或果汁）（1 分）

5. 做出以灌食器給藥的步驟（28 分）

（1）將藥丸磨成粉狀，倒入小藥杯，並確認研缽及研杵無藥物殘留：將藥物倒入研缽碗（圖 04-53），研磨呈粉狀，倒入小藥杯（圖 04-54）。確認研缽碗內無藥物殘留，用小藥匙刮乾淨研缽碗內與磨杵上的殘留藥粉（圖 04-55），再一手握緊研缽碗、一手輕拍研缽碗外側（圖 04-56），亦可用小刷子刷研缽內藥物以確認藥物無殘留。

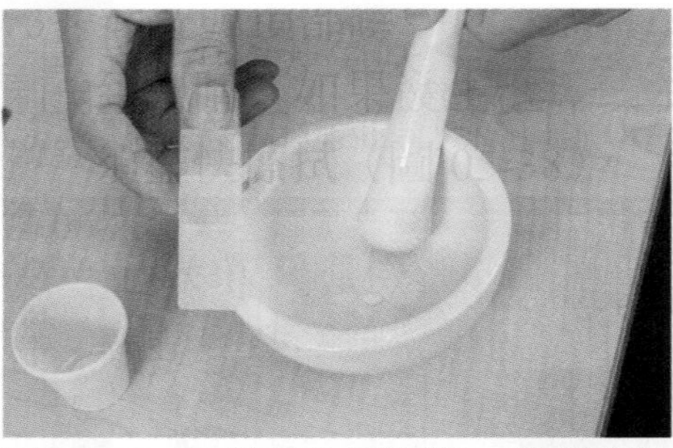
圖 04-53　藥物倒入研缽碗，磨成粉狀

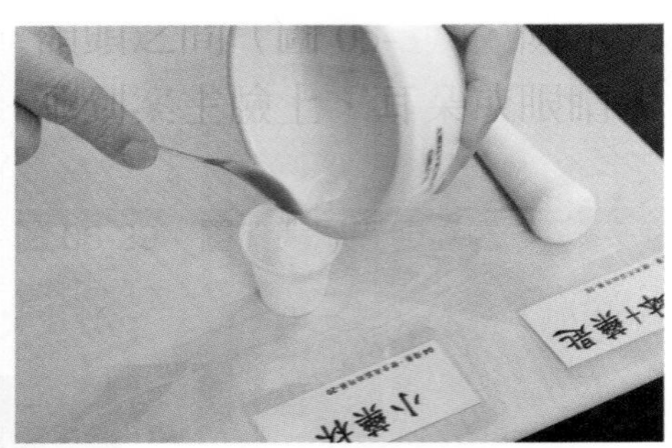

圖 04-54　將藥粉倒入小藥杯

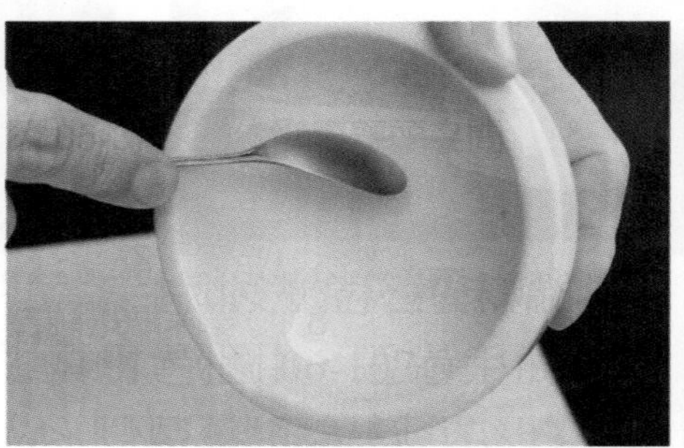
圖 04-55　殘留在研缽碗、研磨杵上藥粉刮入小藥杯

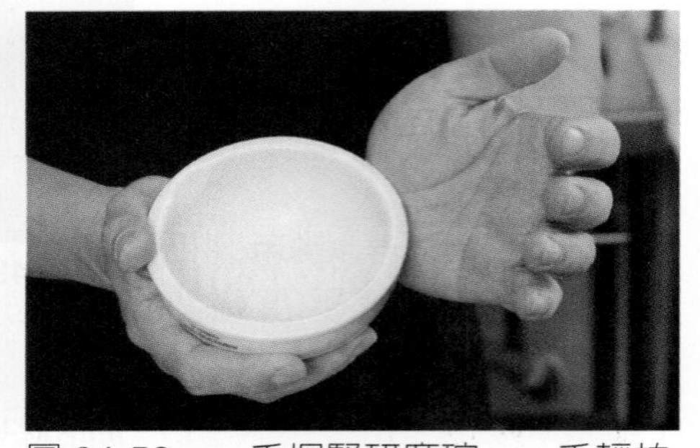
圖 04-56　一手握緊研磨碗、一手輕拍研缽碗外側，以確認藥物無殘留

（2）開水加入小藥杯內溶解藥粉

水杯裝冷開水 120～150mL（圖 04-57）、小藥杯裝冷開水約 30mL（2/3 滿），以小藥匙攪勻藥粉（圖 04-58）。取托盤，放置小藥杯、小藥匙、灌食空針、針心、衛生紙、開水杯，端到案主桌上。（圖 04-59）

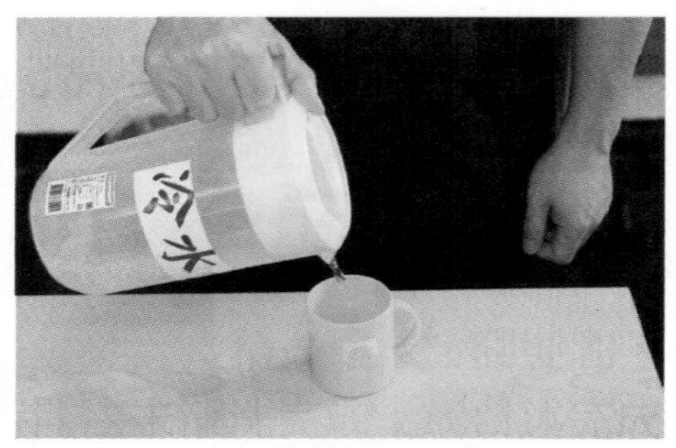

圖 04-57　水杯裝冷開水 120～150mL

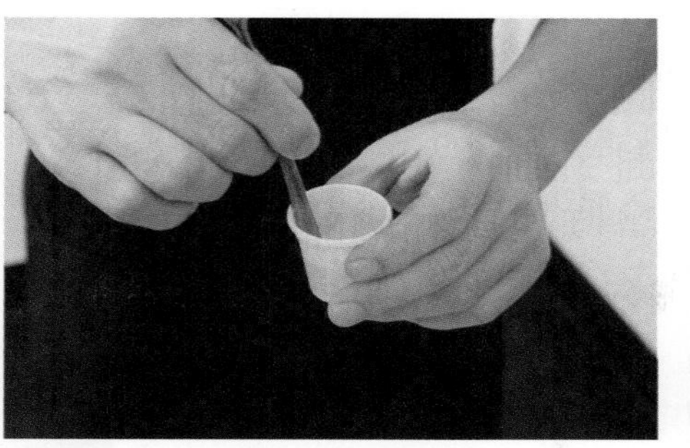
圖 04-58　小藥匙攪勻藥粉

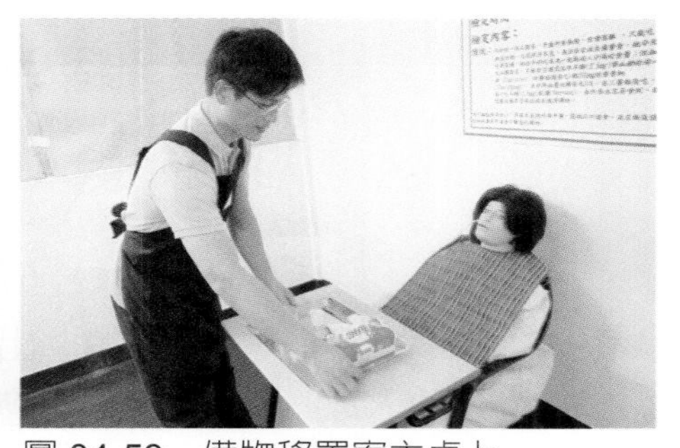
圖 04-59　備物移置案主桌上

（3）灌藥前，先確定鼻胃管遠端在胃中（須有反抽動作）

解開安全別針，取下鼻胃管（圖 04-60），以反抽動作確認鼻管遠端在胃中。

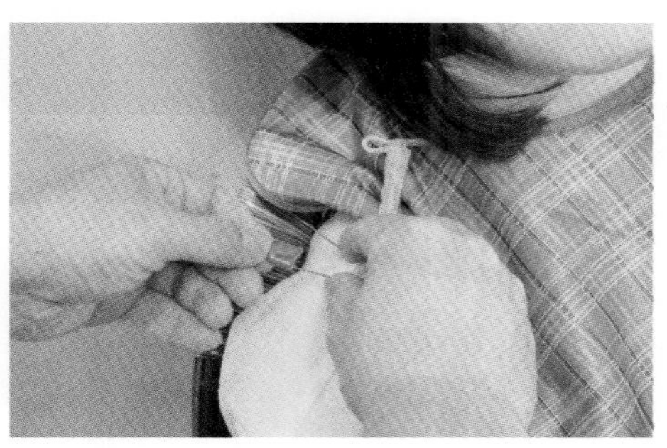
圖 04-60　打開安全別針

① 反摺鼻胃管（圖 04-61），打開鼻胃管蓋子（圖 04-62），套上有針心的灌食空針（圖 04-63），鬆開反摺，反抽胃液（圖 04-64），若有空氣，不可注回鼻胃管（圖 04-65）。

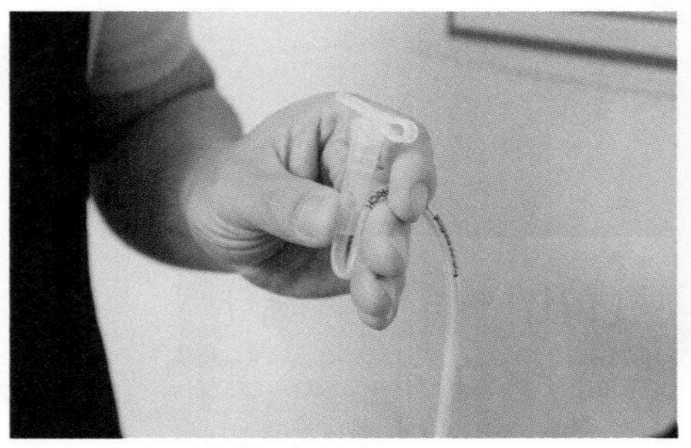
圖 04-61　反摺鼻胃管

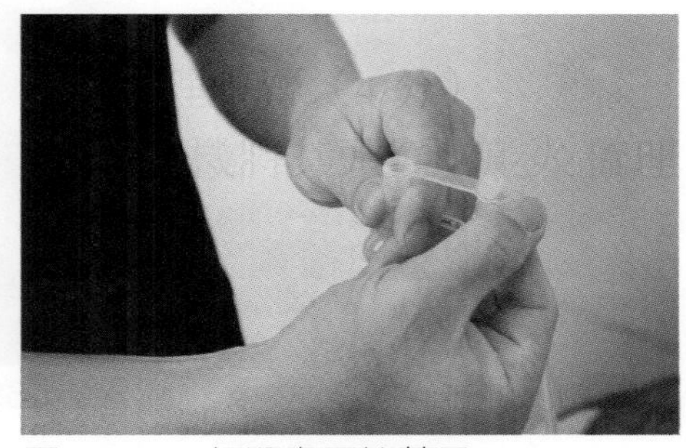
圖 04-62　打開鼻胃管蓋子

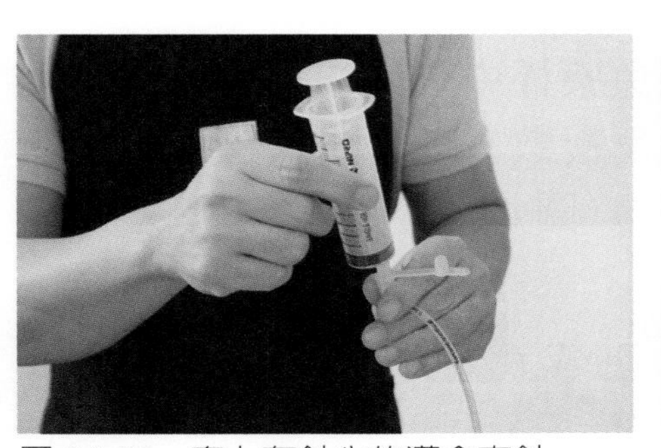
圖 04-63　套上有針心的灌食空針

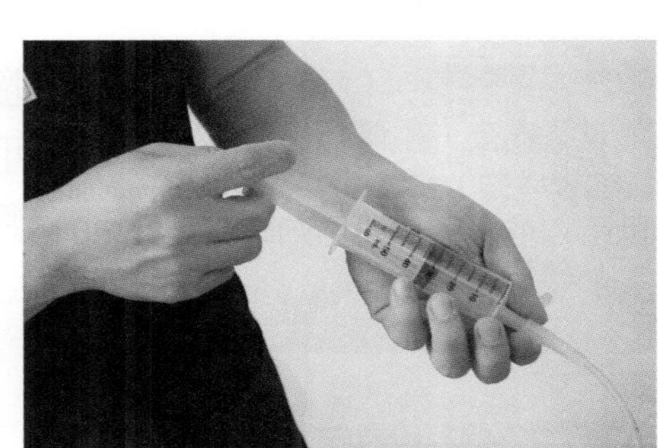
圖 04-64　反抽胃液至少 30mL

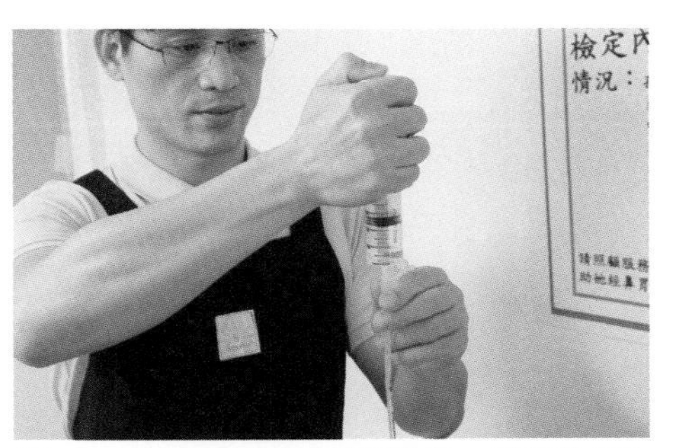

圖 04-65　將灌食空針直立，使空氣不注回

② 反摺鼻胃管，取出有針心的灌食空針（圖 04-66），蓋上鼻胃管蓋子（圖 04-67），將灌食空針的針心抽出（圖 04-68），準備進行灌藥。

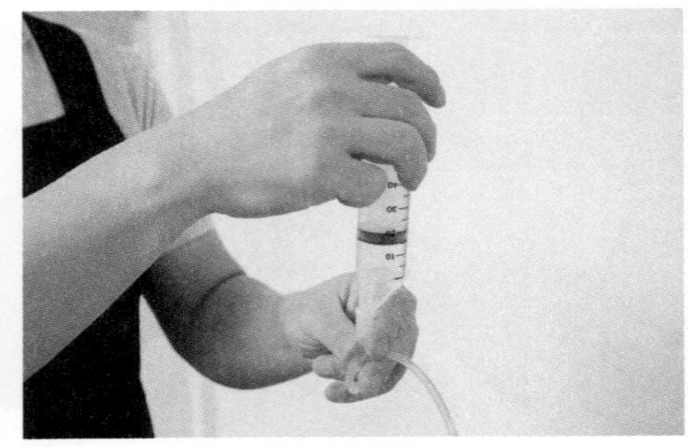
圖 04-66　反摺鼻胃管取下灌食空針

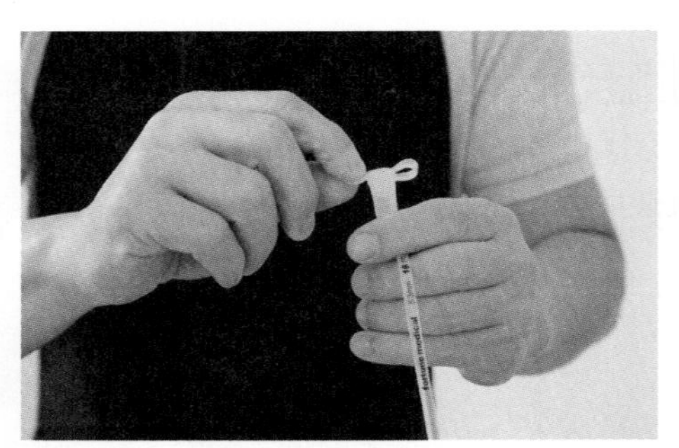
圖 04-67　蓋上鼻胃管蓋子

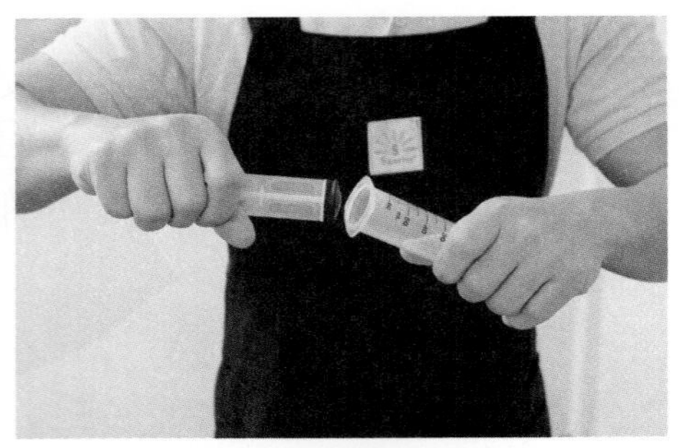
圖 04-68　抽出灌食空針針心

溫馨提醒

藥粉倒入灌食空針前，可先用小藥匙攪勻或輕搖勻。

③ 反摺鼻胃管，打開鼻胃管蓋子，套上灌食空針（圖 04-69），倒入溶解的藥水（圖 04-70）。

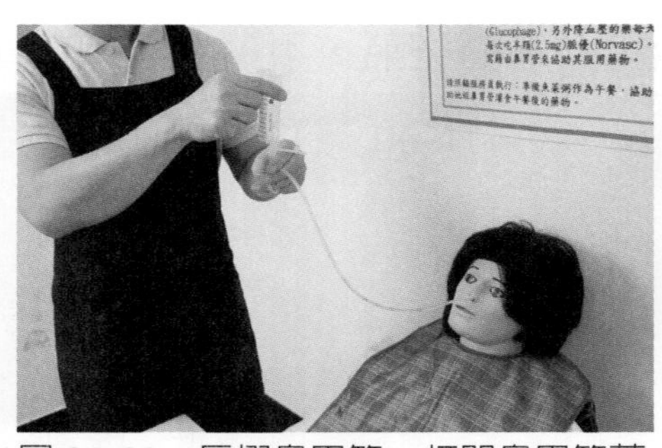
圖 04-69　反摺鼻胃管，打開鼻胃管蓋子，套上灌食空針

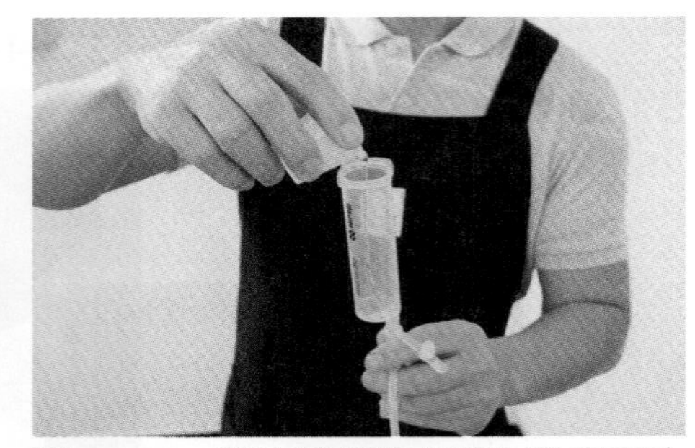
圖 04-70　將小藥杯藥水倒入灌食空針

溫馨提醒

完成灌食後，小藥杯仍有藥物殘留，扣 41 分。

④ 避免藥杯中有藥物殘留，可反複數次以冷開水溶解藥物（圖 04-71）。

圖 04-71　小藥杯可反複倒入冷開水，避免藥粉殘留

溫馨提醒

藥水倒入灌食空針後，若用針心將藥水打入鼻胃管，扣 41 分。

（4）灌藥後，依重力原理將開水流入胃內，直到藥杯、灌食器及鼻胃管中沒有殘留的藥物後，再給水至少 30mL：**鬆開鼻胃管反摺處，依重力原理讓藥水流入胃內。（圖 04-72）**

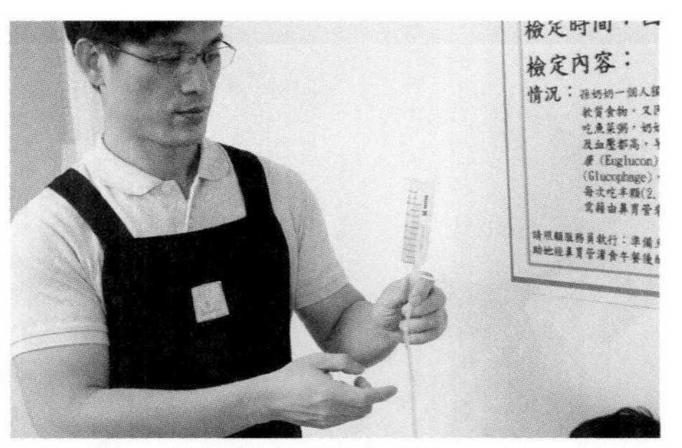

圖 04-72　放開反摺鼻胃管，開水依重力原理使流入胃內

① 反摺鼻胃管，倒入藥水，鬆開反摺，使藥水流入鼻胃管，當藥水即將全部流入鼻胃管時，反摺鼻胃管（圖 04-73），再倒入 30 ～ 50mL 開水，再鬆開反摺（圖 04-74），使開水全部流入，可重複操作，直到鼻胃管無殘留藥物（圖 04-75），取出灌食空針，蓋上鼻胃管蓋子（圖 04-76），將鼻胃管以安全別針固定於上衣（圖 04-77）。

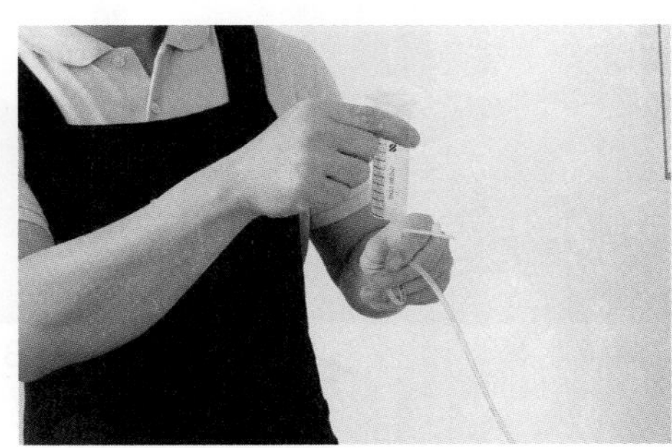
圖 04-73　當藥水即將全部流入，反摺鼻胃管

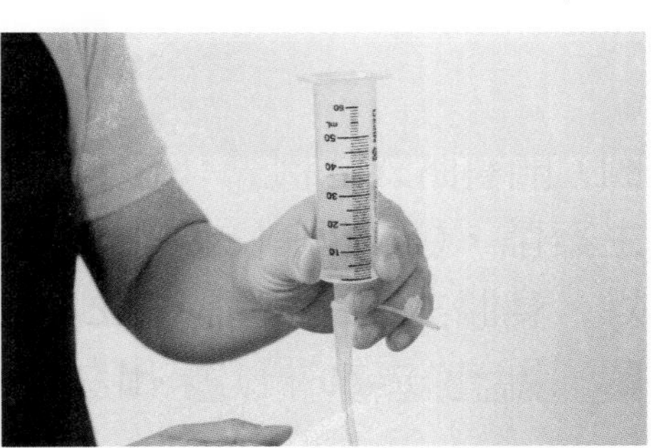
圖 04-74　倒入 30 ～ 50mL 開水至灌食空針

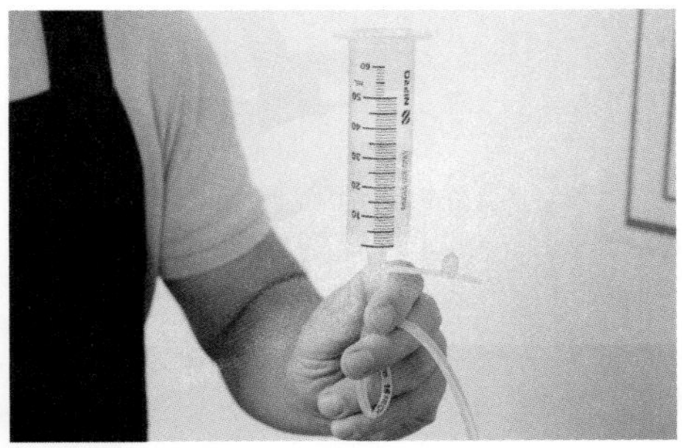
圖 04-75　開水即將全部流入，反摺鼻胃管，重複至確認沒有殘留藥物後，再給水至少 30mL

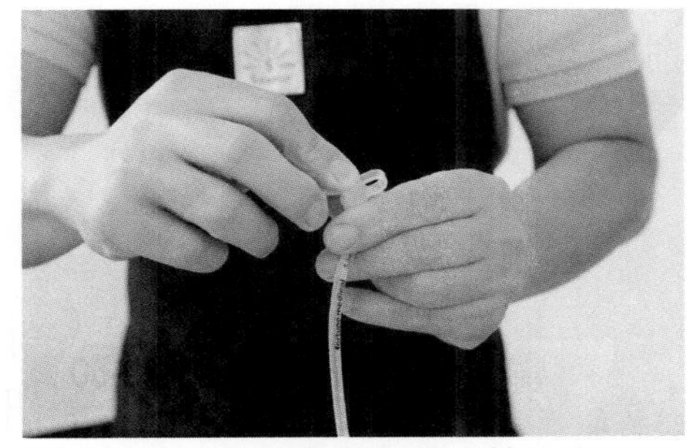
圖 04-76　取下灌食空針，蓋上鼻胃管蓋子

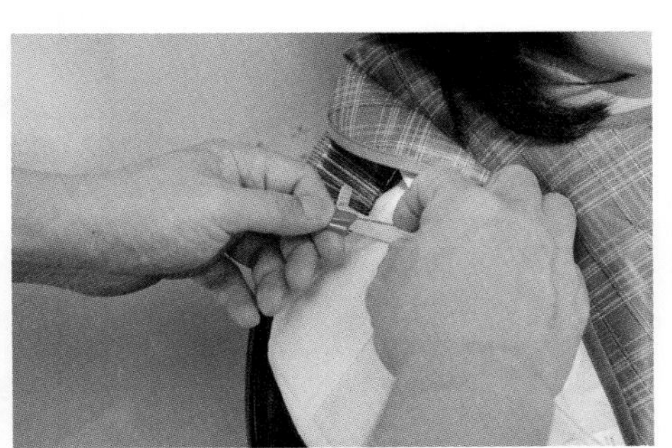
圖 04-77　以安全別針將鼻胃管固定於上衣

② 取下圍兜（圖 04-78），將用物放入托盤，移至備物區。用過的小藥杯丟垃圾桶（圖 04-79），小藥匙、灌食空針、針心、開水杯清洗乾淨（圖 04-80），將所有用物歸位，台面水漬擦拭乾淨（圖 04-81）即可。

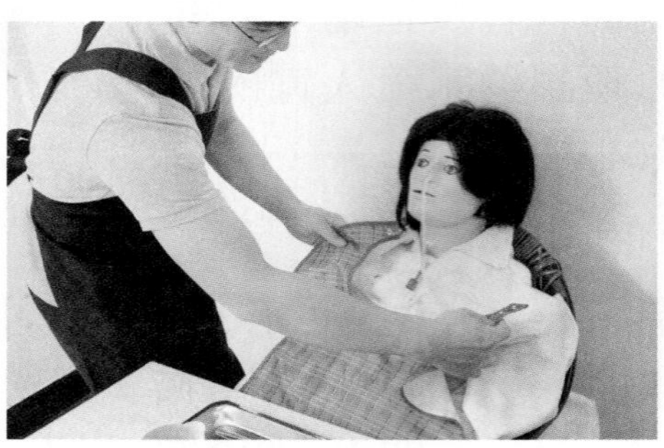
圖 04-78　取下圍兜

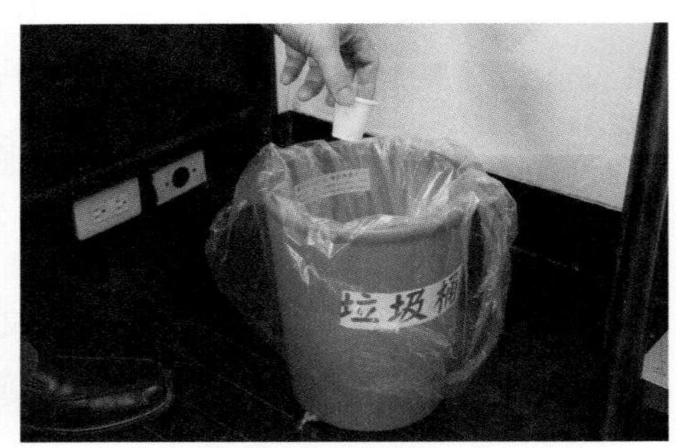

圖 04-79　用過的衛生紙、小藥杯丟垃圾桶

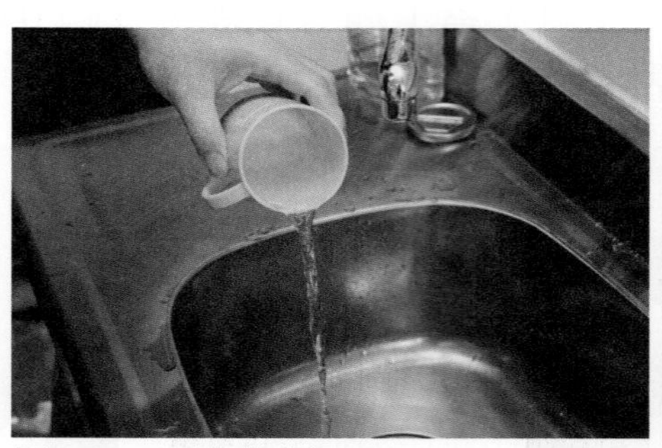
圖 04-80　清洗水杯

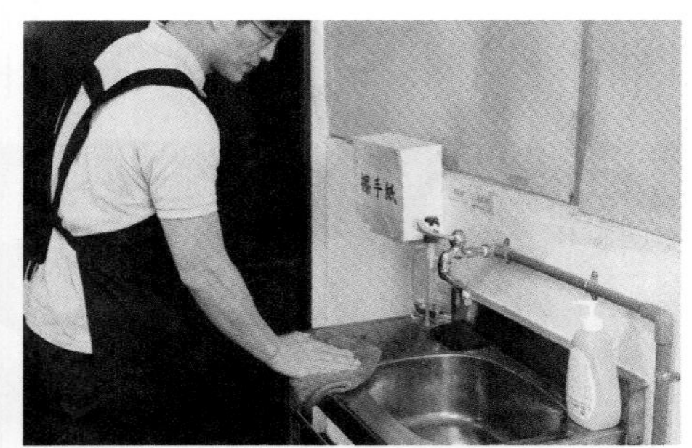
圖 04-81　台面水漬擦拭乾淨，再將抹布歸位

溫馨提醒
每次將鼻胃管蓋子打開前，都必須先反摺鼻胃管，以避免空氣進入鼻胃管。

6. 必要時要反摺鼻胃管，避免空氣灌入胃部（5 分）

（六）其他（21 分）

1. 個人衛生：食物製備過程，不可以圍裙或抹布擦手（圖 04-82、圖 04-83），或習慣性摸頭髮（圖 04-84）、摸臉、擦汗等。（4 分）

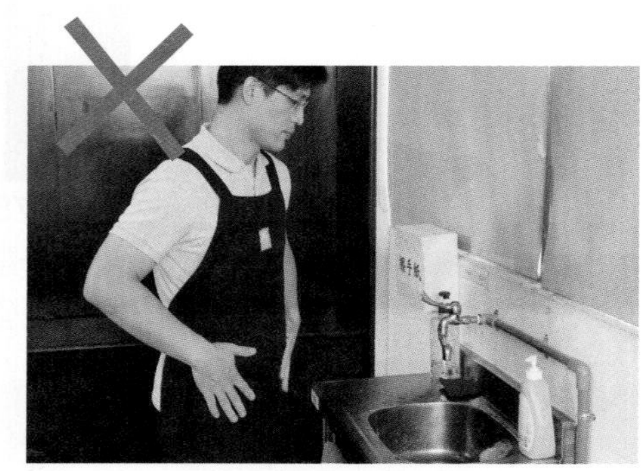
圖 04-82　不得用圍裙擦手

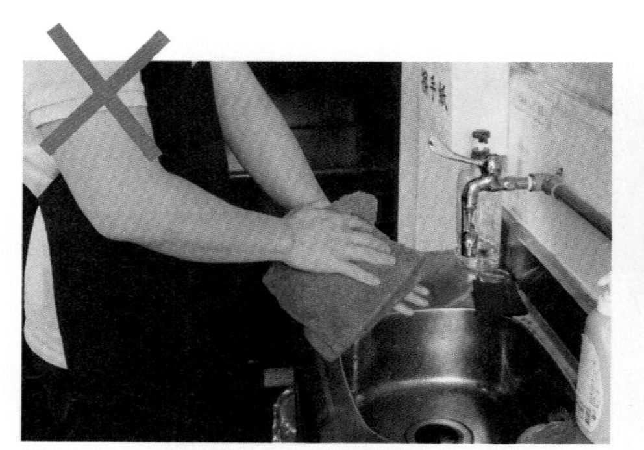
圖 04-83　不得用抹布擦手

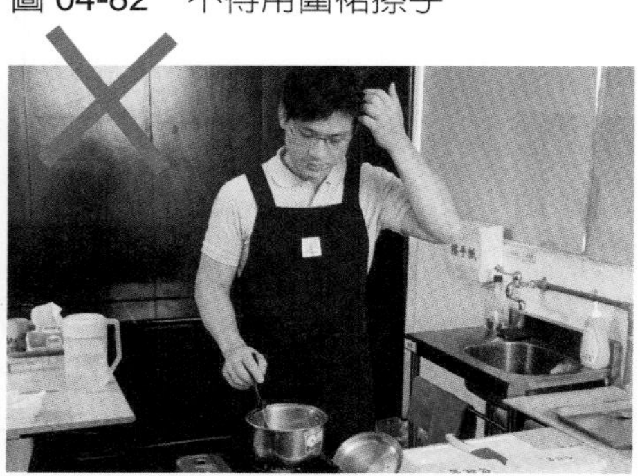
圖 04-84　習慣性抓頭髮

2. 食品清潔：不可用手直接觸摸已煮熟之魚（板豆腐）菜粥（圖 04-85）或藥物（圖 04-86）。（3 分）

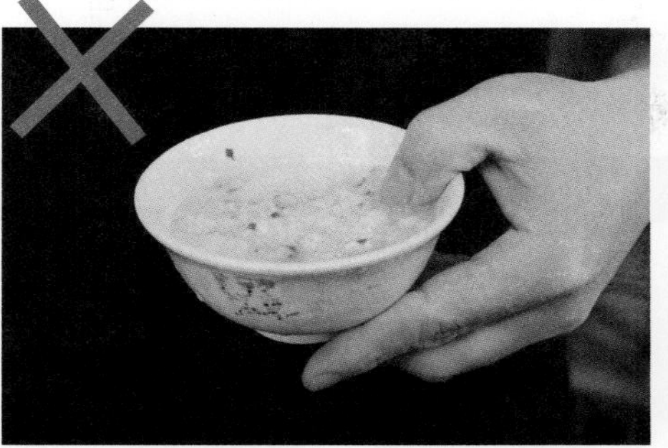

圖 04-85　不可用手直接觸摸已煮熟之魚菜粥

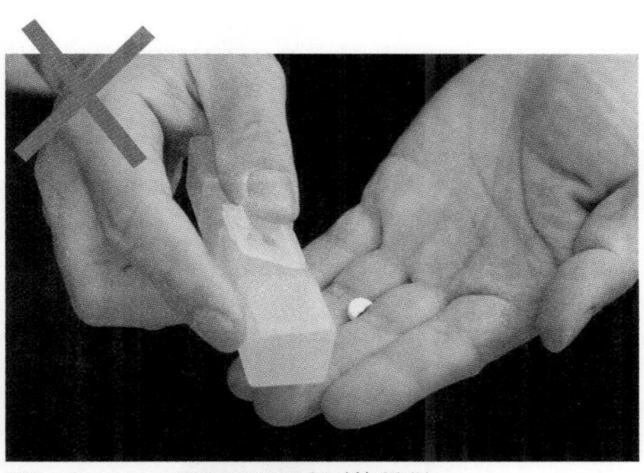

圖 04-86　不可用手觸摸藥物

3. 餐具、廚具衛生：不可用抹布擦餐具（圖 04-87），保持餐具及廚具之乾淨。（3 分）

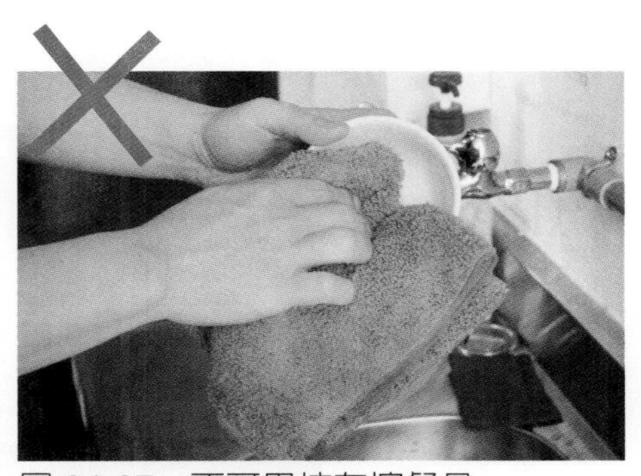

圖 04-87　不可用抹布擦餐具

4. 節約用水、用紙：適當控制用水量，正確使用擦手紙。（2 分）
5. 操作技術熟練並符合安全原則：飯菜燒焦現象或粥汁溢出鍋外（圖 04-88），則不給分。（9 分）

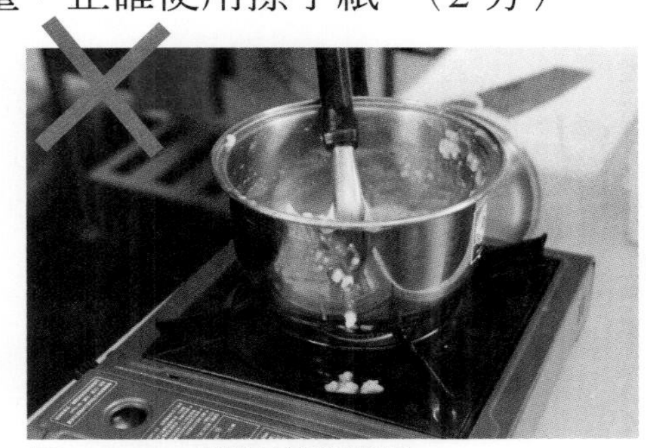

圖 04-88　粥汁溢出鍋外

即刻剖析

考場常見錯誤

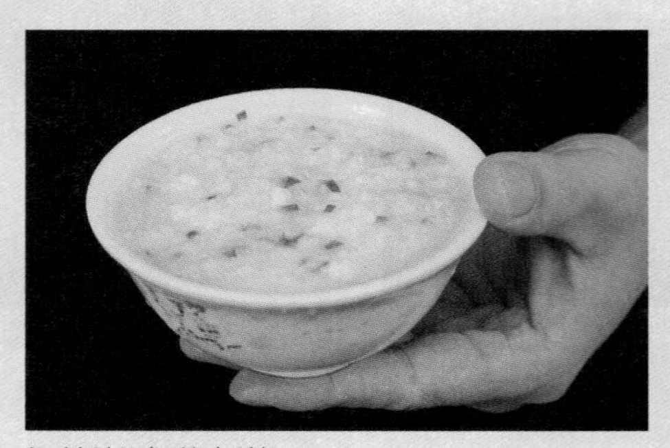
魚菜粥碗盛太滿

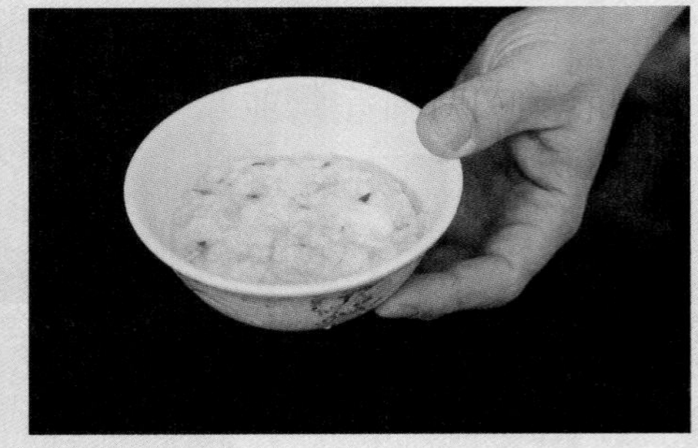
魚菜粥碗盛太少

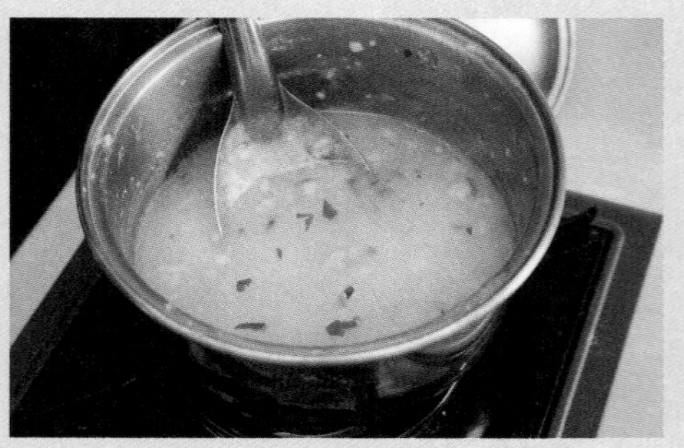
魚菜粥水量過多

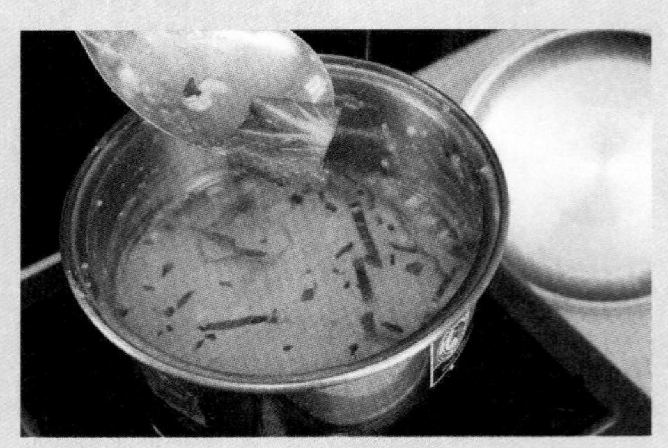
菜葉未切細

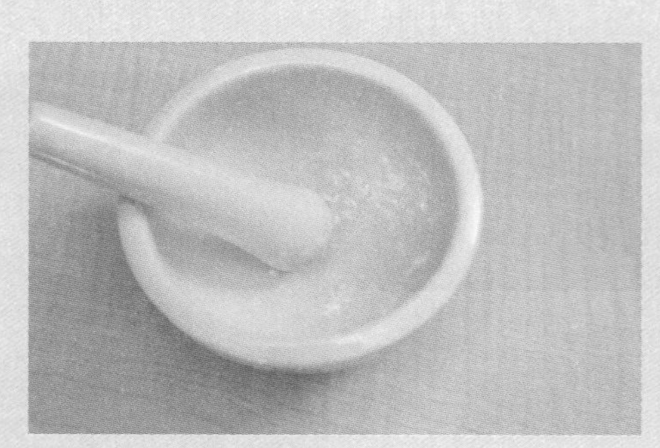
藥粉殘留在藥缽

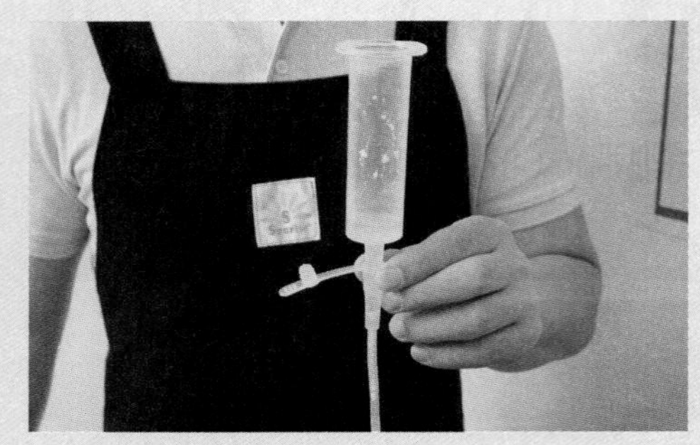
藥粉殘留在灌食空針

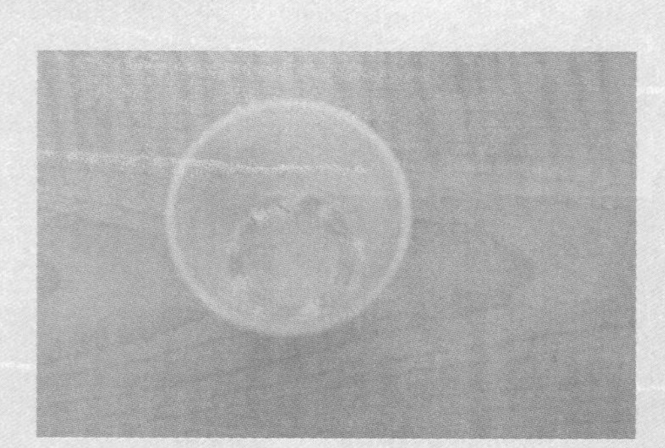
藥粉殘留在藥杯

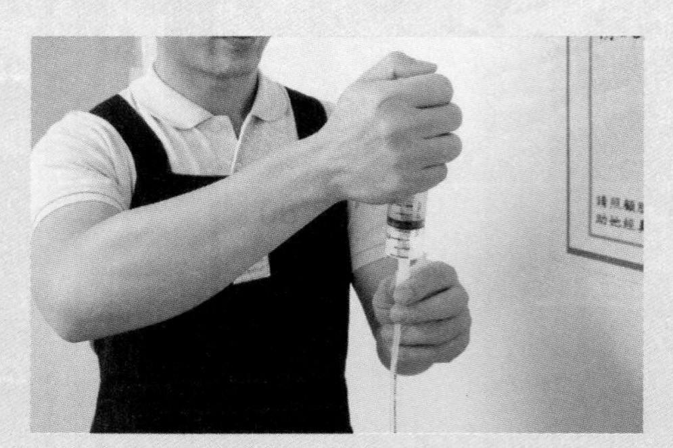
給藥時用手推灌食空針

05 洗頭、衣物更換

一、試題編號：17800 － 111405

二、測試時間：40 分鐘

三、測試內容

洗頭、衣物更換示範影片

情況：王奶奶多年前中風，左側肢體癱瘓臥床，已有多日未清洗頭髮，且平日有潤髮的習慣。

照顧服務員執行：床上洗頭及更換上衣（由術科場地聘請工讀生擔任模擬案主）。

四、考場設備

1. 考場設備：模擬案主（考場工讀生）、病床、供冷熱水源之洗手台。
2. 考生用品：吹風機、洗頭槽、汗衣籃、病服（病患所穿之衣物）、有靠背椅子、水桶、水瓢、大浴巾、毛巾、梳子、蓋單、枕頭、托盤、拖把。（圖 05-1）

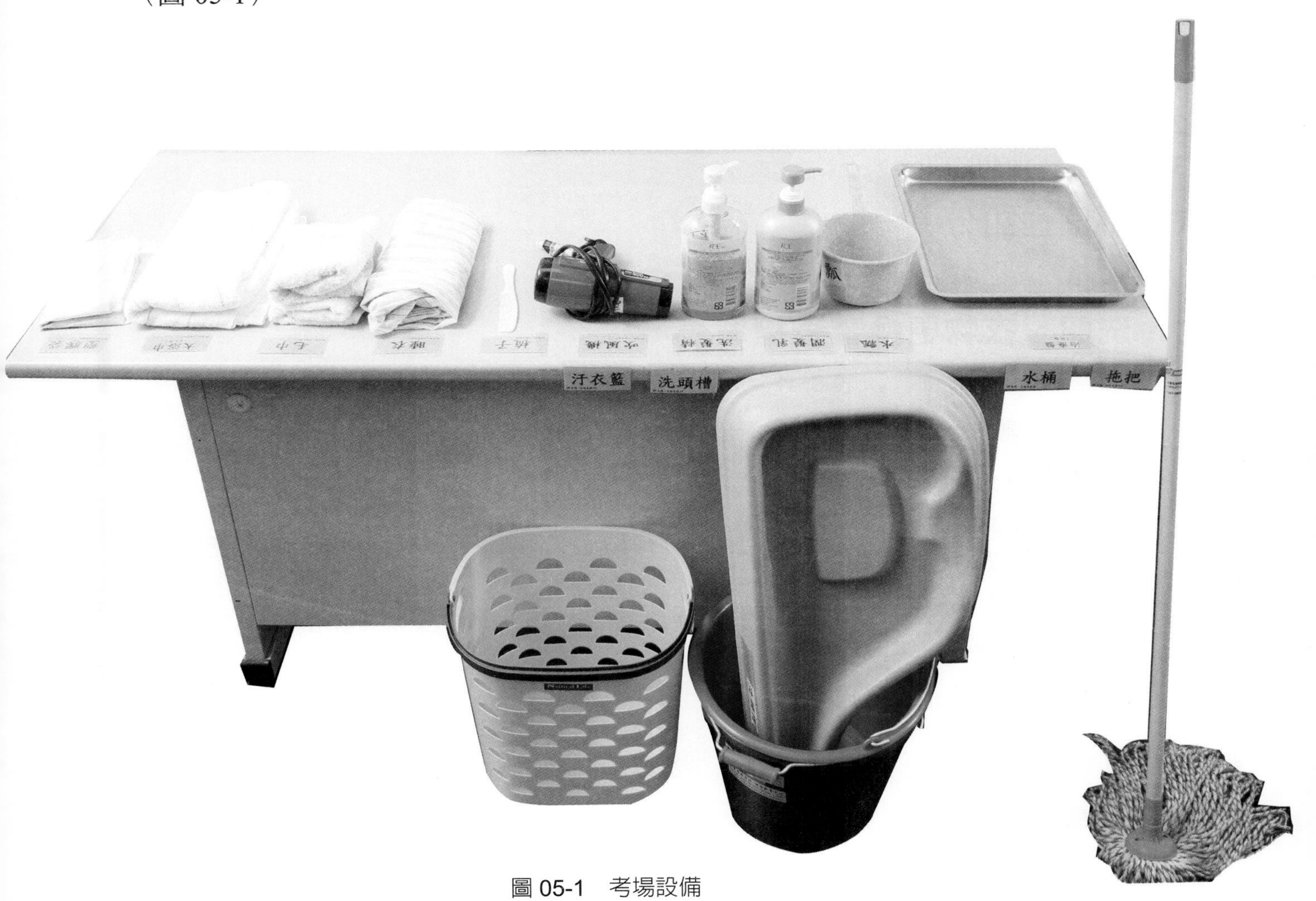

圖 05-1　考場設備

3. 考生自備：一般連上身圍裙 1 件，進場前請穿好圍裙，否則不可進場。（圖 05-2）

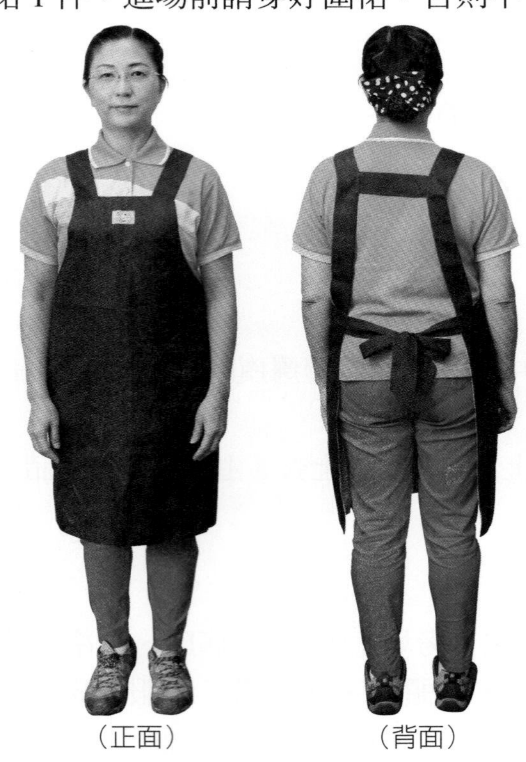

（正面）（背面）

圖 05-2　考生自備用物

五、重點提醒

1. 操作過程中，若案主有跌倒、摔傷、燙傷等意外事件發生之事實，則本試題以零分計。
2. 應檢人避免自備工具中夾帶或附註文字符號，或有不適當之情緒反應或行為，不給分。
3. 時間內未完成的部分，不給分。

六、關鍵性扣分

未確實將頭髮清洗乾淨 ---- 扣 47 分

七、洗頭、衣物更換審查標準表

表 05-1　洗頭、衣物更換審查標準表

建議配時	評審項目	配分	評審標準	不給分情況
5 分鐘	一、準備工作（20 分）			
	1. 向案主說明將為其洗頭、更換上衣的目的及步驟	5		未向案主說明者不給分
	2. 穿圍裙，脫除手錶、手鍊等飾品（若無法脫除則以膠帶固定）	3	雙手無手錶及飾品	未做到者不給分
	3. 洗淨雙手	5		未依洗手步驟者不給分
	4. 準備洗頭用具	5	備齊水桶、水瓢、洗髮精、毛巾、洗頭槽、吹風機、梳子等物品放置於床邊椅子上，方便操作位置	
	5. 準備案主衣物	2	備妥案主上衣置放於床邊椅子上	

（續下頁）

（承上頁）

建議配時：15分鐘；20分鐘

項目	配分	給分標準	不給分情況
二、床上洗頭（47分）			
1. 準備用水，並以手腕內側測量水溫至適當溫度	4		未以手腕內側測量水溫者，不給分
2. 放置洗頭槽（先以塑膠袋及大毛巾鋪在洗頭槽下）於頸部下方，並予適當支托患肢	2		未放置塑膠袋、大毛巾或未給予患肢適當支托者不給分
3. 洗頭槽排水口超出床沿	2		洗頭槽位置放置不妥者不給分
4. 將一水桶置放在洗頭槽排水端下方	2		水桶放置位置不妥者不給分
5. 先淋一點水在案主頭髮上，並詢問案主水溫是否適當	4		未做到左列者不給分
6. 以適量洗髮精清洗頭髮後，並以潤髮乳滋潤頭髮	5	完成洗髮、潤髮工作才給分	洗髮、潤髮工作未完成者不給分
7. 進行洗頭時，以指腹輕揉案主頭部	5		用指甲抓頭部者不給分
8. 留意不讓水流入案主耳朵或眼睛	5		水流入案主耳朵或眼睛者，不給分
9. 觀察案主頭皮是否有異樣	4		未有觀察案主頭皮動作者，不給分
10. 確實將頭髮清洗乾淨	10	須全頭清洗乾淨，頭髮上無殘留洗髮精、潤髮乳才給分	未清洗全頭或仍有殘留洗髮精、潤髮乳或沖洗水有汙染則「二」項不給分
11. 讓案主採臥姿，使用吹風機吹乾頭髮梳理整齊	4		未讓案主採臥姿或未吹乾頭髮梳理者不給分
三、更換上衣（17分）			
1. 維護隱私	4		未注意案主隱私者不給分
2. 從健肢開始脫掉上半身衣服，並適當支托患肢	5		未從健肢先脫不給分
3. 從患肢開始穿上上衣，並適當支托患肢	5		未從患肢開始穿者不給分
4. 扣上衣服扣子，擺整妥當，蓋上蓋單	3		未做到其中一項者不給分
四、事後處理（2分）			
物品歸位整理環境（必要時擦乾地板）	2		未將物品歸位者不給分
五、其他（14分）			
1. 動作熟練順暢，溫柔輕巧，並注意不能將案主的床及衣服弄溼	3		床或衣服弄溼不給分
2. 能隨時注意案主安全與舒適（如過程中給予案主左側患肢適當支托，依案主反映進行水溫調整）	8		沒有給予案主左側患肢適當支托或未依案主反應進行水溫調整者，不給分
3. 能留意案主的需要，給予適當回饋，並營造愉快的氣氛	3		未能表現出此情境者不給分

八、洗頭、衣物更換技術流程與重點說明

（一）準備工作（20 分）

1. 向案主說明將爲其洗頭、更換上衣的目的及步驟（5 分）（圖 05-3）

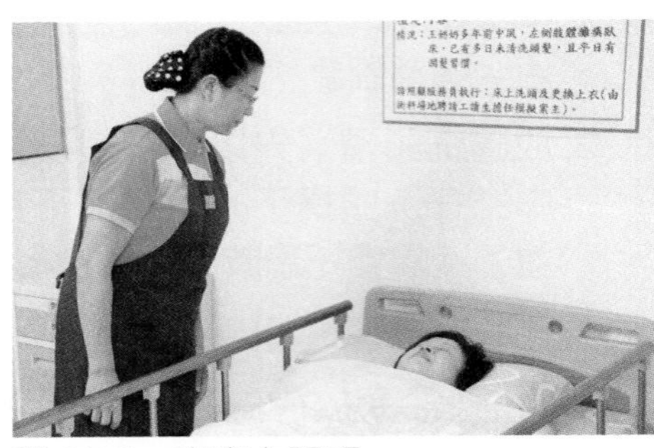
圖 05-3　向案主說明

口述

王奶奶，我是您的照顧服務員 OOO（應檢人名字），現在要幫您洗頭與更換衣服，您會比較舒服喔！您等一下，我去準備東西。

溫馨提醒

1. 未向案主說明者不給分。
2. 試場安排案主不論是男或女性，請應檢人均稱案主為「王奶奶」。

2. 穿圍裙，脫除手錶、手鍊等飾品（若無法脫除則以膠帶固定）（3 分）（圖 05-4）

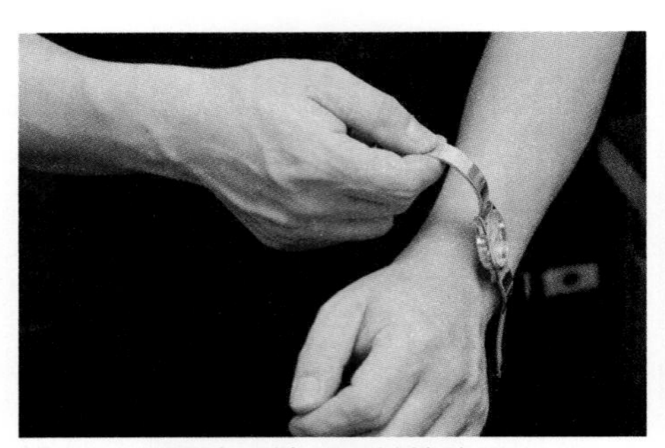
圖 05-4　脫除手錶、手鍊等飾品

3. 洗淨雙手（3 分）（圖 05-5）

溫馨提醒

洗手步驟，請參考第 16 ～ 18 頁。

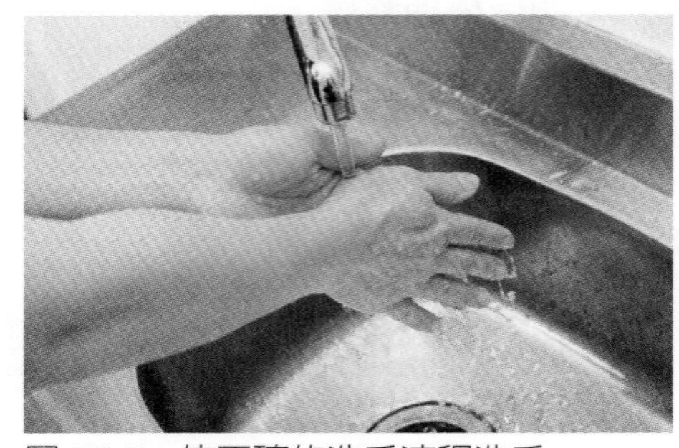
圖 05-5　依正確的洗手流程洗手

4. 準備洗頭用具（5 分）

（1）以托盤盛裝吹風機、病服（病患所穿衣物）、水瓢、毛巾、梳子等（圖 05-6）。

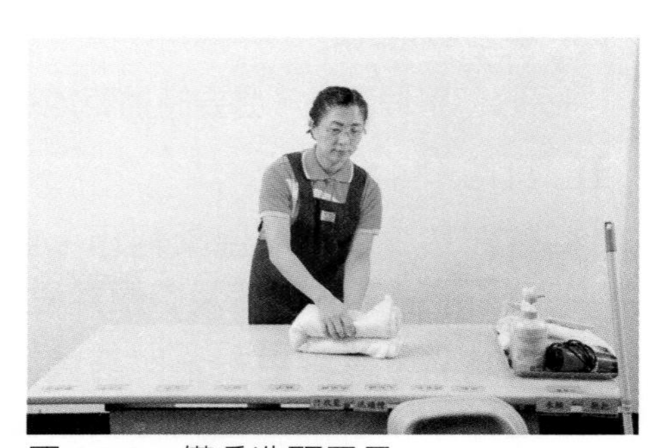
圖 05-6　備妥洗頭用具

（2）大毛巾與塑膠布，先捲成桿狀（圖 05-7、圖 05-8），塑膠布捲在外面，捲好放到托盤上。

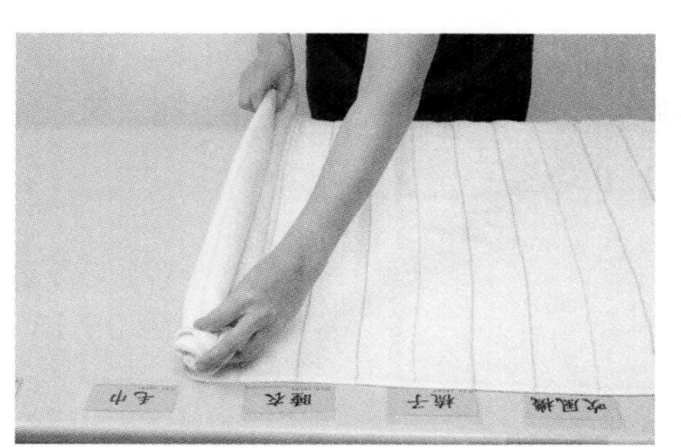

圖 05-7　塑膠布舖下層，再舖上大毛巾，由右往左捲，捲成桿狀（捲桿法一）

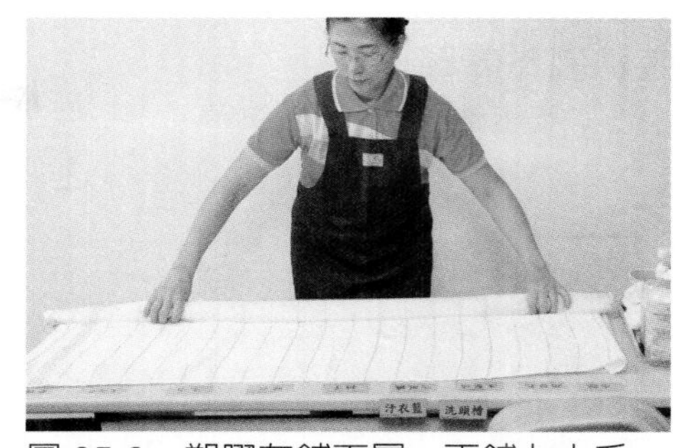

圖 05-8　塑膠布舖下層，再舖上大毛巾，由下往上捲，捲成桿狀（捲桿法二）

溫馨提醒

1. 可先在準備台將大毛巾與塑膠布捲成桿狀。
2. 為減少往返取物次數，可將洗頭槽放在水桶內，但應避免取物掉落的狀況。

5. 準備案主衣物（2 分）：將托盤上的用物移置案主床邊桌上（圖 05-9），再將洗頭槽、水桶、汙衣籃、拖把攜至案主床邊（圖 05-10）。

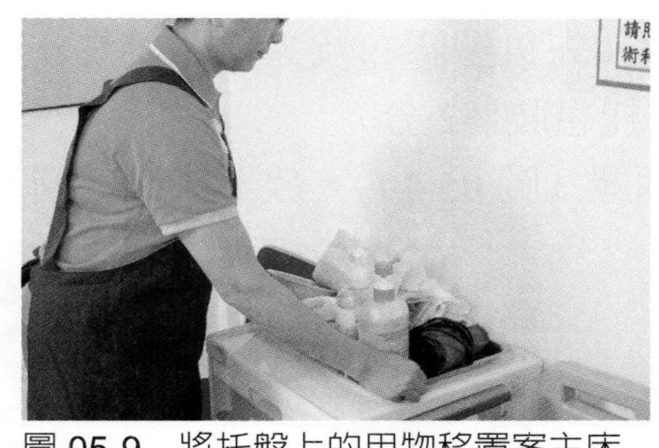

圖 05-9　將托盤上的用物移置案主床邊的桌上

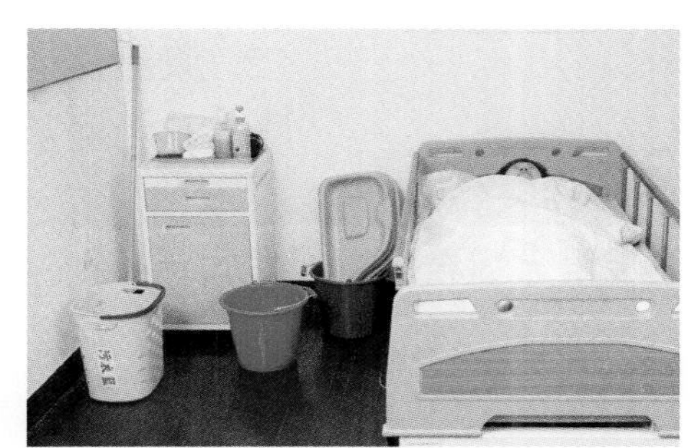

圖 05-10　將剩餘的用物攜至案主床邊

（二）床上洗頭（47 分）

1. 準備用水，並以手腕內側測量水溫至適當溫度（4 分）

（1）取一水桶移動至供冷熱水源之洗手台，盛裝洗頭的水。先放冷水（圖 05-11），再加熱水（圖 05-12）。

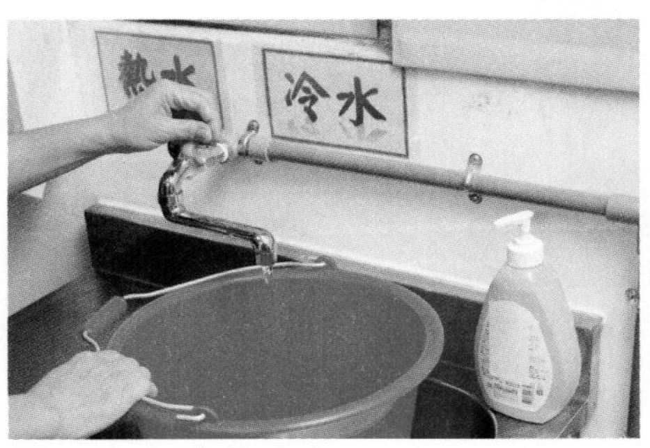

圖 05-11　先放冷水

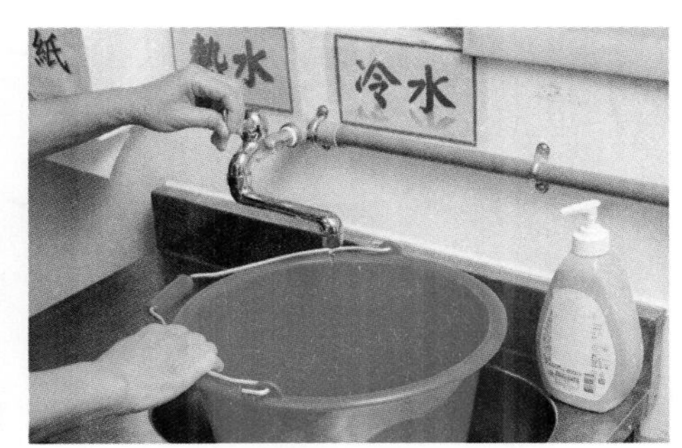

圖 05-12　再加熱水

口述
水溫剛好！
如有水溫計，則口述水溫 41 ～ 43℃

（2）以手腕內側測量水溫（圖 05-13），若場地備有水溫計，則以水溫計測量，合適水溫約 41 ～ 43℃，並口述水溫狀況。

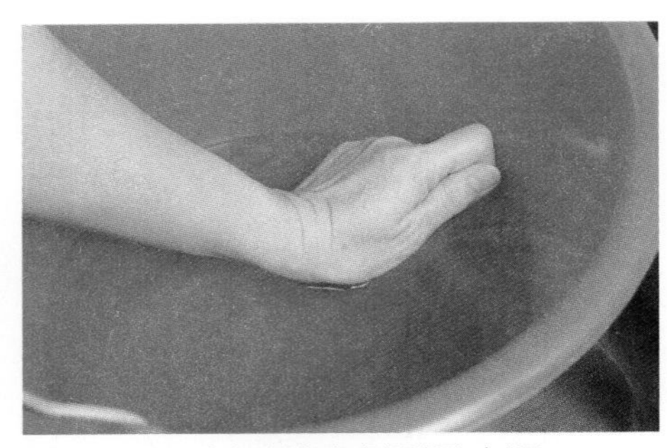
圖 05-13　以手腕內側測量水溫

溫馨提醒
1. 有些考場的熱水要打開一段時間才會有熱水，所以裝水時須留意水溫狀況，避免浪費水。
2. 未以手腕內側測量水溫，則不給分。

（3）盛水後，水桶移置案主床邊。

2. 放置洗頭槽（先以塑膠布及大毛巾舖在洗頭槽下）於頸部下方，並予適當支托患肢（2 分）

（1）拉上圍簾（圖 05-14），放下床欄（圖 05-15）。

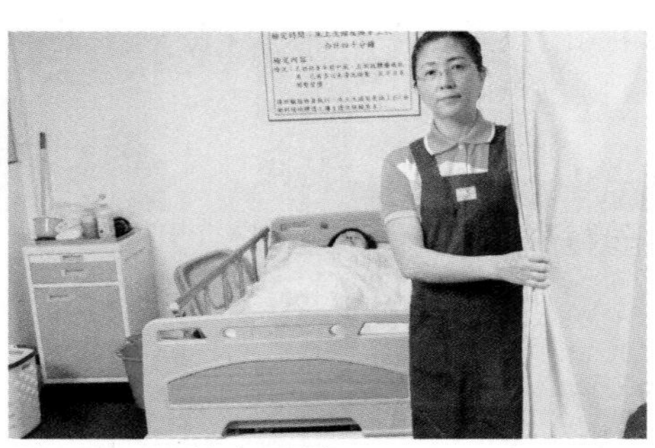
圖 05-14　拉上圍簾

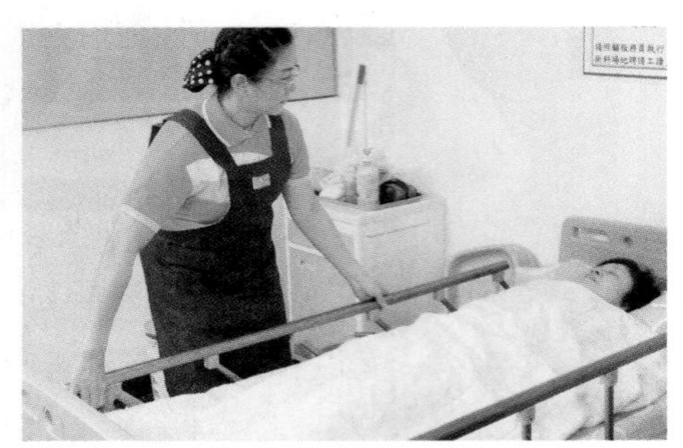
圖 05-15　放下床欄

口述
奶奶，要洗頭了，先把您的枕頭移開，墊在左手下方。……奶奶，把頭抬起來喔！我幫您鋪大毛巾，再放洗頭槽。

（2）親切的告訴案主，要幫他洗頭了，取下案主枕頭（圖 05-16），置左手（患側）下方，可支撐左手（圖 05-17）。

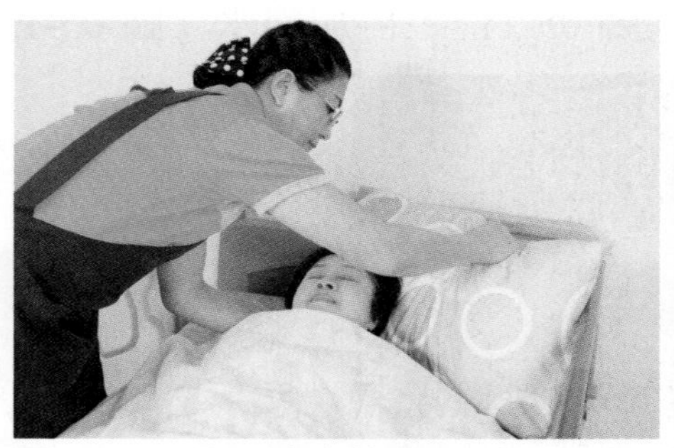
圖 05-16　取下案主枕頭

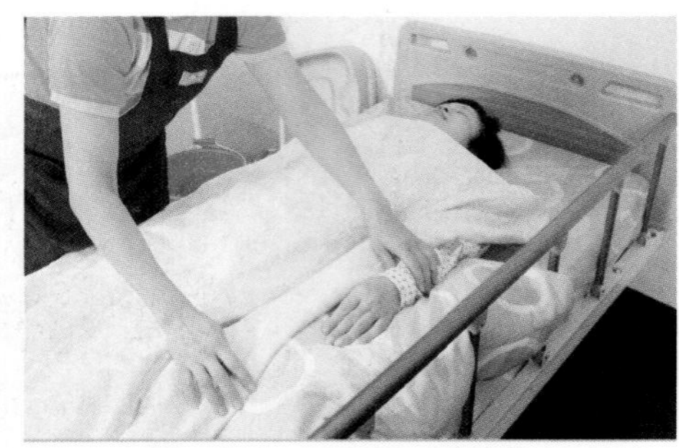
圖 05-17　置左手下方（患側），支撐左手

（3）鋪塑膠布與大毛巾於案主頭背部位（圖 05-18 ～圖 05-19），保護案主且預防床單弄濕，大毛巾在上接觸案主，塑膠布在下接觸床單；若塑膠布與大毛巾已事先捲成桿狀，將案主頭背部位微微抬起，再由案主左側（遠側）滾過頭背部位到右側。

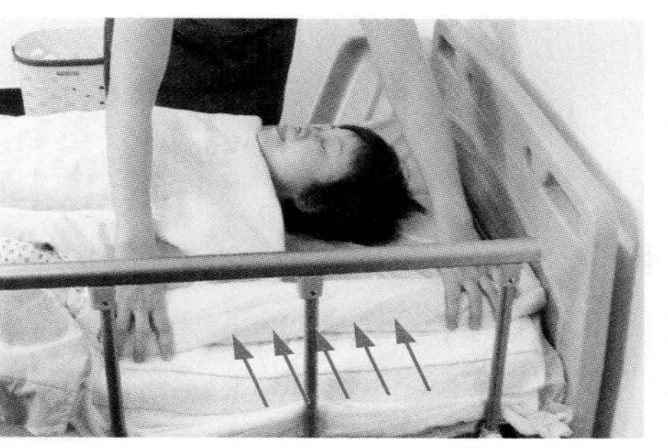
圖 05-18　採捲桿法一時，從左（遠）側往右（近）側鋪塑膠布與大布巾

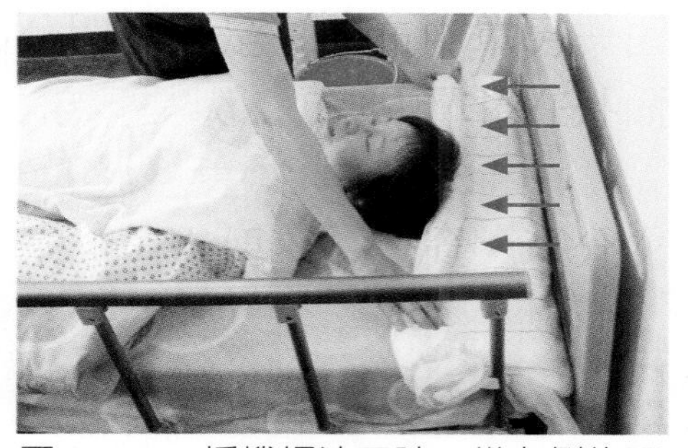
圖 05-19　採捲桿法二時，從上側往下鋪塑膠布與大毛巾

3. 洗頭槽排水口超出床沿（2 分）

（1）扶起案主頭部，放置洗頭槽（圖 05-20），並口述關心案主是否有不適感。

口述
奶奶，這樣會不舒服嗎？若不舒服，請您告訴我。

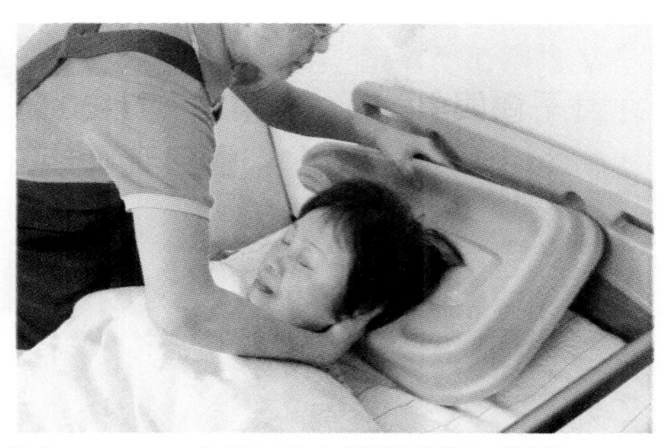
圖 05-20　協助案主頭放置洗頭槽

（2）將案主頭頸部輕輕置於洗頭槽凹槽處，取一條毛巾圍在衣領處（圖 05-21），避免上衣弄濕。

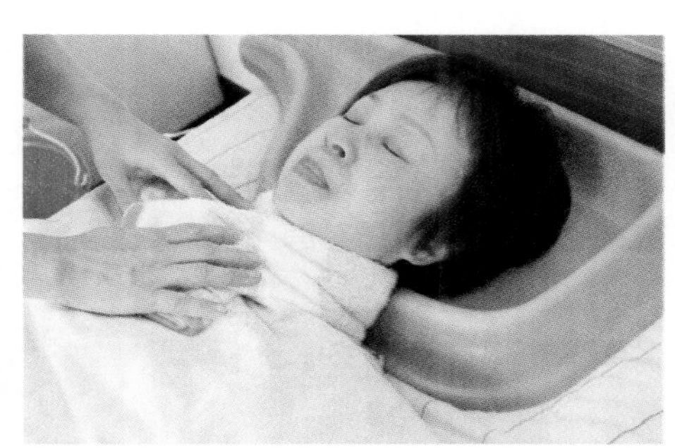
圖 05-21　毛巾圍在案主的衣領處

（3）取另一條毛巾，摺捲成條狀，墊高洗頭槽底部末端（圖 05-22），使洗頭槽微傾斜，排水口側較低，以利汙水能順暢的排到汙水桶，並確認洗頭槽排水口超出床沿（圖 05-23）。

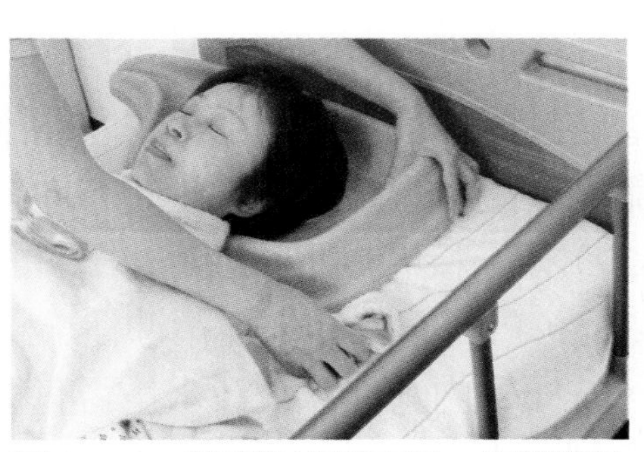
圖 05-22　墊高洗頭槽末端，使微傾斜

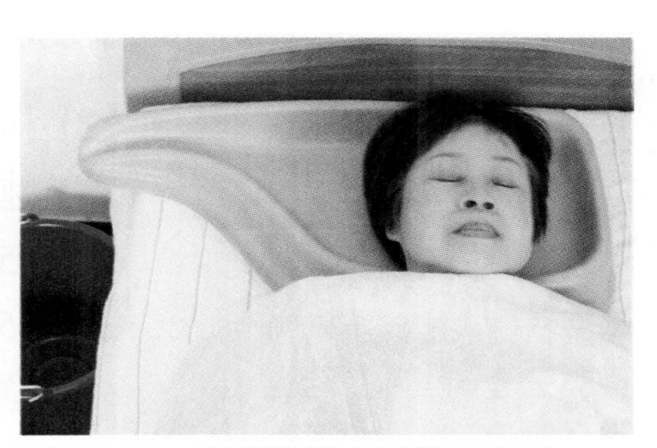
圖 05-23　洗頭槽排水口超出床沿

4. 將一水桶置放在洗頭槽排水端下方（2 分）：置放時，目測汙水可由洗頭槽流到汙水桶。（圖 05-24）

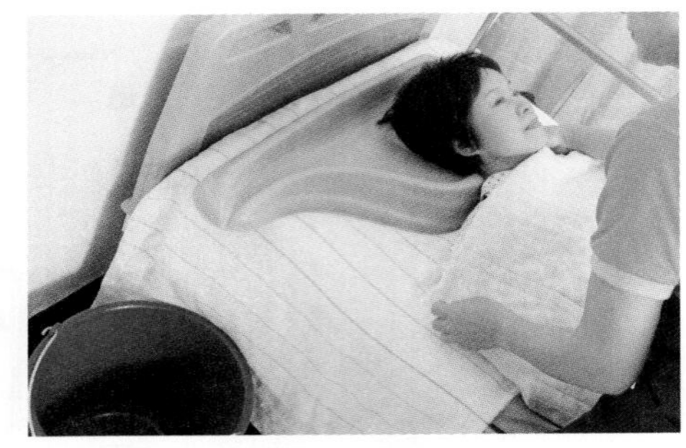
圖 05-24　桶置放在洗頭槽排水端下方

口述
奶奶，我先淋一點點水在您頭上，這個水溫可以嗎？會不會太燙或太冷？太燙或太冷都告訴我喔！……水溫可以，我們開始洗頭囉！

溫馨提醒
1. 弄濕頭髮時，可從頭頂髮梢處開始淋水。
2. 水瓢 1 次不要裝太多水，水量太多手較不易操作，水易濺出。

5. 先淋一點水在案主頭髮上，並詢問案主水溫是否適當（4 分）：以水瓢取水，口述告知案主先試水溫（圖 05-25），接著以水瓢取適量的水，將頭髮弄濕（圖 05-26）。

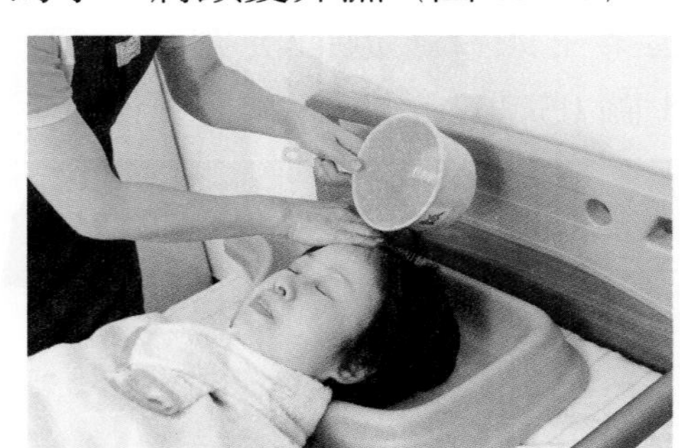
圖 05-25　試水溫

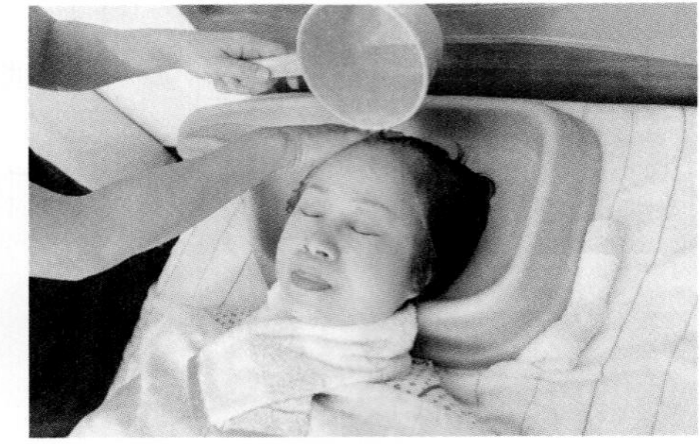
圖 05-26　頭髮弄濕

溫馨提醒
1. 先用洗髮精清洗，再用潤髮乳，不要拿錯。
2. 洗髮精不要取太多。

6. 以適量洗髮精清洗頭髮後，並以潤髮乳滋潤頭髮（5 分）
（1）取適量洗髮精，在手掌搓揉起泡（圖 05-27），再抹在案主頭髮上（圖 05-28）。

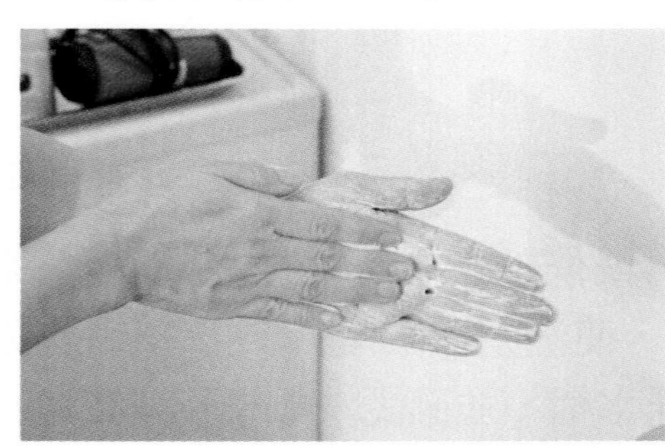
圖 05-27　適量洗髮精，手掌搓揉起泡

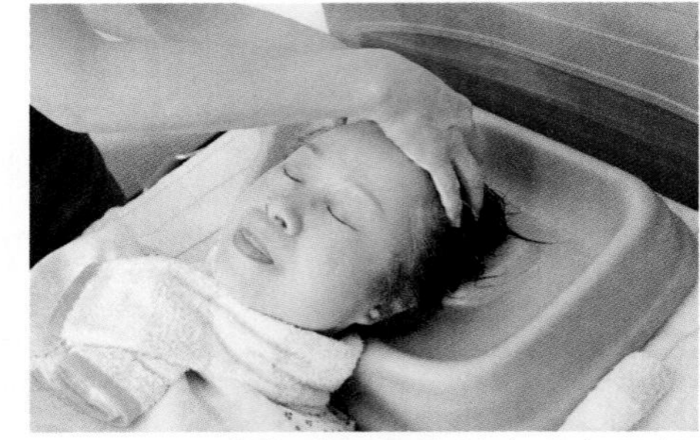
圖 05-28　將泡沫輕柔的抹在案主頭部

口述
奶奶，我們現在要洗左側邊，先把頭側向右邊一些。
換洗右側邊囉～請把頭側向左邊一些。
現在要洗後腦部，請奶奶把頭微向前抬起。

溫馨提醒
洗頭髮時，須將案主左、右側邊、後腦部都搓揉起泡，再沖淨。

（2）接著輕搓、揉洗案主頭部，先左側邊、右側邊、後腦部，並口述請案主配合調整頭部轉動的方向。搓揉至全頭都有泡沫（圖 05-29）後，接著以水瓢取水，先沖掉應檢人手上的洗髮精（圖 05-30），再將案主的洗髮精沖淨（圖 05-31）。沖洗時要隨時注意，洗頭槽內的泡沫或汙水是否有積在洗頭槽內，須隨時將汙水撥到汙水桶（圖 05-32），以防積水溢出。洗清時若發現水桶中的水量不足，再取適溫水，作法同前面的流程。

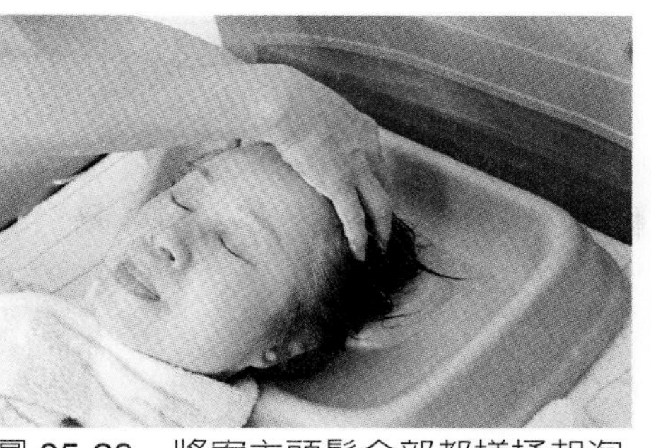
圖 05-29 將案主頭髮全部都搓揉起泡

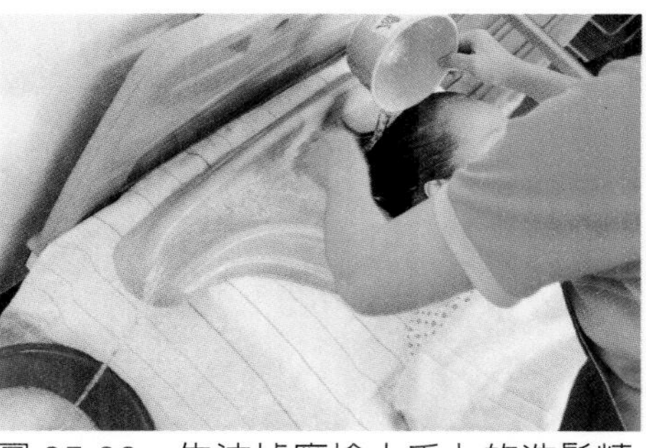
圖 05-30 先沖掉應檢人手上的洗髮精

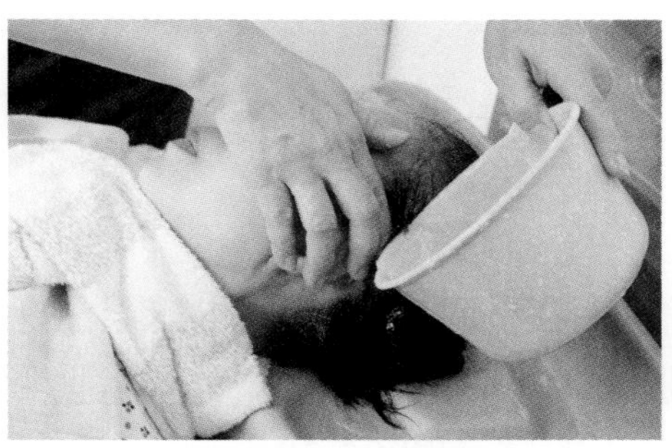
圖 05-31 再將案主洗髮精沖淨

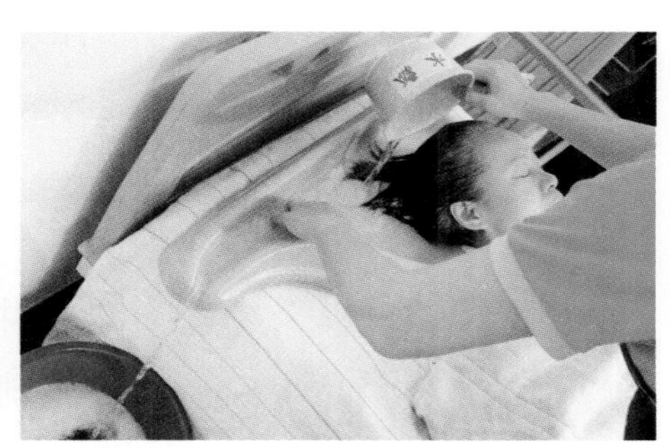
圖 05-32 將汙水撥入汙水桶

（3）取適量潤髮乳（圖 05-33），先在手掌中搓揉，再輕搓揉、滋潤案主全部的頭髮（圖 05-34）。

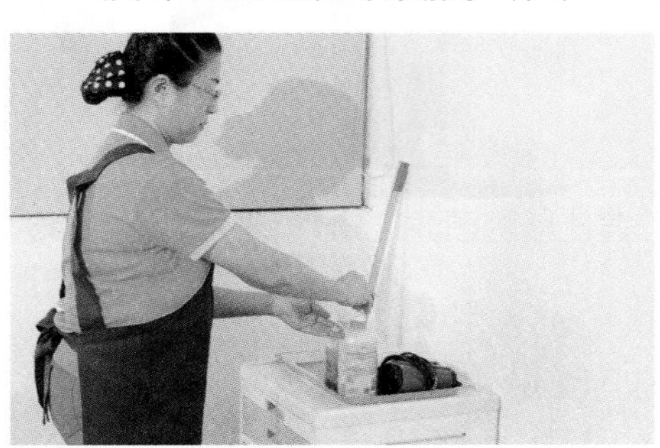
圖 05-33 適量潤髮乳

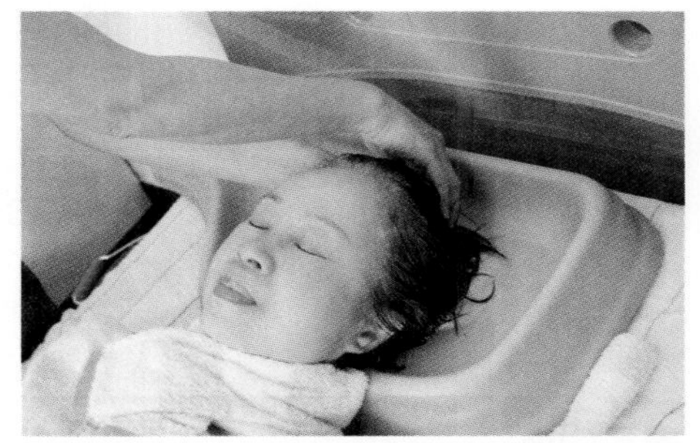
圖 05-34 先在手掌搓揉，再塗抹全頭

7. 進行洗頭時以指腹輕揉案主頭部（5 分）：洗髮、潤髮的過程，搓揉方式是以指腹輕揉（圖 05-35），並時時與案主互動，確認力道是否適當，哪些地方須要加強。

口述
奶奶這樣力道可以嗎？
有沒有哪個部位會癢？

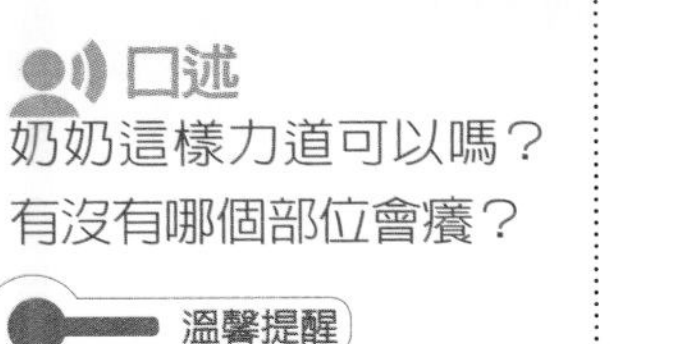

不可用指甲抓頭皮。

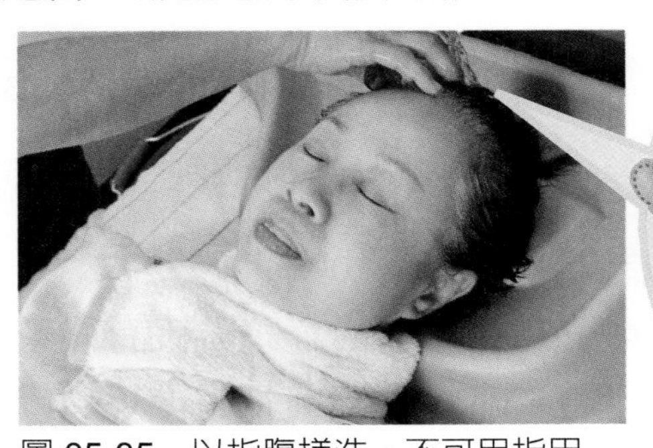

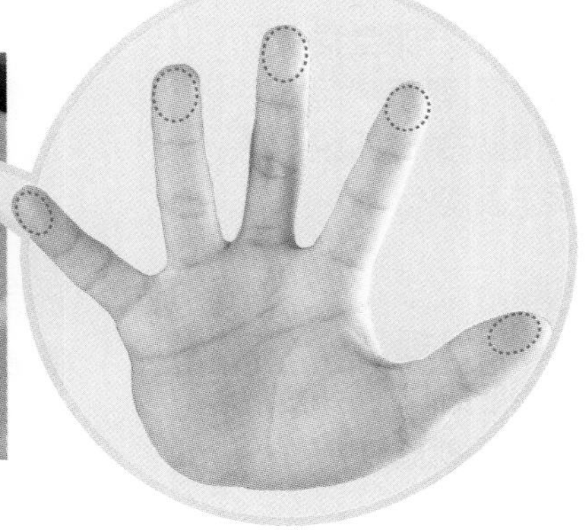
圖 05-35 以指腹搓洗，不可用指甲

8. 留意不讓水流入案主耳朵或眼睛（5 分）

（1）沖水時，水量不要太大，以免水花飛濺，弄濕案主臉、衣服、床。

（2）沖洗耳周圍時，要輕壓外耳（圖 05-36），防水流到耳道。

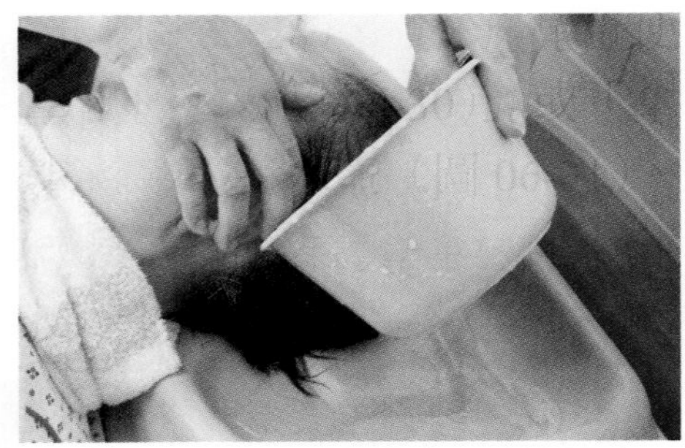
圖 05-36　沖洗耳週圍時，要輕壓外耳，防水流到耳道

（3）沖洗頭頂部時，以手遮住髮際額頭之間（圖 05-37），防水濺到眼睛。如果發生泡沫或水滴濺到案主臉上、耳朵或眼睛，須盡快擦拭（圖 05-38）。

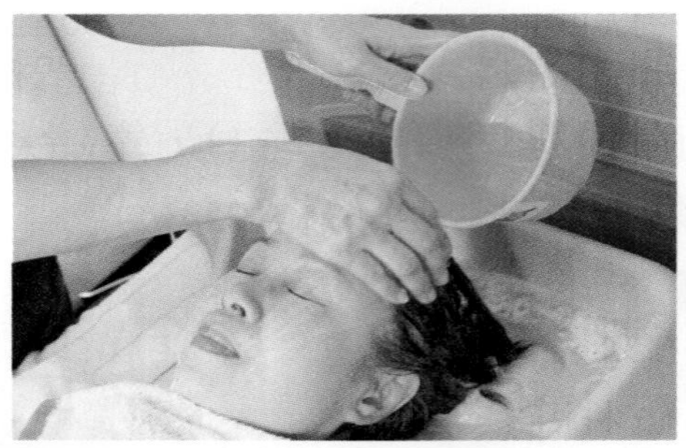
圖 05-37　遮住髮際額頭之間

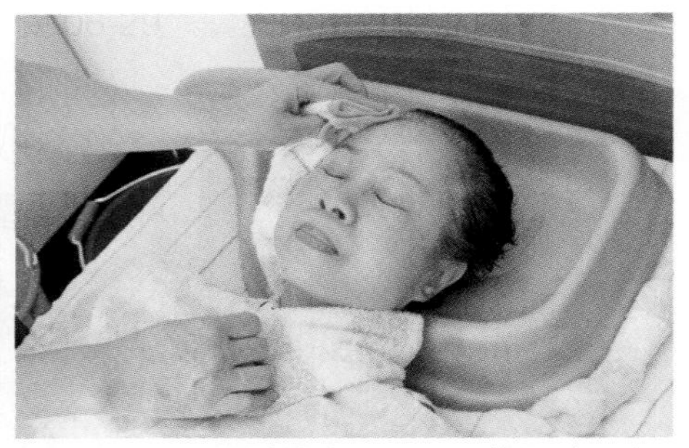
圖 05-38　濺到臉上、耳朵或眼睛，須盡快擦拭

9. 觀察案主頭皮是否有異樣（4 分）

洗頭的過程中，透過手觸摸頭皮、眼睛觀察（圖 05-39），將觀察結果口述告知案主。

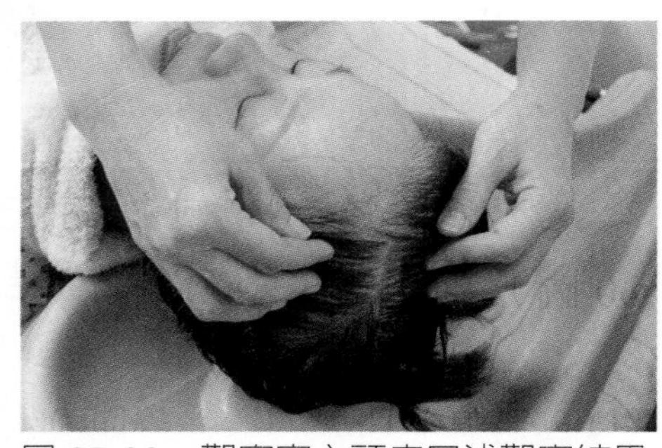
圖 05-39　觀察案主頭皮口述觀察結果

口述

奶奶您的頭皮很健康哦！沒有頭皮屑，頭皮沒有破皮，也沒有紅腫的情形。

溫馨提醒

此評分項目在洗頭全程任一階段均可執行，但盡量在開始洗頭時即說出，避免忘記執行。

10. 確實將頭髮清洗乾淨（10 分）

（1）確實清洗乾淨，檢查頭髮沒有殘留洗髮精、泡沫、潤髮乳，即口述完成此項目。若規範時間內未清洗完成；或口述完成卻仍有殘留洗髮精、潤髮乳，則扣 47 分。

口述

奶奶，頭髮已經洗好了，先幫您取出洗頭槽，再幫您擦乾頭髮。

(2) 輕抬起案主頭部，取下洗頭槽（圖 05-40），直接插放入汙水桶即可。

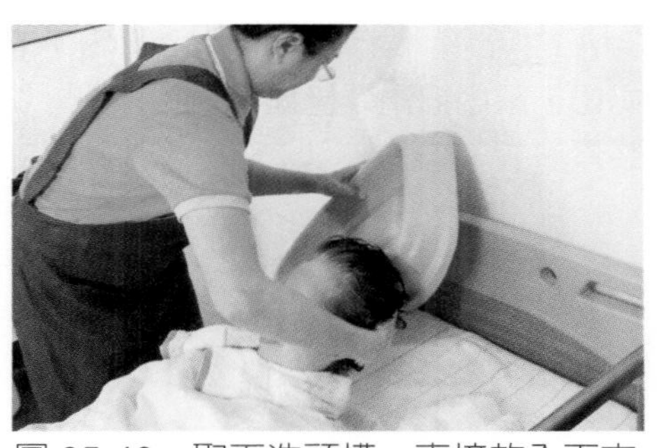
圖 05-40　取下洗頭槽，直接放入下方的汙水桶中

(3) 取墊高洗頭槽末端的毛巾（圖 05-41）或用床上大毛巾（圖 05-42），盡量擦乾案主頭髮。

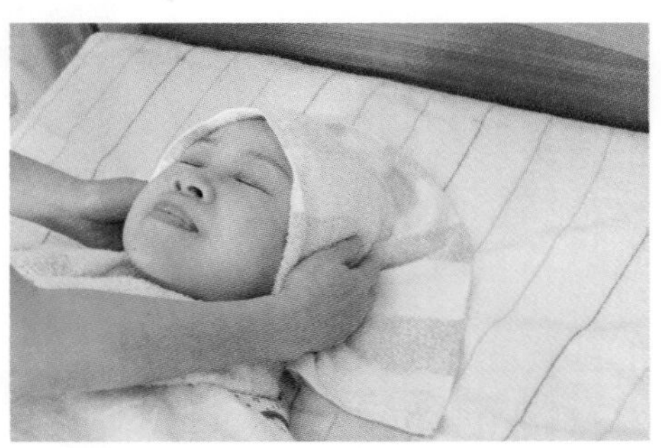
圖 05-41　以墊在洗頭槽下方的毛巾擦乾案主頭髮

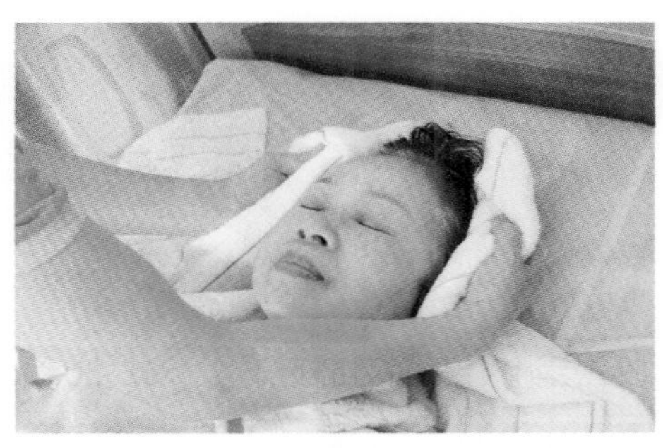
圖 05-42　還沒擦乾，再取墊在案主頭部下方的大毛巾繼續擦乾

11. 讓案主採臥姿，使用吹風機吹乾頭髮，梳理整齊（4 分）

口述
奶奶，我要使用吹風機幫您吹乾頭髮，再幫您把頭髮梳得美美的。

(1) 讓案主採臥姿，告知案主會使用吹風機將其頭髮吹乾及梳理整齊。

(2) 先以手試吹風機吹出的熱風溫度（圖 05-43），溫度適中，即可開始幫案主吹乾頭髮。

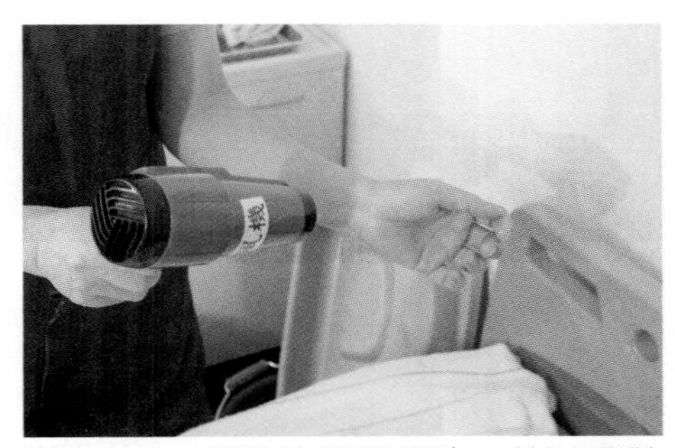
圖 05-43　調整吹風機風速，並以手測試溫度

口述
奶奶，這個溫度可以嗎？

(3) 吹風機避免直吹或太靠近頭皮，要用一手跟隨著吹風機出口（圖 05-44），以防燙傷，並與案主互動關心溫度的合適度。吹乾頭髮時，可邊撥散頭髮邊吹至頭髮全乾。

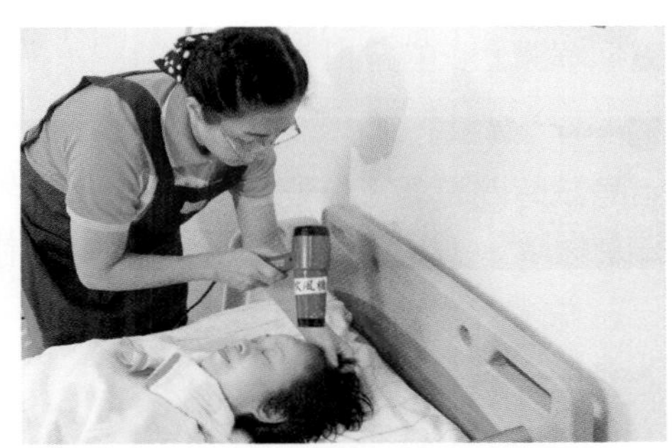
圖 05-44　邊撥散頭髮邊吹乾頭髮

口述
奶奶，幫您把頭髮梳理整齊。

（4）取梳子，將頭髮梳理整齊。（圖 05-45）

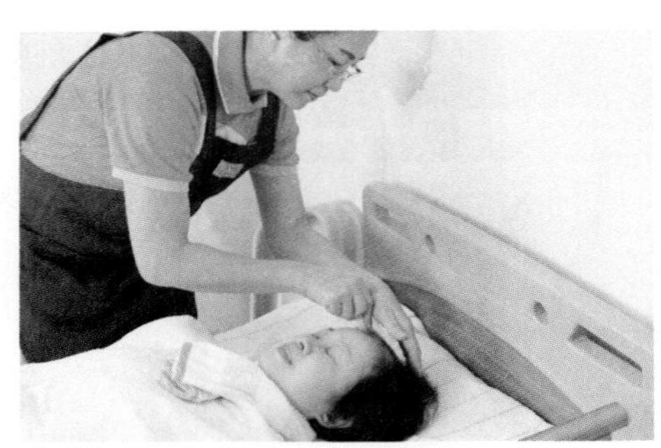
圖 05-45　以梳子將頭髮梳理整齊

口述
奶奶，我要取下塑膠布與大毛巾，您的頭部抬一下喔～

（5）輕抬起案主的頭部，取下塑膠布與大毛巾（圖 05-46），放置汙衣籃。

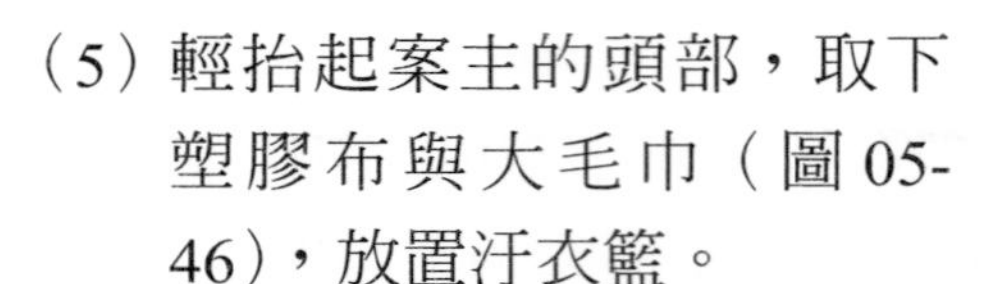

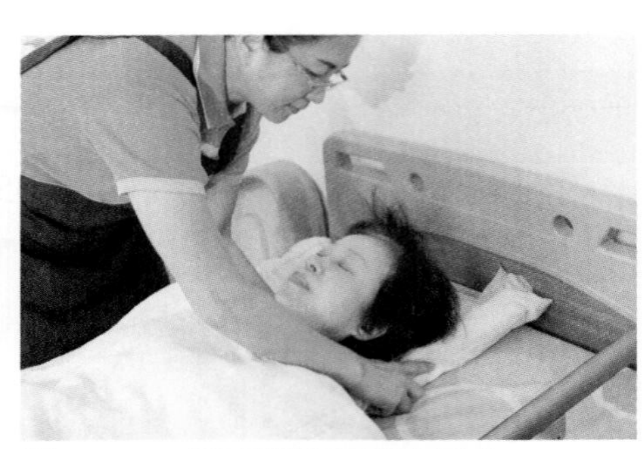
圖 05-46　取下塑膠布與大毛巾

口述
奶奶，幫您墊一下枕頭，您的頭抬一下喔～

（6）輕抬起案主的頭部，放回枕頭。（圖 05-47）

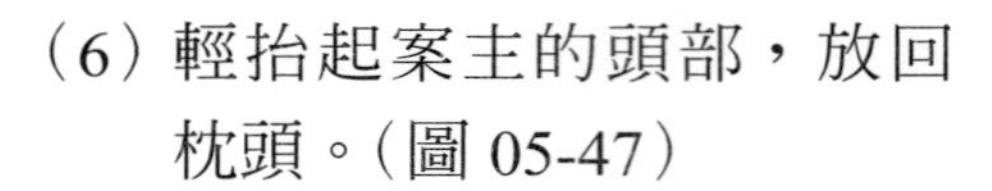

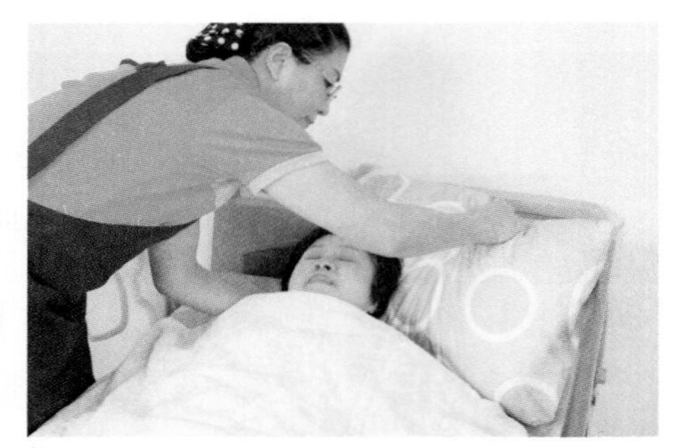
圖 05-47　放回枕頭

（三）更換上衣（17 分）

口述
奶奶，要幫您換衣服囉～圍簾已經圍上了，您不用擔心。

1. 維護隱私（4 分）

口述
奶奶，幫您把被單往拉下一些喔～
幫您解開上衣的鈕扣。

溫馨提醒
若考試時間是冬天，要注意保暖。

2. 從健肢開始脫掉上半身衣服，並適當支托患肢（5 分）
（1）將被單拉開至腰臀部位或掀開至一側面（注意保暖），由上往下將鈕扣全解開。（圖 05-48）

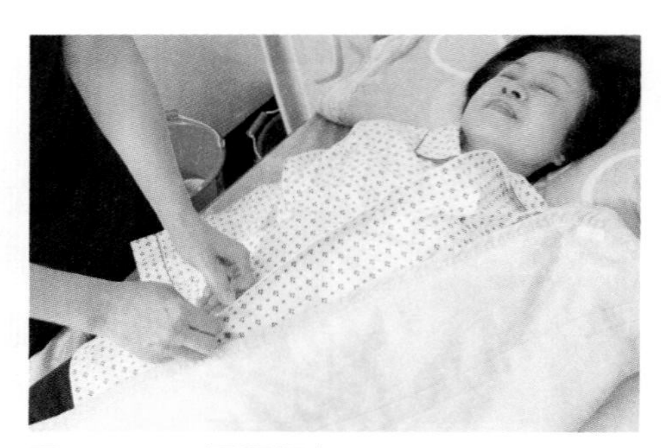
圖 05-48　解開鈕扣

口述
奶奶，我們先脫右邊袖子……袖子脫下了，您稍微側身一下，用右手握住左邊床欄，比較好穿脫……我要把衣服塞到您的左邊，接著要脫左邊袖子囉～

溫馨提醒
脫至手肘處時，注意不要硬擠拉衣袖

(2) 先脫右邊（健側）袖子（圖 05-49），並請案主右手握住左邊床欄，將脫下來的右側衣服塞到左背下側（圖 05-50），請案主鬆開右手，略向右側身，將塞在下側的衣服拉出來（圖 05-51），再將衣服脫下來。

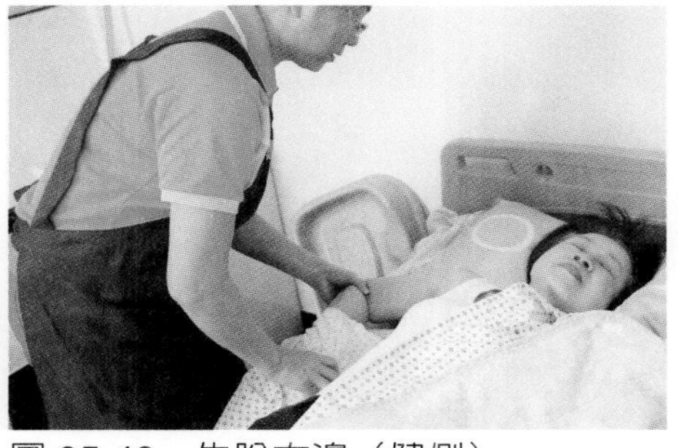
圖 05-49　先脫右邊（健側）

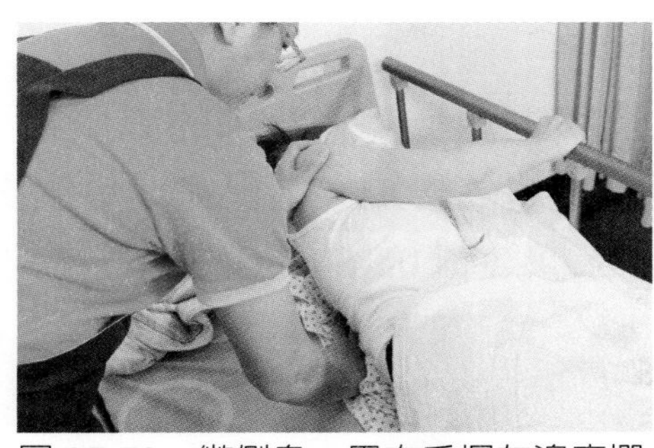
圖 05-50　微側身，用右手握左邊床欄

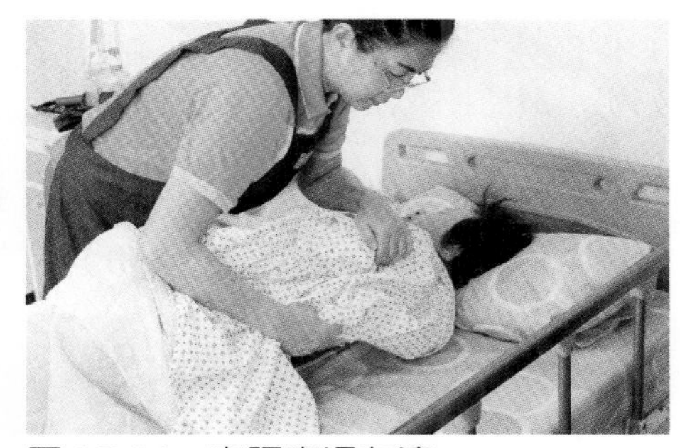
圖 05-51　衣服塞過左邊

口述
奶奶，要穿乾淨上衣了，先穿左邊（患側）袖子，我把您左手放在肚子上，要稍微翻向我這邊，我要把衣服從您背後塞過右邊，現在麻煩您右手循著右邊袖口，穿入袖子

3. 從患肢開始穿上衣，並適當支托患肢（5 分）：先將左衣袖撐開（圖 05-52），再套入案主左手（患側）（圖 05-53、圖 05-54），請案主右向翻身，將衣服塞過右側背（圖 05-55），請案主向左翻身，以右手拉住左床欄，將塞在下側的衣服拉出來（圖 05-56），再將案主右手穿入袖子（圖 05-57）。

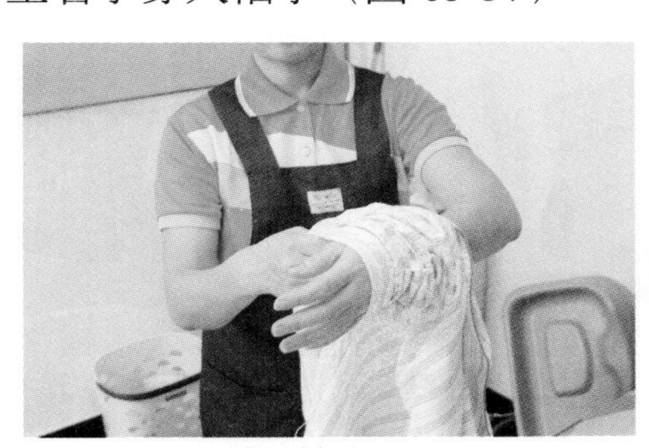
圖 05-52　先將衣袖撐開

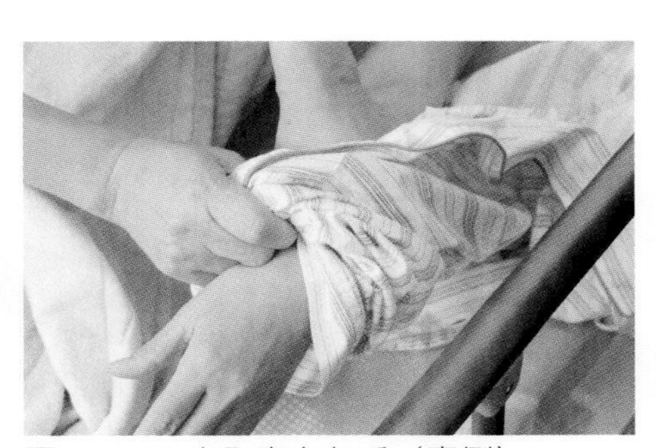
圖 05-53　套入案主左手（患側）

溫馨提醒
左手放在肚子上支托，避免左邊手撞到床欄

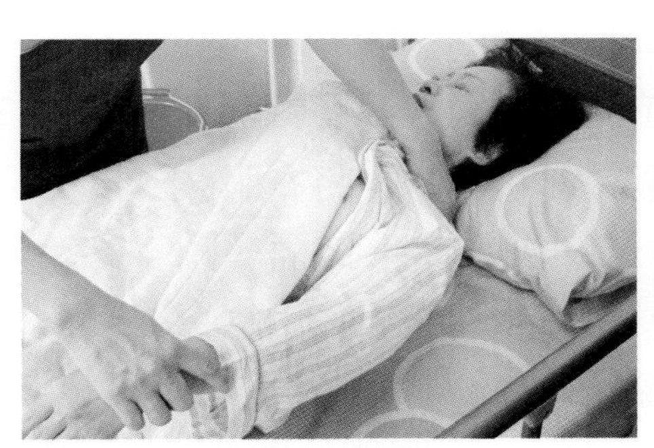
圖 05-54　將右袖子穿好

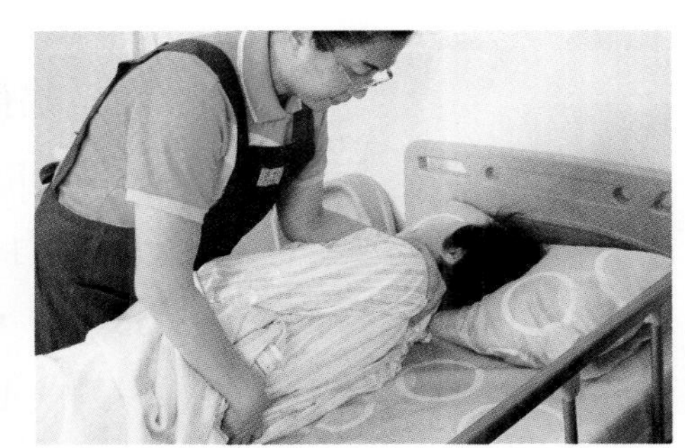
圖 05-55　左手放在肚子上支托協助案主右向翻身， 衣服從背後塞過右邊

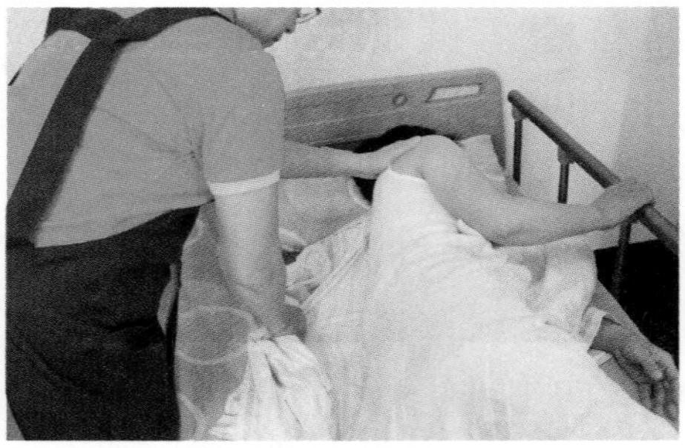

圖 05-56　請案主微側身，右手握住左邊床欄，拉出塞在下側的右衣袖

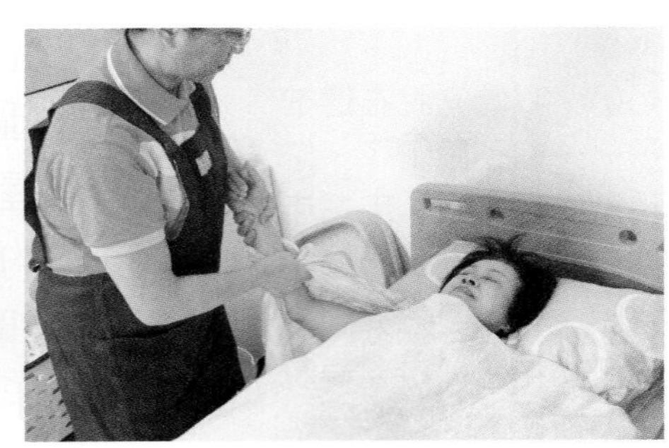

圖 05-57　右手套入右袖口，穿入袖子

4. 扣上衣服扣子，擺整妥當，蓋上蓋單（3 分）：扣上全部的鈕扣（圖 05-58），請案主側身，將背部的衣服拉平整（圖 05-59），讓案主平躺，蓋上被單，告知案主已完成更換衣服，請案主休息（圖 05-60）。拉上床欄（圖 05-61）後，即開始收拾用物。

口述

奶奶，幫您把衣服拉平整、扣鈕扣。

衣服穿好了，幫您蓋上被單，拉上床欄，您先休息一下，我去整理用物，再來看您。

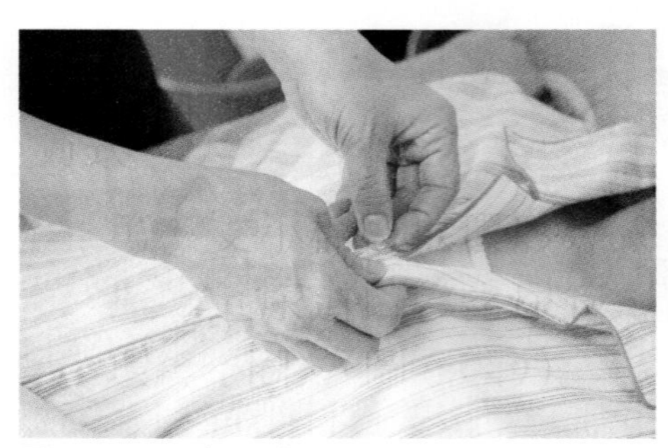

圖 05-58　扣鈕扣

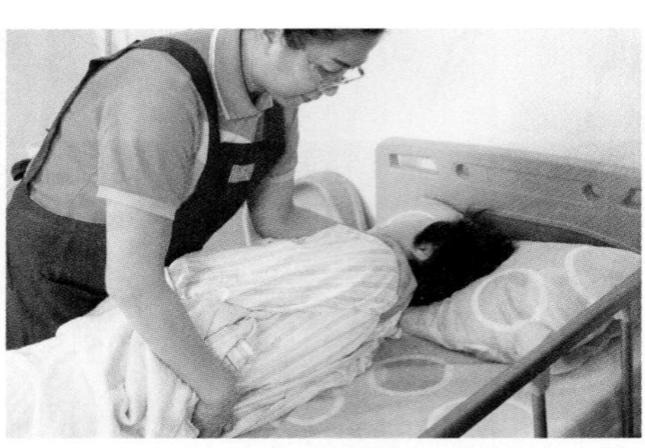

圖 05-59　協助案主側躺，背面拉平整

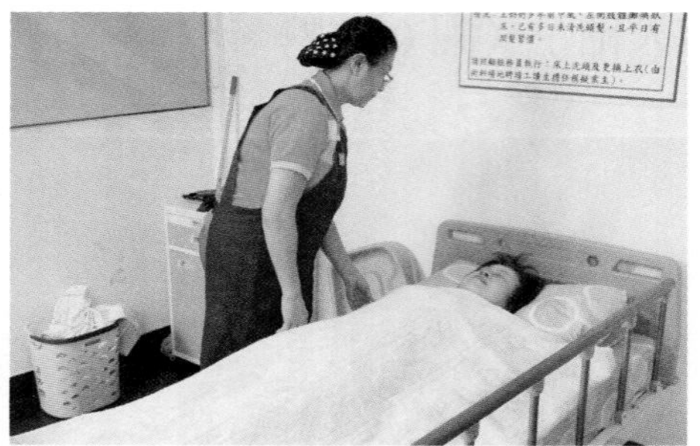

圖 05-60　蓋上被單，請案主休息

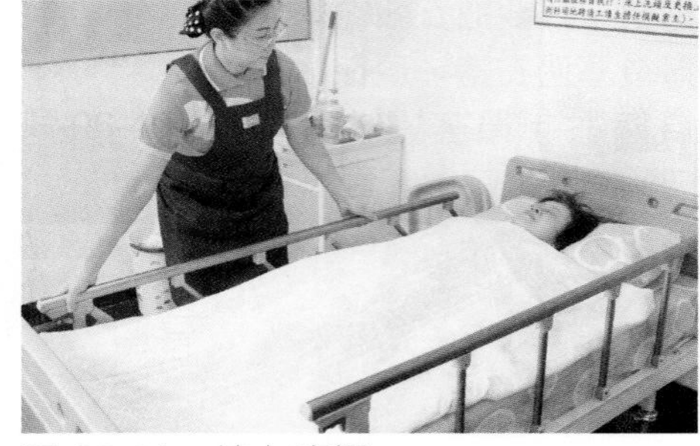

圖 05-61　拉上床欄

（四）事後處理（2 分）

1. 物品歸位整理環境（必要時擦乾地板）（2 分）

拉開圍簾（圖 05-62），將衣服、大毛巾、毛巾置於汙衣桶（圖 05-63），倒掉水桶的水（圖 05-64），洗清水桶（圖 05-65）、水瓢（圖 05-66）、洗頭槽（圖 05-67）、汙水桶（圖 05-68），將其他物品放回原置物區（圖 05-69），若洗頭時水潑濺到地板，以拖把將地板擦乾（圖 05-70）。

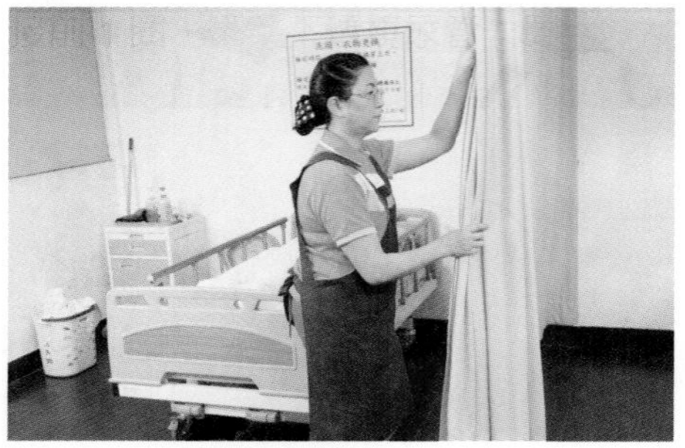

圖 05-62　拉開圍簾

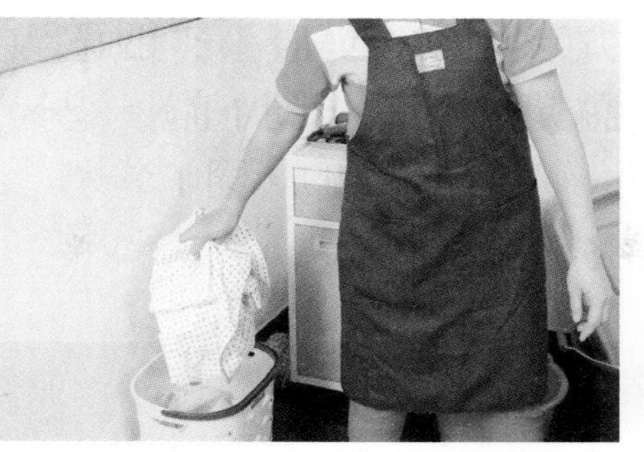

圖 05-63　衣服、大毛巾、毛巾置於汙衣桶

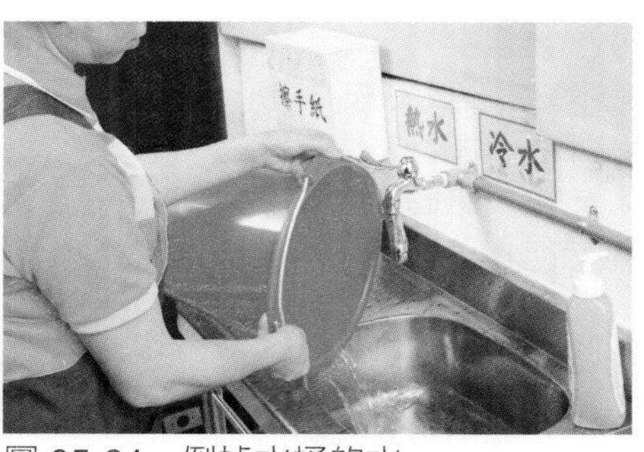

圖 05-64　倒掉水桶的水

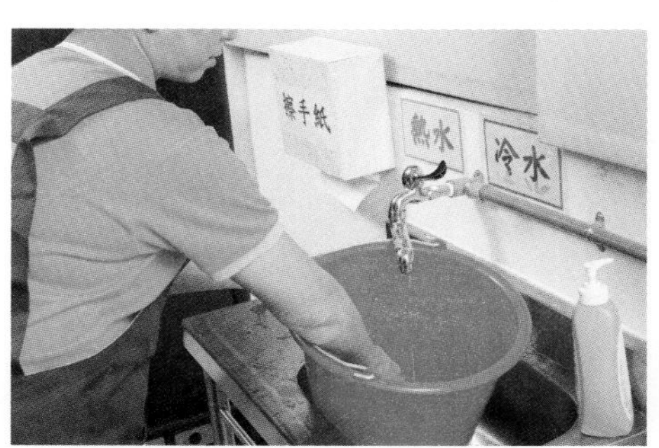

圖 05-65　洗清水桶與洗頭槽

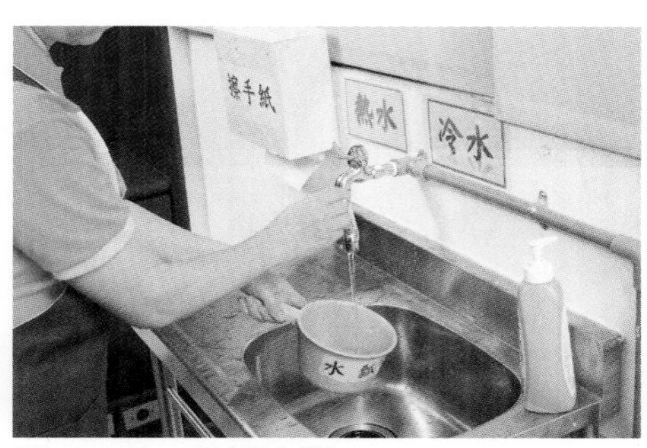

圖 05-66　洗清水瓢

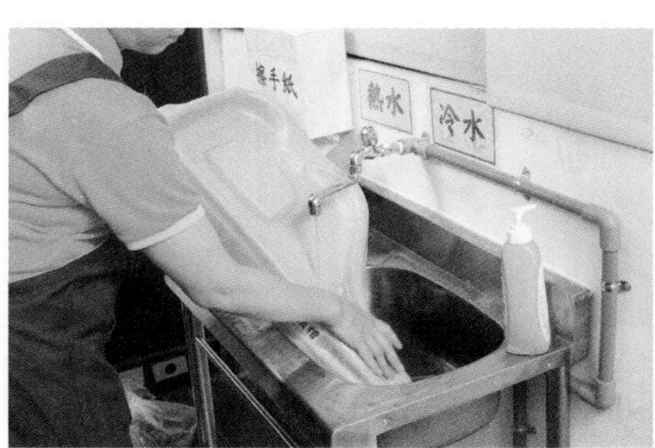

圖 05-67　洗清洗頭槽

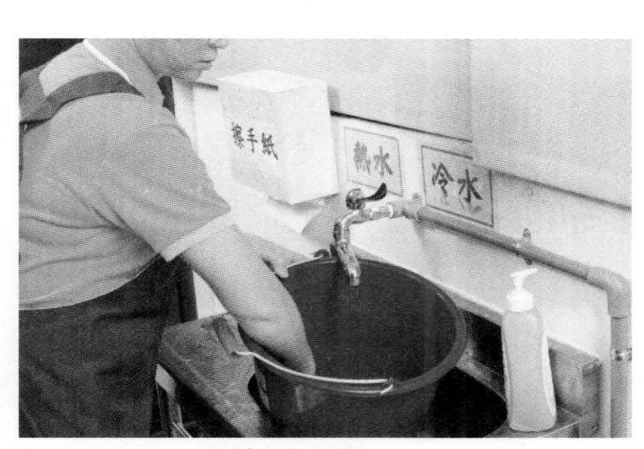

圖 05-68　洗清汙水桶

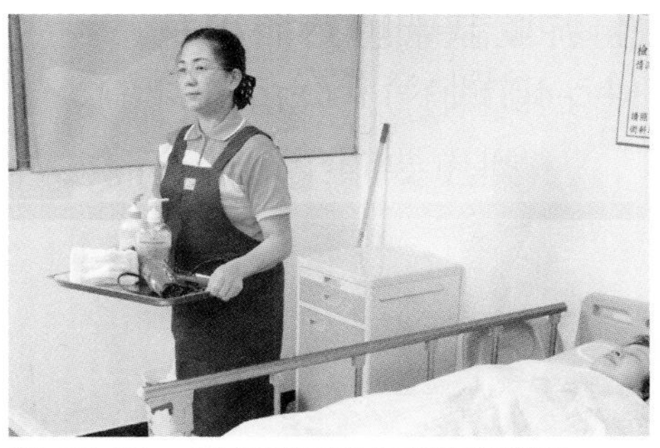

圖 05-69　其他物品放回原置物區

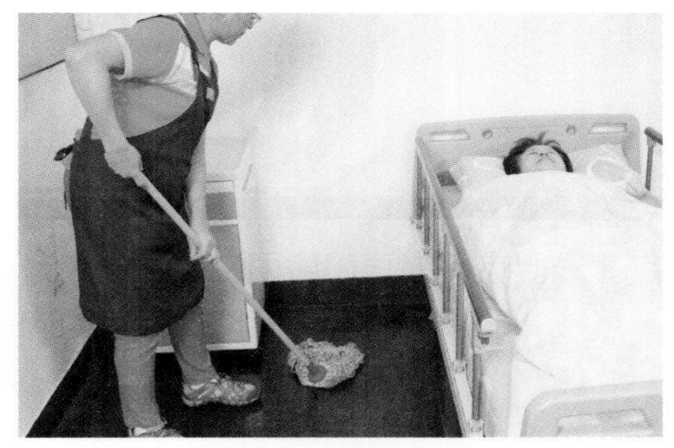

圖 05-70　拖把必要時擦乾地板

（五）其他（14 分）

溫馨提醒
1. 床及衣服不可弄溼。
2. 避免來回取物。
3. 動作溫柔輕巧。

1. 動作熟練順暢，溫柔輕巧，並注意不能將案主的床及衣服弄溼（3 分）

溫馨提醒

隨時支托案主左側患肢，水溫調整，注意隱私安全（床欄、圍簾、地板乾）

溫馨提醒

每一步驟前均要說明，注意案主感受。

2. 能隨時注意案主安全與舒適（如過程中給予案主左側患肢適當支托，依案主反映進行水溫調整）（8 分）

3. 能留意案主的需要，給予適當回饋，並營造愉快的氣氛（3 分）

06 會陰沖洗及尿管清潔

一、試題編號：17800 － 111406

二、測試時間：25 分鐘

三、測試內容

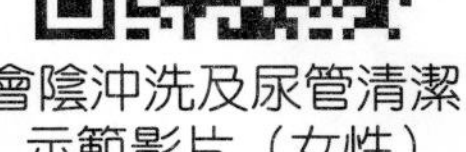
會陰沖洗及尿管清潔
示範影片（女性）

會陰沖洗及尿管清潔
示範影片（男性）

情況 A：王奶奶多年前中風，左側肢體癱瘓臥床在家，完全無法自行解出尿液，長期使用導尿管。

情況 B：張老先生多年前中風，左側肢體癱瘓臥床在家，無法自行解出尿液，長期使用導尿管。

請照服員執行：每日例行的會陰沖洗及尿管清潔。

四、考場設備

1. 考場設備：病床、枕頭、床旁桌椅、圍簾、假人及留置尿管、棉被、腳踩有蓋垃圾筒
2. 考生用品：便盆、沖洗壺、大浴巾、橡皮中單、剪刀、導尿管、蓄尿袋、蓋單、托盤、毛巾、臉盆、防水布中單、淺彎盆。（圖 06-1）

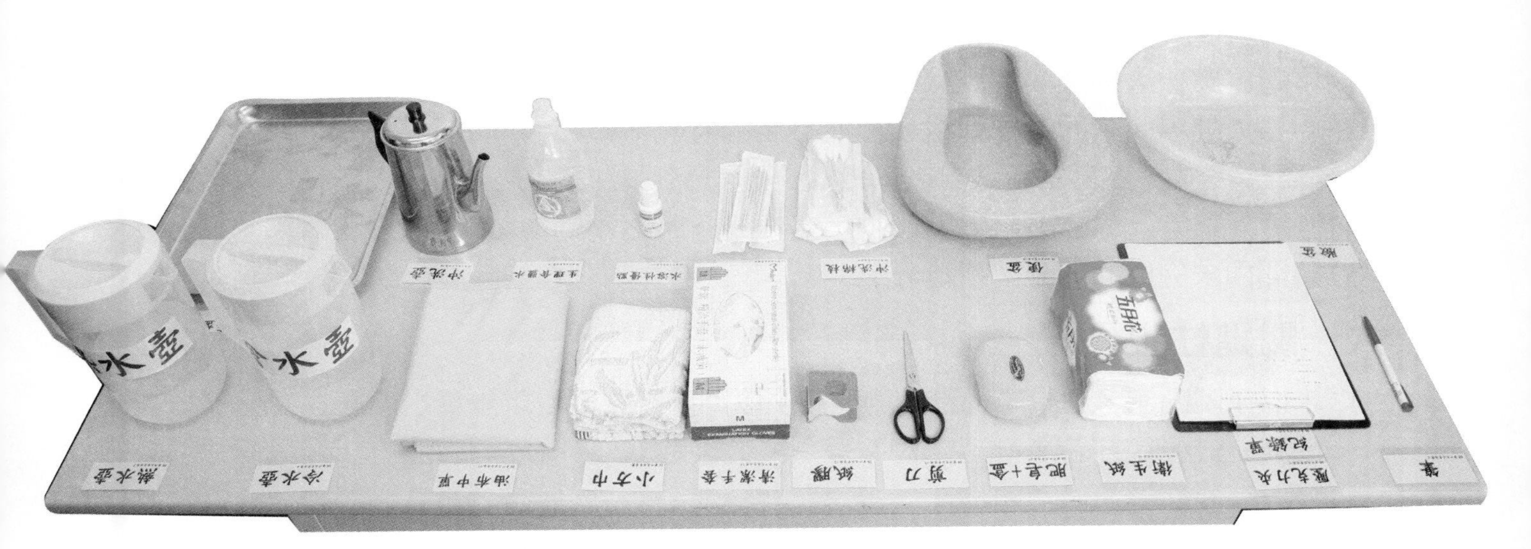

圖 06-1 考場設備

3. 考生自備：一般連上身圍裙 1 件（圖 06-2）

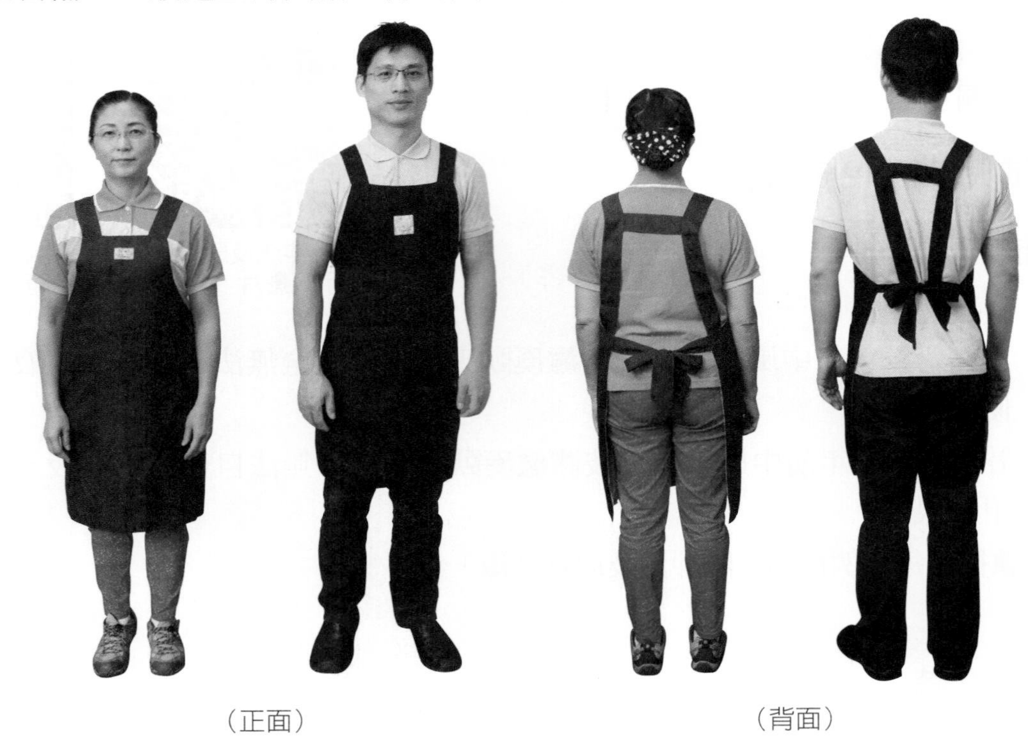

（正面）（背面）

圖 06-2　考生自備用物

五、重點提醒

1. 本題由應檢人抽籤決定測試情況 A 或情況 B。
2. 應檢人進場前請即穿好圍裙，否則不准進場。
3. 操作過程中，若案主有跌倒、摔傷、燙傷等意外事件發生之事實，則本試題以零分計。
4. 應檢人避免自備工具中夾帶或附註文字符號，或有不適當之情緒反應或行爲，不給分。
5. 時間內未完成的部分，不給分。

六、關鍵性扣分

1. 未以手腕內側，測試沖洗壺外側溫度，以不燙為原則及以少量水於案主大腿內側並詢問案主對水溫的感受（1）未詢問案主水溫感受（2）未依由上而下的方向及順序 ---- 扣 36 分
2. 未確實以沖洗壺進行沖洗，壺嘴朝向床尾：使用沖洗棉枝依序清洗尿道口→遠側小陰唇→近側小陰唇→遠側大陰唇→近側大陰唇 ---- 扣 36 分
3. 未做出包皮往後推的動作並口述：露出龜頭，龜頭以棉枝清洗 ---- 扣 36 分
4. 未以潤溼的毛巾沾肥皂清洗陰莖、陰囊及肛門 ---- 扣 36 分
5. 過度拉扯導致尿管 ---- 扣 34 分
6. 尿管未拉出 0.5 公分或未支托導尿管者或殘留優碘現象者或清潔範圍少於 5 公分者 ---- 扣 34 分

七、會陰沖洗及尿管清潔審查標準表

表 06-1　會陰沖洗及尿管清潔審查標準表

建議配時

評審項目	配分	評審標準	不給分情況
一、準備工作（20 分）			
1. 向案主說明將為其清潔會陰及尿管清潔	2	有口述動作及親切態度	未向案主說明者不給分
2. 脫除手錶、手鍊等飾物（若無法脫除則以膠帶固定）	3	除去影響案主安全的飾物	未做到者不給分
3. 洗淨雙手	4	用肥皂洗手，並保持手部清潔	未依洗手步驟不給分
4. 準備清潔會陰及尿管清潔之用具及用品，注意有效日期	3	備齊沖洗棉枝、沖洗壺、便盆（尿片）等物品 放置於床邊椅子上，方便操作位置	未檢查用物有效日期者不給分
5. 準備用水及適當水溫	3		未以手腕內側測量水溫者不給分
6. 保護案主隱私	5	關門窗或拉上布簾	未做到者不給分
二 A、會陰清潔（女性案主）（32 分）			
1. 協助案主抬高臀部，放置防水中單於案主腰臀以下部位	2	於案主腰臀以下部位放置橡皮中單與布中單	放置位置不妥者不給分
2. 協助案主脫去右側之褲管，將脫下之褲子拉向另一側並支撐案主患側，右側下肢以大浴巾覆蓋保暖	3		
3. 放置便盆於案主腰臀以下部位	3	於案主腰臀以下部位放置便盆	放置位置不妥者不給分
4. 準備案主姿勢（墊高頭頸部，健側膝略彎曲）	3	備妥案主屈膝仰臥式	姿勢錯誤或未支撐及保護患側者不給分
5. 觀察、記錄案主會陰部分泌物之量、顏色以及氣味	3	口述並記錄觀察項目	未能逐項口述者，依比例扣分；未記錄者，本項不給分
6. 戴上清潔手套，正確打開沖洗棉枝包，經由沖洗棉枝末端處將沖洗棉枝包打開	3		方法錯誤而致汙染棉枝者不給分（若發現汙染，重新開包則不扣分）
7. 以沖洗壺進行沖洗，壺嘴朝向床尾：使用沖洗棉枝依序清洗尿道口→遠側小陰唇→近側小陰唇→遠側大陰唇→近側大陰唇	7	以手腕內側測試沖洗壺外側溫度以不燙為原則及以少量水於案主大腿內側並詢問案主對水溫的感受	1. 未依由上而下的方向及順序者「二A」不給分 2. 未詢問案主水溫感受單項不給分
8. 使用另外沖洗棉枝依序輕輕擦乾小陰唇→大陰唇→會陰部周圍	5		未依由上而下的方向及順序者不給分
9. 操作過程逐步告知步驟，並注意保暖、防墜	3		未逐步告知步驟或未注意保暖、防墜者酌予扣分

4 分鐘

9 分鐘

（續下頁）

（承上頁）

建議配時：9分鐘（二B）；9分鐘（三）

評審項目	配分	評審標準	不給分情況
二B、會陰清潔（男性案主）（32分）			
1. 協助案主抬高臀部，放置防水中單於案主腰臀下方部位	2	於案主腰臀下方部位放置橡皮中單與布中單	放置位置不妥者不給分
2. 協助案主脫去健側之褲管，將脫下之褲子拉向另一側並支撐案主患側，右側下肢以大浴巾覆蓋保暖	3		
3. 放置便盆於案主腰臀下方部位	3	於案主腰臀下方部位放置便盆	放置位置不妥者不給分
4. 準備案主姿勢（墊高頭頸部，健側膝略彎曲）	3	備妥案主屈膝仰臥式	姿勢錯誤或未支撐及保護患側者不給分
5. 觀察、記錄案主會陰部分泌物之量、顏色以及氣味	3	口述並記錄觀察項目	未能逐項口述者依比例扣分；未記錄者，本項不給分
6. 戴上清潔手套，正確打開棉枝包，由棉枝末端處將沖洗棉枝包打開，棉枝以沖洗壺沾溼再抹香皂	3		方法錯誤而致汙染棉枝者不給分（若發現汙染，重新開包則不扣分）
7. 一手握住陰莖，做出包皮往後推的動作並口述，露出龜頭，龜頭以棉枝清洗	4		未做出包皮往後推的動作並口述者「二B」不給分
8. 以潤溼的毛巾沾肥皂清洗陰莖、陰囊及肛門	3	依序清洗陰莖、陰囊、肛門	未依順序清洗「二B」不給分
9. 以沖洗壺、方巾進行沖洗，直至所有部位都清潔並擦乾	4	詢問案主對水溫的感受 所有部位清洗乾淨	未詢問案主對水溫之感受或未清洗乾淨者不給分
10. 操作過程逐步告知步驟並注意保暖、防溼	4		未逐步告知步驟或未注意保暖、防溼者 酌予扣分
三、尿管處理（38分）			
1. 觀察尿液之量、顏色及氣味及沉澱物	3	口述觀察之項目	未口述者不給分
2. 輕輕拉出尿管約0.5公分，以便清除垢物；以棉枝分別用優碘及生理食鹽水清潔尿管；以環形清潔尿管依由尿道口再往下方到尿管的方向並涵蓋5公分長	10		1. 過度拉扯導致尿管脫落者，或未執行「三、2.者」，此「三、尿管處理」不給分 2. 尿管未拉出0.5公分或未支托導尿管者或殘留優碘現象者或清潔範圍少於5公分者，此小項不給分
3. 更換尿管膠布的固定位置	3	女性案主尿管固定位置應由左腿換至右腿，或由右腿換至左腿 男性案主尿管固定位置應更換，並貼於下腹部	撕貼紙膠動作粗魯者或未能固定妥當者，酌予扣分

（續下頁）

（承上頁）

評審項目	配分	評審標準	不給分情況
4. 移動尿袋時，注意尿袋引流位置保持在膀胱以下（若有反折尿管者則不在此限）	5		尿袋引流位置高於膀胱或置於不當地方者不給分
5. 尿袋開口隨時關閉，避免汙染	3		尿袋開口未保持密閉者不給分
6. 檢查尿管通暢：避免受壓扭曲	5		未檢查者不給分
7. 移去便盆並擦乾臀部（衛生紙由案主會陰部向臀部擦拭）脫除手套	4		未擦乾會陰部及臀部者不給分
8. 觀察、報告及記錄可能的異常狀況：如阻塞、滲尿、出現沉澱物、尿量過少或尿管滑脫等	3	口述及記錄需要報告之異常狀況	未能口述及記錄至少一種需要報告異常狀況不給分
9. 穿整衣褲，保持床單平整及乾燥	2		
四、事後處理（10 分）			
1. 物品歸位整理環境	1	所有物品歸位 清理環境、倒水 髒衣褲放置汙衣籃	未將物品完全歸位或未整理環境者不給分
2. 動作熟練順暢	5	過程流暢	撕貼紙膠動作粗魯者或未能固定妥當者，則酌予扣分
3. 能隨時注意案主安全	2	過程中有拉上床欄或搬椅子放置床邊等動作	出現危險現象不給分
4. 洗手	2		未依洗手步驟不給分

3 分鐘

八、會陰沖洗及尿管清潔技術流程與重點說明

情況 A、女性案主

（一）準備工作（20 分）

口述
王奶奶，我是您的照服員 OOO（應檢人名字），您長期使用導尿管，我要幫您會陰沖洗及尿管清潔，您等一下我去準備用物

1. 向案主說明將爲其清潔會陰及尿管清潔（2 分）（圖 06-3）

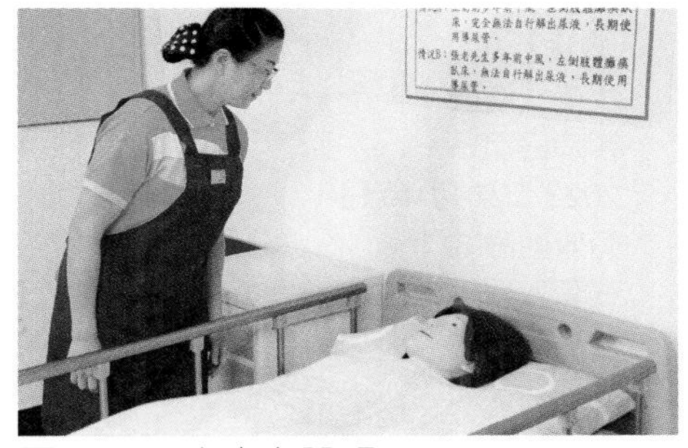

圖 06-3　向案主說明

2. 脫除手錶、手鍊等飾物（若無法脫除則以膠帶固定）（3 分）（圖 06-4）

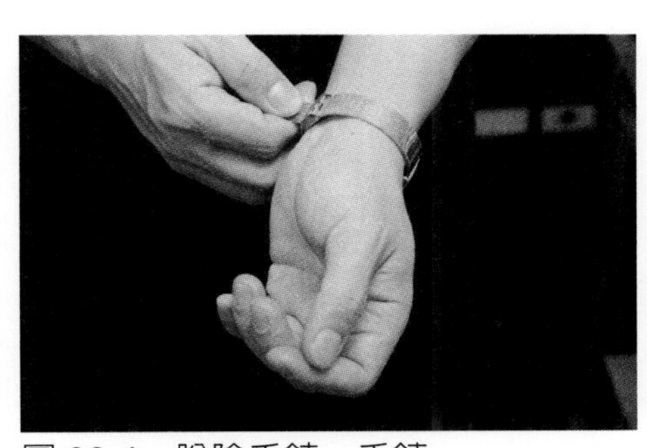

圖 06-4　脫除手錶、手鍊

溫馨提醒

洗手步驟，請參考第 16～18 頁。

3. 洗淨雙手（4 分）（圖 06-5）

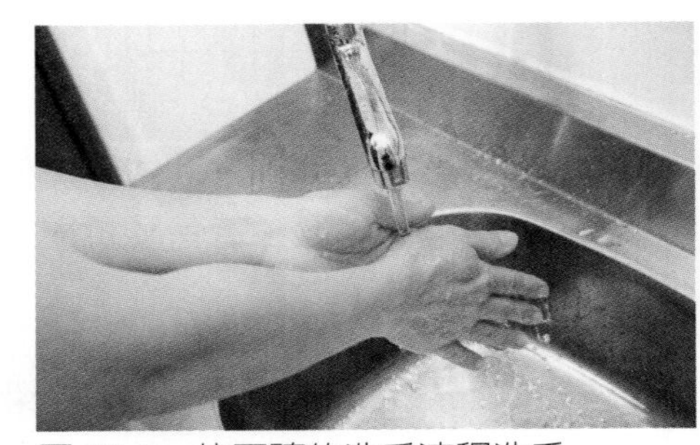

圖 06-5　依正確的洗手流程洗手

4. 準備清潔會陰及尿管清潔之用具及用品，注意有效日期（3 分）

（1）拿取沖洗棉枝包（圖 06-6）、小棉枝包（圖 06-7）、水溶性優碘（圖 06-8）、生理食鹽水（圖 06-9），須確認在有效期限內才可使用，並口述有效期限，置於托盤，端至案主床旁桌。

口述

沖洗棉枝包
製造日期
2023 年 7 月 10 日
有效期限 3 年
在有效期限內

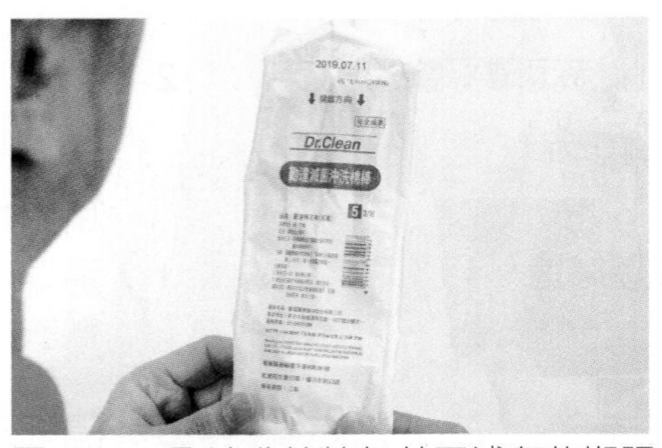

圖 06-6　取沖洗棉枝包並口述有效期限

口述

小棉枝包
製造日期
2023 年 7 月 10 日
有效期限 3 年
在有效期限內

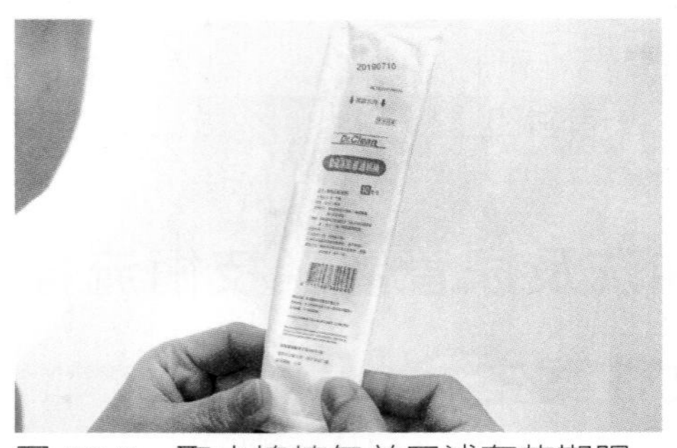

圖 06-7　取小棉枝包並口述有效期限

口述

水溶性優碘
製造日期
2023 年 7 月 10 日
有效期限 3 年
在有效期限內

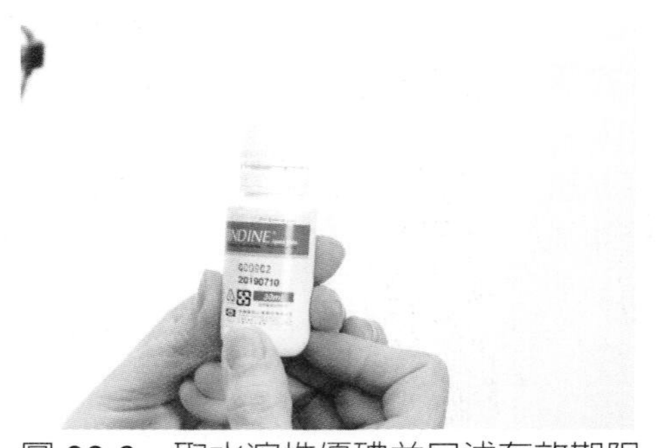

圖 06-8　取水溶性優碘並口述有效期限

口述

生理食鹽水、水溶性優碘
有效日期
2026 年 7 月 10 日
在有效期限內

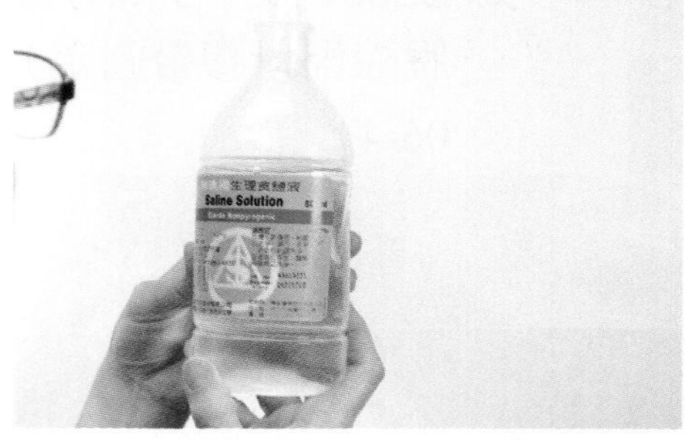

圖 06-9　取生理食鹽水並口述有效期限

（2）若考場布中單與防水中單是分開，或是一面布中單另一面爲防水中單，均可在準備台先捲成桿狀，防水中單捲在外面（圖 06-10）

（3）備妥案主用物置放於床邊椅子上，方便操作位置，可分次拿。（圖 06-11）

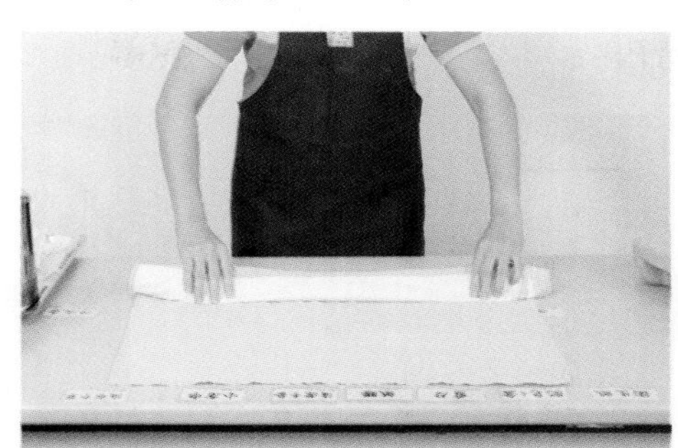
圖 06-10　防水中單捲在外面

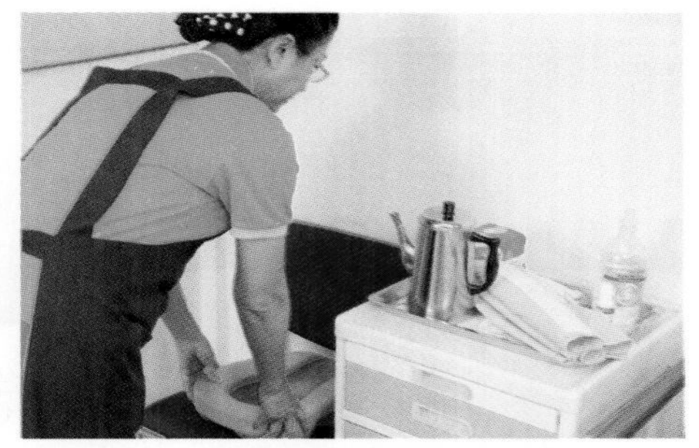
圖 06-11　用物置放床旁桌與椅子上，方便操作位置

口述
水溫度適當

溫馨提醒
沖洗壺約裝 1/3 即可，避免水太滿。

5. 準備用水及適當水溫（3 分）：先倒冷水（圖 06-12），再倒熱水（圖 06-13），以手腕內側測量水溫（圖 06-14），並口述水溫狀況。

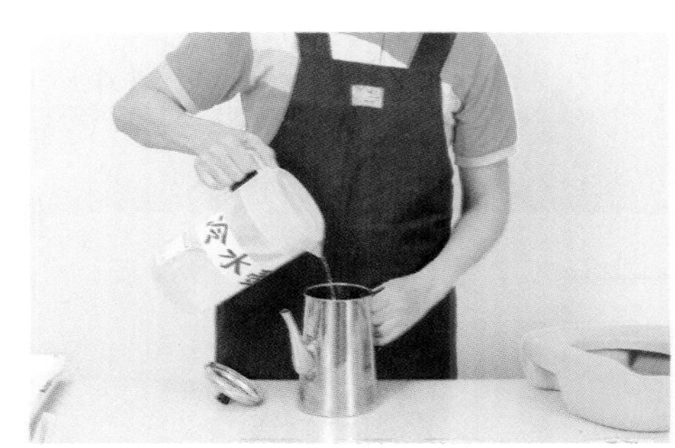
圖 06-12　先倒冷水

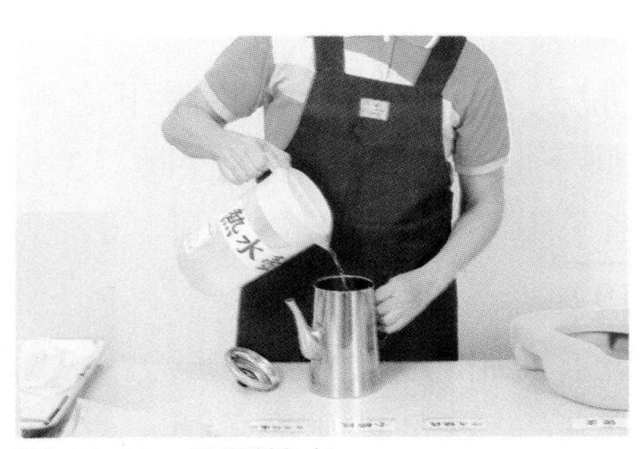

圖 06-13　再倒熱水

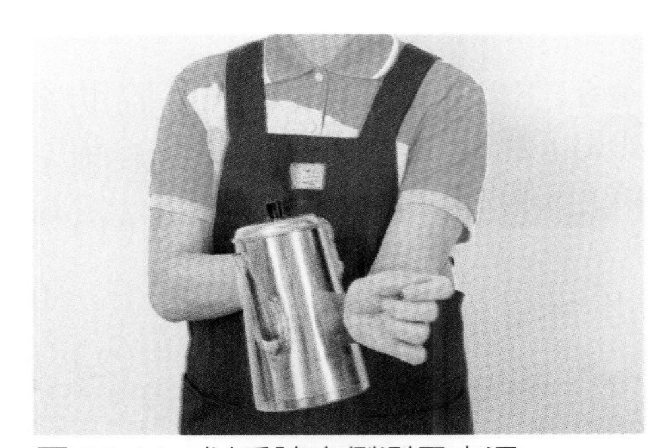
圖 06-14　以手腕內側測量水溫

口述
奶奶，我先拉上圍簾保護您的隱私。

6. 保護案主隱私（5 分）：拉上圍簾（圖 06-15）

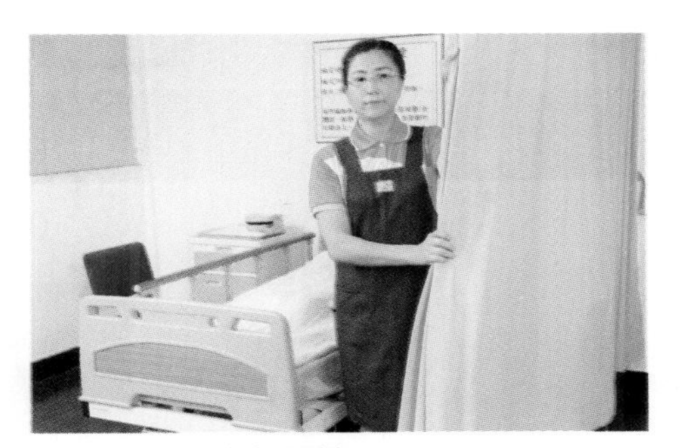
圖 06-15　拉上圍簾

（二）會陰清潔（女性案主）（32 分）

口述
奶奶，我幫您整理被單，蓋在您上半身保暖，接著幫您翻身向我這面，要鋪中單。

1. 協助案主抬高臀部，放置防水中單於案主腰臀以下部位（2 分）
   （1）在案主健側工作較爲方便，先放下床欄。（圖 06-16）
   （2）床尾被單摺向案主上半身以保暖。（圖 06-17）
   （3）一手由腰臀部位將案主翻向健側，另一手將中單放置於腰臀部位間。

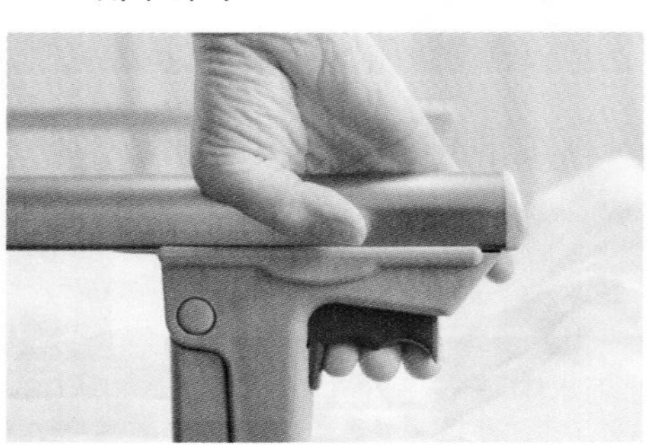
圖 06-16　放下床欄

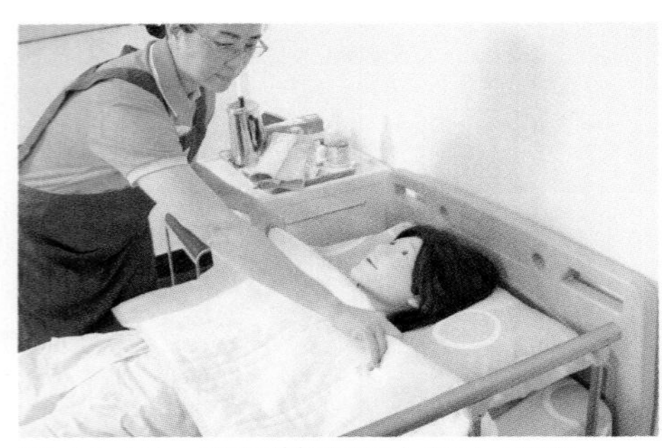
圖 06-17　摺被蓋向案主的上半身

   （4）中單由案主左側（遠側）腰臀部位舖到右側（近側），保護案主且預防床單弄溼。（圖 06-18）

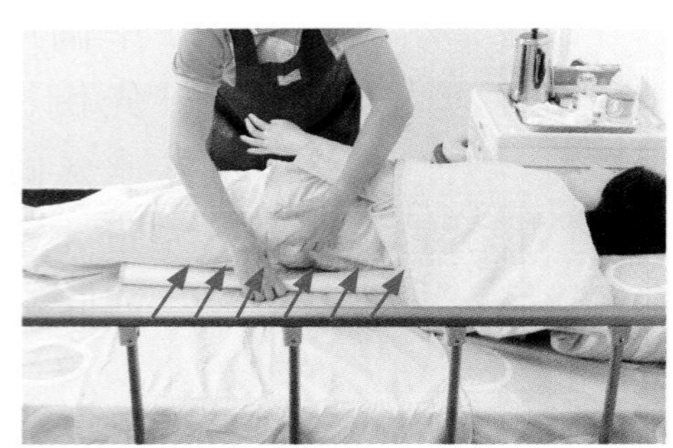
圖 06-18　中單置於腰臀之間

口述
奶奶，要幫您清潔會陰囉！先脫下您的褲子。

2. 協助案主脫去右側之褲管，將脫下之褲子拉向另一側並支撐案主患側，右側下肢以大浴巾覆蓋保暖（3 分）
   （1）將褲子脫下至雙膝部。（圖 06-19）
   （2）反摺尿袋端的尿管（圖 06-20），將尿袋穿過褲管（圖 06-21），再將尿袋掛在床邊（圖 06-22）。
   （3）脫下右褲管，拉向左側腳，纏繞支撐左患側。（圖 06-23）

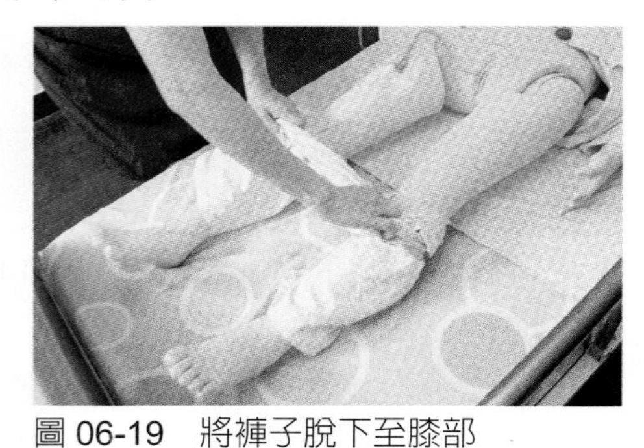
圖 06-19　將褲子脫下至膝部

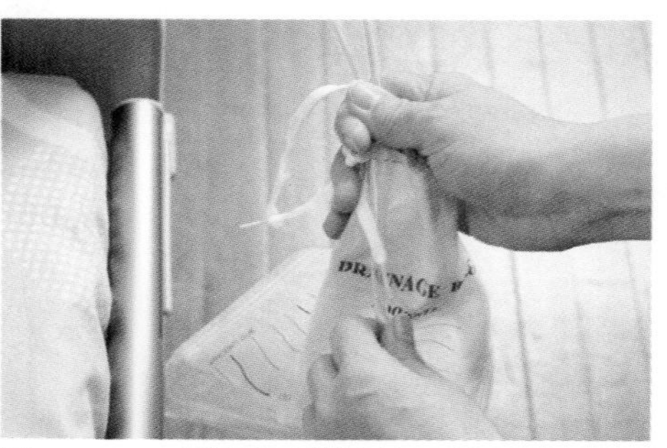
圖 06-20　反摺尿袋端的尿管

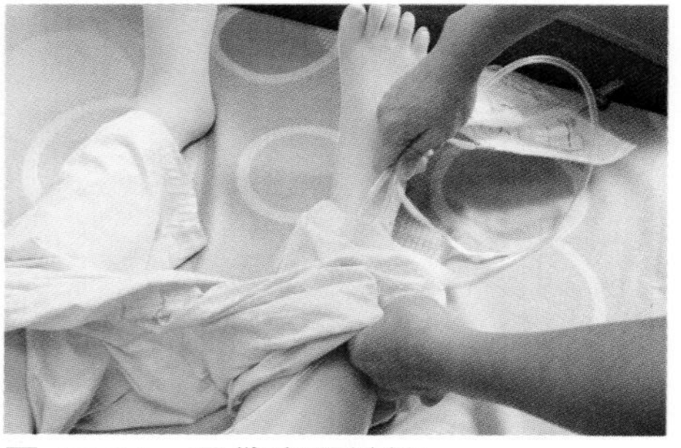
圖 06-21　尿袋穿過褲管

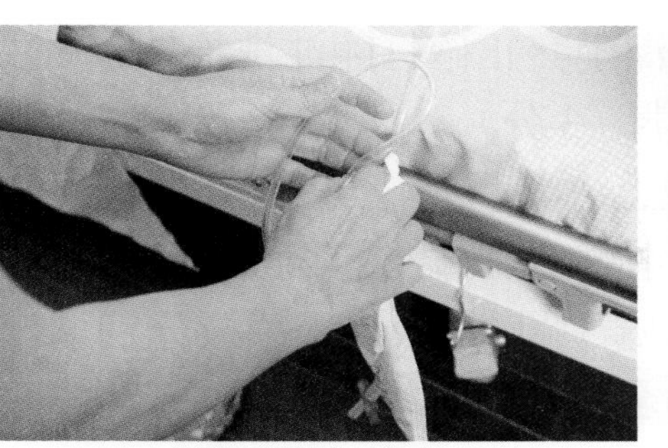
圖 06-22　將尿袋移掛床邊

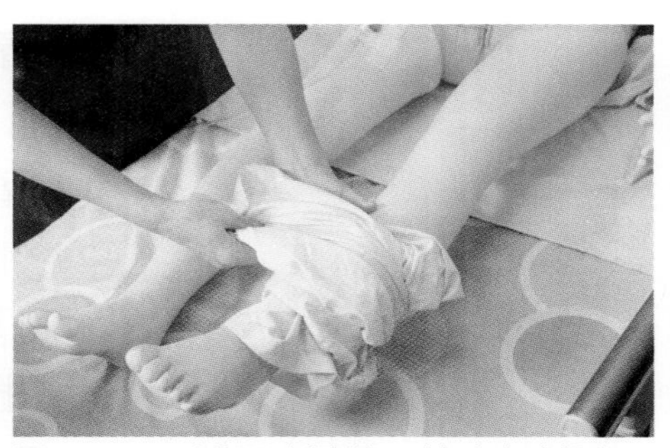
圖 06-23　脫下右褲管，拉向左側腳，纏繞支撐左患側

口述
奶奶，要將便盆放在您的臀部下方，先抬高您的腰部喔！
放這個位置可以嗎？
哦～～可以喔！

3. 放置便盆於案主腰臀以下部位（3 分）
 （1）便盆置入時須注意不可在上衣之下，避免沖洗時弄溼衣服。（圖 06-24）
 （2）便盆置入須確認舒適與否。

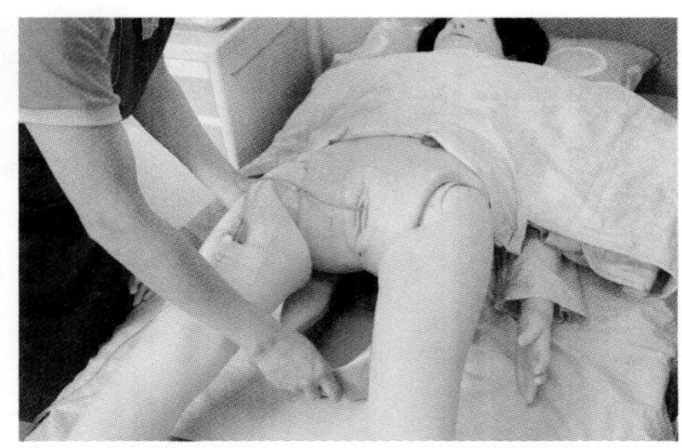
圖 06-24　抬高您的腰放入便盆

口述
奶奶，我幫您抬高床頭……幫您稍微彎曲右膝蓋。

4. 準備案主姿勢（墊高頭頸部，健側膝略彎曲）（3 分）
 （1）抬高床頭（圖 06-25），健側膝略彎曲。
 （2）陰阜處置 2～3 張衛生紙（圖 06-26），以防沖洗時弄溼衣服。

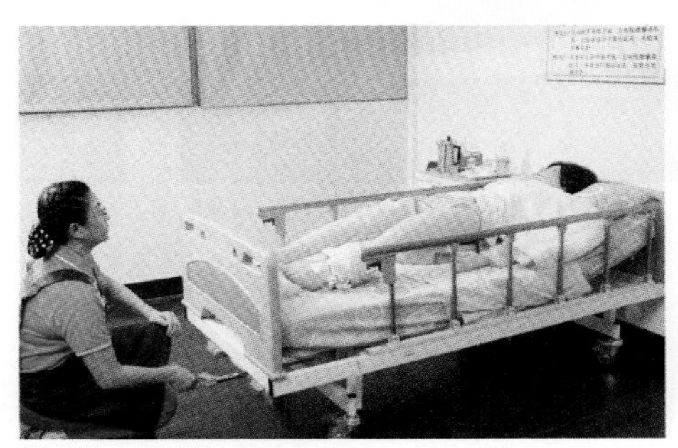
圖 06-25　抬高床頭

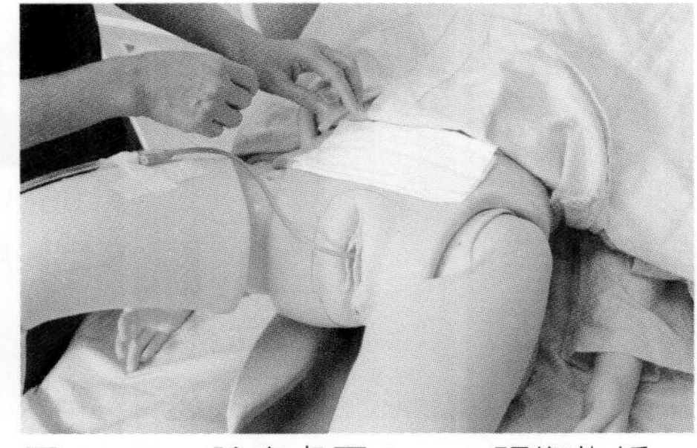
圖 06-26　陰阜處置 2 ～ 3 張衛生紙

口述
奶奶，您有少量白色分泌物，氣味稍重

5. 觀察、記錄案主會陰部分泌物之量、顏色以及氣味（3 分）
 （1）觀察、口述並記錄。（記錄可立刻書寫，亦可收拾用物後再書寫）（圖 06-27）
 （2）記錄單：書寫應檢人姓名、准考證號碼、檢定日期，觀察的情況至少要寫一項。

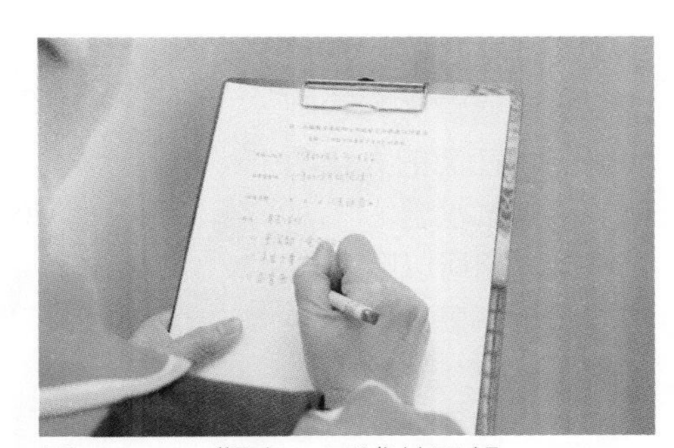
圖 06-27　觀察、口述並記錄

6. 戴上清潔手套正確打開沖洗棉枝包，由沖洗棉枝末端處將沖洗棉枝包打開（3 分）
   （1）戴上清潔手套。
   （2）手持棉枝末端，打開沖洗棉枝包（圖 06-28），置於床尾近便盆處（圖 06-29），「每枝分別拿出使用（圖 06-30）」或「拿出全部棉枝，握在左手虎口，其餘手指持水壺（圖 06-31）。（兩種方法由應檢人自選用均可）
   （3）小心使用棉枝，若汙染則宜更換。

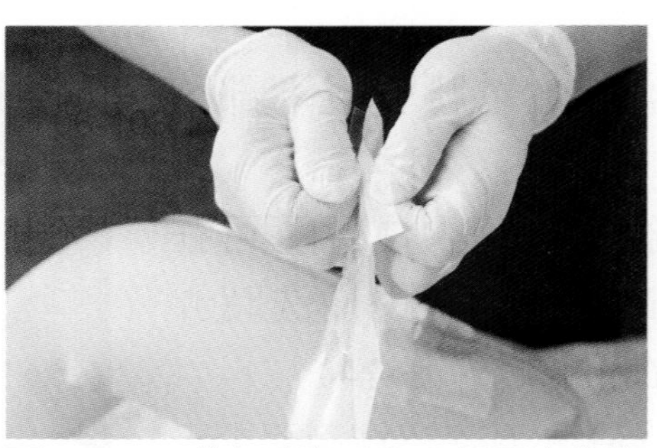

圖 06-28　戴上清潔手套，打開沖洗棉枝包封口

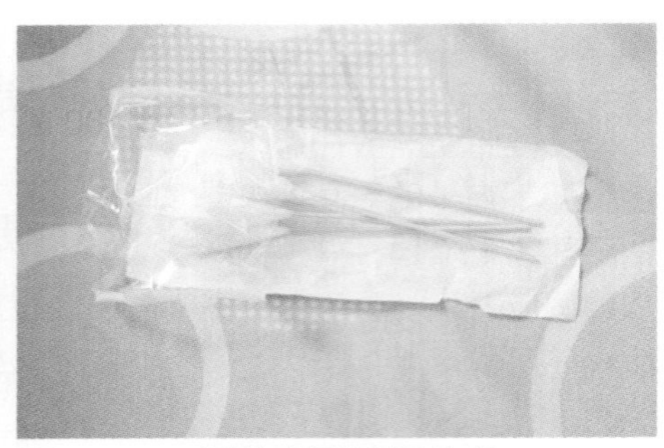

圖 06-29　置於床尾近便盆處

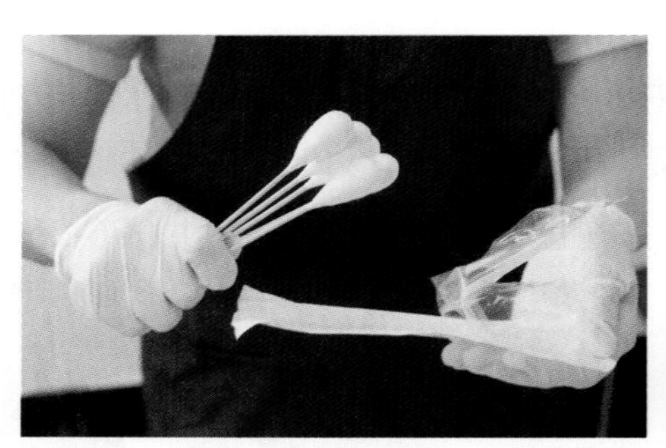

圖 06-30　拿取棉枝方法一：每枝分別拿出使用

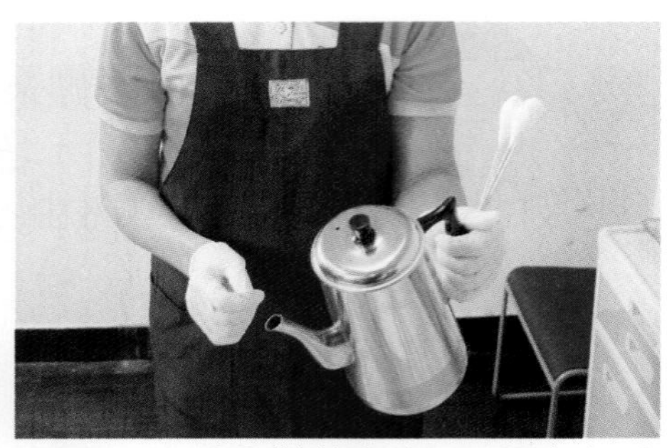

圖 06-31　拿取棉枝方法二：握在左手虎口，其餘手指持水壺

7. 以沖洗壺進行沖洗，壺嘴朝向床尾：使用沖洗棉枝依序清洗尿道口→遠側小陰唇→近側小陰唇→遠側大陰唇→近側大陰唇（7 分）
   （1）以手腕內側測試沖洗壺外側溫度，以不燙爲原則。（圖 06-32）
   （2）以少量水倒於案主大腿內側，並詢問案主對水溫的感受。（圖 06-33）

口述

奶奶，我已測試過水溫，水溫適當，我要倒少許的水在您的大腿內側，請您試水溫。
這樣的水溫可以嗎？
可以喔！那就要開始沖洗囉！

溫馨提醒

沖洗壺進行沖洗時，壺嘴必須朝向床尾。

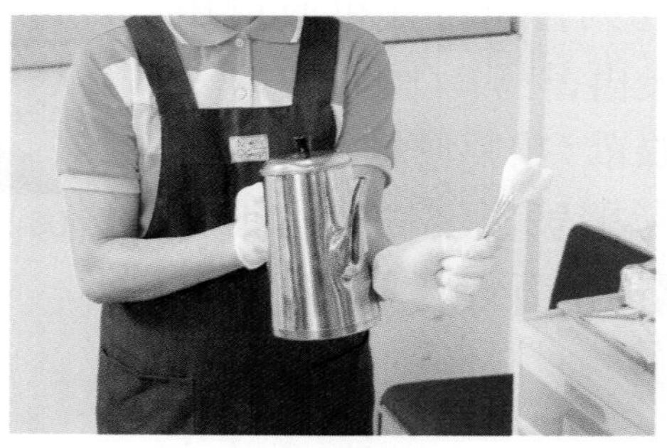

圖 06-32　測試沖洗壺溫度

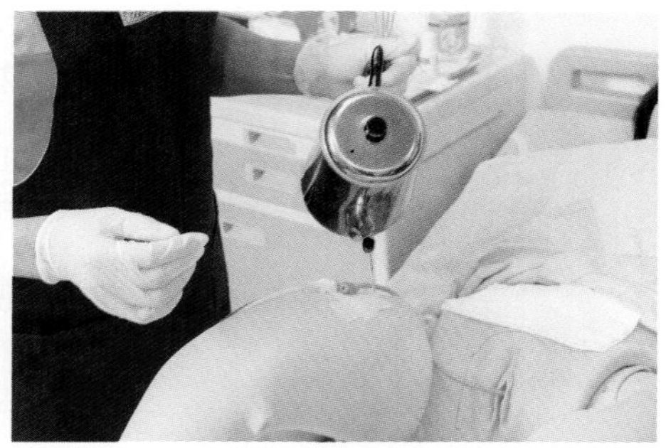

圖 06-33　大腿內側並詢問水溫

溫馨提醒

1. 每枝棉枝只可使用 1 次，不可來回重覆擦拭或局部擦拭，用過的棉枝可放在便盆或淺彎盆內。
2. 沖洗壺口距陰阜處約 5 ～ 10 公分，壺口避免碰到陰阜處，溫水倒出隨棉枝由上往下沖，沖洗順序錯誤，則扣 36 分。
3. 沖洗時控制水量，避免太大以免濺溼案主衣服或床單。

（3）第一～五枝棉沖洗方式：維持適當水量，隨沖洗棉枝由上往下沖洗。

① 第一枝棉枝從尿道口到會陰。（圖 06-34）

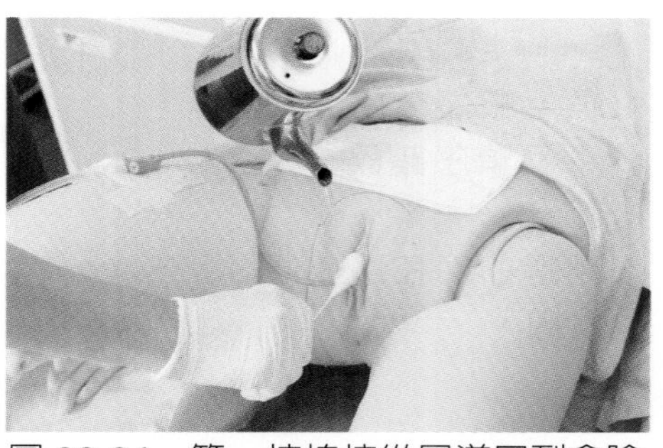

圖 06-34　第一枝棉枝從尿道口到會陰

② 第二枝棉枝從遠側小陰唇到肛門。（圖 06-35）

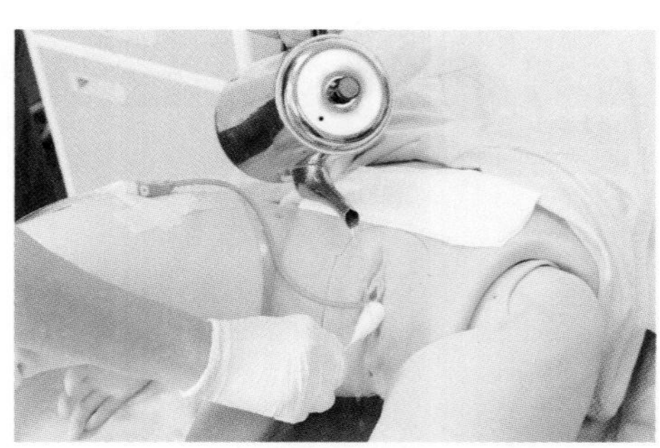

圖 06-35　第二枝棉枝從遠側小陰唇到肛門

③ 第三枝棉枝從近側小陰唇到肛門。（圖 06-36）

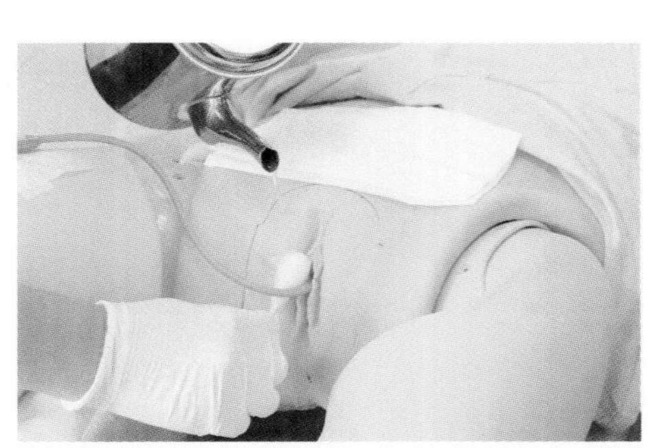

圖 06-36　第三枝棉枝從近側小陰唇到肛門

④ 第四枝棉枝從遠側大陰唇到肛門。（圖 06-37）

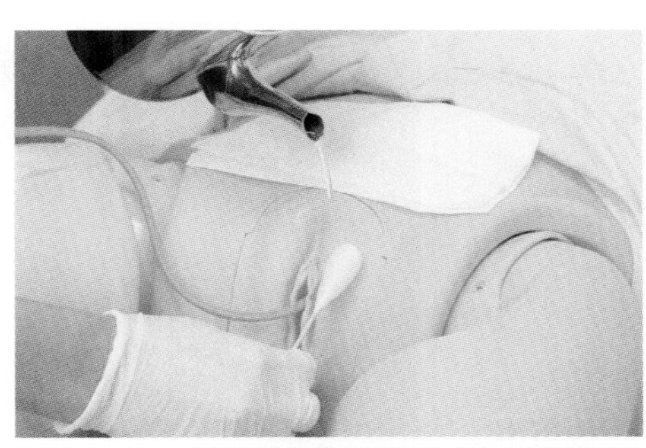

圖 06-37　第四枝棉枝從遠側大陰唇到肛門

⑤ 第五枝棉枝從近側大陰唇到肛門。（圖 06-38）

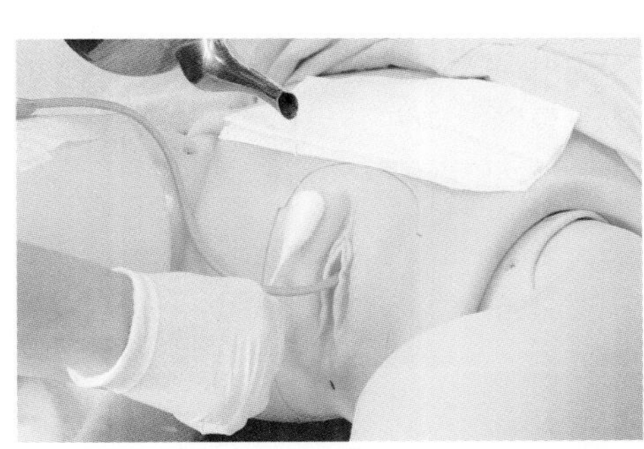

圖 06-38　第五枝棉枝從近側大陰唇到肛門

口述

我幫您把會陰擦乾喔！

溫馨提醒

1. 擦乾順序未由上而下及順序錯誤，不給分。
2. 用過的棉枝可放便盆內。

8. 使用另一包沖洗棉枝，依序輕輕擦乾小陰唇→大陰唇→會陰部周圍（5 分）

（1）第一枝棉枝從尿道口到會陰。（圖 06-39）

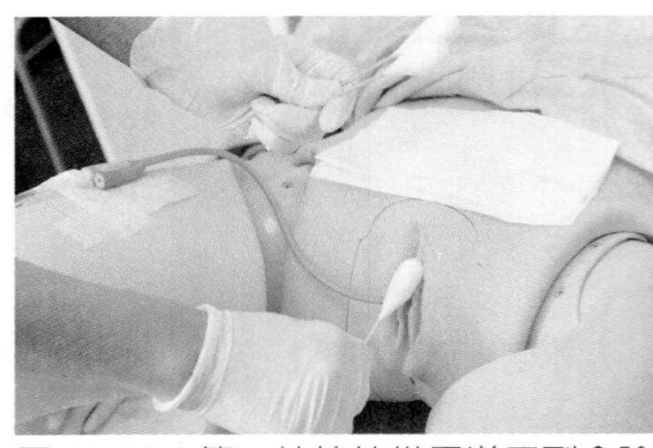

圖 06-39　第一枝棉枝從尿道口到會陰

（2）第二枝棉枝從遠側小陰唇到肛門。（圖 06-40）

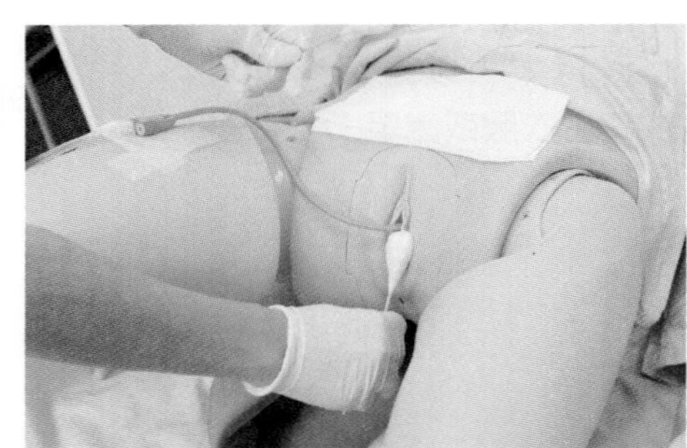

圖 06-40　第二枝棉枝從遠側小陰唇到肛門

（3）第三枝棉枝從近側小陰唇到肛門。（圖 06-41）

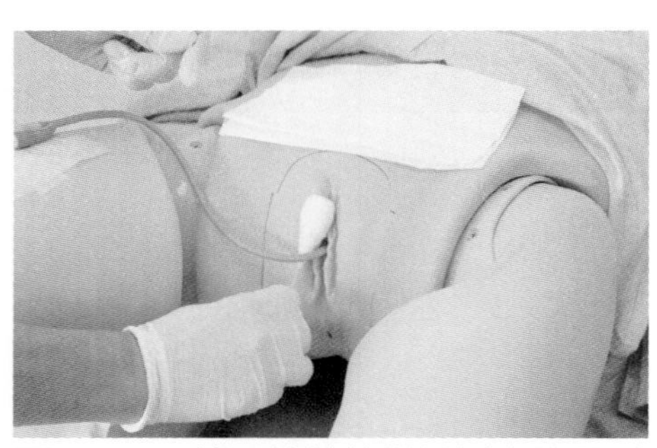

圖 06-41　第三枝棉枝從近側小陰唇到肛門

（4）第四枝棉枝從遠側大陰唇到肛門。（圖 06-42）

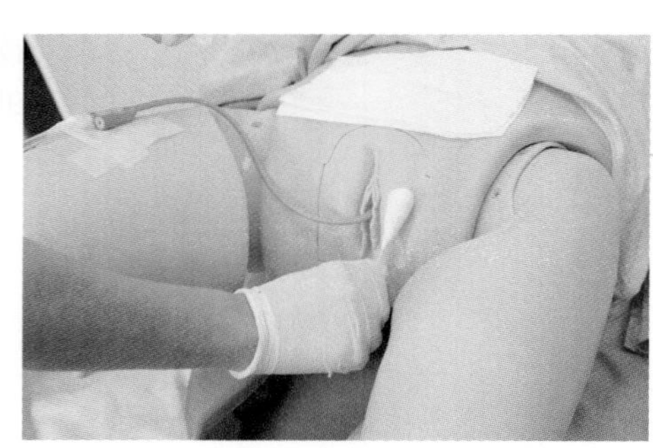

圖 06-42　第四枝棉枝從遠側大陰唇到肛門

（5）第五枝棉枝從近側大陰唇到肛門。（圖 06-43）

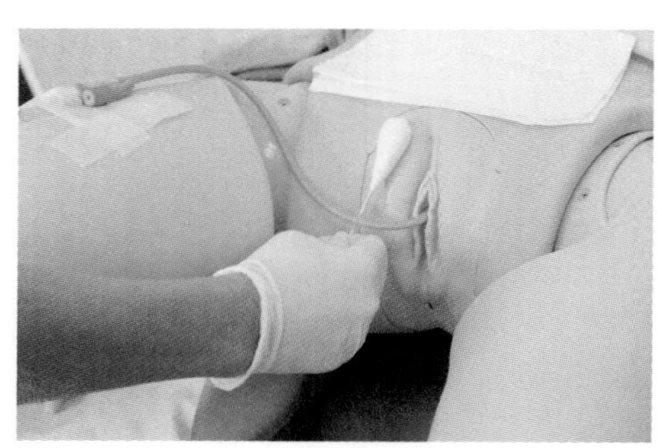

圖 06-43　第五枝棉枝從近側大陰唇到肛門

溫馨提醒

每個步驟均宜告知案主，沖洗時控制水量，避免水量太大濺溼案主衣服或床單。

9. 操作過程逐步告知步驟，並注意保暖、防溼（3 分）

（三）女性尿管處理（38 分）

口述

量不多、顏色黃、不刺鼻、有少許沉澱物，要記得多喝水喔！（依實際看到的說出）

溫馨提醒

觀察尿袋不可高舉超過床鋪高度。

1. 觀察尿液之量、顏色及氣味及沉澱物（3 分）（圖 06-44）

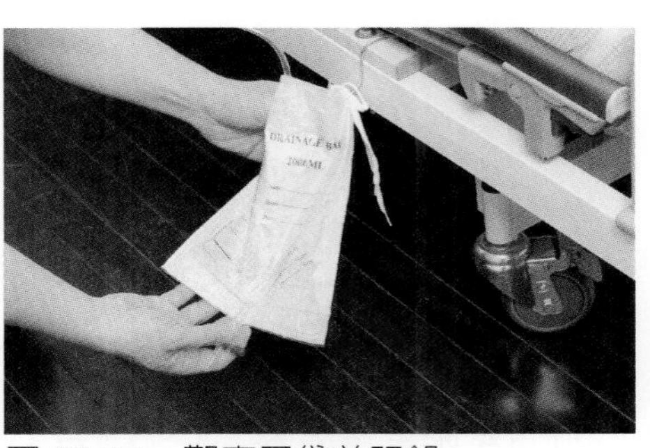

圖 06-44　觀察尿袋並記錄

口述

奶奶，我要幫您處理尿管囉！

2. 輕輕拉出尿管約 0.5 公分，以便清除垢物；以棉枝分別用優碘及生理食鹽水清潔尿管；以環形清潔尿管依由尿道口再往下方到尿管的方向並涵蓋 5 公分長（10 分）
   （1）手持小棉枝包末端並打開（圖 06-45），置於床尾近便盆處（圖 06-46）。（需打開 1 ～ 2 包小棉枝）

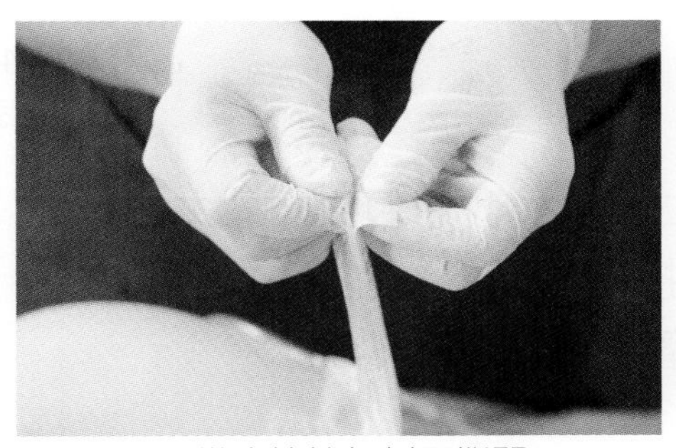

圖 06-45　從小棉枝包封口撕開

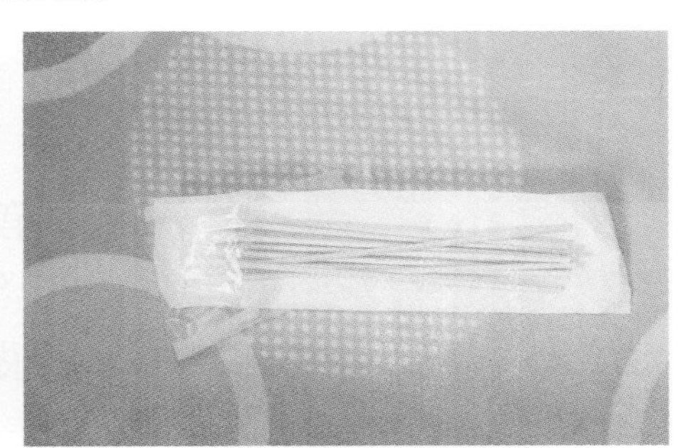

圖 06-46　打置於床尾近便盆處

   （2）棉枝若汙染則要更換。
   （3）取出 5 ～ 6 枝小棉枝用水溶性優碘潤溼。（圖 06-47）

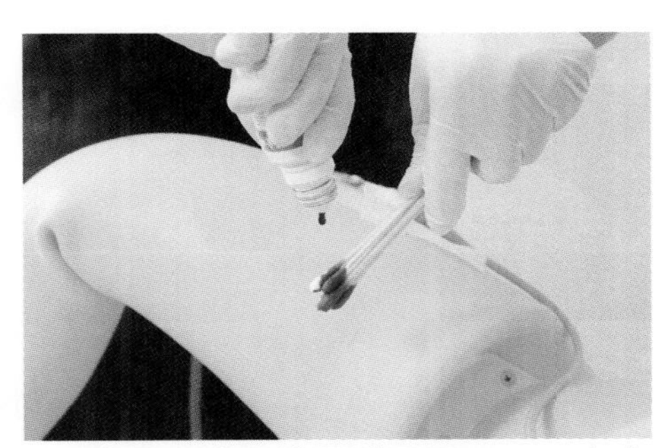

圖 06-47　水溶性優碘潤溼 5 ～ 6 支小棉枝

（4）一手輕輕拉出尿管約 0.5 公分，以便清除垢物。（圖 06-48）

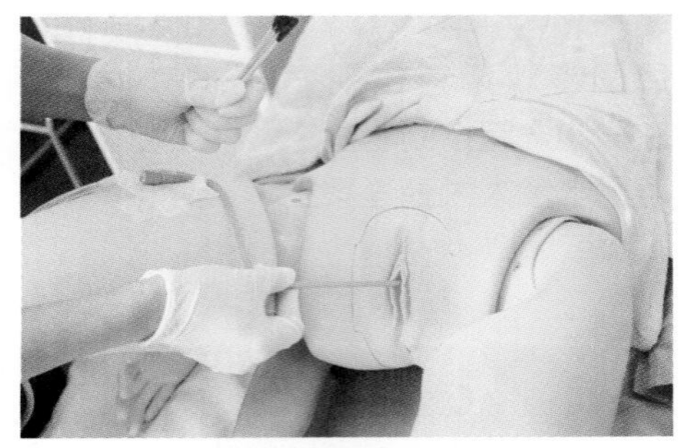
圖 06-48　尿管輕輕拉出約 0.5 公分

溫馨提醒
1. 以環形方式消毒尿管，由尿道口往下方涵蓋尿管長度未達 5 公分，扣 34 分。
2. 用過的棉枝可放置便內。

（5）消毒尿管：先擦拭優碘，再用生理食鹽水拭除優碘。

① 優碘消毒方式可採兩種方式：

方式一

第一支小棉枝以環形方式消毒近尿道口處之尿管，環繞 1 圈。（圖 06-49）

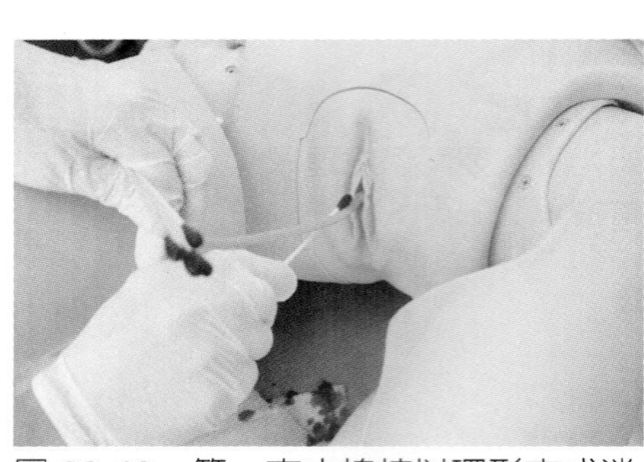
圖 06-49　第一支小棉枝以環形方式消毒近尿道口處之尿管，環繞 1 圈

第二支小棉枝以環形方式緊接前 1 圈，再往下環繞尿管 1 圈。（圖 06-50）

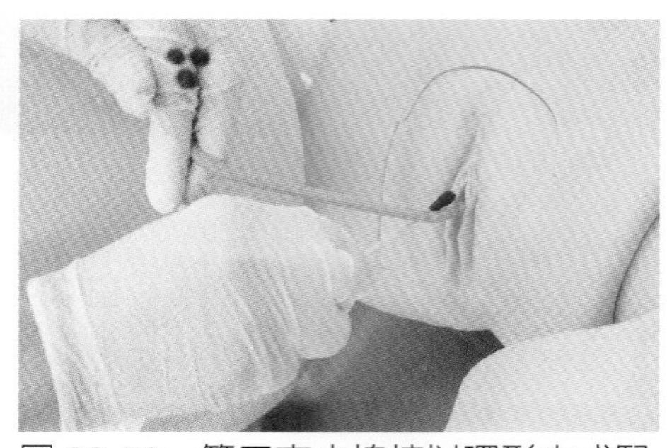
圖 06-50　第二支小棉枝以環形方式緊接前 1 圈，再往下環繞尿管 1 圈

第三支小棉枝以環形方式緊接前 1 圈，再往下環繞尿管 1 圈。（圖 06-51）

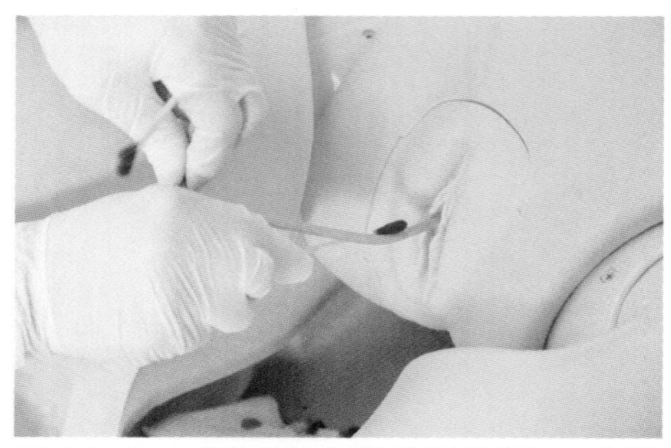
圖 06-51　第三支小棉枝以環形方式緊接前 1 圈，再往下環繞尿管 1 圈

第四支小棉枝以環形方式緊接前1圈，再往下環繞尿管1圈。(圖 06-52)

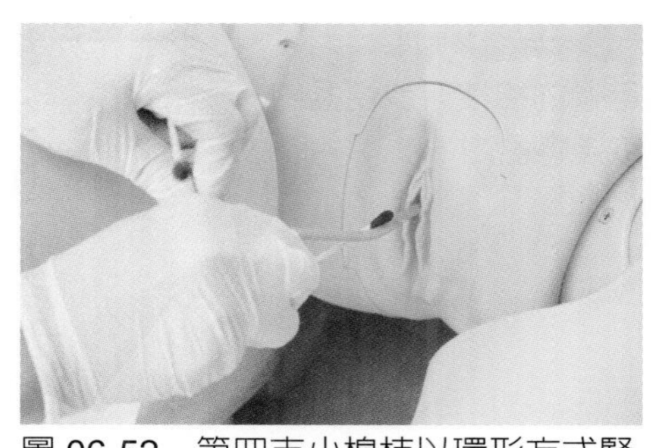

圖 06-52　第四支小棉枝以環形方式緊接前 1 圈，再往下環繞尿管 1 圈

第五支小棉枝以環形方式至涵蓋尿管長度5公分。(圖 06-53)

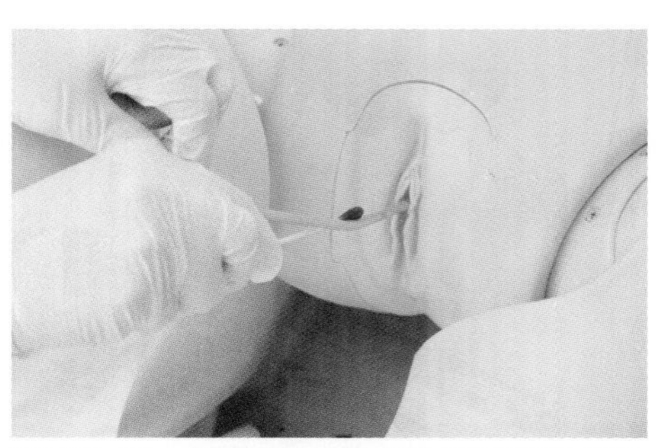

圖 06-53　第五支小棉枝以環形方式至涵蓋尿管長度 5 公分

方式二

取1～5支小棉枝，每支均以環形環繞方式，由尿道口往下方消毒至涵蓋尿管長度5公分。(圖 06-54)

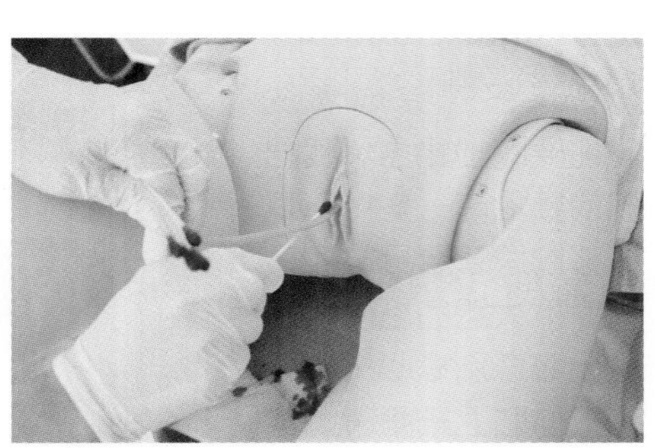

圖 06-54　方式二：取 1 ～ 5 支小棉枝，每支均由尿道口再往下方到尿管方向以環形清潔涵蓋長度 5 公分

溫馨提醒

用過的棉枝可放便盆內或淺彎盆內。

② 生理食鹽水拭除優碘：取5～8枝小棉枝，用生理食鹽水潤溼（圖06-55）。以環形方式清潔近尿道口處之尿管1圈，往下方與前述同法，逐一擦拭水溶性優碘（圖06-56），再以剩餘小棉枝擦拭殘餘水溶性優碘，直到無優碘殘漬（圖06-57）。

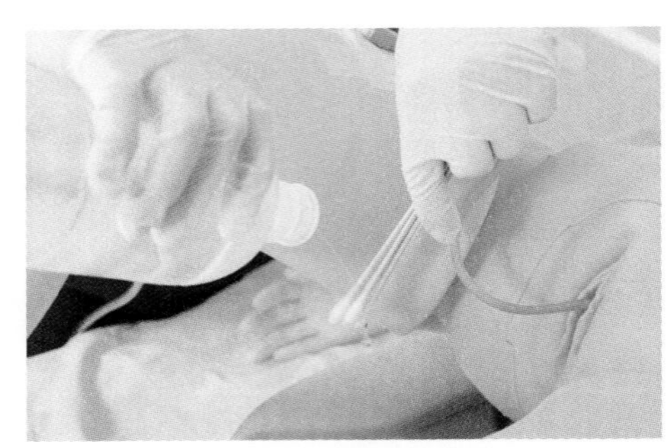

圖06-55　以5～8支小棉枝用生理食鹽水潤溼

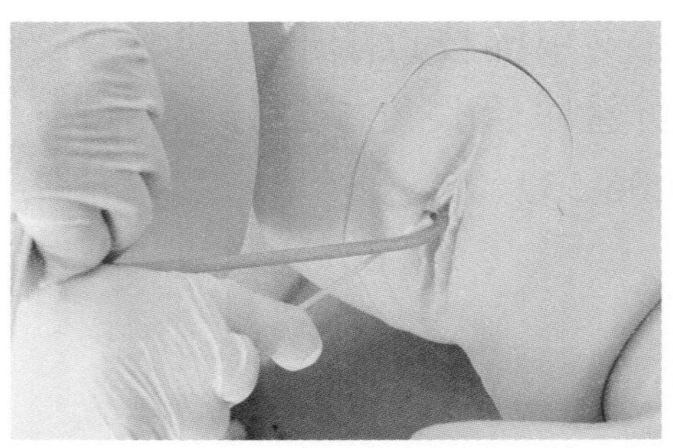

圖06-56　以環形方式清潔近尿道口處之尿管1圈，往下方與前述同法，逐一擦拭水溶性優碘

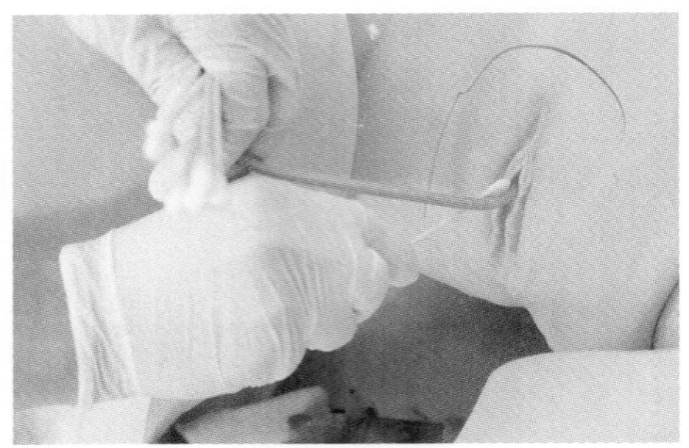

圖06-57　擦拭殘餘水溶性優碘至尿管乾淨

口述

奶奶，已經完成清洗了，要取出便盆，我把您的腰抬高一些……幫您移動尿管至另一側，先撕下大腿的紙膠，我會小心您別擔心……現在幫你貼上紙膠帶固定尿管。

溫馨提醒

女性案主尿管固定位置應由左大腿上換至右大腿上，或由右大腿上換至左大腿上。

3. 更換尿管膠布的固定位置（3分）

（1）取出便盆動作要輕緩，避免打翻（圖06-58），脫除手套，搖下床頭（圖06-59）。

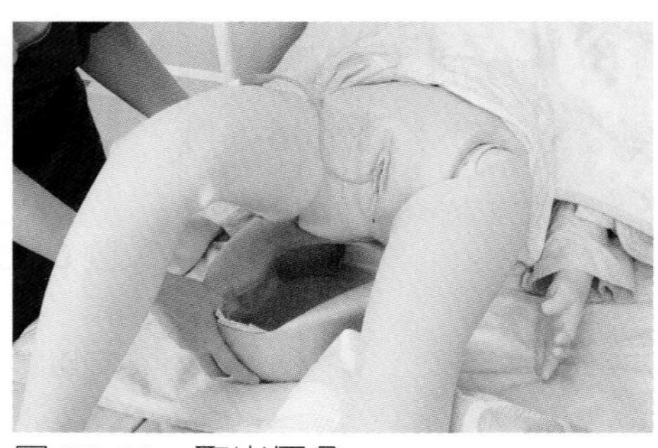

圖06-58　取出便盆

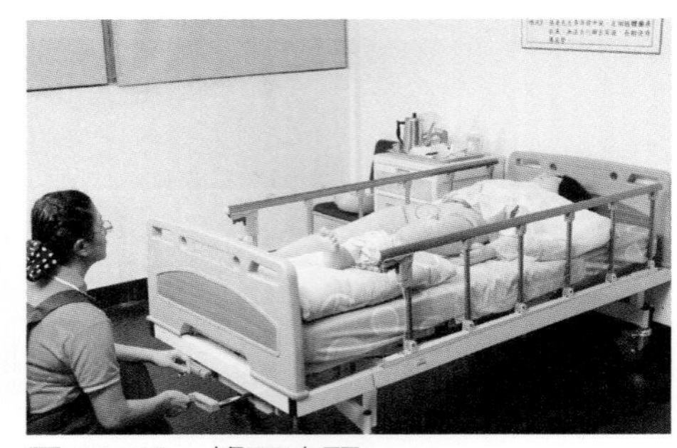

圖06-59　搖下床頭

（2）撕貼紙膠動作粗魯者或未能固定妥當者會扣分。

（3）膠布的固定位置由右大腿上移到左大腿上，或由左大腿上移到右大腿上。

（4）撕紙膠方式有二：可用膠帶台撕下（圖06-60）或用剪刀剪下（圖06-61），將撕下的4條紙膠貼在床尾（圖06-62）。

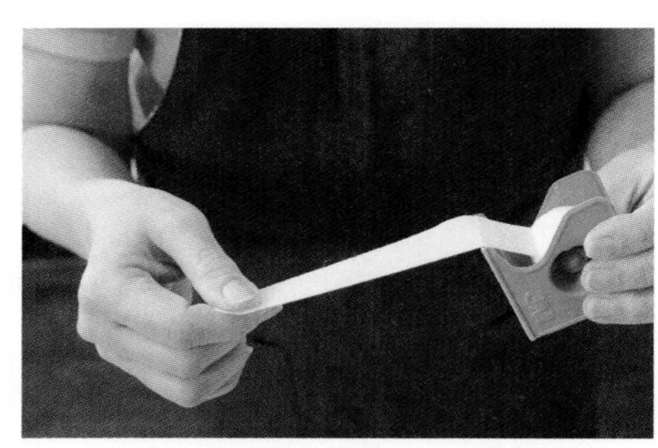

圖06-60　撕紙膠方式一：以膠台撕下

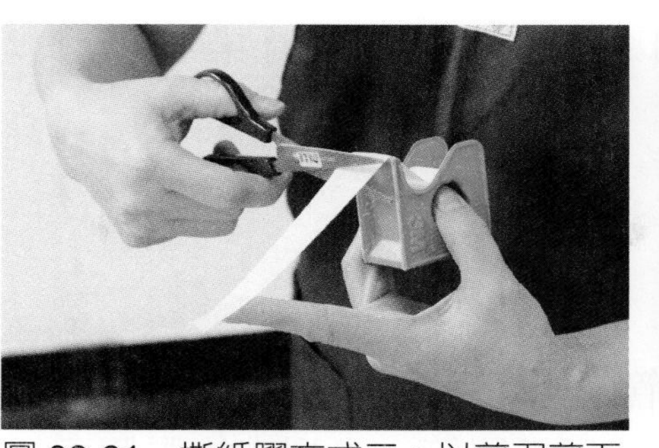
圖 06-61　撕紙膠方式二：以剪刀剪下

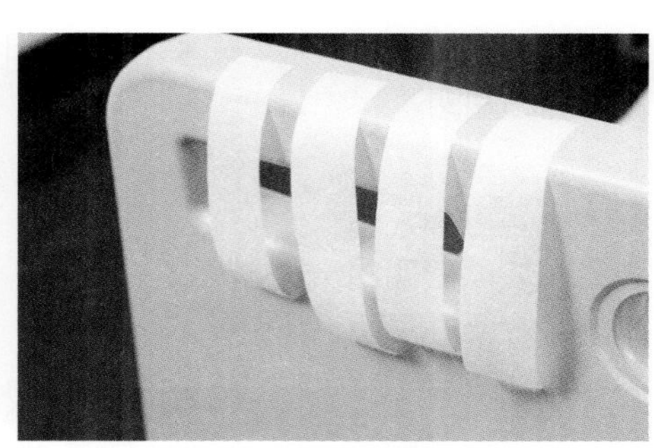
圖 06-62　撕下 4 條紙膠貼在床尾

（5）尿管固定採井字型方式（圖 06-63），較為牢固。

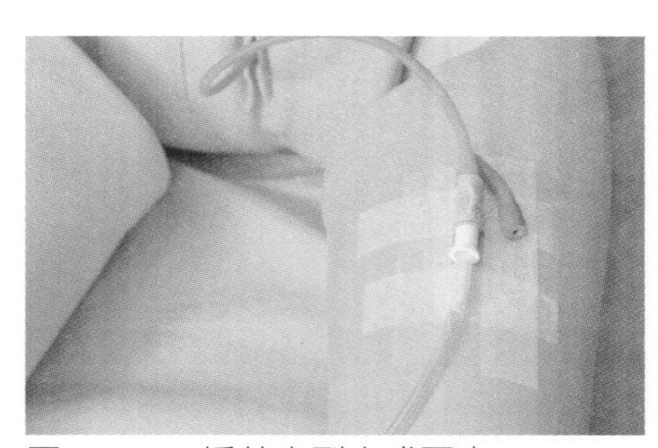
圖 06-63　採井字型方式固定

4. 移動尿袋時，注意尿袋引流位置保持在膀胱以下（若有反折尿管者則不在此限）（5 分）

（1）拉上床欄。（圖 06-64）

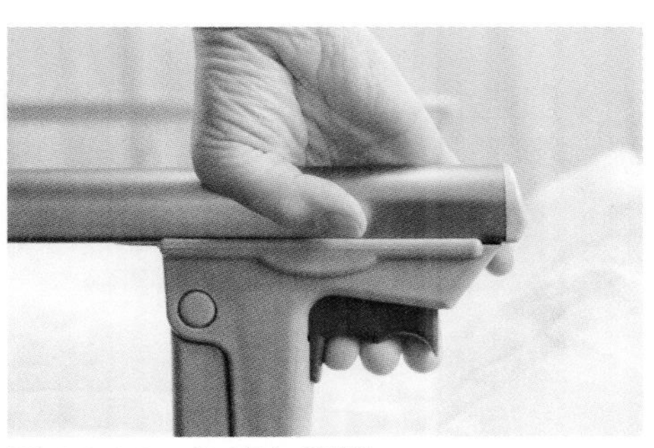
圖 06-64　先拉上床欄

（2）確認尿袋口關閉，反折尿管，移動尿袋至另一側。（圖 06-65）

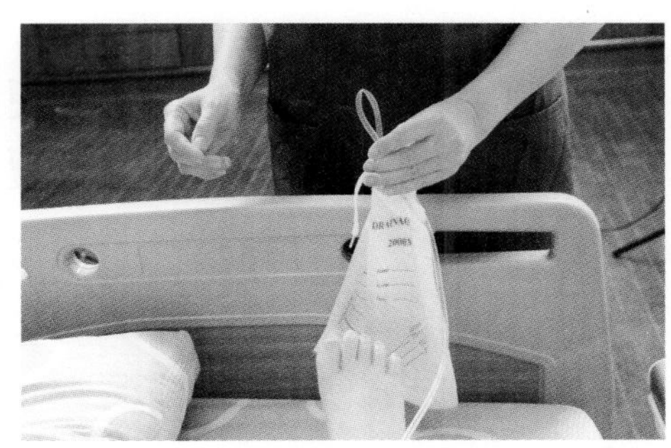
圖 06-65　反折尿管，移動至另一側

口述
尿袋開口關閉

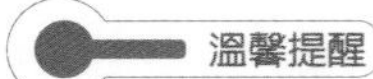

查看尿袋開口關閉，此時續保持反折尿管

5. 尿袋開口隨時關閉，避免汙染（3 分）

6. 檢查尿管通暢：避免受壓扭曲（5 分）

（1）保持反折尿管，走到床的對側面。

（2）將尿袋穿過貼紙膠之褲管。（圖 06-66）

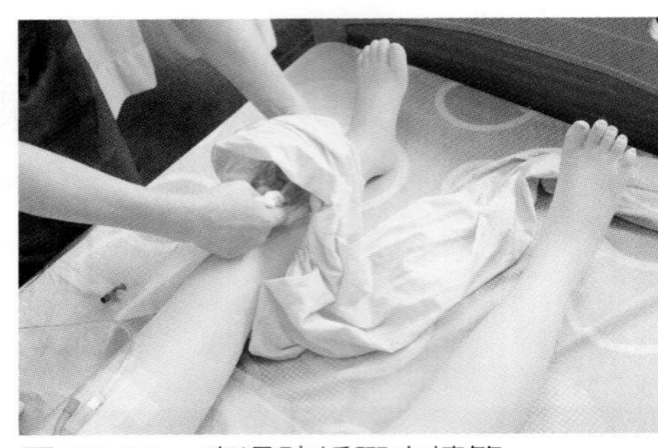

圖 06-66　穿過貼紙膠之褲管

（3）固定尿袋於床尾。（圖 06-67）

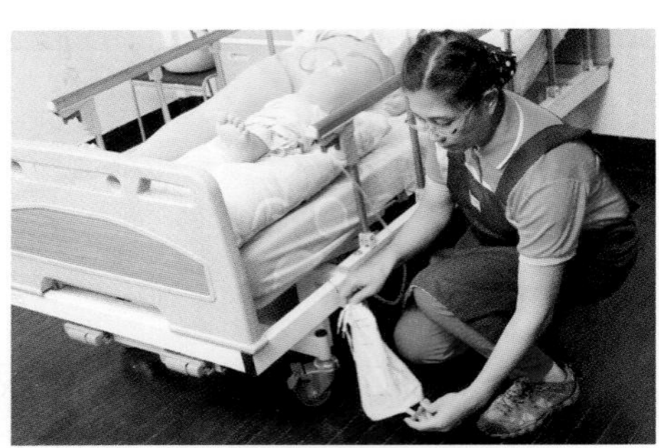

圖 06-67　固定尿袋於床尾

口述
尿管通暢。

（4）檢查並口述是否受壓扭曲，尿管宜保持通暢。（圖 06-68）

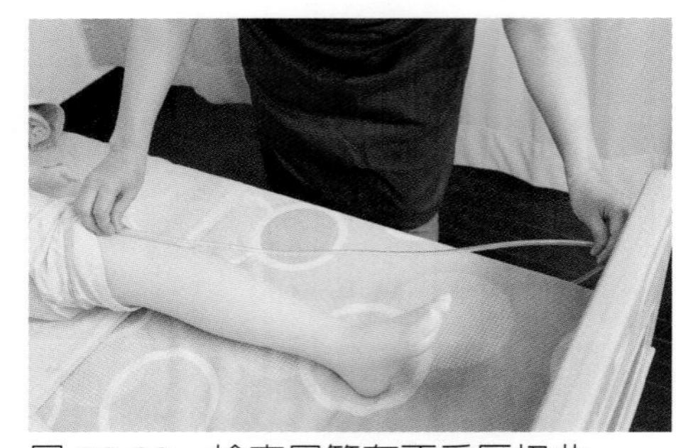

圖 06-68　檢查尿管有否受壓扭曲

口述
奶奶，我還要幫您做尿管消毒，所以便盆還要放著喔！

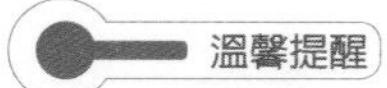

用過的衛生紙可放置便盆內。

7. 移去便盆並擦乾臀部（衛生紙由案主會陰部往臀部擦拭，不得來回反覆擦拭）脫除手套（4 分）

（1）第一張衛生紙擦拭遠側大陰唇及腹股溝殘餘水漬。（圖 06-69）

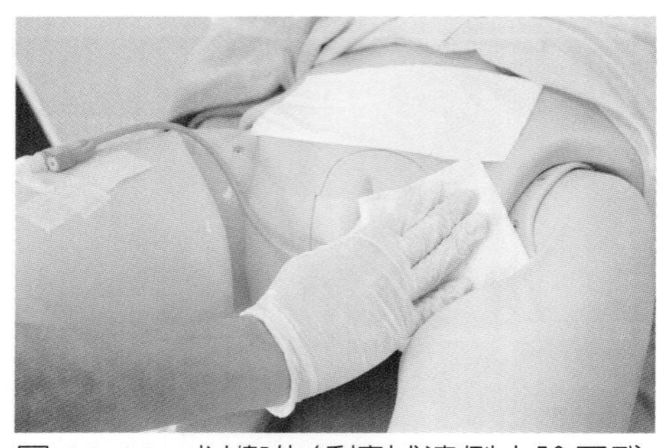

圖 06-69　以衛生紙擦拭遠側大陰唇殘餘水漬

(2) 第二張衛生紙擦拭近側大陰唇及腹股溝殘餘水漬。(圖 06-70)

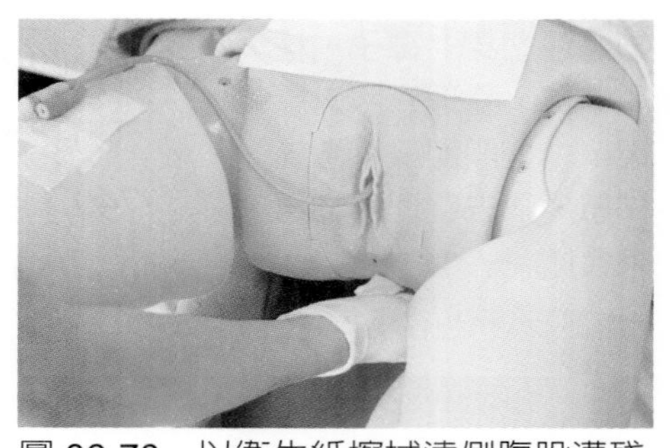

圖 06-70　以衛生紙擦拭遠側腹股溝殘餘水漬

(3) 使用衛生紙不得來回反覆擦拭。(圖 06-71)

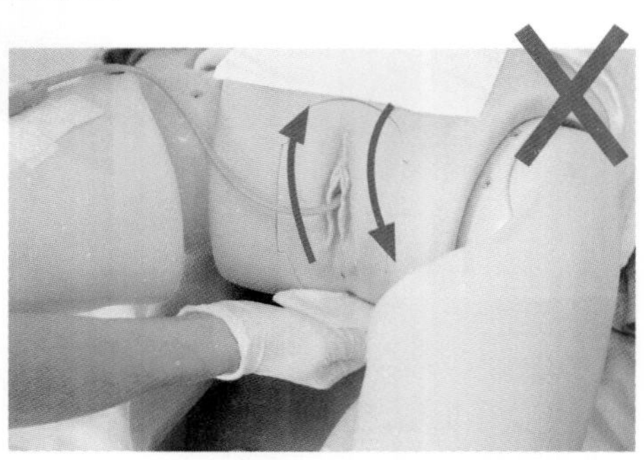

圖 06-71　衛生紙不得來回反覆擦拭

(4) 未擦乾會陰部及臀部者不給分。

(5) 若 2 張衛生紙無法擦乾，可取第三張直到擦乾爲止。

8. 觀察、報告及記錄可能的異常狀況：如阻塞、滲尿、出現沉澱物、尿量過少或尿管滑脫等(3 分)(圖 06-72、圖 06-73)

口述

尿管無阻塞、無滑脫、無滲尿、少量沉澱物、尿量較少

溫馨提醒

至少寫 1 項須報告的異常狀況。

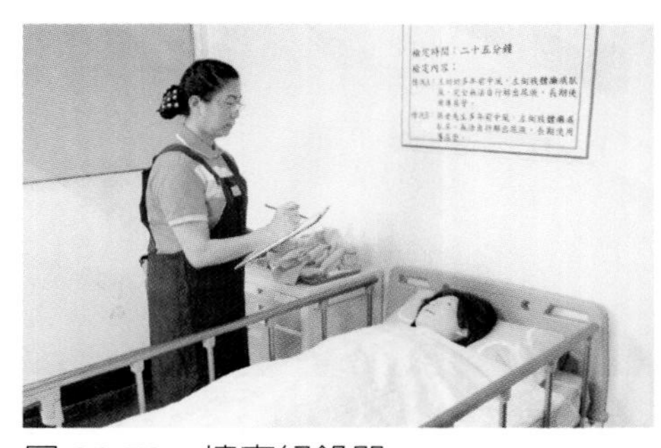

圖 06-72　填寫紀錄單

範例

應檢人《會陰沖洗及尿管清潔》紀錄單

應檢人姓名：曾雪玲

術科測試編號：123456

測 試 日 期： ○○○ 年 ○○ 月 ○○ 日

情況：異常情況

1. 會陰部少量分泌物、氣味稍重
2. 尿袋尿量少、顏色偏黃、有一些沉澱物、沒有刺鼻味
3. 尿管無阻塞、無滲漏

圖 06-73　將觀察結果確實記錄於紀錄單

口述

奶奶幫您穿上褲子，移開中單，整理衣服，蓋被單，拉開圍簾，您先休息，我去整理用物再來看您。

8. 穿整衣褲，保持床單平整及乾燥（2 分）：動作輕巧協助案主穿褲子、移開中單（圖 06-74）、整理衣服、蓋上被單（圖 06-75）、拉開圍簾（圖 06-76）。

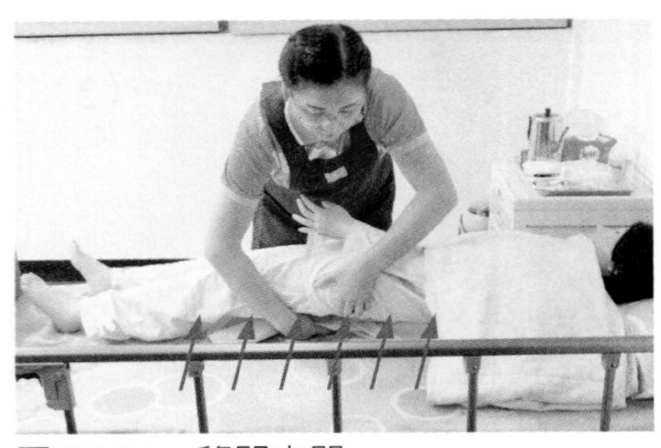
圖 06-74　移開中單

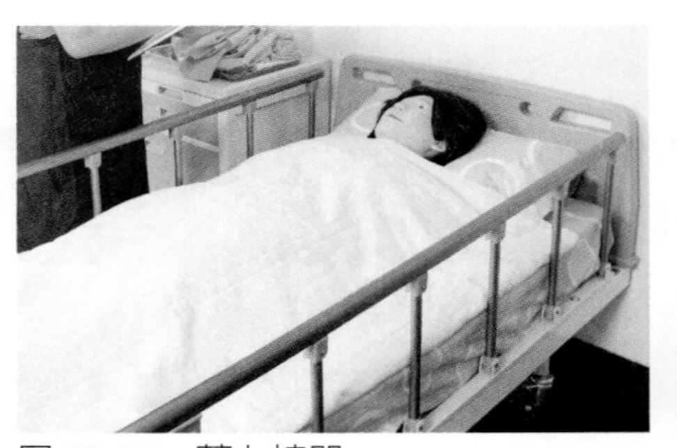
圖 06-75　蓋上被單

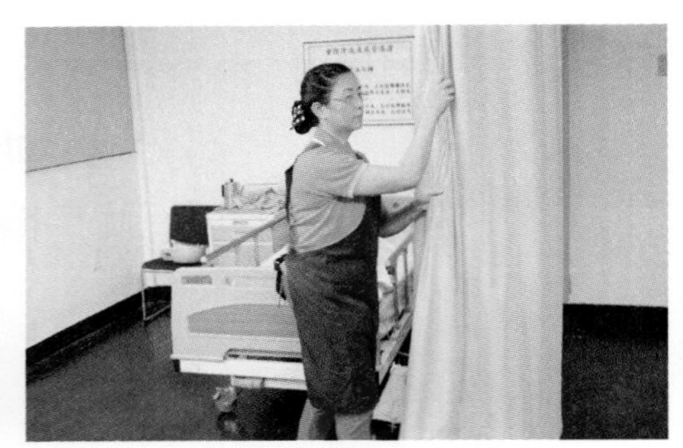
圖 06-76　拉開圍簾

（四）事後處理（10 分）

1. 物品歸位，整理環境（1 分）

（1）便盆內汙物倒入垃圾桶。（圖 06-77）

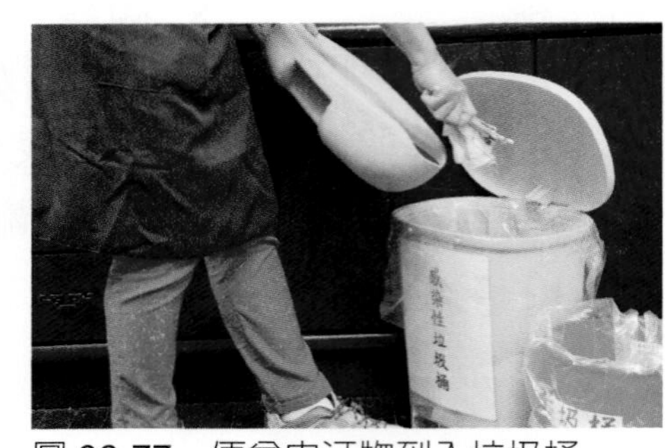

圖 06-77　便盆內汙物到入垃圾桶

（2）清洗便盆（圖 06-78），歸位。

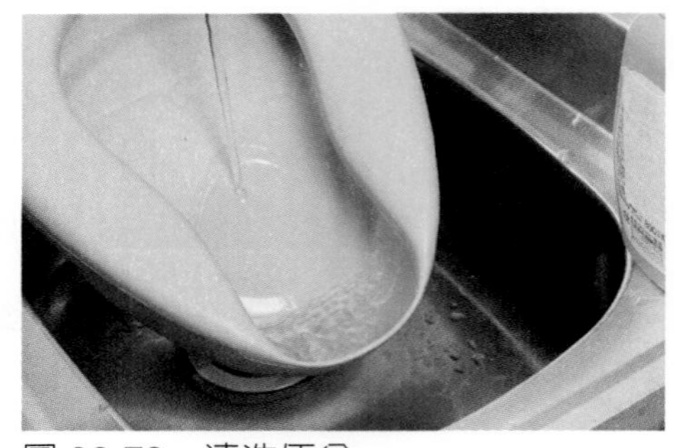
圖 06-78　清洗便盆

（3）倒掉沖洗壺的水（圖 06-79），歸位。

（4）其他物品歸回原位置。

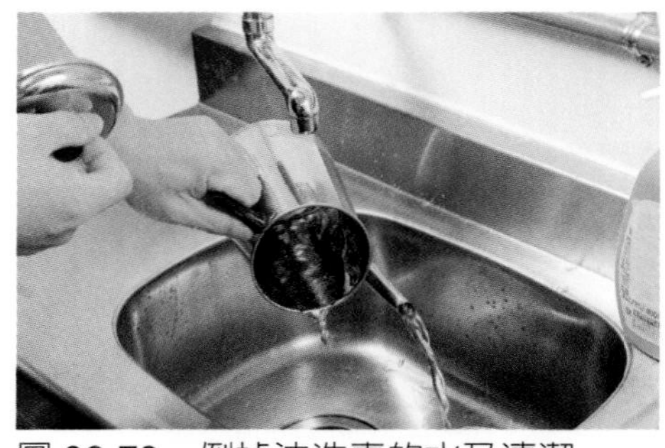
圖 06-79　倒掉沖洗壺的水及清潔

溫馨提醒
操作過程要把握時間，要熟記步驟流程，動作要確實，但不可粗魯。

2. 動作熟練順暢（5 分）

溫馨提醒
操作過程，若應檢人離開案主床邊，即須拉上床欄。

3. 能隨時注意案主安全（2 分）

溫馨提醒
洗手步驟請參考第 16 ～ 18 頁。

4. 洗手（2 分）

情況 B、男性案主

（一）準備工作（20 分）

口述
張爺爺，我是您的照服員 OOO（應檢人員），您長期使用導尿管，我幫您會陰沖洗及尿管清潔，您等一下我去準備用物。

1. 向案主說明將爲其清潔會陰及尿管清潔（2 分）（圖 06-80）

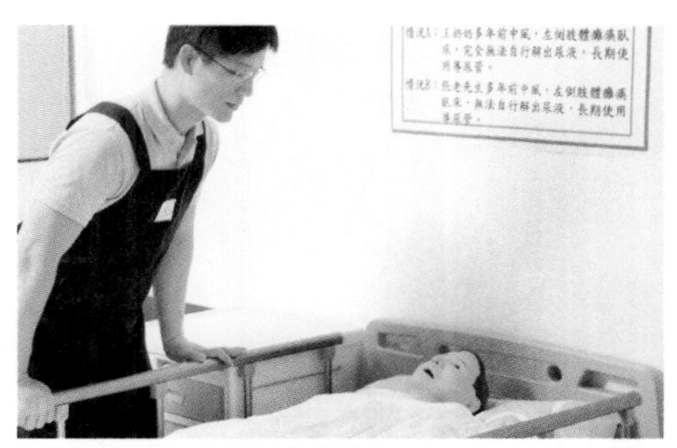

圖 06-80　向案主說明

2. 脫除手錶、手鍊等飾物（若無法脫除則以膠帶固定）（3 分）（圖 06-81）

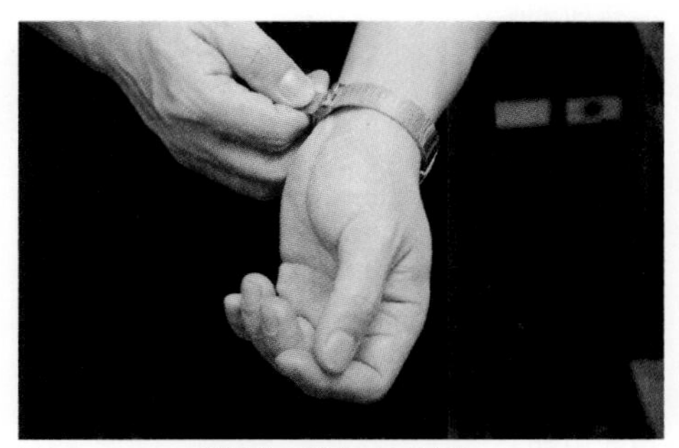

圖 06-81　脫除手錶、手鍊

溫馨提醒
洗手步驟，請參考第 16 ～ 18 頁。

3. 洗淨雙手（4 分）（圖 06-82）

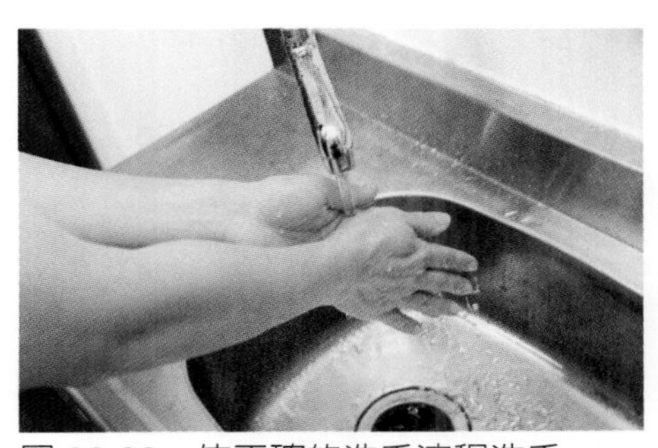

圖 06-82　依正確的洗手流程洗手

4. 準備清潔會陰及尿管清潔之用具及用品，注意有效日期（3 分）

（1）沖洗棉枝包、小棉枝包、水溶性優碘、生理食鹽水，必須確認在有效期限內才可使用，並口述效期，置於托盤端至床旁桌。（圖 06-83 ～圖 06-86）

（2）準備用物：備齊沖洗棉枝、沖洗壺、便盆（尿片）臉盆、方巾 2 條、香皂 + 盒等物品置於托盤上。

口述
沖洗棉枝包
製造日期
2023 年 7 月 10 日
有效期限 3 年
在有效期限內

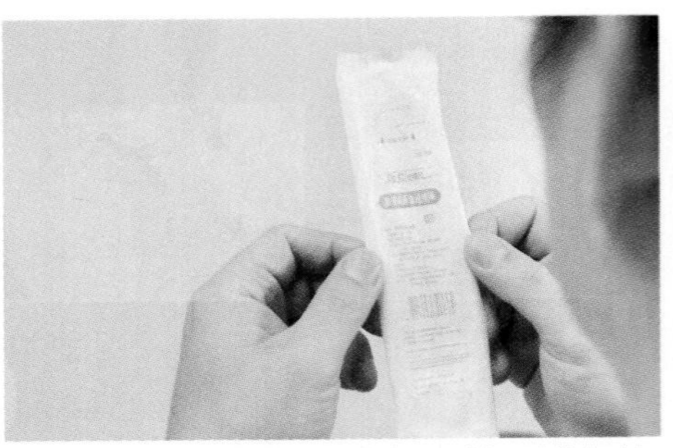

圖 06-83　準備小棉枝包，並口述有效期限

口述
小棉枝包
製造日期
2023 年 7 月 25 日
有效期限 3 年
在有效期限內

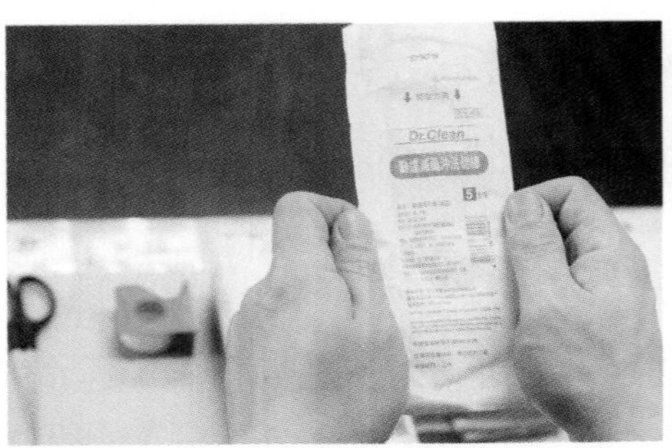

圖 06-84　準備沖洗棉枝包，並口述有效期限

口述
水溶性優碘
製造日期
2023 年 2 月 16 日
有效期限 3 年
在有效期限內

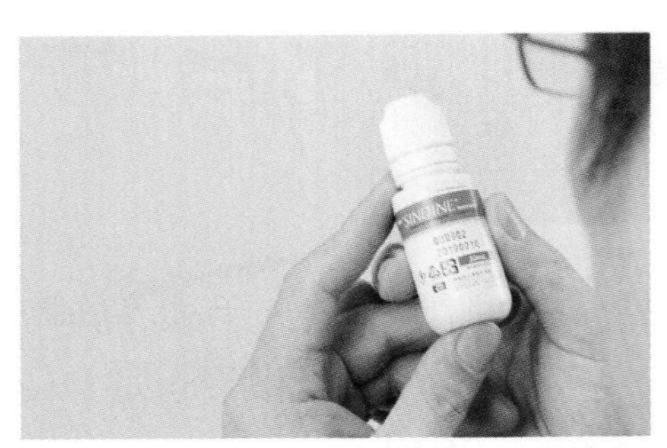

圖 06-85　準備水溶性優碘，並口述有效期限

口述
生理食鹽水、水溶性優碘
有效日期
2026 年 7 月 18 日

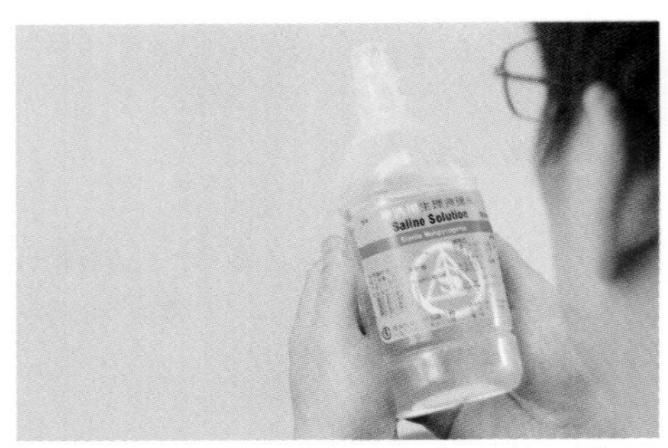

圖 06-86　準備生理食鹽水，並口述有效期限

（3）若考場布中單與防水中單分開，或一面布中單一面防水中單，均在準備台先捲成桿狀，防水中單捲在外面。（圖 06-87）

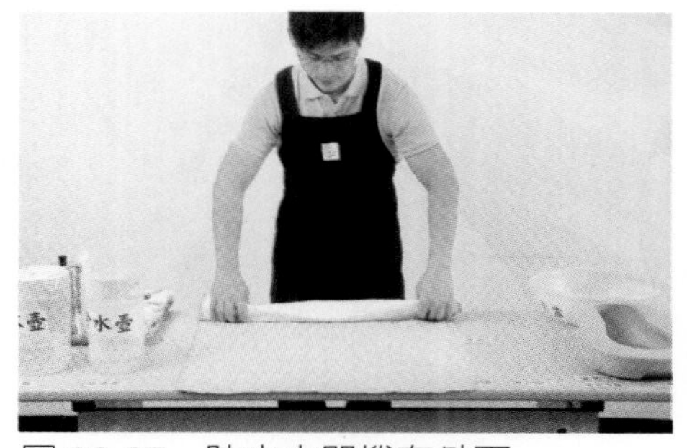

圖 06-87　防水中單捲在外面

5. 準備用水及適當水溫（3 分）

口述
水溫度適當。

（1）沖洗壺先倒冷水（圖 06-88），再倒熱水（圖 06-89），以手腕內側測量水溫（圖 06-90），並口述水溫的狀況。

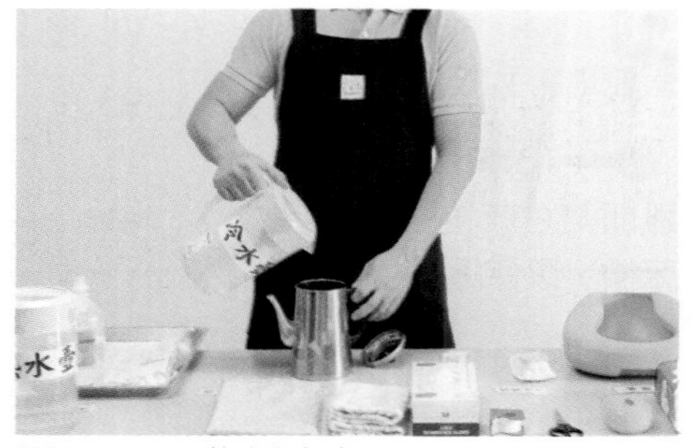
圖 06-88　先倒冷水

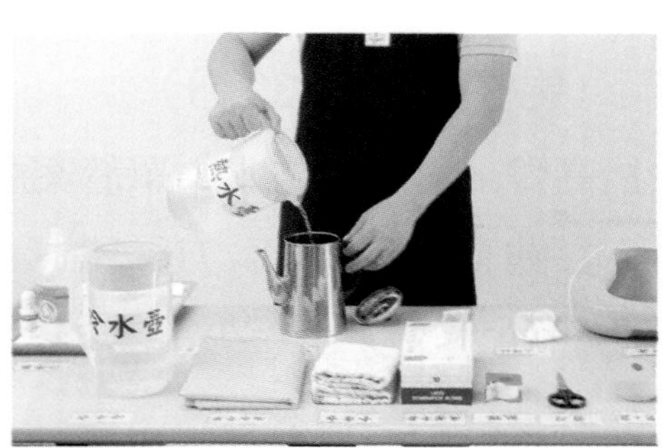

圖 06-89　再倒熱水

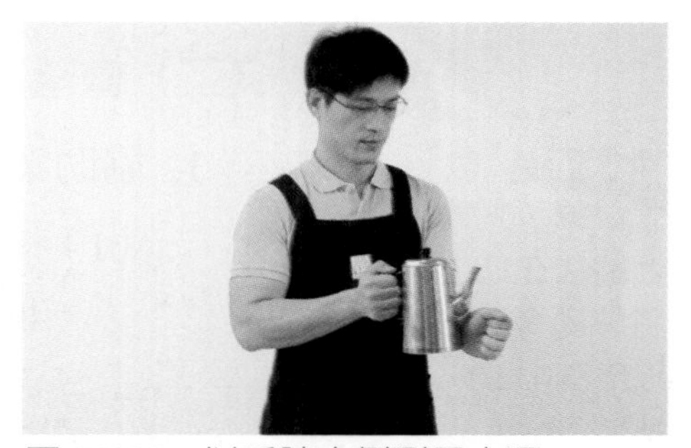
圖 06-90　以手腕內側測量水溫

口述
水溫度適當。

（2）臉盆先倒冷水（圖 06-91），再倒熱水（圖 06-92），以手腕內側測量水溫（圖 06-93）。

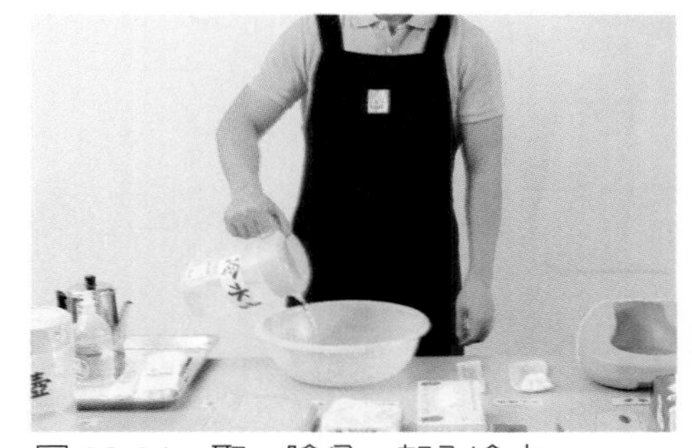
圖 06-91　取一臉盆，加入冷水

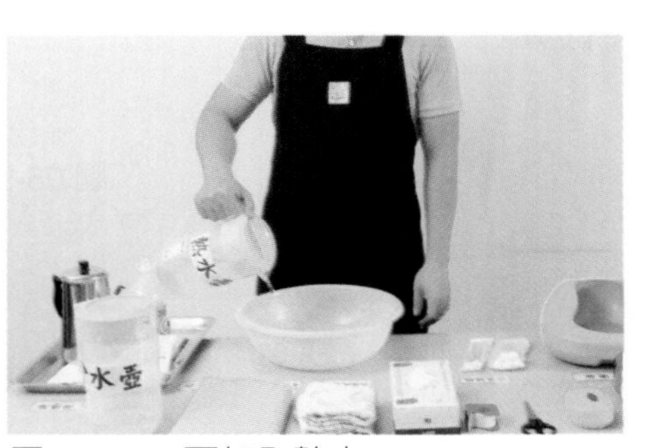

圖 06-92　再加入熱水

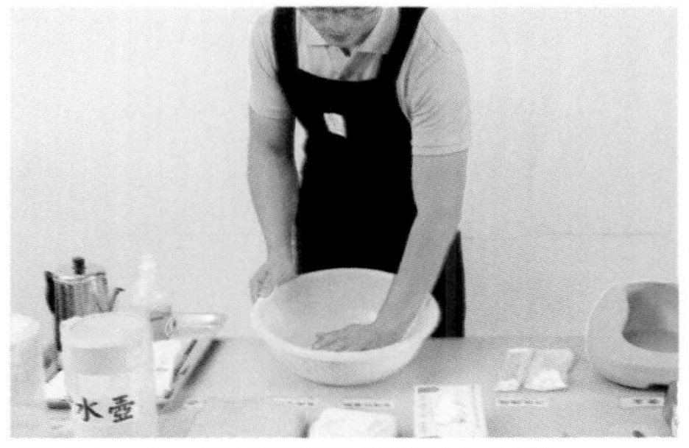

圖 06-93　以手腕內側測量水溫

(3) 將準備好的用具、用物移至案主床旁桌與椅子上，擺於以便操作爲宜；一次拿不完可分次拿。(圖 6-94)

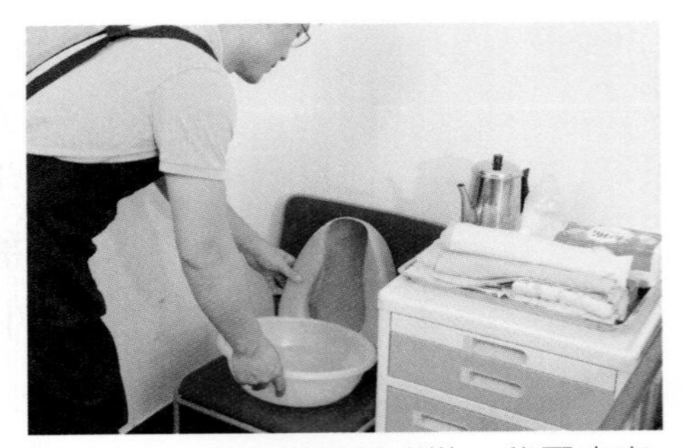
圖 06-94 用物以托盤盛裝，移置床旁桌與椅子上

口述
張爺爺，我拉上圍簾

溫馨提醒
離開案主床邊，須拉起床欄，以保護案主安全

6. 保護案主隱私 (5 分) (圖 06-95)

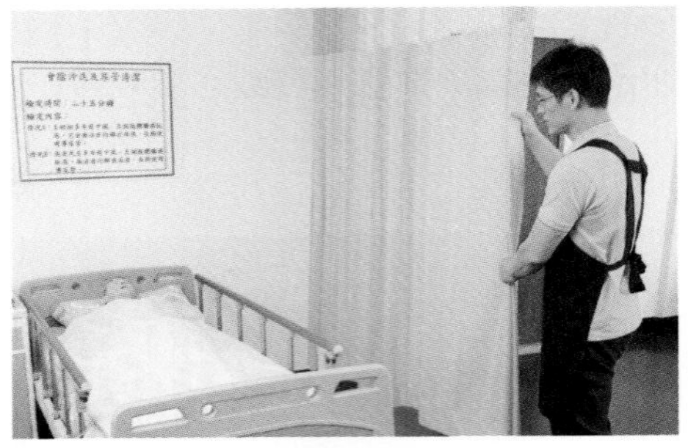
圖 06-95 拉上圍簾

(二) 會陰清潔 (男性案主) (32 分)

口述
張爺爺，我會將被單向上翻摺在您上半身，再將您側身翻向我這側，以便鋪中單。

1. 協助案主抬高臀部，放置防水中單於案主腰臀下方部位 (2 分)

(1) 在案主健側工作較爲方便，放下床欄。(圖 06-96)

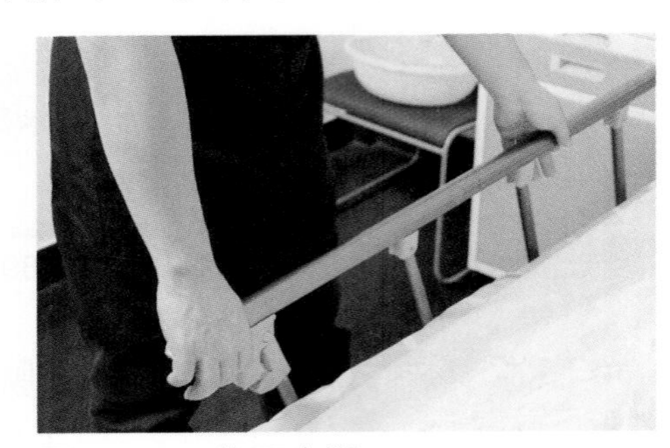
圖 06-96 放下床欄

(2) 床尾被單摺向案主上半身以保暖。(圖 06-97)

(3) 一手由腰臀部位將案主翻向健側，另一手放置中單於腰臀間。

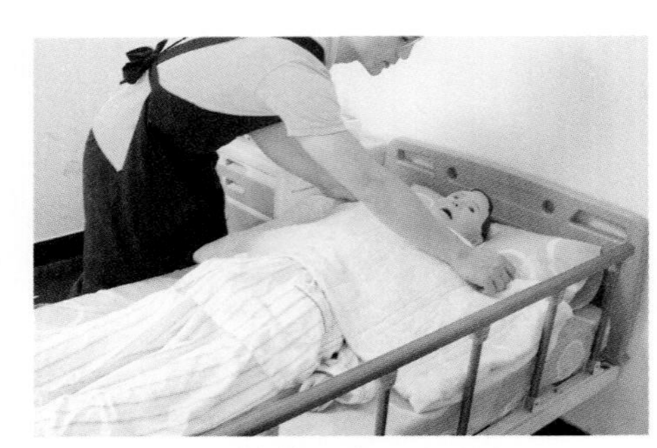
圖 06-97 摺被蓋在案主上半身

(4) 中單由案主腰臀部位左側（遠側）舖到右側（近側），保護案主且預防床單弄溼，布面在上、防水面在下。(圖 06-98)

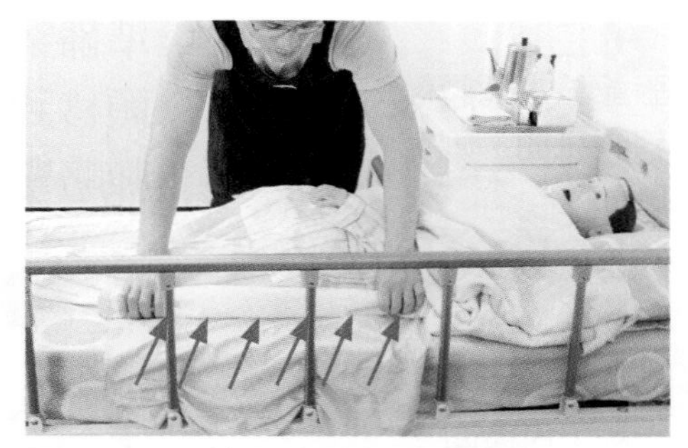
圖 06-98　放置中單於腰臀之間

2. 協助案主脫去健側之褲管，將脫下之褲子拉向另一側並支撐案主患側，右側下肢以大浴巾覆蓋保暖（3 分）

口述
張爺爺，要會陰清潔，我先脫下您的褲子

(1) 將褲子脫下至膝部。(圖 06-99)

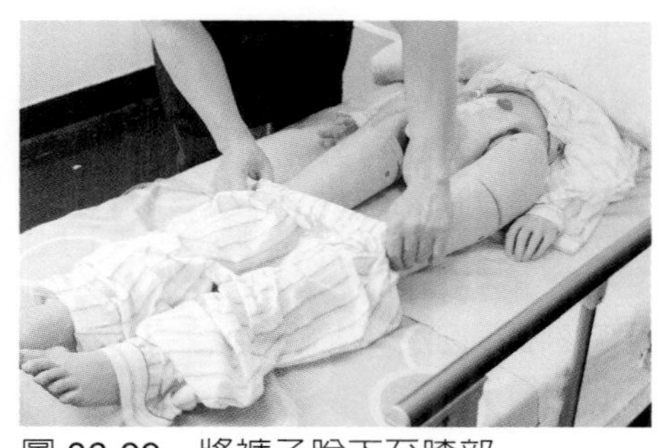
圖 06-99　將褲子脫下至膝部

(2) 脫下右側褲管拉向另一側，纏繞左側小腿支撐患側。(圖 06-100)

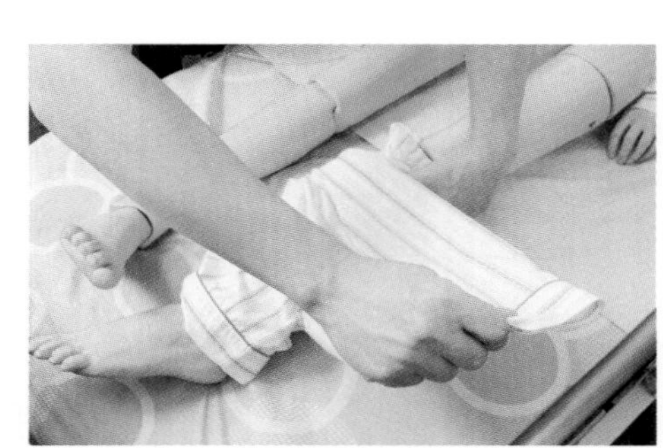
圖 06-100　褲管拉向另一側，並支撐患側

口述
張爺爺，要抬高您的腰部放入便盆在您的臀下方喔！
這樣放還可以嗎？

3. 放置便盆於案主腰臀下方部位（3 分）

(1) 便盆置入時須注意不可在上衣之下，避免沖洗時會弄溼衣服。(圖 06-101)

(2) 便盆置入須確認舒適與否。

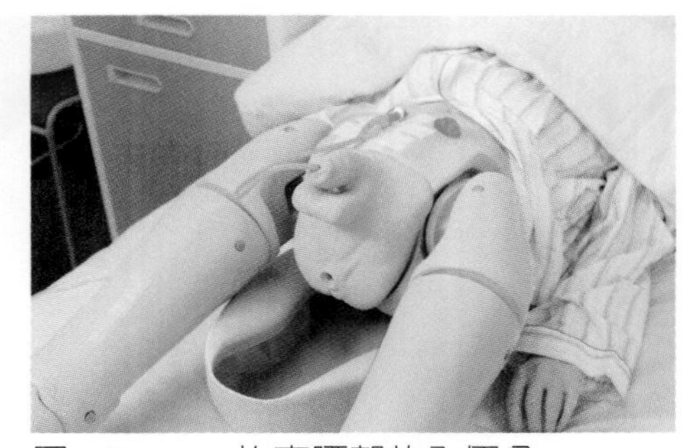
圖 06-101　抬高腰部放入便盆

(3) 陰阜處置 2～3 張衛生紙，以防沖洗時弄溼衣服。(圖 06-102)

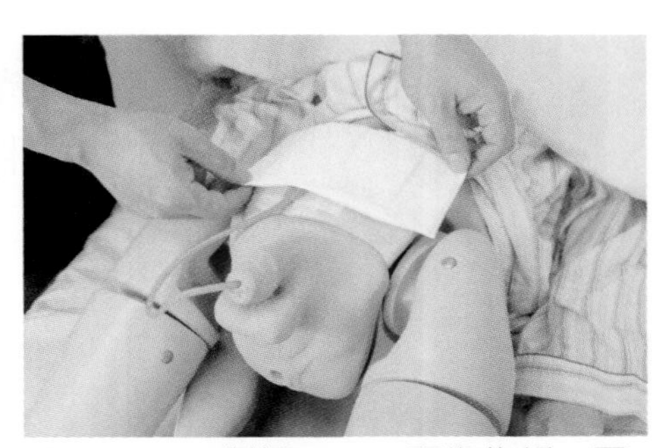
圖 06-102　對摺 2～3 張衛生紙，置陰阜處

口述
張爺爺，先將您的枕頭移到左側，固定您的左腳。
我幫您抬高床頭，再把右膝略彎曲。

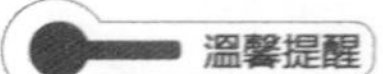

左腳不可彎曲

4. 準備案主姿勢（墊高頭頸部，健側膝略彎曲）（3 分）：先將您的枕頭移到左側，可固定左腳，再幫您抬高床頭（圖 06-103），使健側膝略彎曲。（圖 06-104）

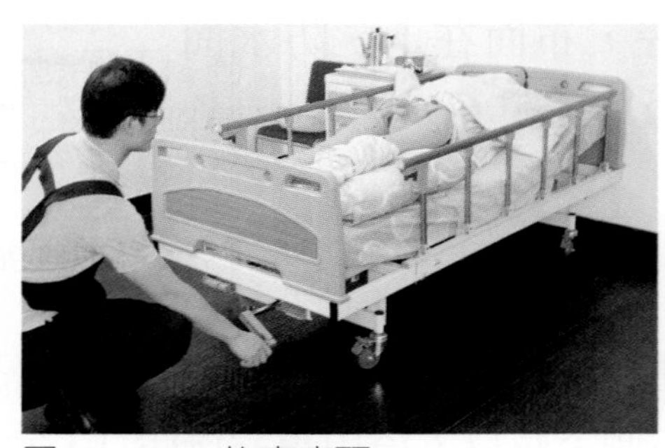

圖 06-103　抬高床頭

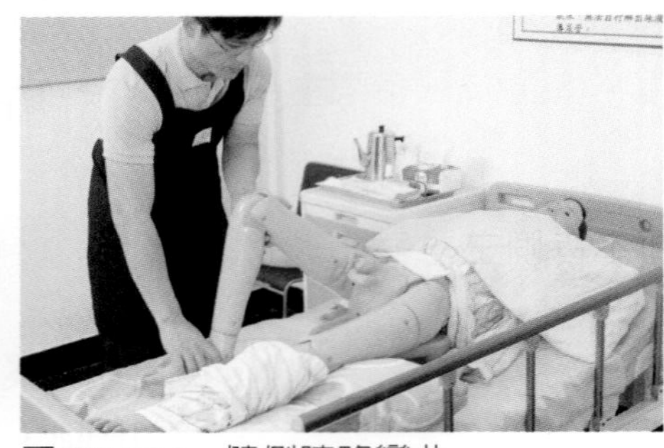

圖 06-104　健側膝略彎曲

口述
張爺爺，您沒有分泌物，不過氣味稍重些。

溫馨提醒
可立刻書寫亦可收拾用物後再書寫。

5. 觀察、記錄案主會陰部分泌物之量、顏色以及氣味（3 分）
   （1）觀察、口述並記錄（圖 06-105）。
   （2）記錄單：應檢人姓名、准考證號碼、檢定日期與情況置少要寫 1 項情況。

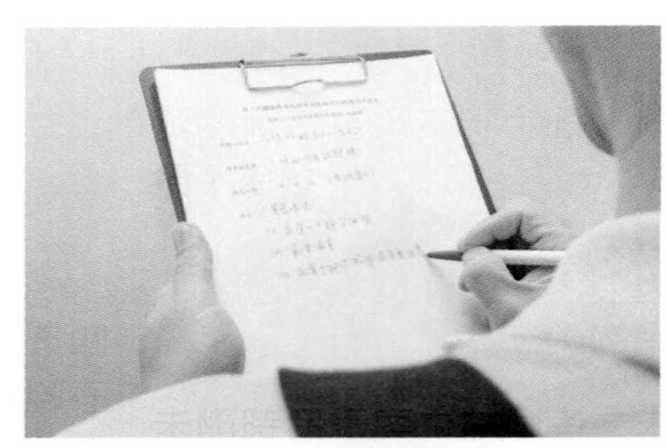

圖 06-105　觀察、口述並記錄

6. 戴上清潔手套，正確打開棉枝包，由棉枝末端處將沖洗棉枝包打開，棉枝以沖洗壺沾溼，再抹香皂（3 分）
   （1）戴上清潔手套。
   （2）香皂盒（含香皂）置於床尾近便盆處。
   （3）手持沖洗棉枝包末端並打開（圖 06-106），每支分別拿出使用。（圖 06-107）
   （4）小心使用棉枝，若汙染則更換。

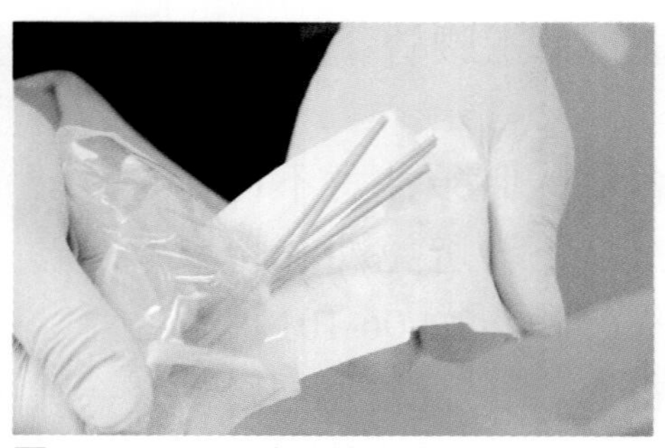

圖 06-106　手持棉枝末端，打開沖洗棉枝包

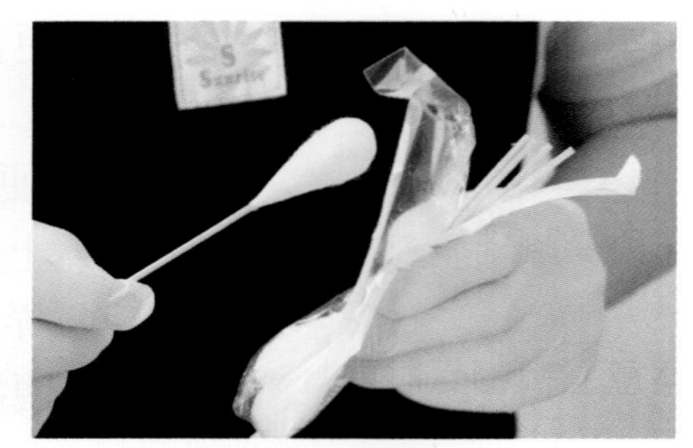

圖 06-107　取 1 枝棉枝

   （5）持沖洗壺，淋溼 1 支棉枝。（圖 06-108）

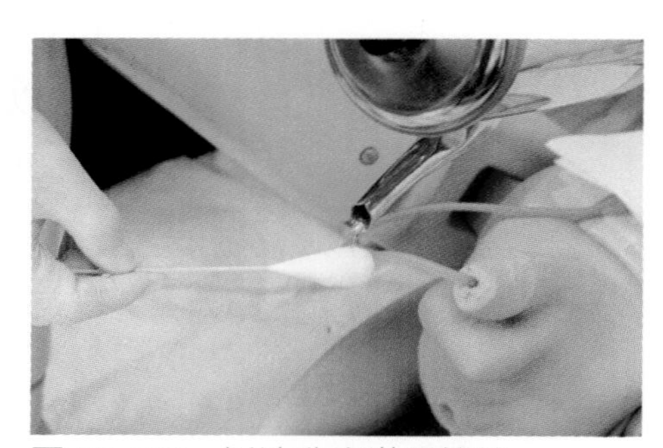

圖 06-108　以沖洗壺淋溼棉枝

（6）濕的棉枝抹上香皂。（圖06-109）

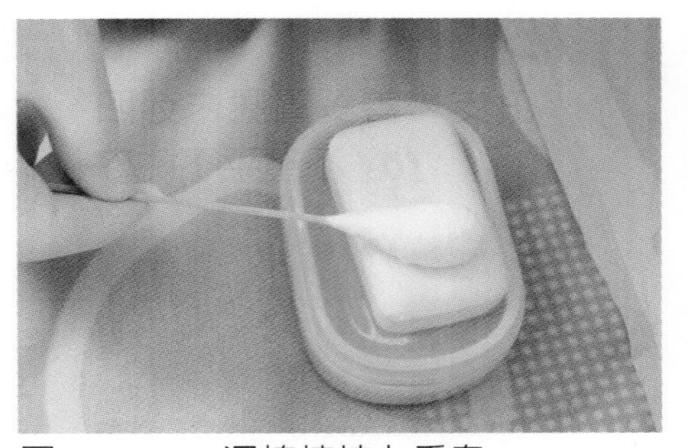
圖 06-109　濕棉枝抹上香皂

7. 一手握住陰莖，做出包皮往後推的動作並口述，露出龜頭，龜頭以棉枝清洗（4 分）

🔊 口述
張爺爺，我先幫您清洗龜頭，所以要把包皮往後推喔！

（1）一手握住陰莖，做出包皮往後推的動作並口述。（圖06-110）

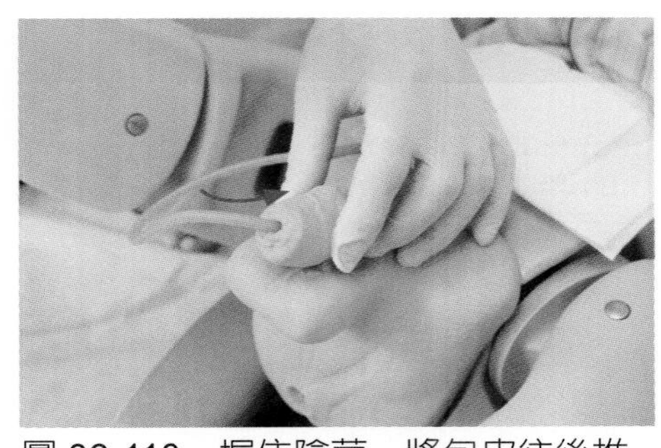
圖 06-110　握住陰莖，將包皮往後推

（2）持抹上肥皂的棉枝，以環型方式清洗露出的龜頭。（圖 06-111）

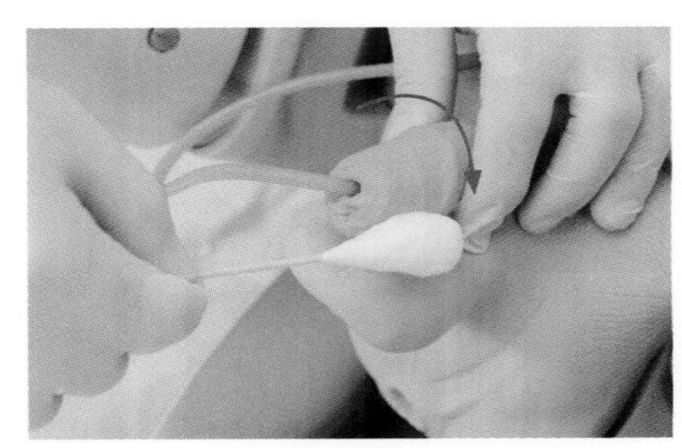
圖 06-111　龜頭以環型的方式清洗

（3）清洗後棉枝置便盆內。（圖06-112）

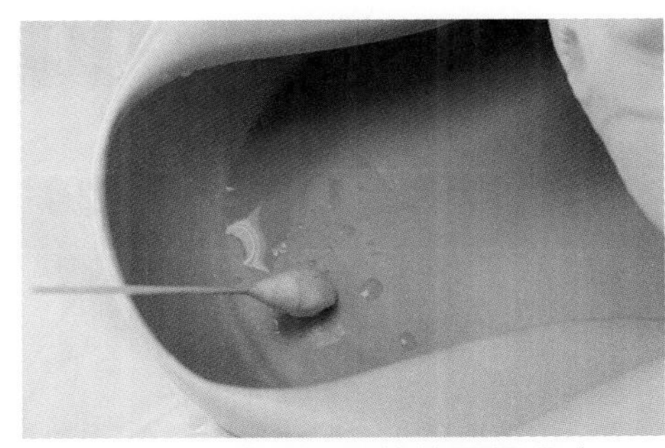
圖 06-112　清洗後的棉枝置便盆內

（4）取第二枝棉枝，持沖洗壺淋溼。（圖 06-113）

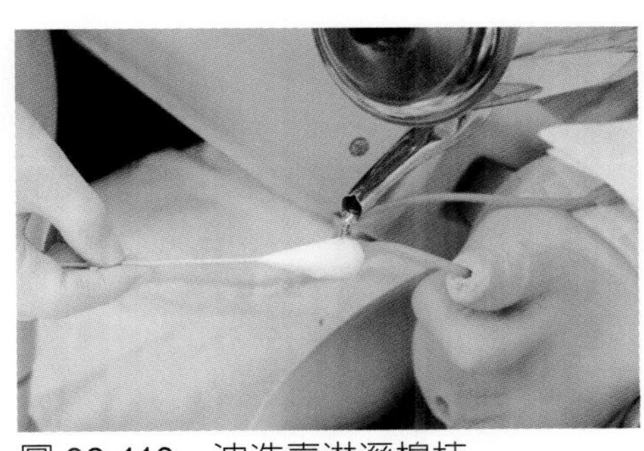
圖 06-113　沖洗壺淋溼棉枝

（5）環型方式清洗龜頭上的肥皂（圖 06-114），清洗後棉枝置便盆或淺彎盆內。

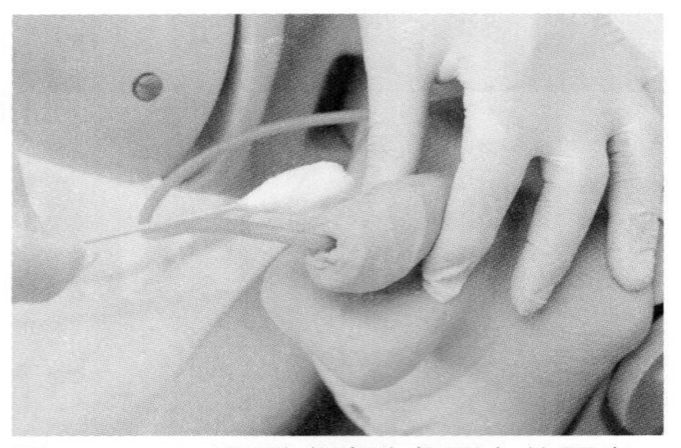
圖 06-114　環型式清洗龜頭上的肥皂

口述
張爺爺，現在要幫您清洗陰莖與會陰囉～

8. 以潤溼的毛巾沾肥皂清洗陰莖、陰囊及肛門（3 分）

（1）方巾在臉盆浸溼、擰乾後，可用包裹法或手握法拿取。

① 包裹法（圖 06-115 ～圖 06-118）

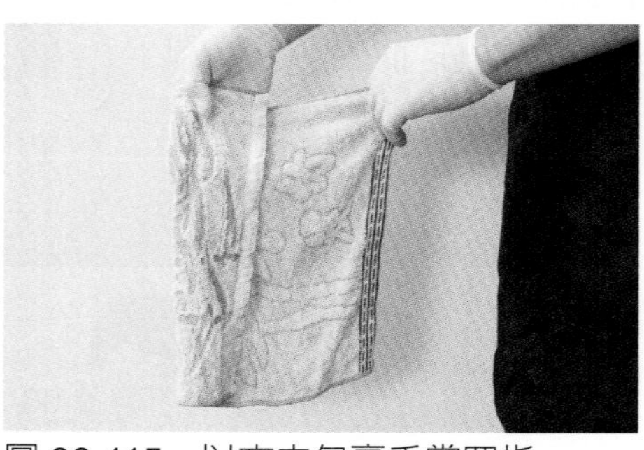
圖 06-115　以方巾包裹手掌四指

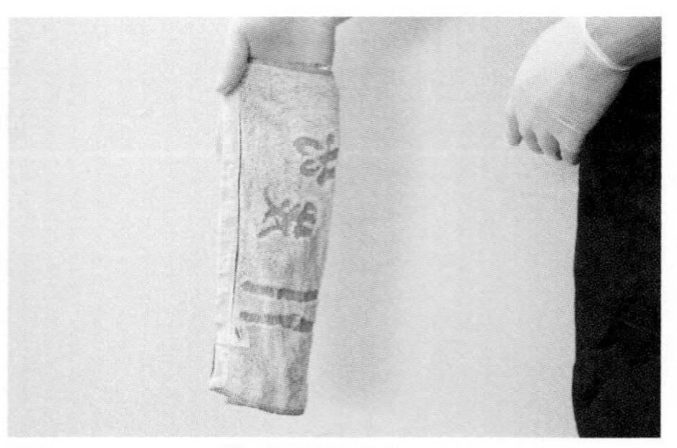
圖 06-116　捲成長條狀

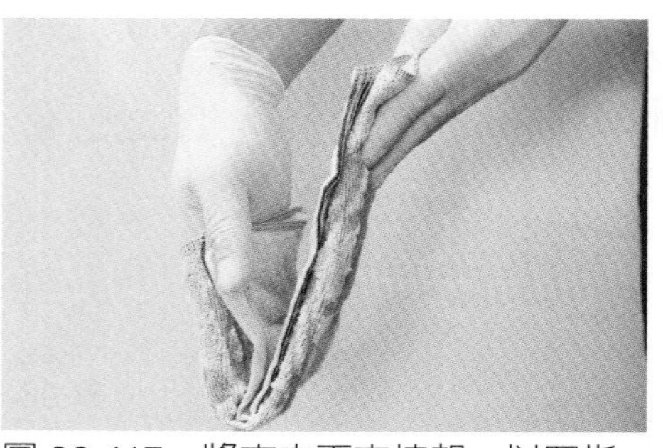
圖 06-117　將方巾下方拉起，以四指指尖抵住轉折處

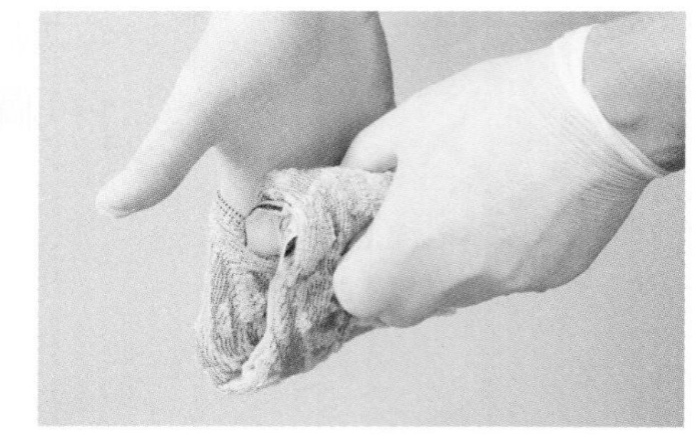
圖 06-118　方巾拉起端塞入掌心的包裹處，即完成

② 手握法（圖 06-119 ～圖 06-120）。

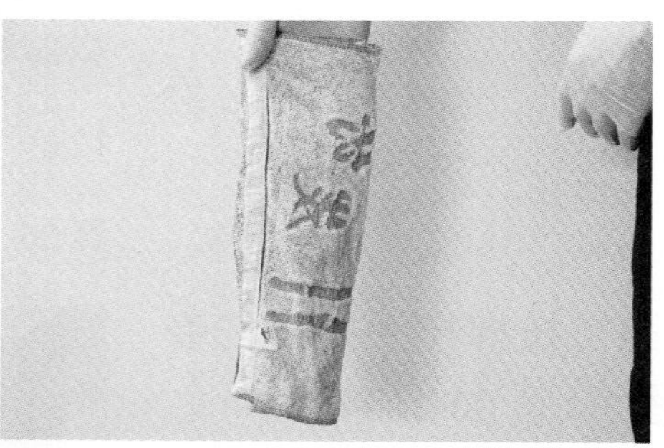
圖 06-119　將方巾折成似手掌寬的長條狀

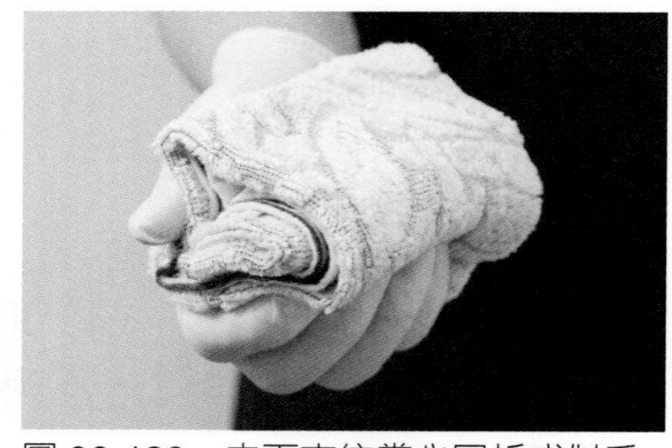
圖 06-120　由下方往掌心回折成似手掌大小，以易握為原則（光滑面向外）

口述
張爺爺，現在幫您擦拭陰莖。

（2）濕方巾沾香皂
（3）方巾由龜頭往陰莖根部方向，上下左右全部擦拭並口述。（圖 06-121）

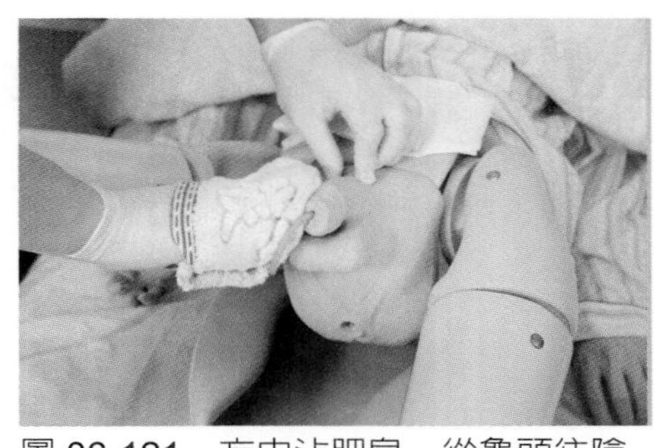
圖 06-121　方巾沾肥皂，從龜頭往陰莖根部方向，上下左右全部擦拭

口述
現在擦拭左側陰囊前至後根部。

（4）方巾由左側陰囊前至後根部全部擦拭，並口述。（圖 06-122）

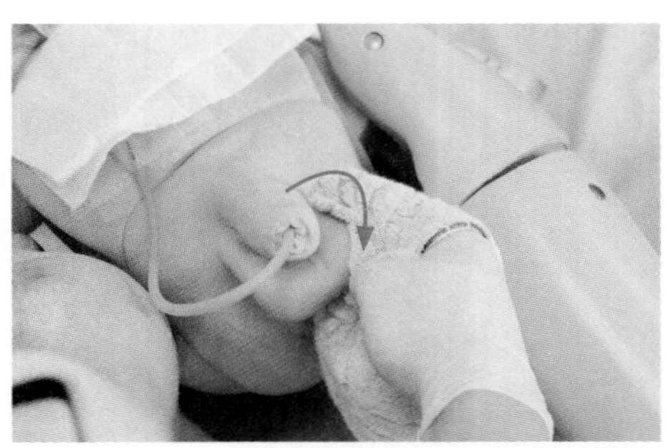
圖 06-122　方巾沾肥皂清洗左側陰囊

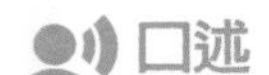
口述
現在擦拭右側陰囊前至後根部。

（5）方巾由右側陰囊前至後根部全部擦拭，並口述。（圖 06-123）

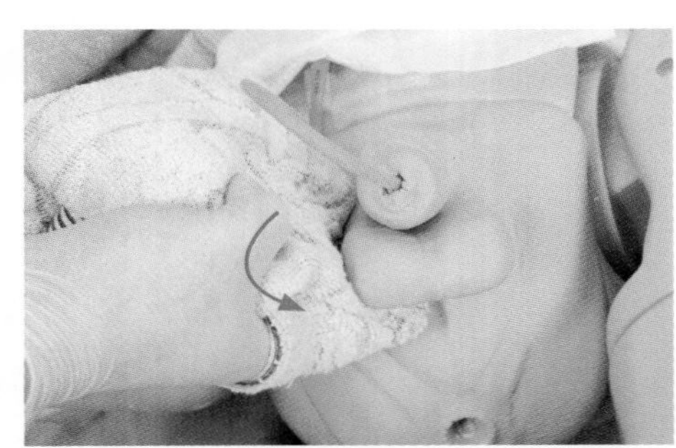
圖 06-123　方巾沾肥皂清洗右側陰囊

口述
現在擦拭陰囊後根部至肛門處。

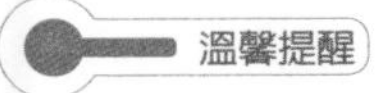

擦拭好，方巾取下放入臉盆內。

（6）方巾由陰囊後根部至肛門處擦拭，並口述。（圖 06-124）

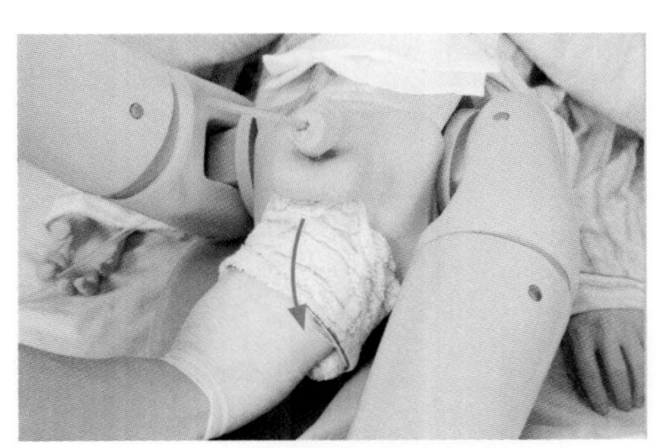
圖 06-124　由陰囊後根部至肛門處，不可來回擦拭

9. 以沖洗壺、方巾進行沖洗，直至所有部位都清潔（4 分）

口述
水溫度適當

（1）以手腕內側測試沖洗壺外側溫度。（圖 06-125）

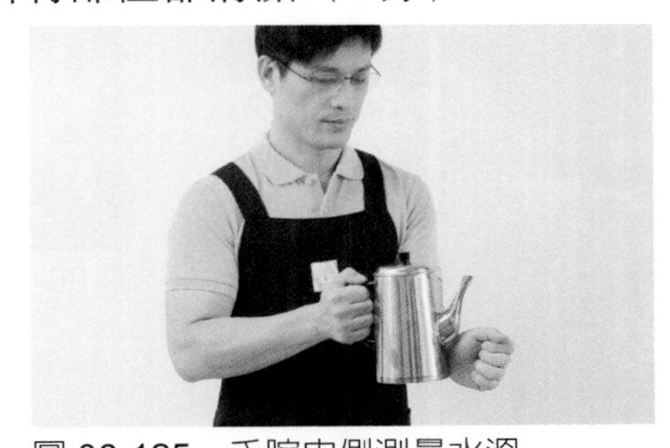
圖 06-125　手腕內側測量水溫

口述

張爺爺，要幫您用水沖乾淨囉～先來測試一下水溫，這個水溫可以嗎？

可以喔！那我們開始沖洗囉！

（2）倒少量水於案主大腿內側，詢問案主對水溫的感受。（圖 06-126）

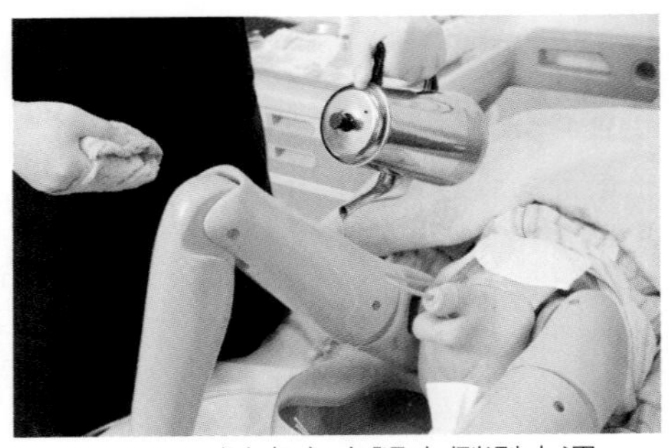

圖 06-126　以案主大腿內側測水溫，並詢問水溫狀況

（3）用臉盆內的水洗去方巾上的肥皂。

（4）以沖洗壺、方巾進行沖洗，依序清洗陰莖、陰囊、肛門直至所有部位都清潔。（圖 06-127 ～圖 06-129）

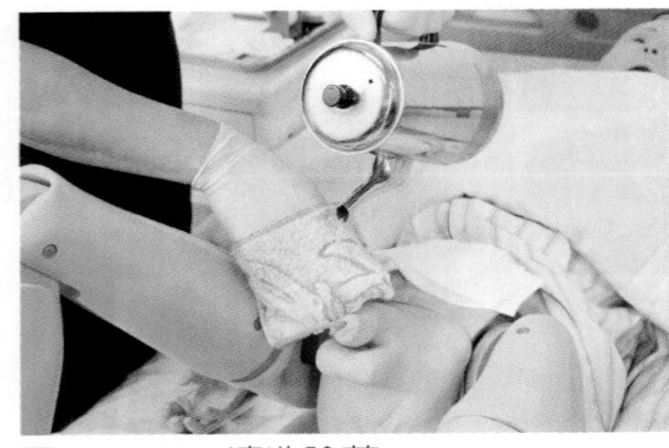

圖 06-127　清洗陰莖

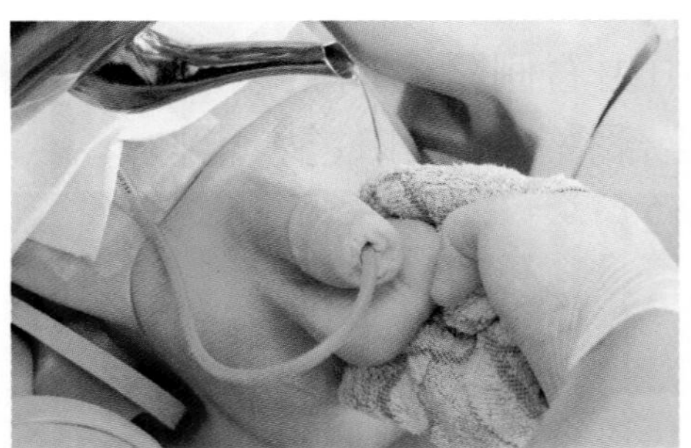

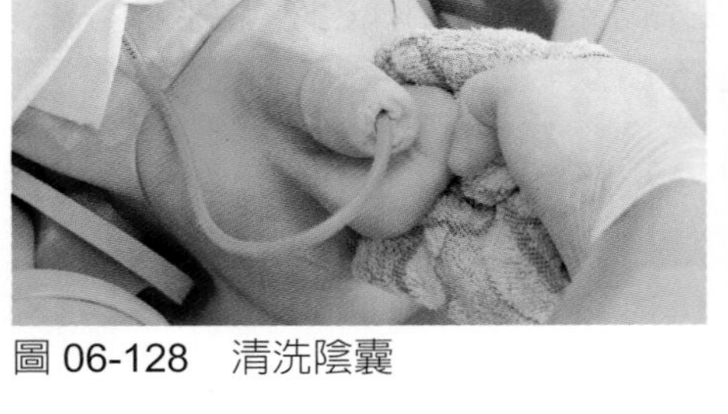

圖 06-128　清洗陰囊

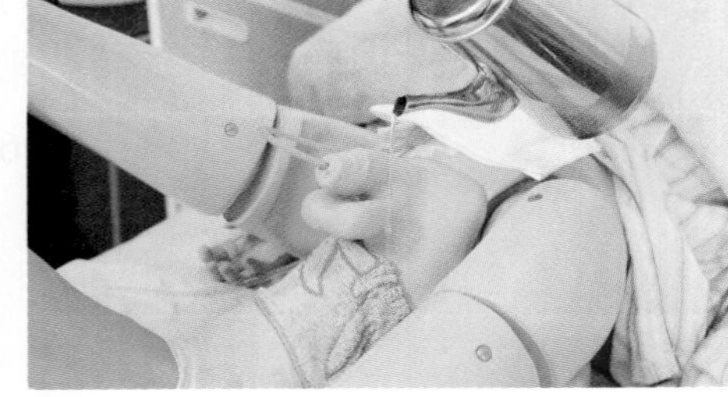

圖 06-129　清洗肛門

（5）以乾方巾依序清洗陰莖、陰囊、肛門擦乾所有部位。（ 圖 06-130 ～ 圖 06-132）

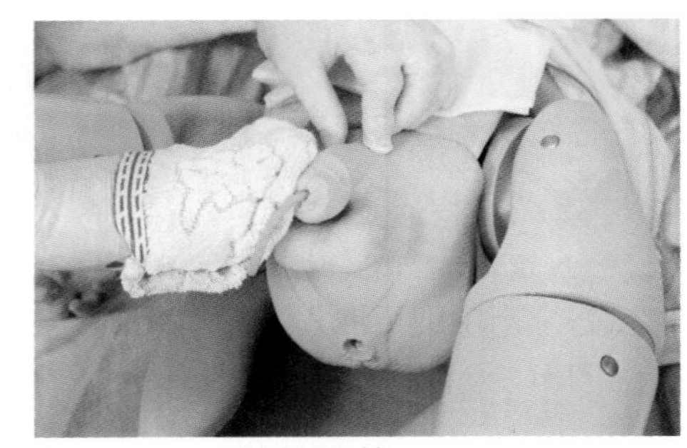

圖 06-130　擦乾陰莖

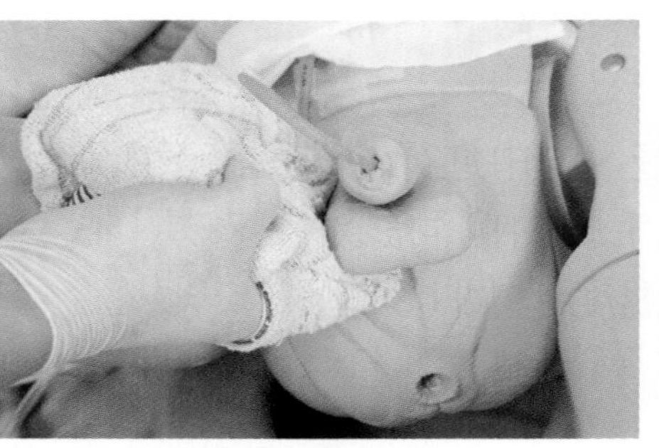

圖 06-131　擦乾陰囊

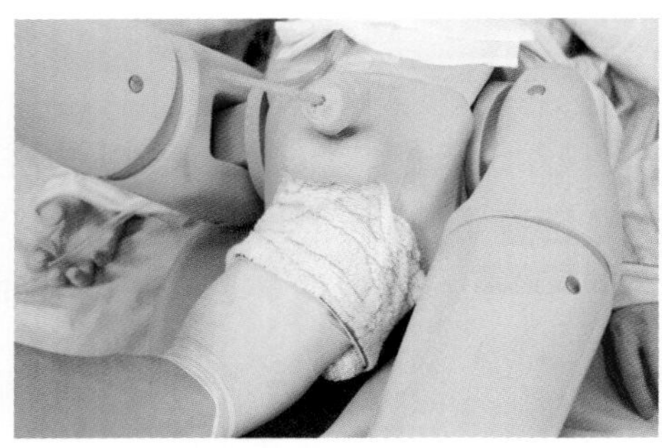

圖 06-132　擦乾肛門

溫馨提醒

1. 清洗與擦乾均不可來回擦拭。
2. 用過的方巾放回臉盆內。

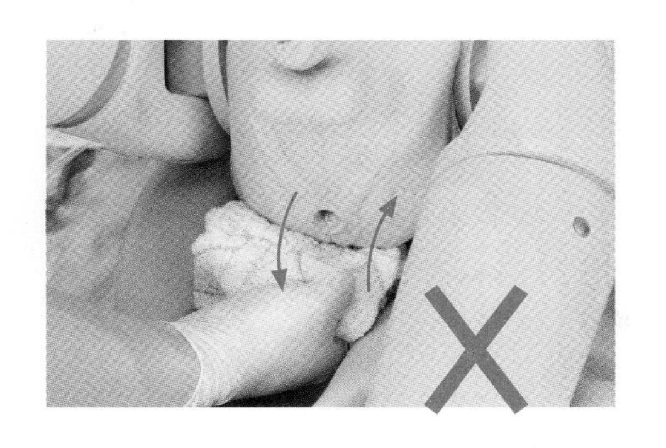

溫馨提醒

1. 每個步驟均宜告知案主。
2. 沖洗時要控制水量，須避免水量太大濺溼案主衣服或床單。

10. 操作過程逐步告知步驟並注意保暖、防溼（4 分）

（三）男性尿管處理（38 分）

口述

張爺爺，您的尿量不多、顏色偏黃、味道不刺鼻、有少許沉澱物，要記得多喝水喔！（依實際看到的說出）

1. 觀察尿液之量、顏色及氣味及沉澱物（3 分）：觀察尿袋並記錄。（圖 06-133）

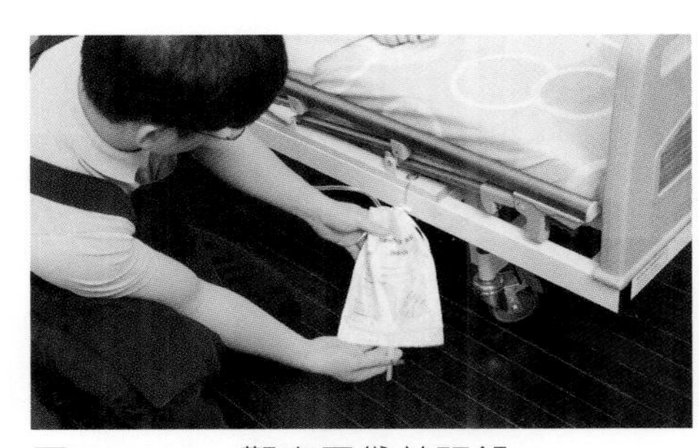

圖 06-133　觀察尿袋並記錄

口述

爺爺，現在幫您清潔尿管哦！

2. 輕輕拉出尿管約 0.5 公分，以便清除垢物；以棉枝分別用優碘及生理食鹽水清潔尿管；以環形清潔尿管依由尿道口再往下方到尿管的方向並涵蓋 5 公分長（10 分）

（1）手持小棉枝包末端並打開（圖 06-134），置於床尾近便盆處（圖 06-135）。（須打開 1 ～ 2 包小棉枝）

（2）棉枝若汙染則要更換。

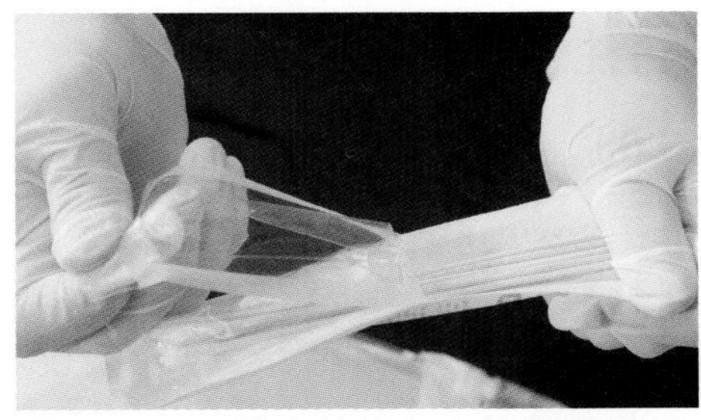

圖 06-134　從小棉枝包末端撕開封口

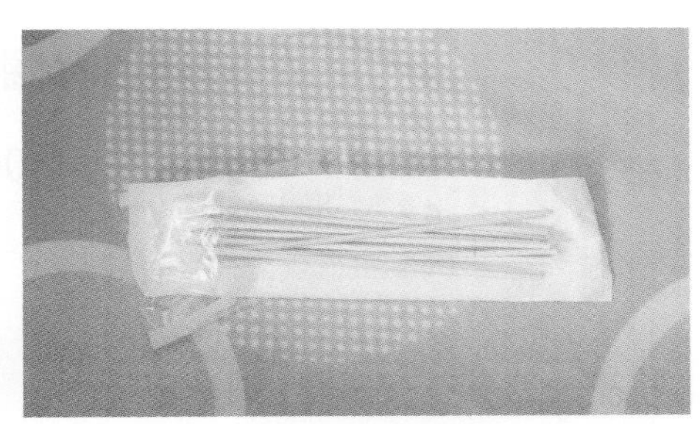

圖 06-135　打開小棉枝包置於床尾近便盆處

（3）取出 5 ～ 6 枝小棉枝，用水溶性優碘潤溼。（圖 06-136）

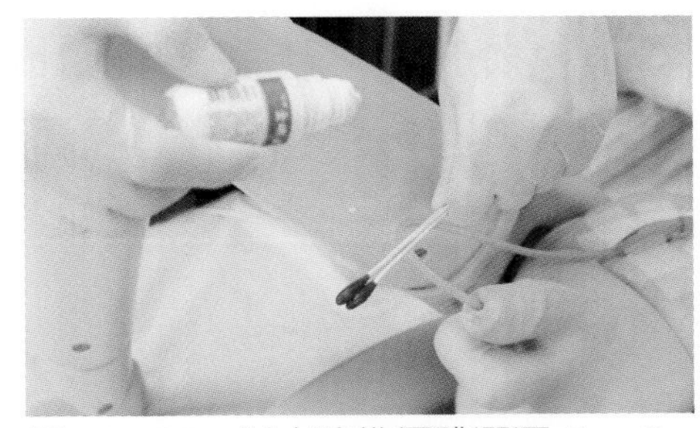

圖 06-136　以水溶性優碘潤溼 5 ～ 6 支小棉枝

（4）一手輕輕拉出尿管約 0.5 公分，以便清除垢物。（圖 06-137）

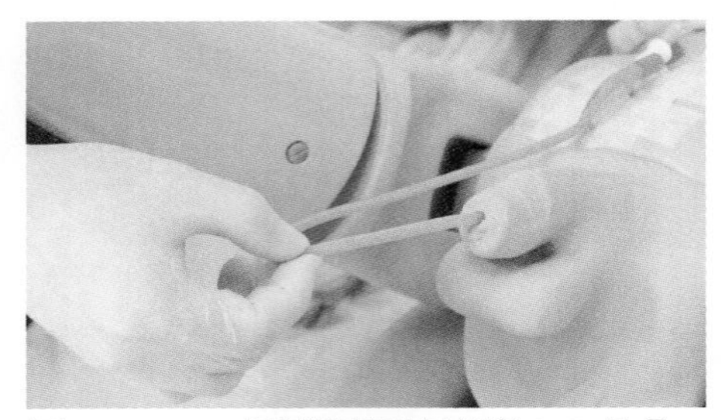
圖 06-137　尿管輕輕拉出約 0.5 公分

（5）清潔消毒尿管：先擦拭優碘，再用生理食鹽水拭除優碘。

① 優碘消毒方式可採兩種方式：

溫馨提醒

1. 以環形方式消毒尿管，由尿道口往下方涵蓋尿管長度未達 5 公分，扣 34 分。
2. 用過的棉枝可放便盆或淺彎盆內。

方式一

第一支小棉枝以環形方式消毒近尿道口處之尿管，環繞 1 圈。（圖 06-138）

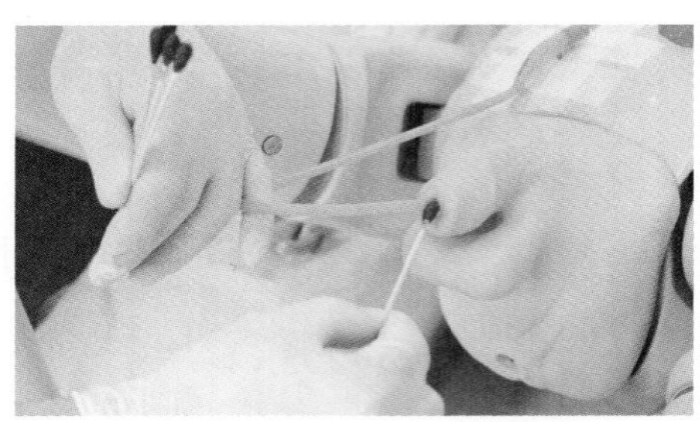
圖 06-138　第一支小棉枝以環形方式清潔近尿道口處之尿管，環繞 1 圈

第二支小棉枝以環形方式緊接前1圈，再往下環繞尿管1圈。（圖06-139）

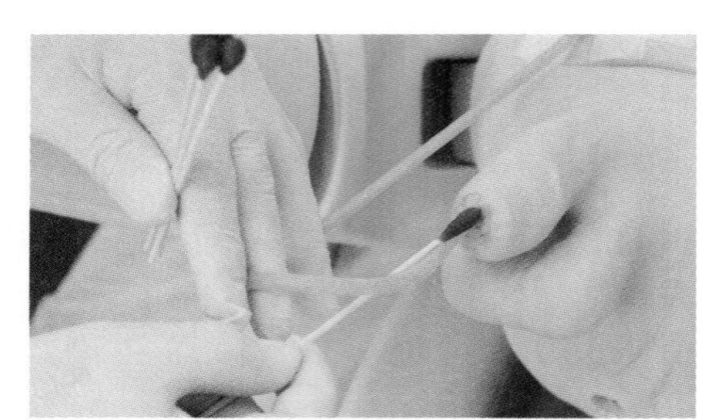
圖 06-139　第二支小棉枝以環形方式緊接前 1 圈，再往下環繞尿管 1 圈

第三支小棉枝以環形方式緊接前1圈，再往下環繞尿管1圈。（圖06-140）

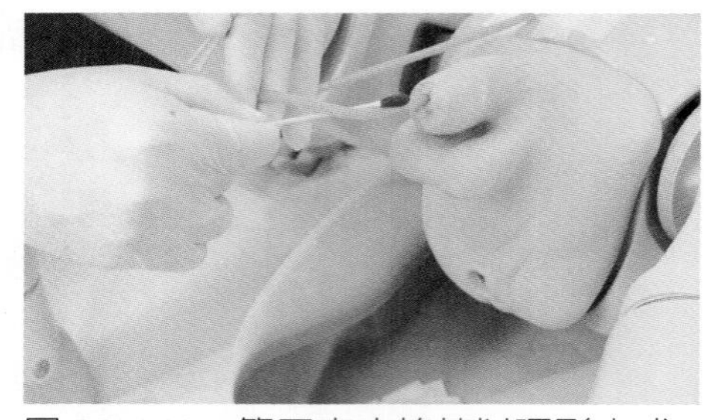
圖 06-140　第三支小棉枝以環形方式緊接前 1 圈，再往下環繞尿管 1 圈

第四支小棉枝以環形方式緊接前1圈，再往下環繞尿管1圈。（圖06-141）

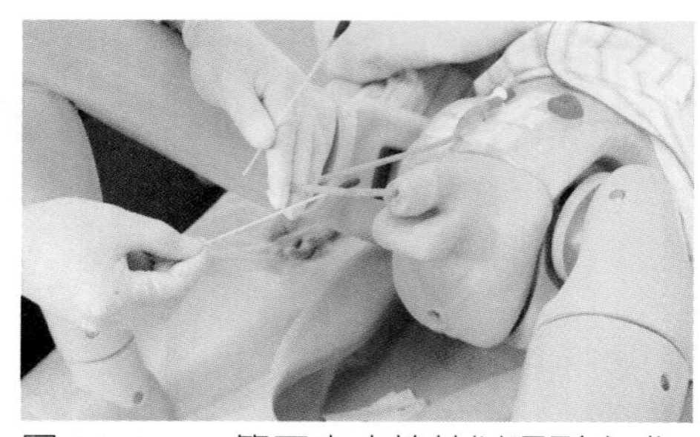
圖 06-141　第四支小棉枝以環形方式緊接前 1 圈，再往下環繞尿管 1 圈

第五支小棉枝以環形方式至涵蓋尿管長度5公分。（圖06-142）

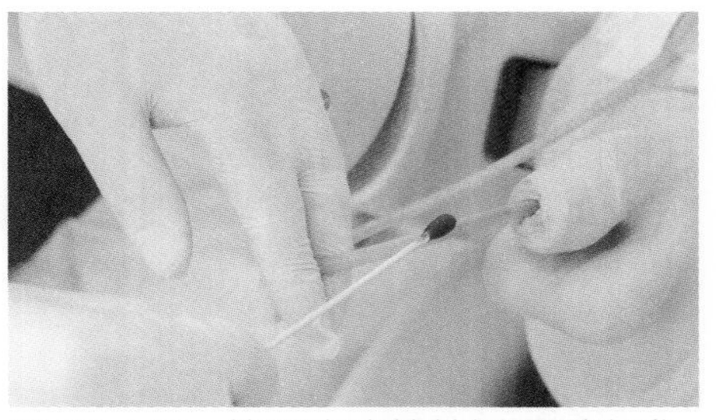

圖 06-142　第五支小棉枝以環形方式至涵蓋尿管長度 5 公分

方式二

取 1 ～ 5 支小棉枝，每支均以環形方式環繞，由尿道口往下方消毒至涵蓋尿管長度 5 公分（圖 06-143）

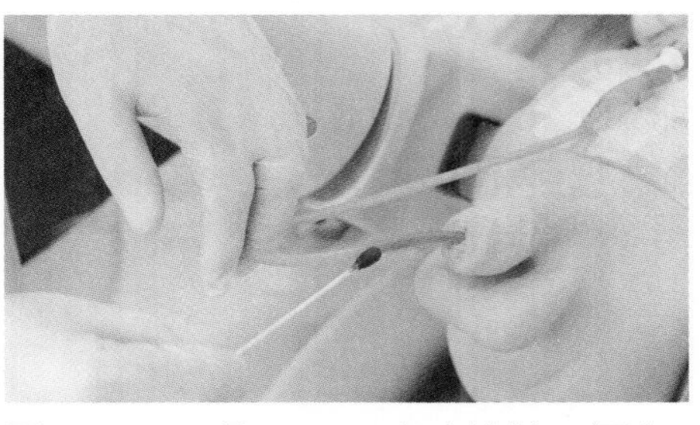

圖 06-143　取 1 ～ 5 支小棉枝，每支均由尿道口再往下方到尿管方向以環形清潔涵蓋長度 5 公分

② 生理食鹽水拭除優碘：取 5 ～ 8 枝小棉枝，用生理食鹽水潤溼（圖 06-144）。以環形方式清潔近尿道口處之尿管 1 圈，往下方與前述同法，逐一擦拭水溶性優碘（圖 06-145）。剩餘小棉枝擦拭殘餘水溶性優碘直到無優碘殘漬（圖 06-146）。

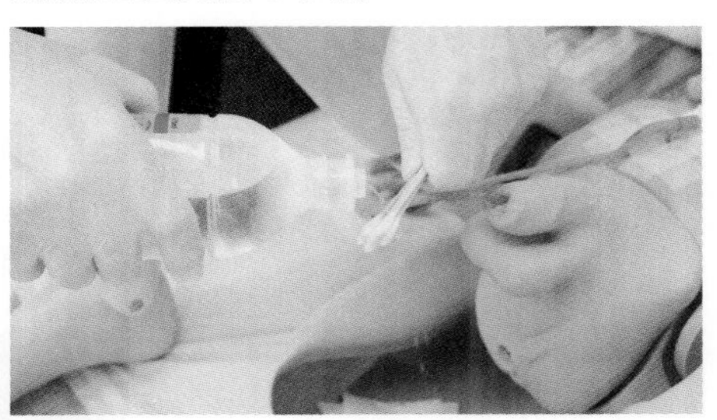

圖 06-144　以 5 ～ 8 支小棉枝，用生理食鹽水潤溼

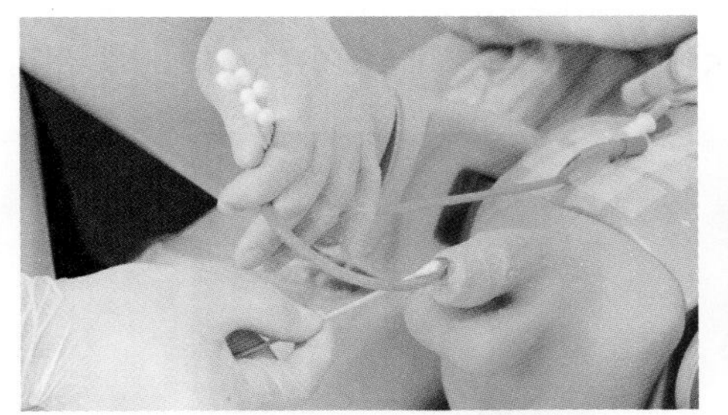

圖 06-145　以環形方式消毒近尿道口處之尿管 1 圈，往下方與前述同法，逐一擦拭掉水溶性優碘

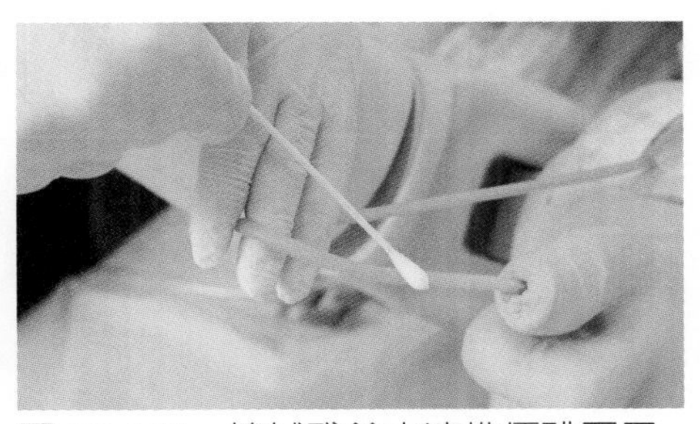

圖 06-146　擦拭殘餘水溶性優碘至尿管乾淨

溫馨提醒

以棉枝沾優碘或生理食鹽水時，不可碰觸到藥劑瓶口（圖 06-147）。

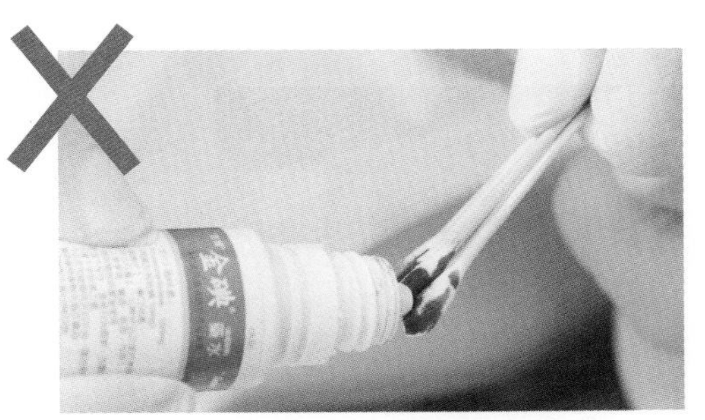

圖 06-147　瓶口不可碰觸小棉枝上

溫馨提醒

若無法及時蓋回瓶蓋，宜開口朝上放置（圖 06-148 ～圖 06-149）。

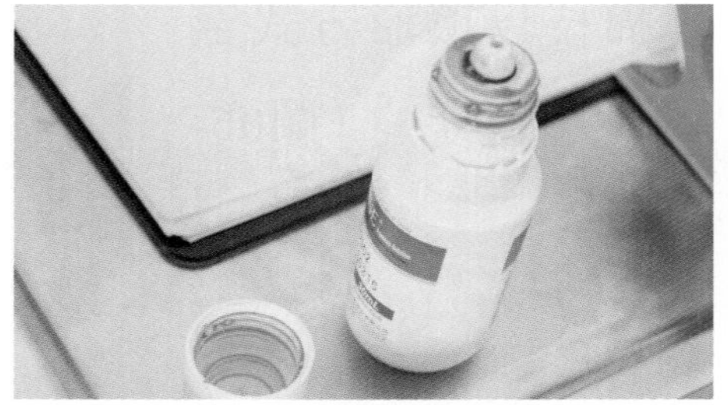

圖 06-148　水溶性優碘瓶口向上放置

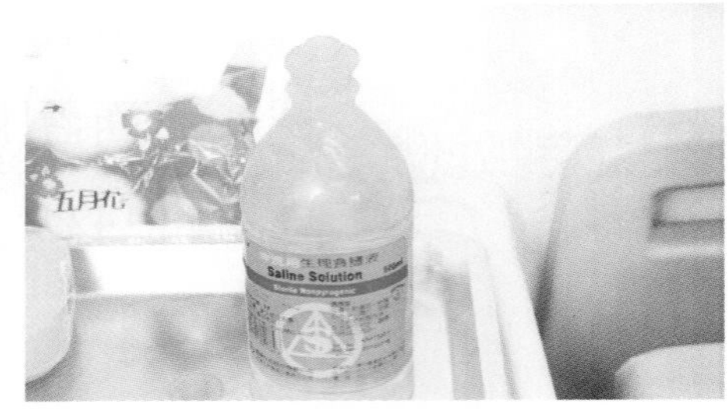

圖 06-149　生理食鹽水瓶口向上放置

3. 更換尿管膠布的固定位置（3 分）

口述

爺爺，已經完成清洗了，現在要取出便盆，幫您把腰抬高一些……

（1）動作緩的取出便盆（圖 06-150），避免打翻，脫除手套。

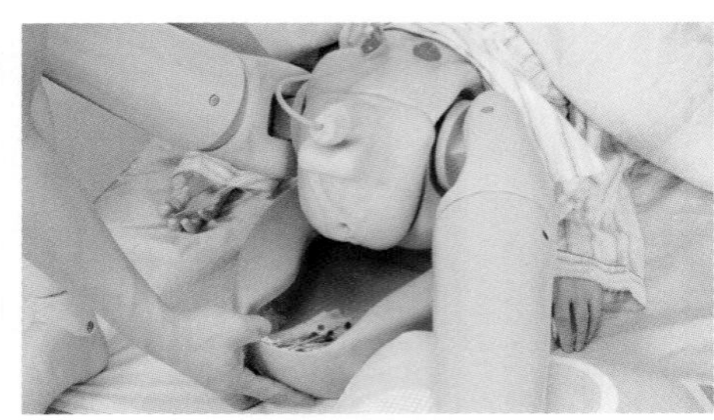

圖 06-150　取出便盆

（2）搖下床頭（圖 06-151），固定左腿的枕頭置回案主頭部下。（圖 06-152）

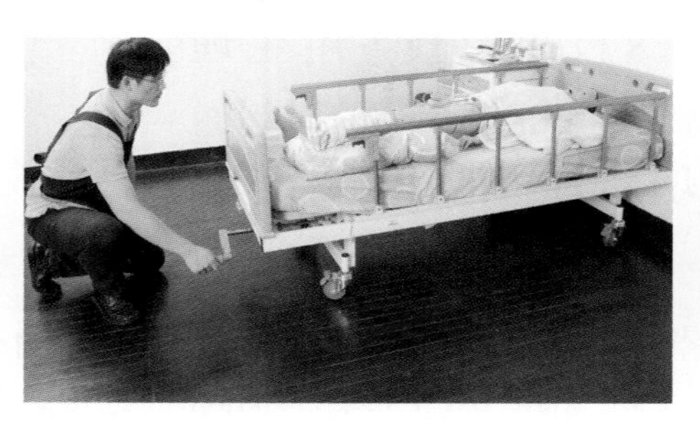

圖 06-151　搖下床頭

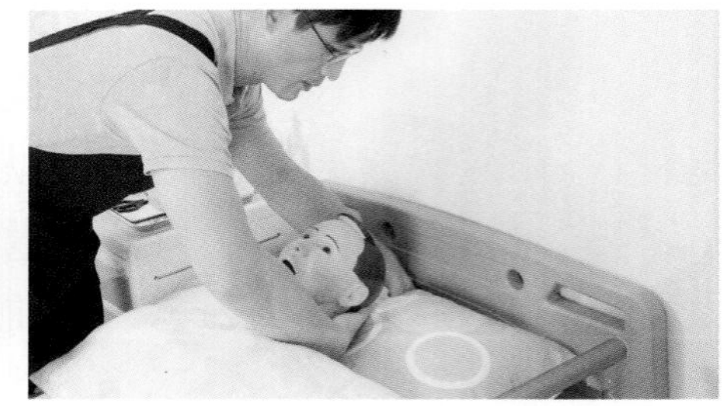

圖 06-152　固定左腿的枕頭移回案主頭部下

（3）將 4 條紙膠撕下（圖 06-153、圖 06-154），貼在床尾（圖 06-155），撕貼紙膠動作粗魯者或未能固定妥當者會扣分。

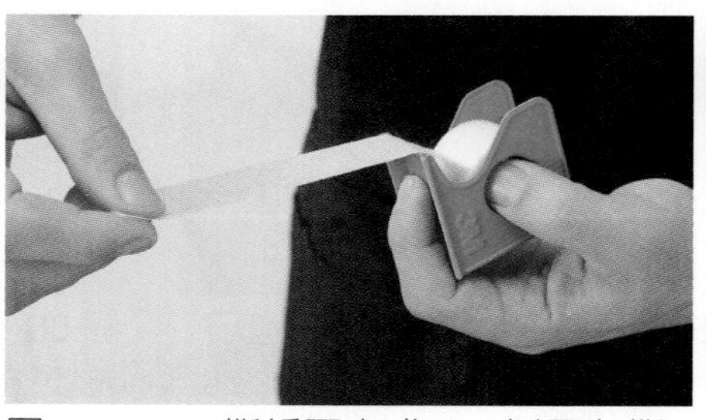

圖 06-153　撕紙膠方式一：以膠台撕下適當長度的紙膠

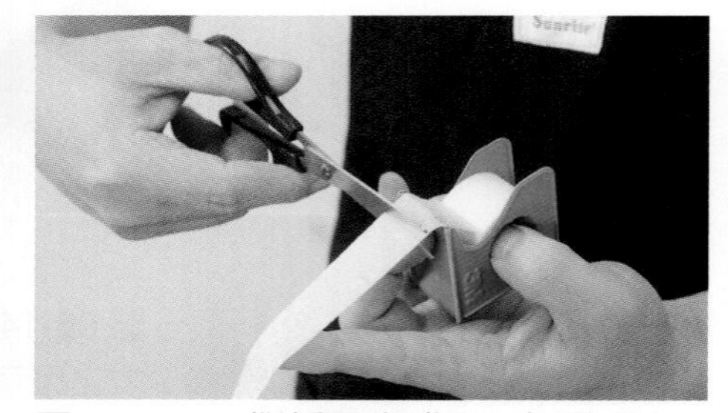

圖 06-154　撕紙膠方式二：以剪刀剪下適當長度的紙膠

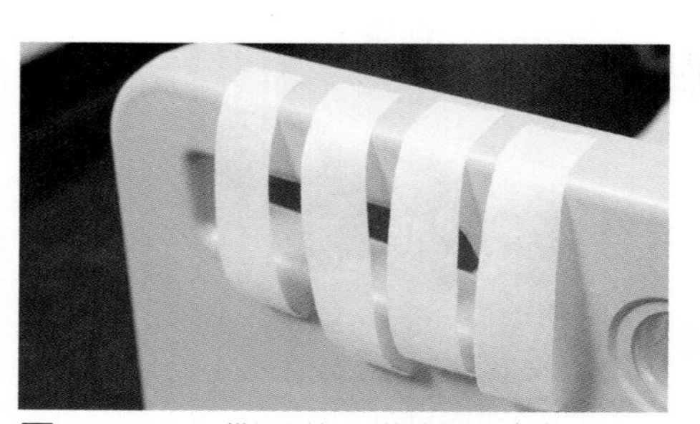

圖 06-155　撕下的 4 條紙膠貼在床尾

口述
爺爺，幫您撕下右上腹的紙膠，我會小心您別擔心。……現在要將尿管移到左上腹，再貼上紙膠。

（4）膠布的固定位置，由右上腹移到左上腹或由左腹移到右上腹。（圖 06-156）

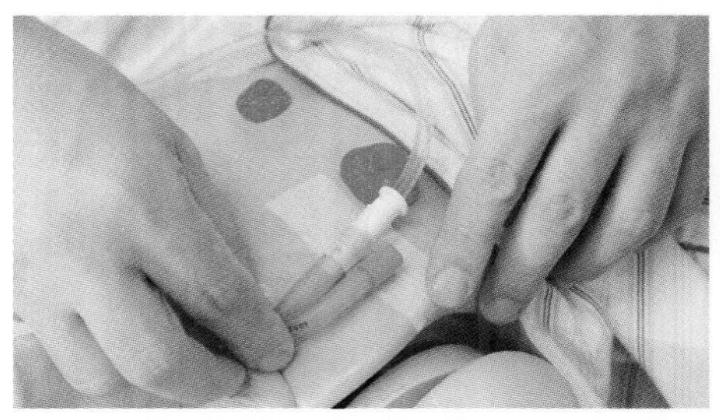
圖 06-156　膠布由右上腹移到左上腹

溫馨提醒
1. 井字型膠布固定宜確實，避免造成皮膚牽扯不適感。
2. 換下的紙膠可放便盆或淺彎盆內。

（5）尿管採井字型方式固定（圖 06-157），較為牢固。

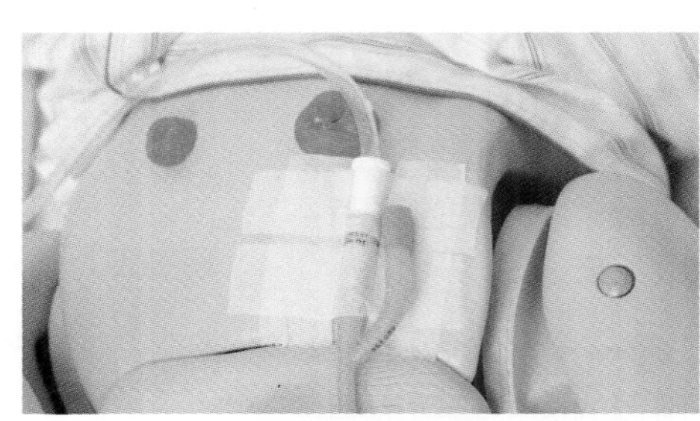
圖 06-157　尿管採井字型方式固定

4. 移動尿袋時，注意尿袋引流位置保持在膀胱以下（若有反折尿管者則不在此限）（5 分）

口述
尿袋口關閉

（1）拉上床欄（圖 06-158），觀察尿袋（圖 06-159）。

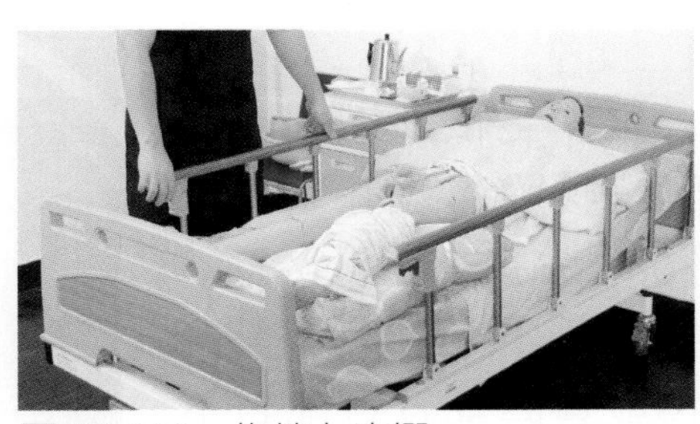
圖 06-158　先拉上床欄

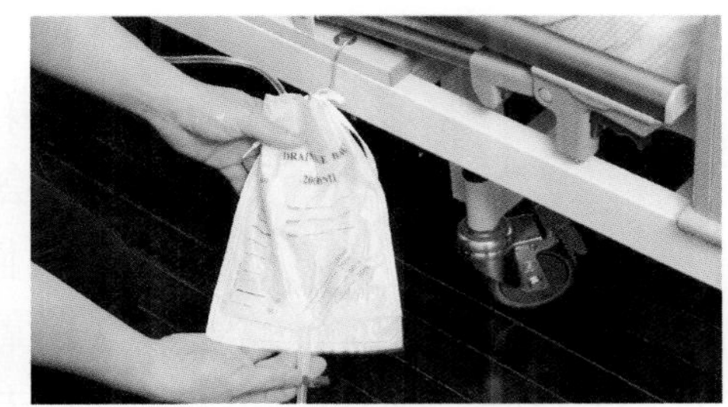
圖 06-159　查看尿袋開口關閉

（2）確認尿袋口關閉，反折尿管（圖 06-160），移動尿袋至床的另一側。（圖 06-161）

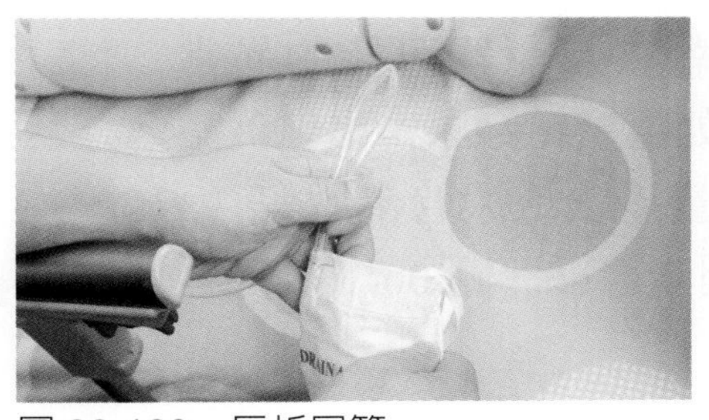
圖 06-160　反折尿管

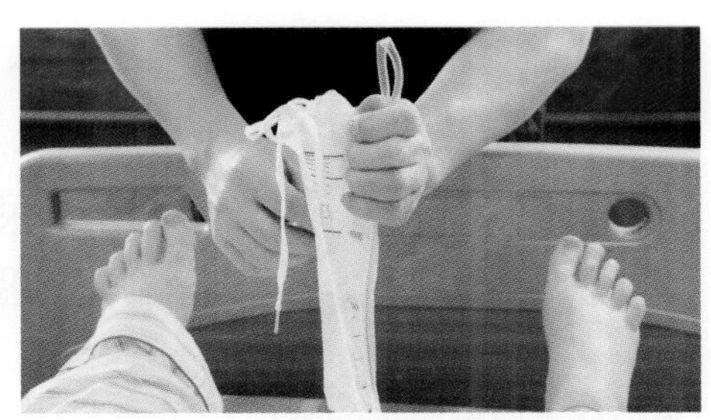
圖 06-161　保持反折尿管走到床的對側面

口述
尿袋開口關閉。

5. 尿袋開口隨時關閉，避免汙染（3 分）：確認尿袋開口關閉，固定於床尾。（圖 06-162）

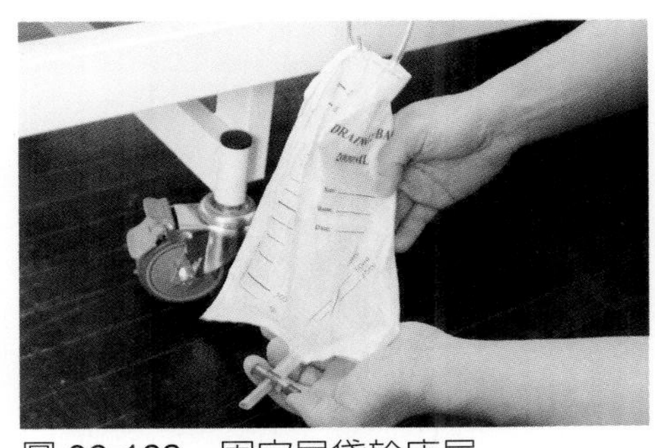
圖 06-162　固定尿袋於床尾

口述
尿管通暢。

6. 檢查尿管通暢：避免受壓扭曲（5 分）（圖 06-163）

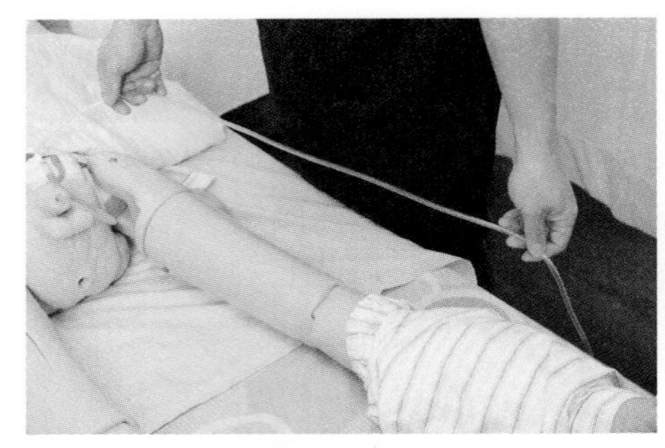
圖 06-163　檢查尿管有否受壓扭曲

口述
爺爺，等等還要做尿管消毒，所以便盆暫時不取下來。

溫馨提醒
用過的衛生紙可放置便盆內。

7. 移去便盆並擦乾臀部（衛生紙由案主會陰部向臀部擦拭）脫除手套（4 分）
   （1）第一張衛生紙擦拭遠側會陰部及腹股溝殘餘水漬。（圖 06-164）

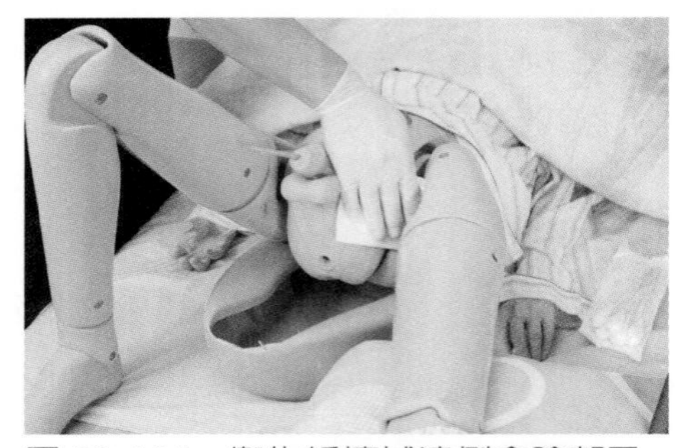
圖 06-164　衛生紙擦拭遠側會陰部及腹股溝殘餘水漬

   （2）第二張衛生紙擦拭近側會陰部及腹股溝殘餘水漬。（圖 06-165）
   （3）衛生紙不得來回擦拭。
   （4）未擦乾會陰部及臀部者不給分。
   （5）若 2 張衛生紙無法擦乾，可取第三張直到擦乾為止。

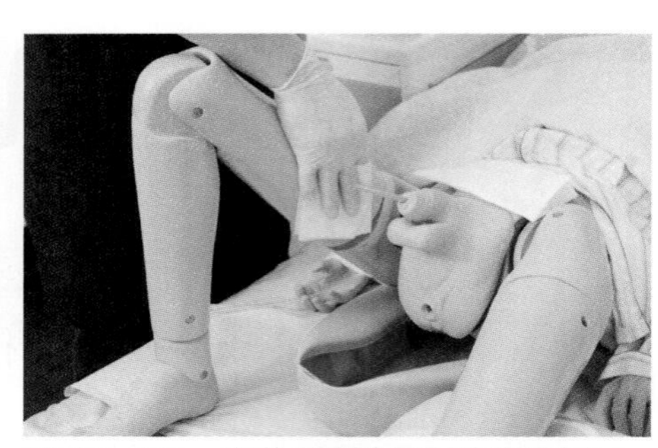
圖 06-165　衛生紙擦拭近側會陰部及腹股溝殘餘水漬

口述
尿管無阻塞、無滑脫、無滲尿、少量沉澱物、尿量較少

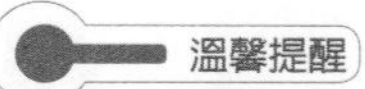
溫馨提醒
至少寫 1 項須報告的異常狀況

8. 觀察、報告及記錄可能的異常狀況：如阻塞、滲尿、出現沉澱物、尿量過少或尿管滑脫等（3 分）（圖 06-166、圖 06-167）

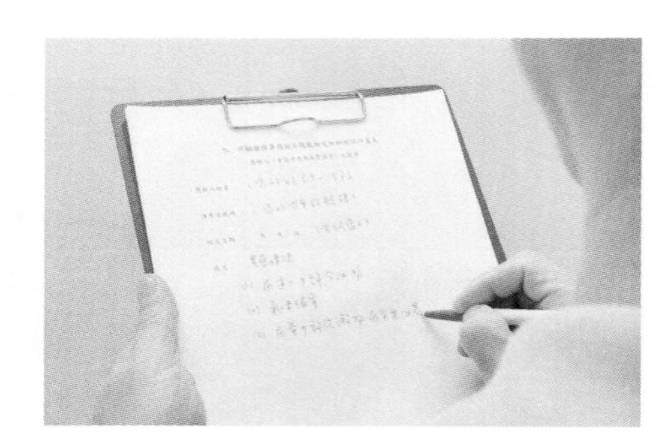
圖 06-166　填寫紀錄單

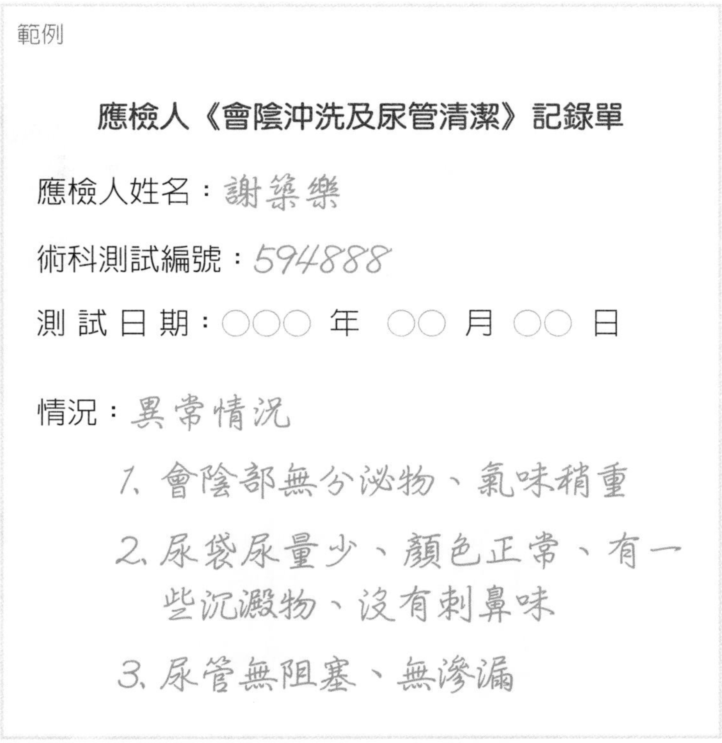

範例

應檢人《會陰沖洗及尿管清潔》記錄單

應檢人姓名：謝築樂

術科測試編號：594888

測 試 日 期：○○○ 年 ○○ 月 ○○ 日

情況：異常情況

1. 會陰部無分泌物、氣味稍重
2. 尿袋尿量少、顏色正常、有一些沉澱物、沒有刺鼻味
3. 尿管無阻塞、無滲漏

圖 06-167　將觀察結果確實填寫於紀錄單

口述

爺爺，我幫您穿上褲子，移開中單，整理衣服，蓋上被單，拉開圍簾，您先休息，我去整理用物，再來看您喔！

溫馨提醒

操作動作要確實，但不可粗魯。

9. 穿整衣褲，保持床單平整及乾燥（2 分）

動作輕巧協助案主穿褲子（圖 06-168）、移開中單（圖 06-169）、整理衣服（圖 06-170）、蓋上被單（圖 06-171）、拉開圍簾（圖 06-172）。

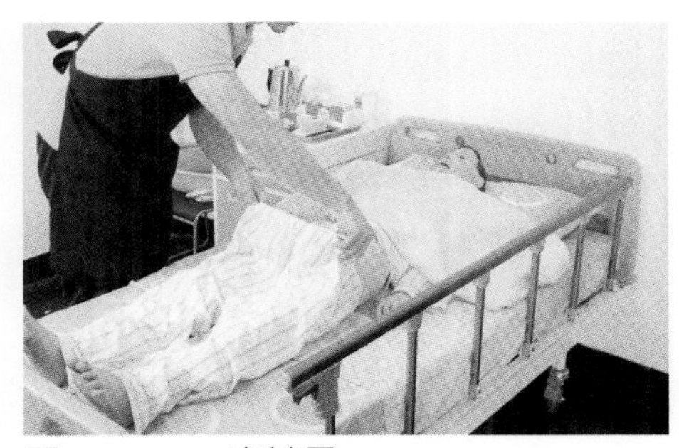

圖 06-168　穿褲子 .

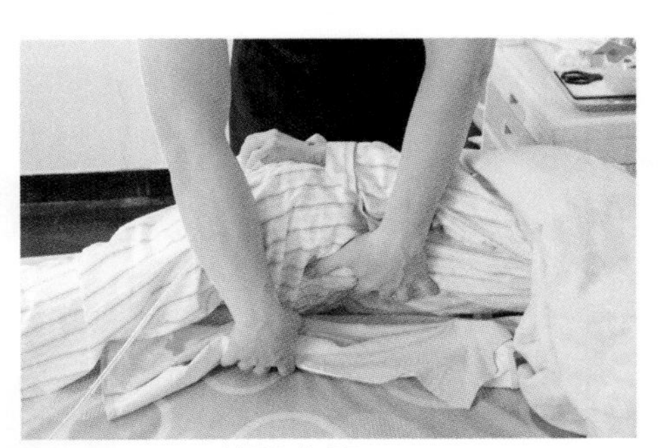

圖 06-169　移開中單

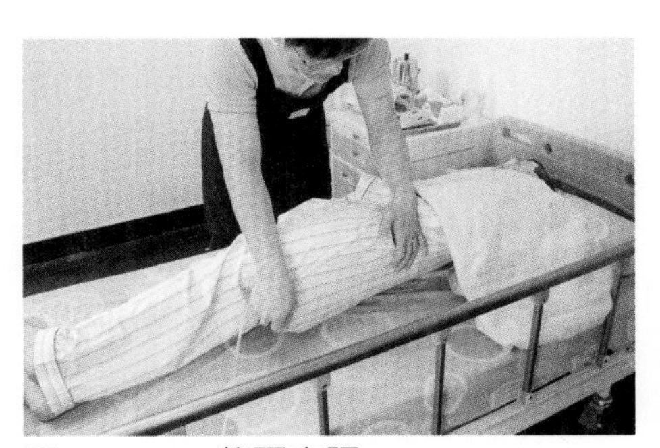

圖 06-170　整理衣服

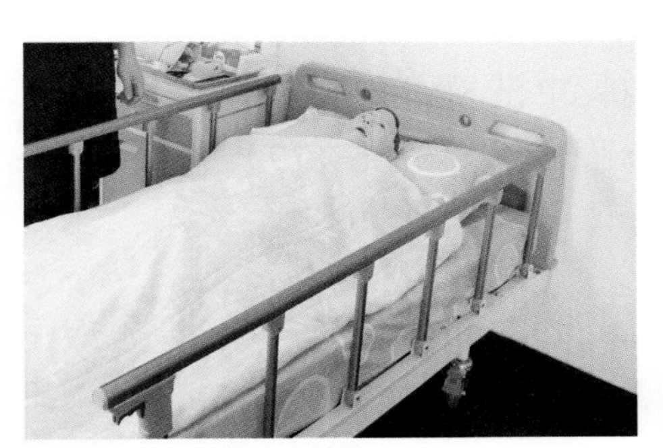

圖 06-171　蓋上被單

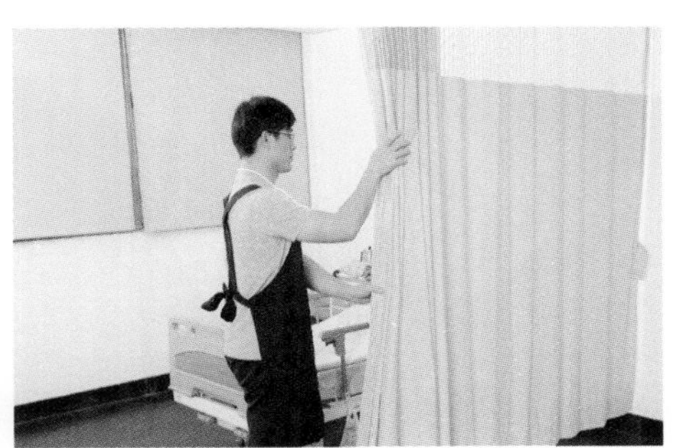

圖 06-172　拉開圍簾

（四）事後處理（10 分）

1. 物品歸位整理環境（1 分）

（1）便盆內汙物及手套投入感染垃圾桶（圖 06-173、圖 06-174）、棉枝包裝袋投入一般垃圾桶（圖 06-175）、中單及方巾置入汙物桶（圖 06-176、圖 06-177）。

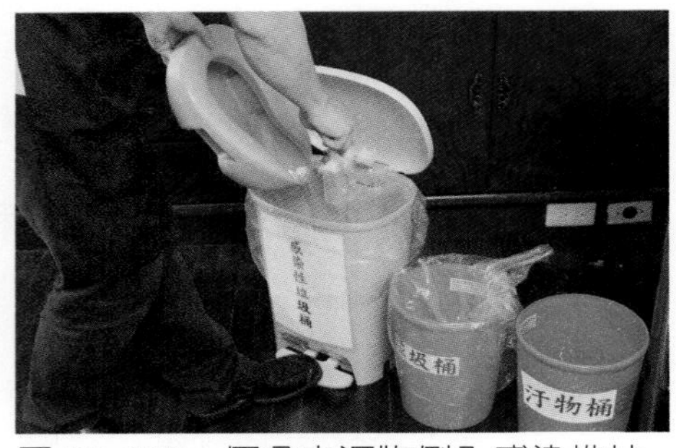

圖 06-173　便盆內汙物倒入感染性垃圾桶

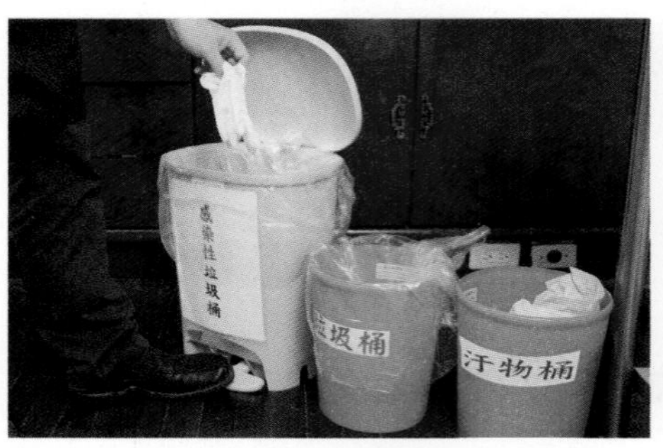

圖 06-174　手套丟入感染性垃圾桶

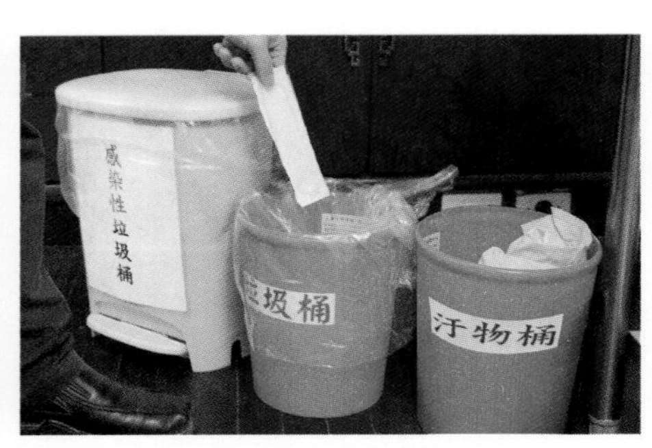

圖 06-175　棉枝袋、包裝紙丟垃圾桶

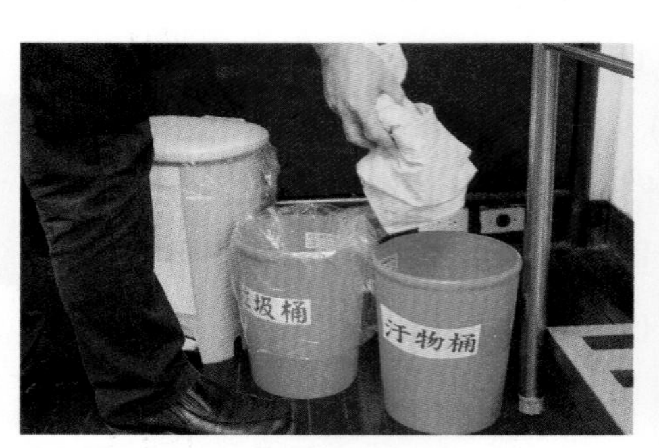

圖 06-176　中單置入汙物桶

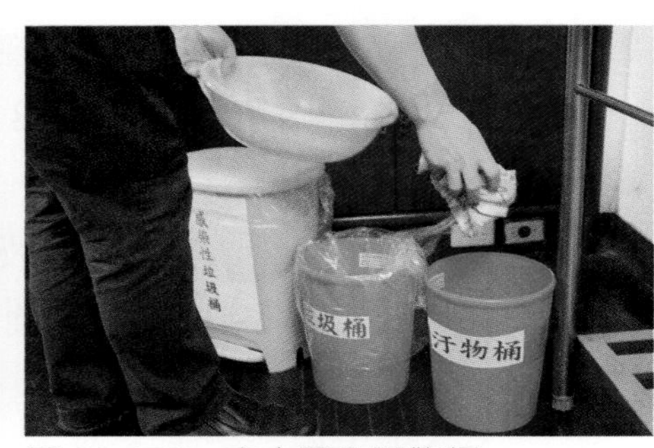

圖 06-177　方巾置入汙物桶

（2）清洗便盆後，歸位。（圖 06-178）

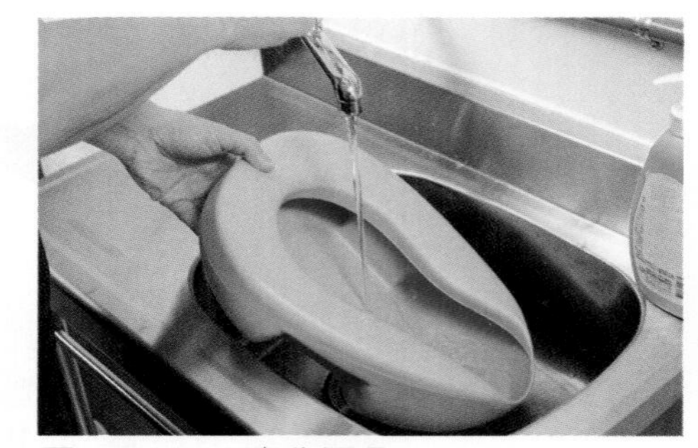
圖 06-178　清洗便盆

（3）倒掉沖洗壺的水並清洗後，歸位。（圖 06-179）

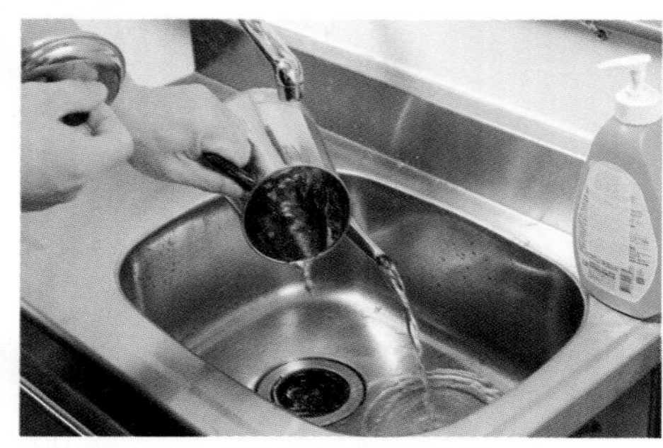
圖 06-179　倒掉沖洗壺的水

（4）倒掉臉盆的水並清洗後，歸位。（圖 06-180）

（5）其他物品歸回原位置。

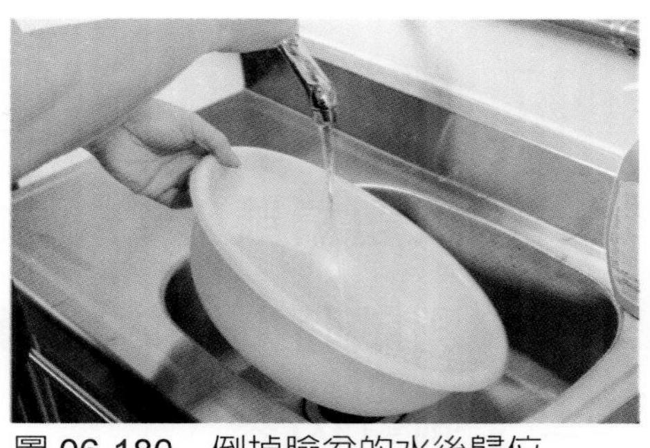

圖 06-180　倒掉臉盆的水後歸位

溫馨提醒

處置過程要把握時間，熟記步驟流程，動作要確實，但不可粗魯。

2. 動作熟練順暢（5 分）

溫馨提醒

操作過程中要注意，應檢人離開案主床邊即要拉上床欄。

3. 能隨時注意案主安全（2）

溫馨提醒

洗手步驟，請參考第 16 ～ 18 頁。

4. 洗手（2 分）

07 協助上下床及坐輪椅

一、試題編號：17800 － 111407

協助上下床及坐輪椅
示範影片（男性）

二、測試時間：20 分鐘

三、測試內容

情況：王先生 90 歲，左側軟弱無力，上午 10 時，經臥床休息後，欲坐輪椅到戶外曬太陽。

請照顧服務員執行：協助案主下床、坐入輪椅，並推動 10 公尺，再折返床邊，協助案主臥床休息。

四、考場設備

1. 考場設備：安妮（假病人）、病床、枕頭、水槽含水龍頭、腳踩有蓋垃圾桶
2. 考場用品：輪椅、外套、襪子、鞋子、蓋單（圖 07-1）

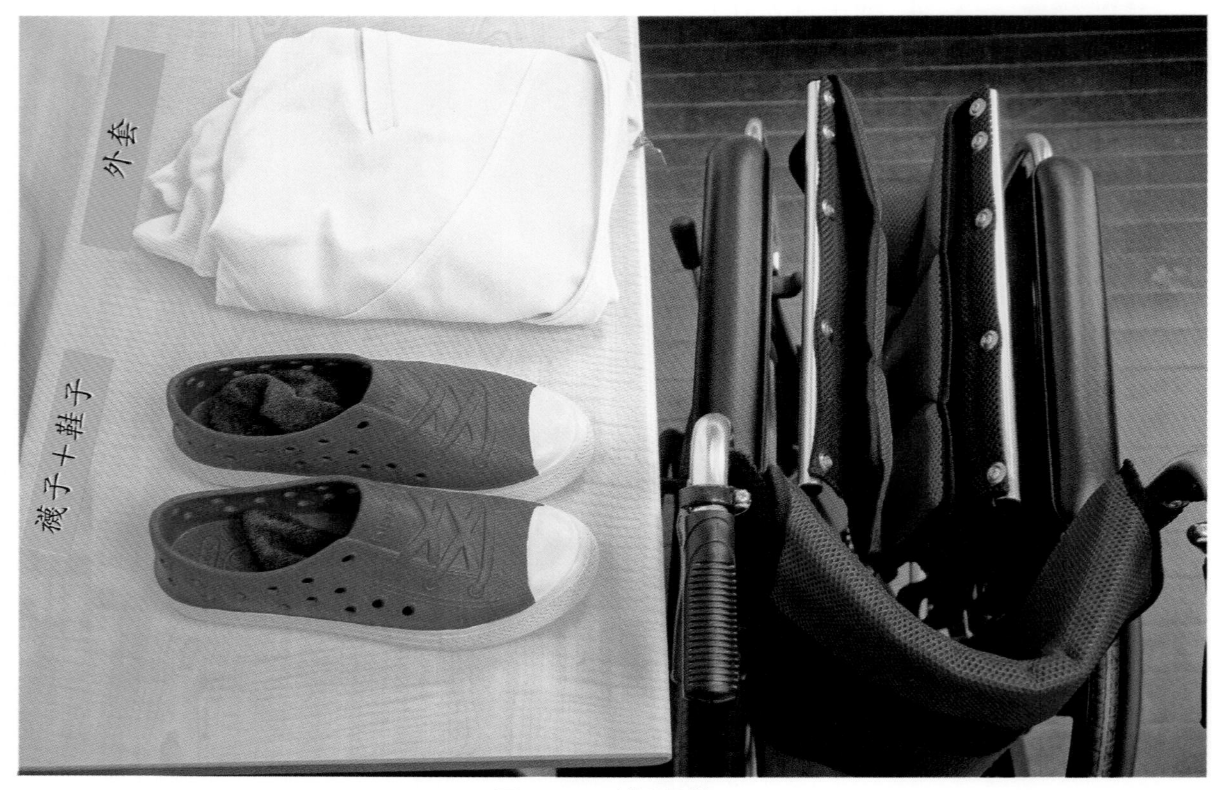

圖 07-1　考場設備

3. 考生自備：一般連上身圍裙 1 件（圖 07-2）

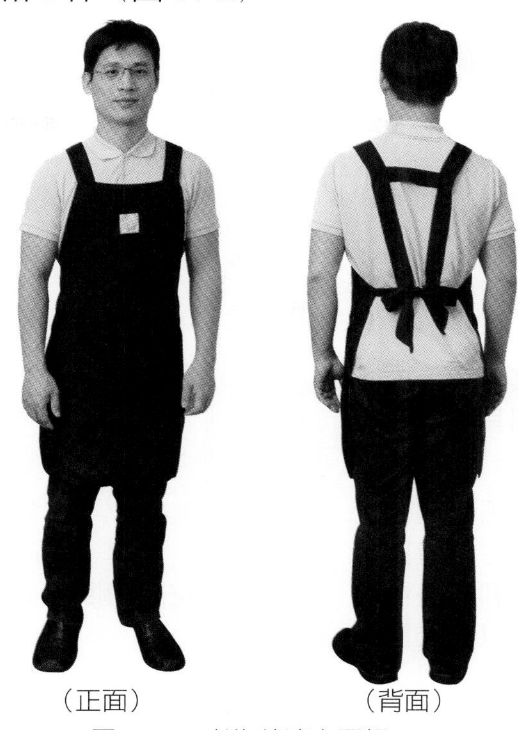

圖 04-2　考生著連身圍裙

五、重點提醒

1. 操作過程中，若案主有跌倒、摔傷、燙傷等意外事件發生之事實，則本試題以零分計。
2. 應檢人避免自備工具中夾帶或附註文字符號，或有不適當之情緒反應或行為，不給分。
3. 應檢人進場前即穿好圍裙 。

六、關鍵性扣分

1. 未確定已煞車，或未將腳踏板收起 ---- 扣 16 分

七、協助上下床及坐輪椅審查標準表

建議配時　4 分鐘

表 07-1　協助上下床及坐輪椅審查標準表

評審項目	配分	評審標準	不給分情況
一、準備工作（16 分）			
1. 與案主討論協助安全坐入輪椅過程	3	有口述才給分	未先行告知或討論者不給分
2. 檢查輪椅是否安全可用	5	應檢查踏板、滾輪、剎車、坐墊並試推	未檢查此五項者依比例扣分
3. 將輪椅放在案主臥姿之健側，與床平行或呈45度角	3		未放置正確位置者不給分
4. 固定輪椅，收起腳踏板	3		未確定已煞車，或未將腳踏板收起者「一」不給分
5. 洗手	2	脫掉手錶並洗手，才給分	未依洗手步驟不給分
二、準備案主（4 分）			
1. 將蓋被褪至床尾	2		
2. 將案主雙手置於適當位置（如：交叉置於腹部）	2		

（續下頁）

（承上頁）

建議配時：6分鐘；6分鐘

項目	配分	給分標準	不給分情況
三、協助案主下床坐輪椅（47 分）			
1. 站在案主所需移向的一側床邊，面對案主	2		未站在健側不給分
2. 托住頭，將枕頭先移動至要移動的一側，將案主安全地移向照顧服務員	5		未隨時注意案主安全者，酌予扣分
3. 將案主扶起，協助坐於床緣，隨時保護案主的安全	6		未隨時保護案主左側者本項不給分
4. 注意其安全，觀察其臉色，並測量脈搏及呼吸，確認其臉色、脈搏及呼吸穩定（口述）	6		未觀察案主臉色、未測量或未確認脈搏及呼吸不給分
5. 面對案主，鼓勵案主用右健側支托左患側，並保護案主移位時的安全。照顧服務員可利用身體力學的原理搬運案主，以預防職業傷害	5	應以右健側靠床	未隨時注意案主安全者，此項不給分
6. 安全地將案主移到輪椅，觀察其臉色，並測量脈搏及呼吸，確認其臉色、脈搏及呼吸穩定（口述）	8	案主及照顧服務員的膝蓋相對，或一腳在前、一腳在後，或雙腳夾住案主膝蓋，且有觀察及測量動作才給分	未隨時保護案主左側者、未觀察案主臉色、未測量或未確認脈搏及呼吸不給分
7. 將案主雙手安全舒適放妥，雙腳置於腳踏板上	3		未將腳置於腳踏板上不給分
8. 確定案主坐姿舒適，衣著平整，穿妥外套及鞋襪，並注意身體的保暖情形	8		四肢未擺置妥善、支托，或衣褲不平整，或未著鞋襪者，不給分
9. 解開輪椅固定開關推動前進10公尺，並與案主互動，再將案主推回床邊	4	以不急不徐的速度前進才給分	輪椅前進速度太快者或缺乏與案主互動者，或未將案主推回床邊者，本項不給分
四、協助案主上床（29 分）			
1. 固定輪椅並收腳踏板	3		未固定輪椅並未收腳踏板，不給分
2. 協助坐穩於輪椅，脫除外套，隨時保護案主的安全	8	由健側脫除外套，並適當支托患者才給分	未依脫衣原則及隨時注意案主安全者，此項不給分
3. 面對案主鼓勵案主用右健側支托左患側，並保護案主移位時的安全。照顧服務員可利用身體力學的原理搬運案主	5	應以右健側靠床	未隨時注意案主安全者，不給分
4. 安全地將案主移到床上，觀察其臉色，並測量脈搏及呼吸，確認其臉色、脈搏及呼吸穩定（口述）	8	案主及照顧服務員的膝蓋相對，或一腳在前、一腳在後，或雙腳夾住案主膝蓋，且有觀察及測量動作才給分	未隨時保護案主左側者、未觀察案主臉色、未測量或未確認脈搏及呼吸不給分

（續下頁）

（承上頁）

項目	配分	給分標準	不給分情況
5. 扶住肩部，讓案主上半身先躺下，再平移雙腳並脫除鞋子，使案主舒適臥床	5		四肢未擺置妥善、支托，或衣褲不平整不給分
五、事後處理工作（4 分）			
1. 將床邊物品收放整齊，輪椅收好並固定	2		
2. 洗手	2		未依洗手步驟不給分

建議配時：4 分鐘

八、協助上下床及坐輪椅技術流程與重點說明

(一) 準備工作（16 分）

口述
王爺爺，我是您的照服員 OOO（應檢人名字），今天天氣很好，陽光很溫暖，我幫您坐起來，若沒有不舒服，再坐輪椅到戶外曬太陽，好嗎？……哦～好喔！您等一下，我去準備用物。

1. 與案主討論協助安全坐入輪椅過程（3 分）（圖 07-3）

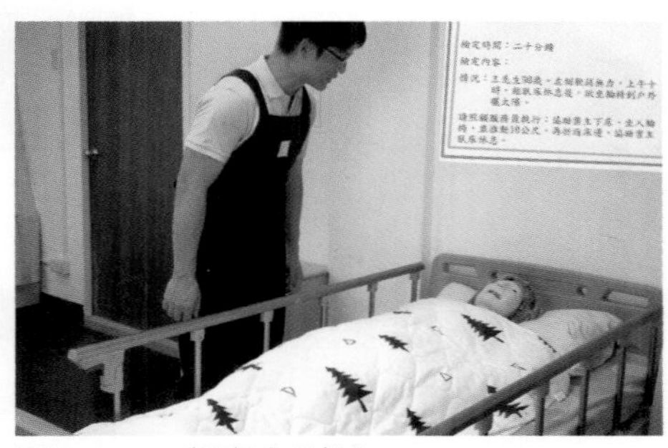
圖 07-3　與案主討論

2. 檢查輪椅是否安全可用（5 分）：檢查踏板、滾輪、剎車、坐墊，並試推。（圖 07-4 ～圖 07-10）

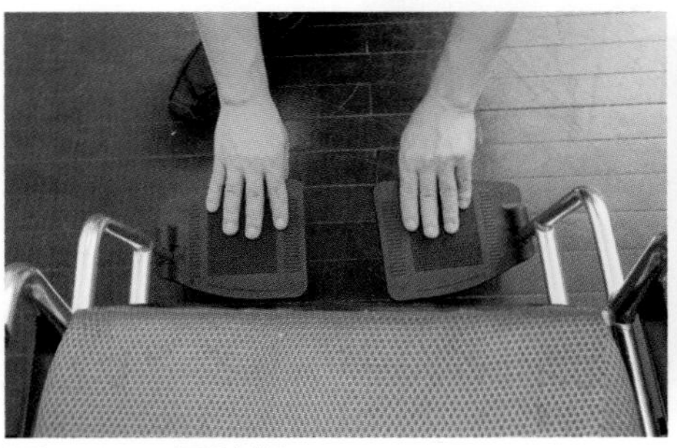
圖 07-4　壓踏板

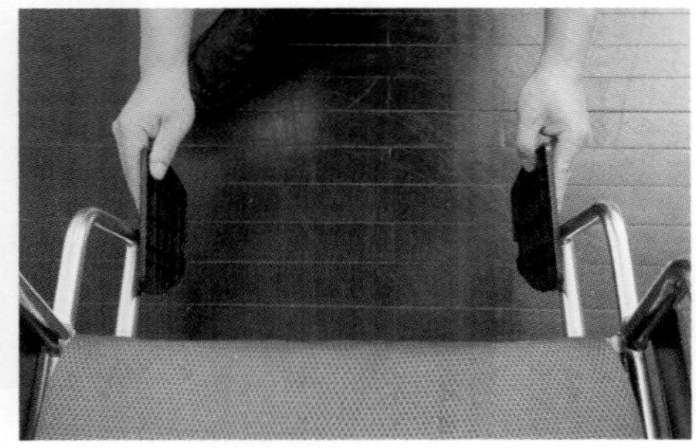
圖 07-5　轉動踏板

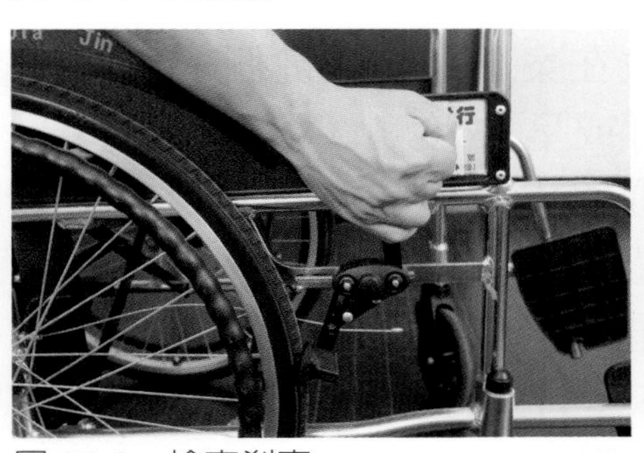
圖 07-6　檢查剎車

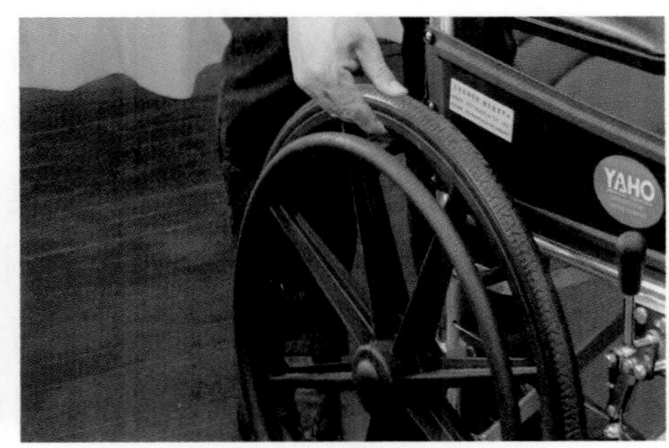

圖 07-7　按壓檢查兩側胎壓

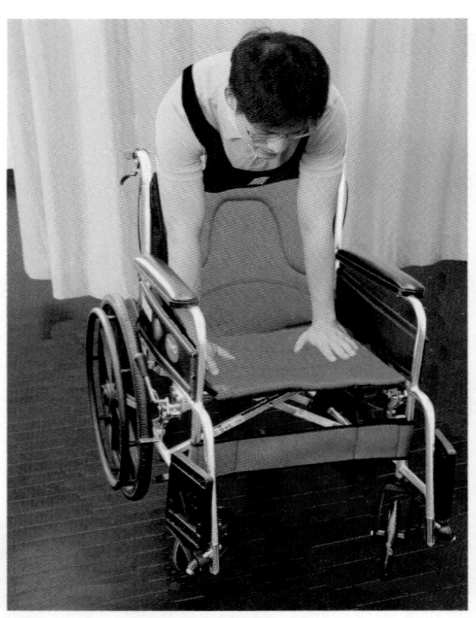
圖 07-8　雙手下壓檢查坐墊

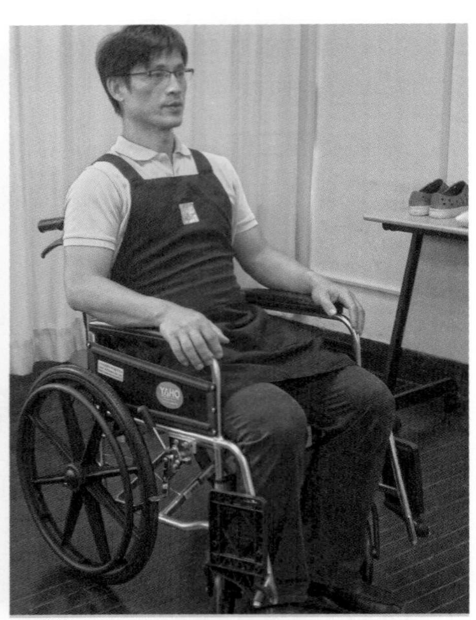
圖 07-9　試坐檢查坐墊

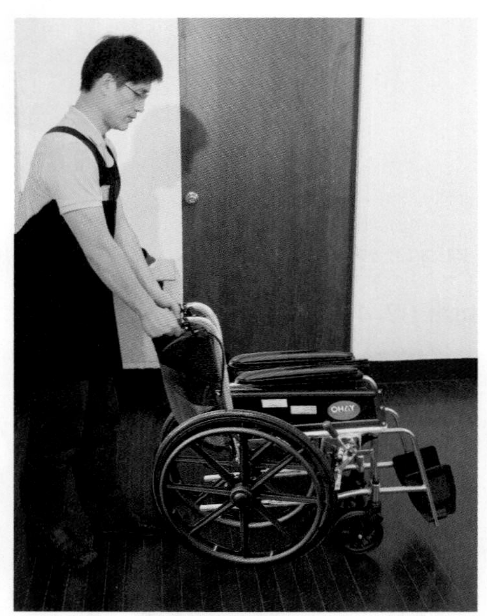
圖 07-10　試推檢查輪椅

3. 將輪椅放在案主臥姿之健側，與床平行或呈 45 度角（3 分）：備物桌取案主的外套、襪子、鞋子，置於輪椅上（圖 07-11），將輪椅推至案主健側的床邊，輪椅與床平行（圖 07-12）或呈 45 度角（圖 07-13）。

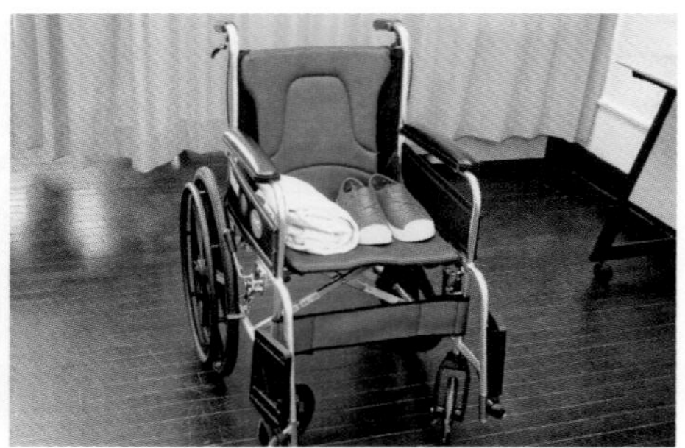
圖 07-11　外套、襪子、鞋子，置於輪椅上

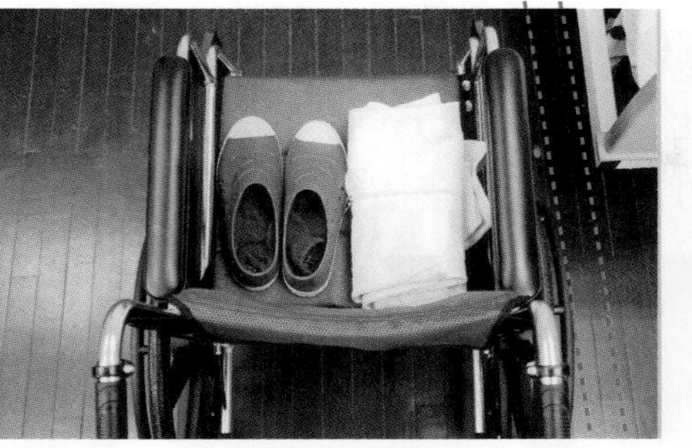
圖 07-12　輪椅與床呈平行

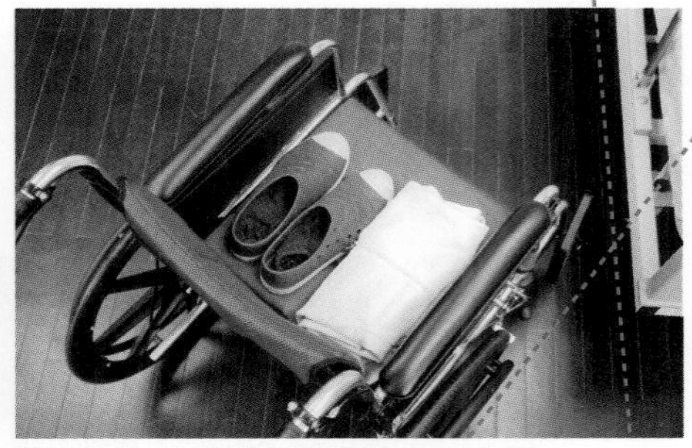
圖 07-13　輪椅與床呈 45 度角

4. 固定輪椅，收起腳踏板（3 分）：將輪椅兩側剎車拉起與固定，收起腳踏板。（圖 07-14）

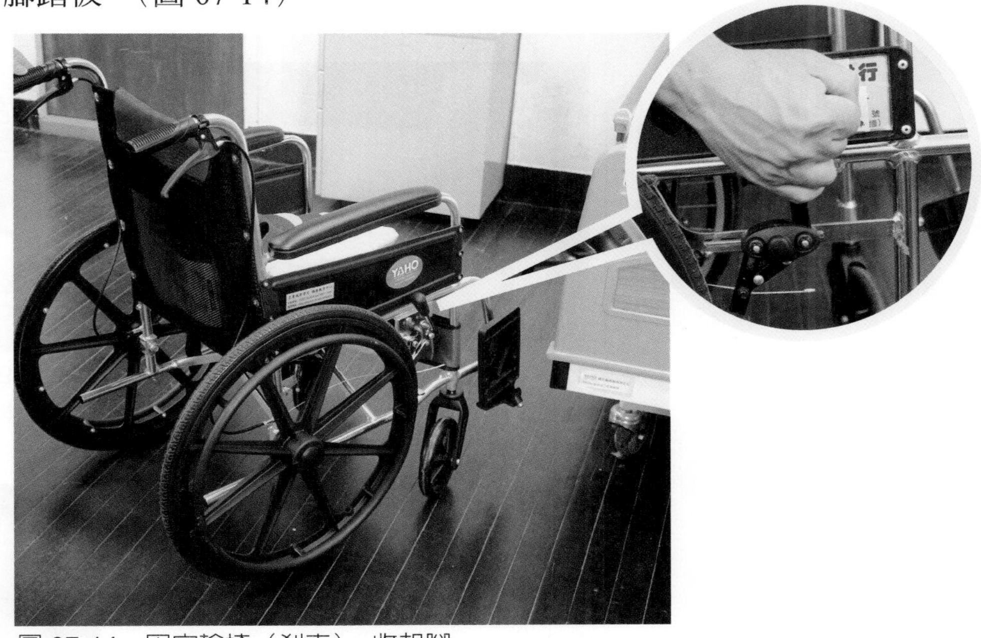
圖 07-14　固定輪椅（剎車），收起腳踏板

溫馨提醒
洗手步驟，請參考第 16 ～ 18 頁。

5. 洗手（2 分）（圖 07-15）

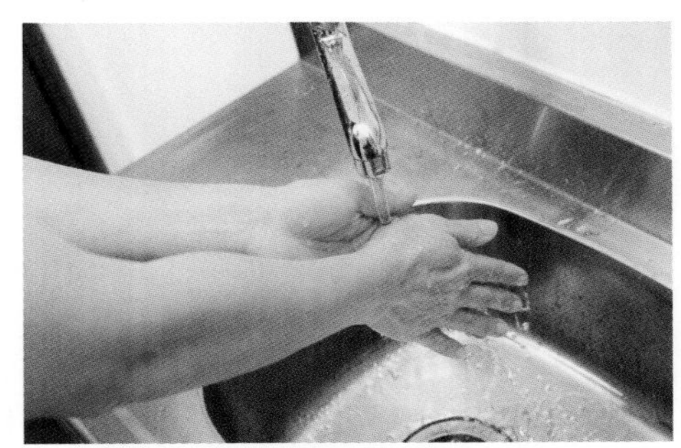
圖 07-15　依正確的洗手流程洗手

口述
王爺爺，我把蓋被褪至左側，準備要起床。

（二）準備案主（4 分）

1. 將蓋被褪至床尾（2 分）：告知案主準備起床（圖 07-16）。將鞋襪置於地上（圖 07-17）、拉下床欄、蓋被褪至床尾（圖 07-18）或左側（圖 07-19）、外套置於床尾。

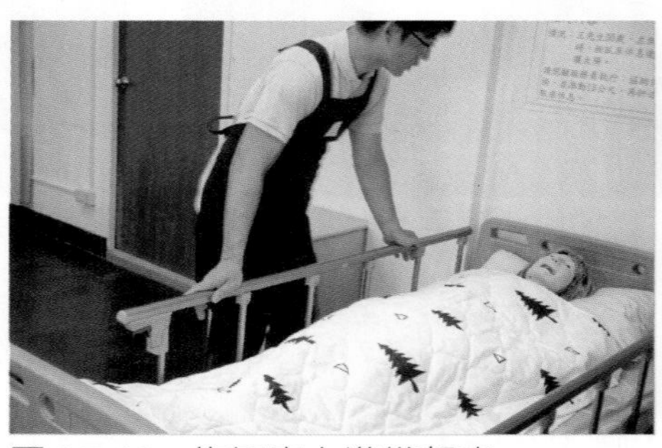
圖 07-16　告知案主準備起床

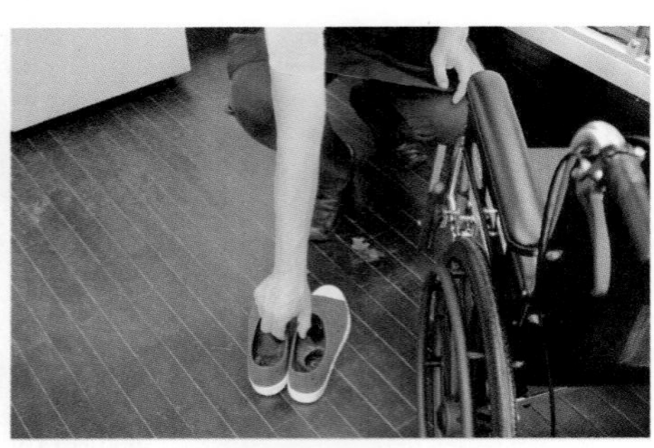
圖 07-17　鞋襪置於地上

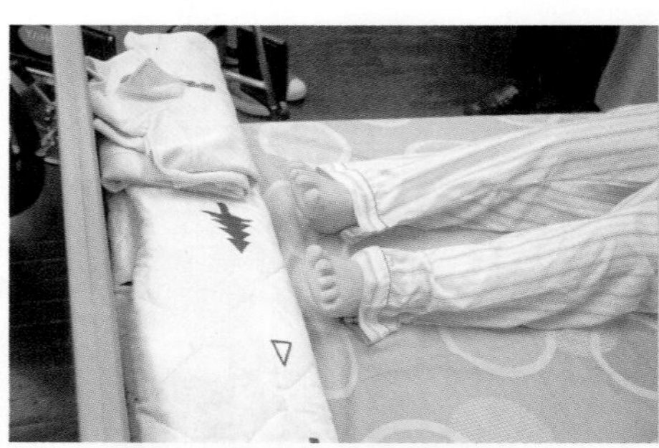
圖 07-18　蓋被的收折方式有二，一是褪至床尾，再將外套置於床尾

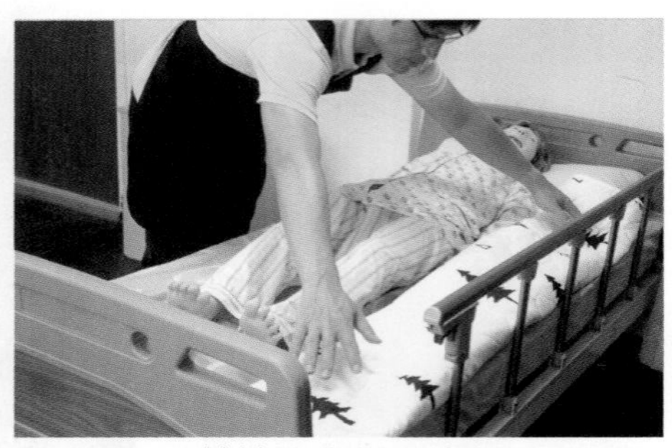
圖 07-19　蓋被的收折方式有二，二是褪至左側，再將外套置於床尾

溫馨提醒
好手握住壞手

2. 將案主雙手置於適當位置（如：交叉置於腹部）（2 分）
協助案主右手握住左手。（圖 07-20）

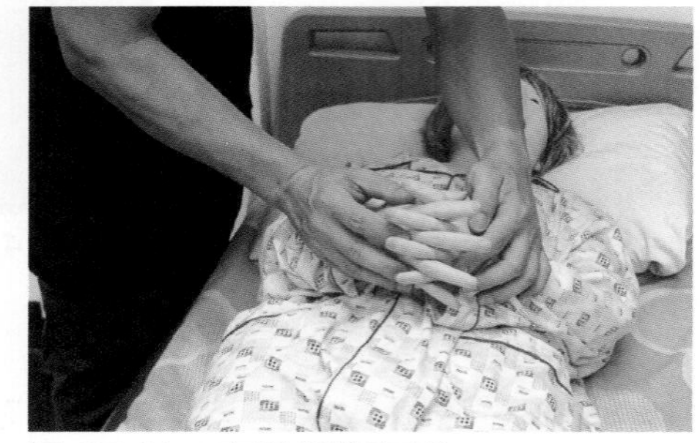
圖 07-20　右手握住左手

（三）協助案主下床坐輪椅（47 分）

口述
王爺爺，幫您移到床邊喔～

口述
王爺爺，我幫您移動上半身，再移動雙腳喔！

溫馨提醒
注意案主安全

1. 站在案主所需移向的一側床邊，面對案主（2 分）：告訴案主要移動的方向。

2. 托住頭，將枕頭先移動至要移動的一側，將案主安全地移向照顧服務員（5 分）：告知案主先移動上半身，一手在肩頸部，一手在背部，往應檢人側移動（圖 07-21）；再移動下半身，一手在腰臀部，一手在膝蓋部位，往應檢人側移動（圖 07-22）。

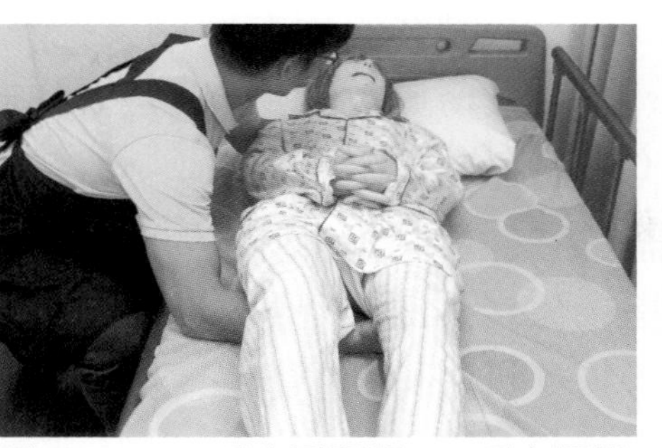

圖 07-21　一手在肩頸部，一手在腰臀部，將案主上半身向應檢人側移動

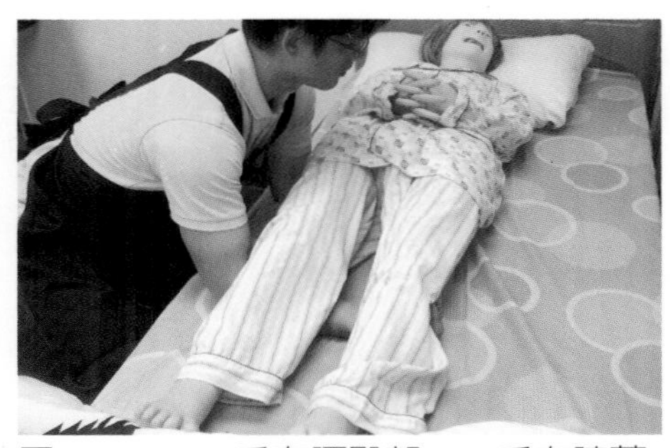

圖 07-22　一手在腰臀部，一手在膝蓋部，將案主下半身向應檢人側移動

3. 將案主扶起，協助坐於床緣，隨時保護案主的安全（6 分）

口述
王爺爺，請您右手握住左手（好手握住壞手）……準備坐起來囉

（1）應檢人左手扶住案主肩頸部，右手撐住案主雙腳，扶起案主採坐姿（圖 07-23），隨時注意案主左側肢。

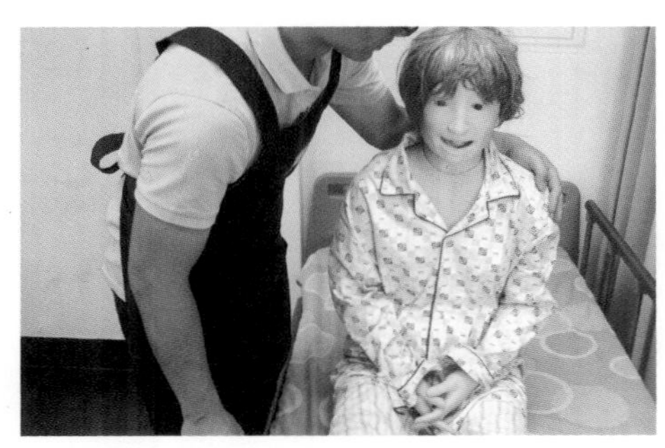

圖 07-23　將案主扶起呈坐姿

溫馨提醒
注意案主安全，勿坐太靠近床緣而滑下床，或坐太後面後翻撞到床欄。為避免案主滑落床緣，應檢人可單膝置案主兩膝間。（圖 07-25）

（2）左手扶住案主肩頸部右手扶住雙膝蓋部位（圖 07-24），轉向使雙小腿呈下垂在床緣，此時案主與應檢人呈面對面。

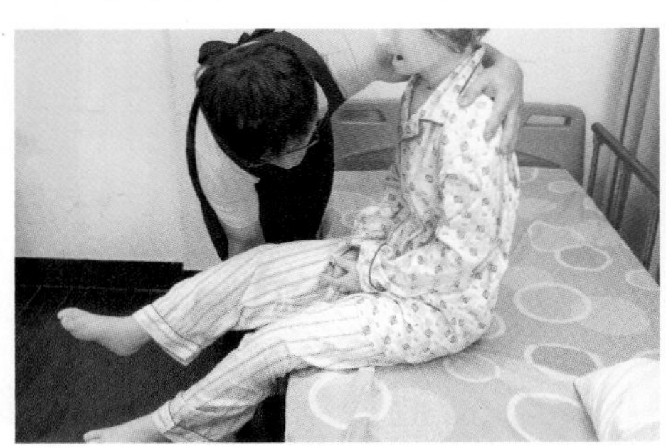

圖 07-24　左手扶助案主肩頸部，右手扶住雙膝部位，將小腿移出床緣

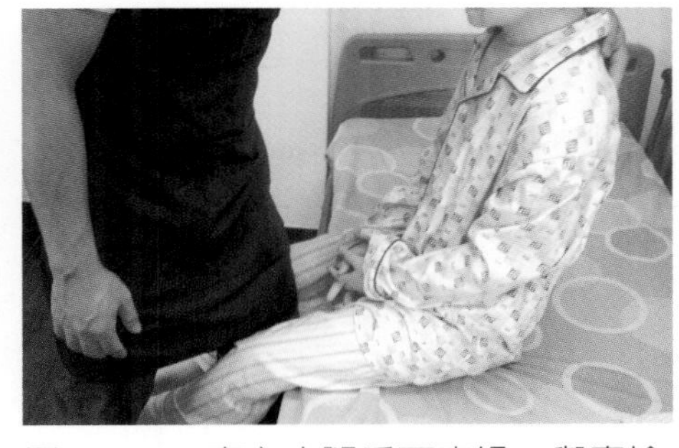

圖 07-25　案主小腿垂下床緣，與應檢人面對面，應檢人單膝置案主兩膝間

口述
王爺爺，您會頭暈嗎？……不會喔！幫您檢查一下，您的臉色很紅潤、脈搏很規律、呼吸也很穩定。

溫馨提醒
應檢人要確實做出看案主臉色及呼吸，手觸摸案主橈動脈部位。

4. 注意其安全，觀察其臉色，並測量脈搏及呼吸，確認其臉色、脈搏及呼吸穩定（口述）（6 分）（圖 07-26 ～圖 07-27）

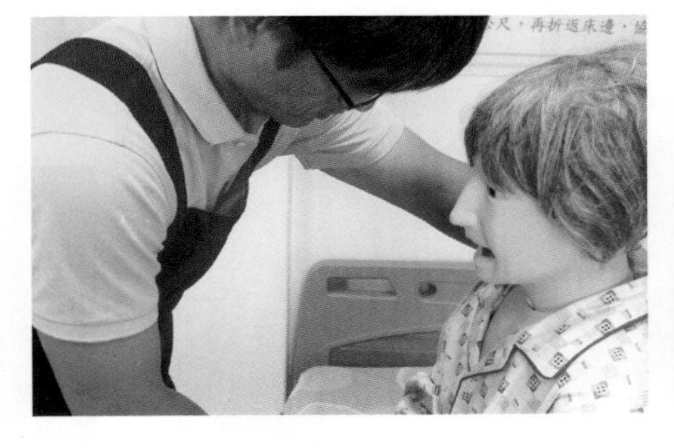

圖 7-26　觀察臉色、呼吸

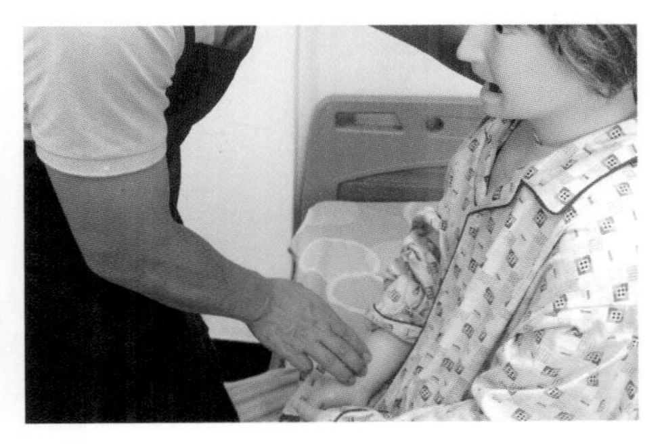

圖 07-27　測量脈搏

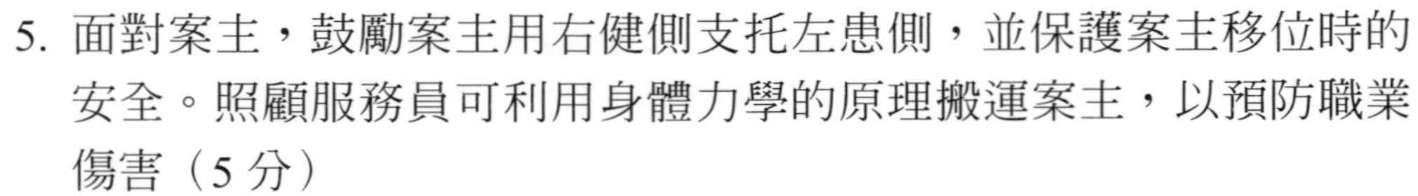

5. 面對案主，鼓勵案主用右健側支托左患側，並保護案主移位時的安全。照顧服務員可利用身體力學的原理搬運案主，以預防職業傷害（5 分）

（1）請案主右手指扣住左手指，確認扣穩，應檢人一手握案主扣穩的雙手，一手扶住案主肩頸背部，輕抬高案主雙手，應檢人頭套入案主雙手間，套至頸部。（圖 07-28）

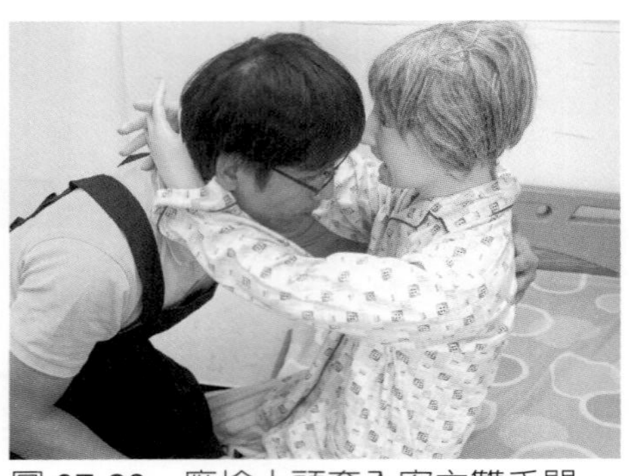

圖 07-28　應檢人頭套入案主雙手間，套至頸部

（2）應檢人左手扶住案主肩頸背部，使案主與應檢人身體盡量靠近；右手抓住案主腰褲頭，應檢人右腳向後退一步，形成左腳前右腳後，左腳向前微曲成弓箭步，頂住於案主兩腳之間，利用身體力學的原理轉位，以預防職業傷害。（圖 07-29）

口述
王爺爺，幫您移坐到輪椅上了，您右手握緊左手，這樣比較安全喔！

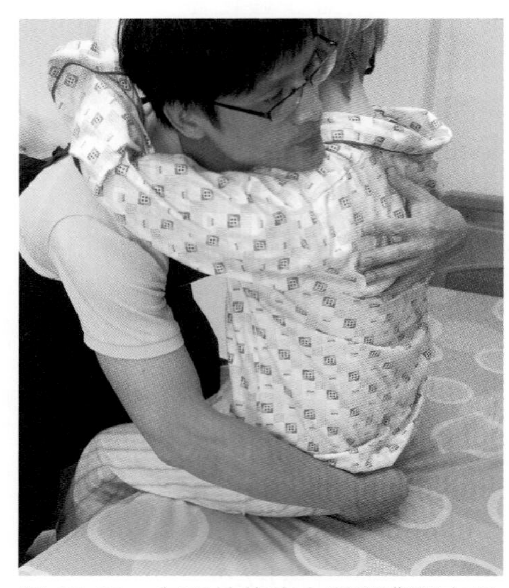

圖 07-29　左手扶住案主肩頸背部右手握住案主腰褲頭

（3）應檢人確實抱穩案主，身體往後微傾，將案主腰褲頭提高（圖 07-30）。轉位，應檢人彎腰，輕輕讓案主坐入輪椅（圖 07-32）。

溫馨提醒
轉位過程中案主的雙腳不可碰撞腳踏板。（圖 07-31）

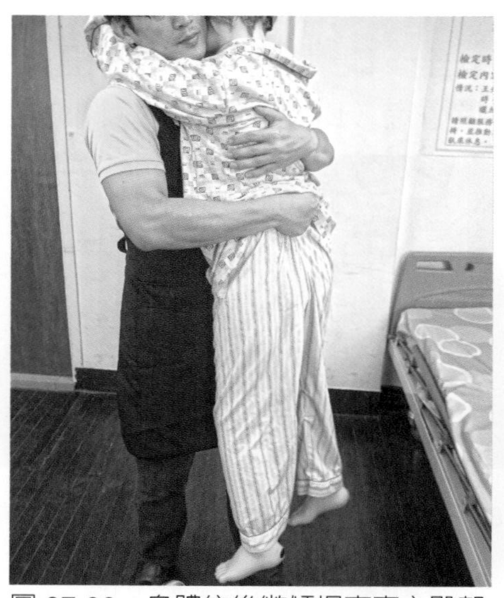

圖 07-30　身體往後微傾提高案主臀部

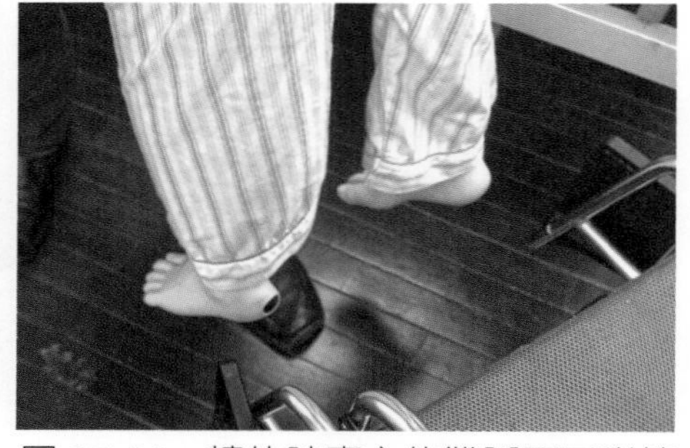

圖 07-31　轉位時案主的雙腳不可碰撞腳踏板

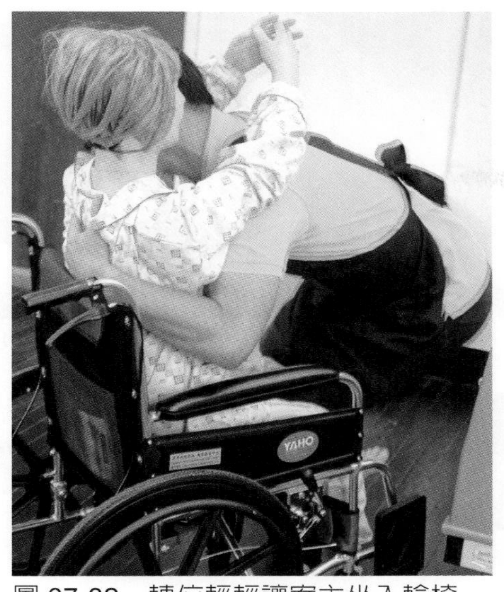
圖 07-32　轉位輕輕讓案主坐入輪椅

口述
王爺爺，您會頭暈嗎？……不會喔！幫您檢查一下……您的臉色很紅潤、脈搏很規律、呼吸也很穩定。

6. 安全地將案主移到輪椅，觀察其臉色，並測量脈搏及呼吸，確認其臉色、脈搏及呼吸穩定（口述）（8 分）：應檢人關心詢問案主的身體狀況，檢查案主臉色、呼吸，並以手觸摸案主橈動脈部位。（圖 07-33）
7. 將案主雙手安全舒適放妥，雙腳置於腳踏板上（3 分）（圖 07-34）

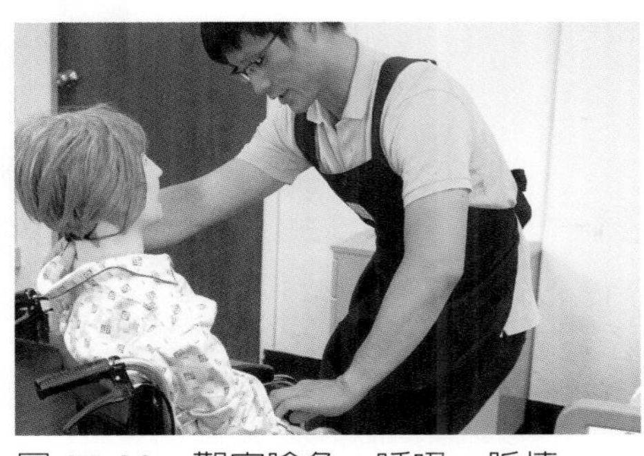
圖 07-33　觀察臉色、呼吸、脈搏

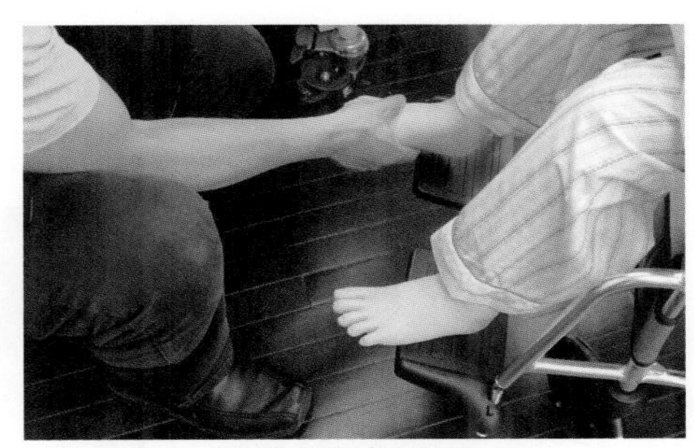
圖 07-34　雙腳置於腳踏板上

8. 確定案主坐姿舒適，衣著平整，穿妥外套及鞋襪，並注意身體保暖情形（8 分）：
   （1）幫案主穿外套，先穿患側，再穿健側（圖 07-35 ～圖 07-38），扣上扣子或拉上拉鍊（圖 07-39），將衣著拉平整。

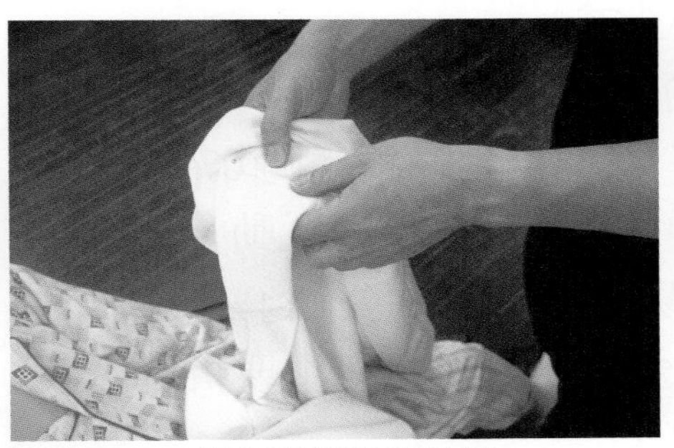
圖 07-35　捲起患側外套袖子

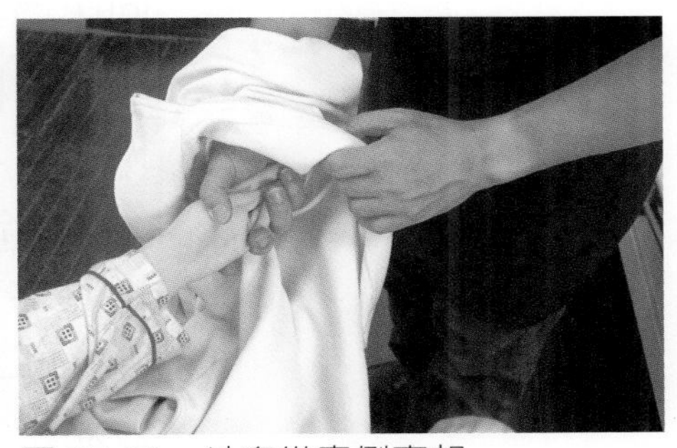
圖 07-36　外套從患側穿起

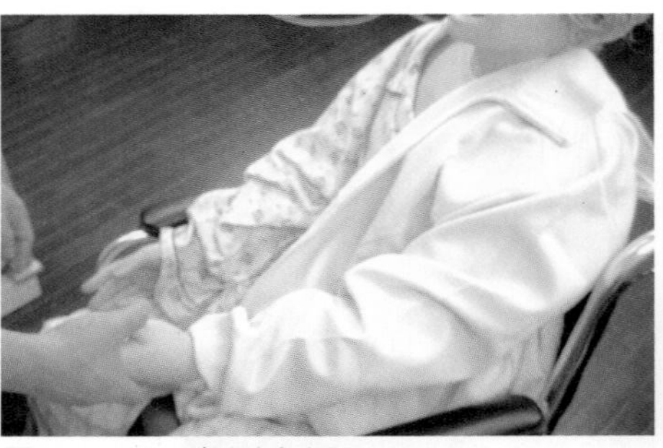
圖 07-37　患側穿好

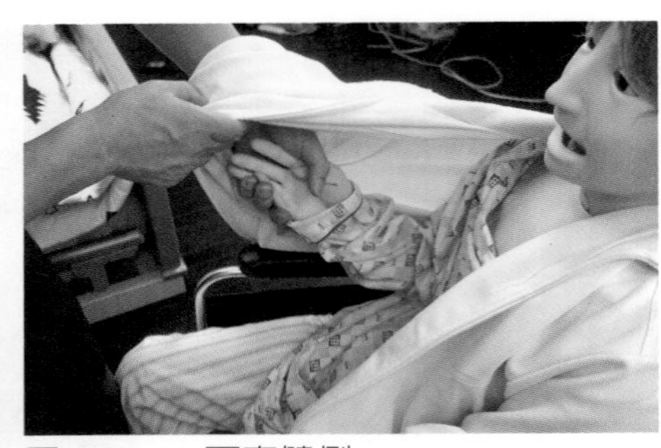
圖 07-38　再穿健側

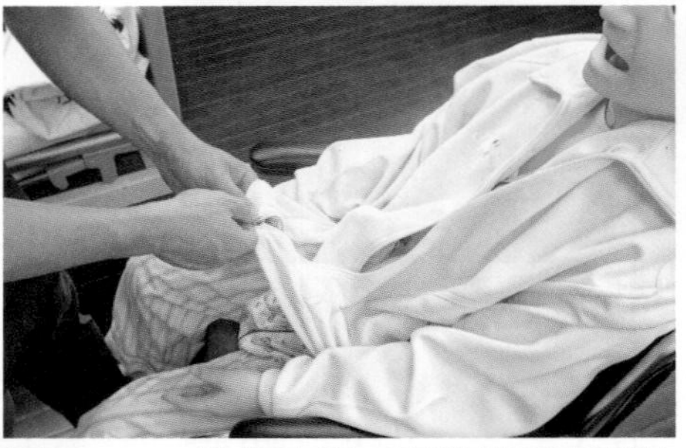
圖 07-39　拉上拉鍊，再將外套拉平整

（2）關心案主坐姿的舒適狀況，加墊枕頭(圖 07-40)，讓坐姿更舒適。

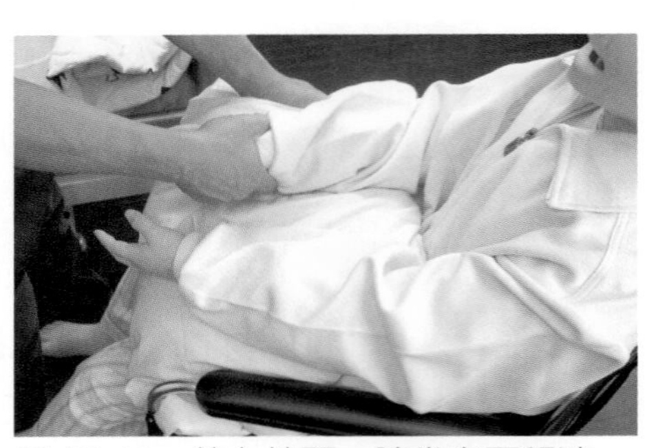
圖 07-40　墊上枕頭，讓坐姿更舒適

（3）幫案主穿妥襪子（圖 07-41）、鞋子（圖 07-42）。

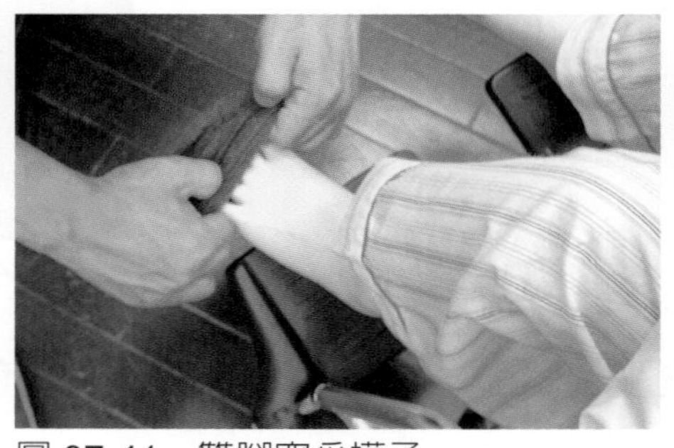
圖 07-41　雙腳穿妥襪子

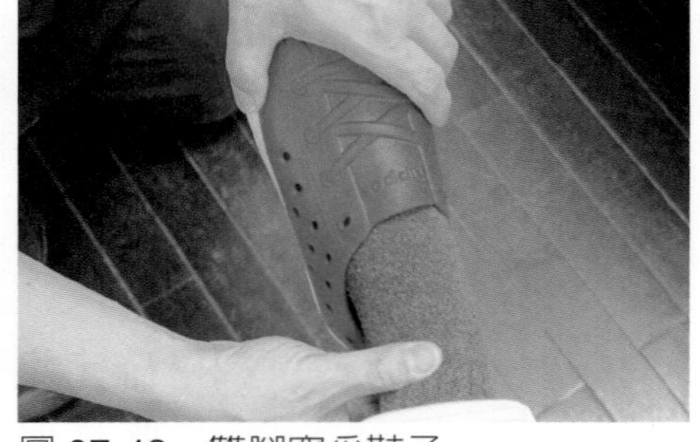
圖 07-42　雙腳穿妥鞋子

9. 解開輪椅固定開關推動前進 10 公尺，並與案主互動，再將案主推回床邊（4 分）

解開輪椅固定開關（圖 07-43），慢慢且平穩地推動輪椅（圖 07-44），途中須與案主親切互動。推達考場標示線「10 公尺」處（圖 07-45），即可告知案主要折返病房了。

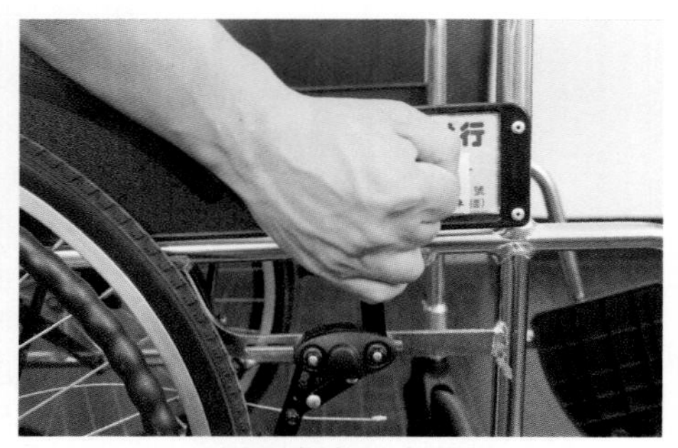
圖 07-43　解開輪椅固定開關

口述
王爺爺，已經準備好了，要出發囉～
您看天氣很晴朗，很多人出來曬太陽、散步，也有很多小孩在遊戲。
公園開滿很多小花耶…好美啊～
爺爺，您累了喔！我帶您回去，下次再帶您出來喔！（應檢人可自由發揮互動語詞）

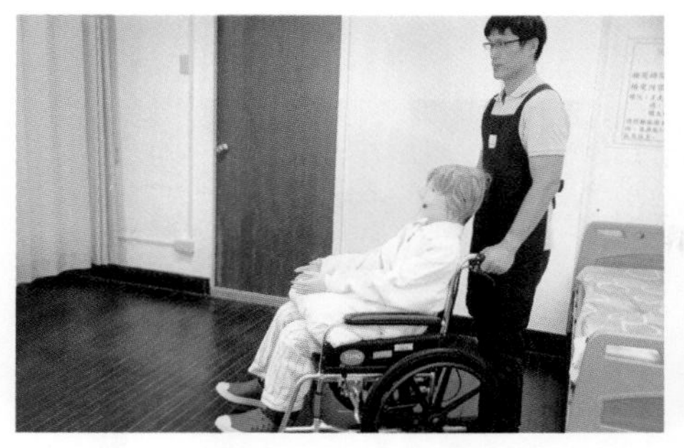
圖 07-44　推輪椅的速度不可太快

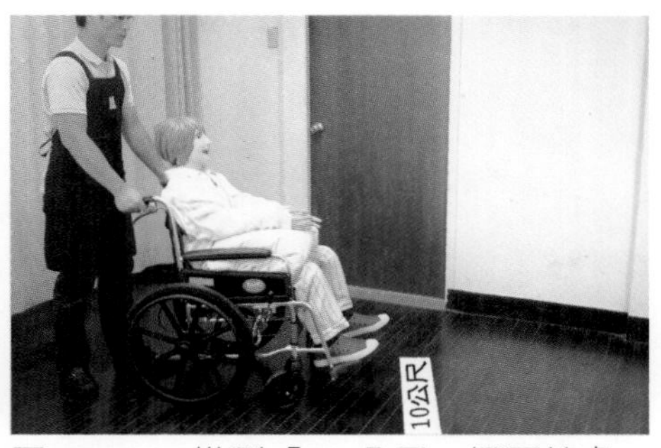

圖 07-45　推到「10 公尺」標示線處即可折返

（四）協助案主上床（29 分）

1. 固定輪椅並收腳踏板（3 分）：返回床邊，輪椅推至健側與床平行或呈 45 度角的床側邊，將輪椅固定刹車（圖 07-46），將置於腿上的枕頭放回床頭處。（圖 07-47）

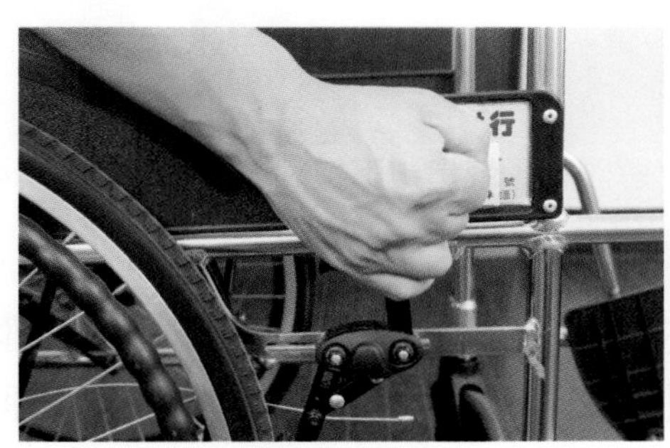
圖 07-46　輪椅固定刹車

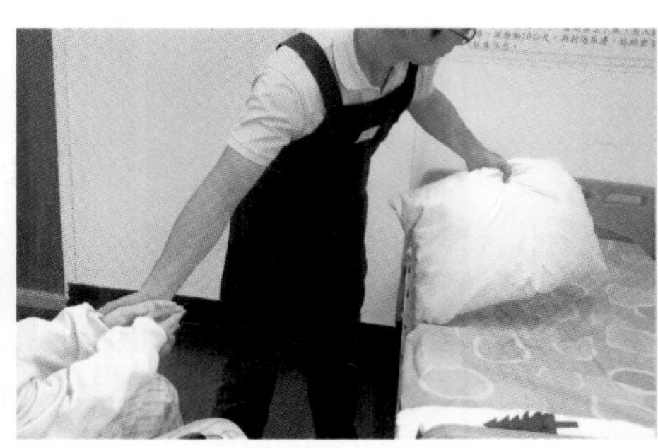
圖 07-47　枕頭放回床上

口述
王爺爺，我幫您脫掉外套哦～

2. 協助坐穩於輪椅，脫除外套，隨時保護案主的安全（8 分）

（1）確認案主平穩坐於輪上，告知幫他脫下外套，解開扣子或拉鍊（圖 07-48）

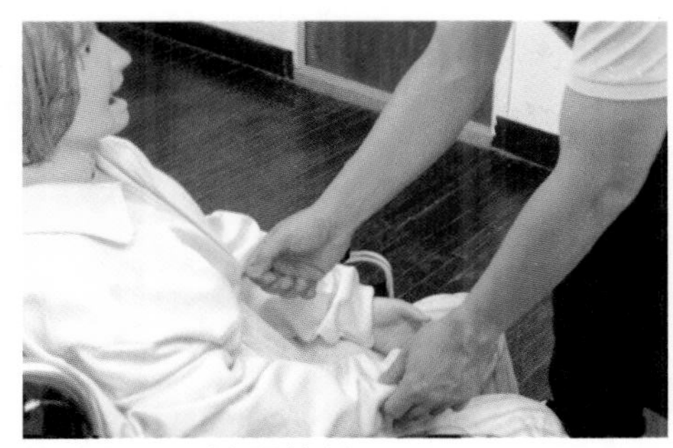
圖 07-48　拉開拉鍊

溫馨提醒
脫除外套方式有三種，可在輪椅上（方式一）或在床上（方式二、三）。依 108 新公告採「在輪椅上」（方式一）脫外套。

（2）先脫健側再脫患側（圖 07-49 ～圖 07-50），脫下衣服後，把衣服拉平整。

方式一

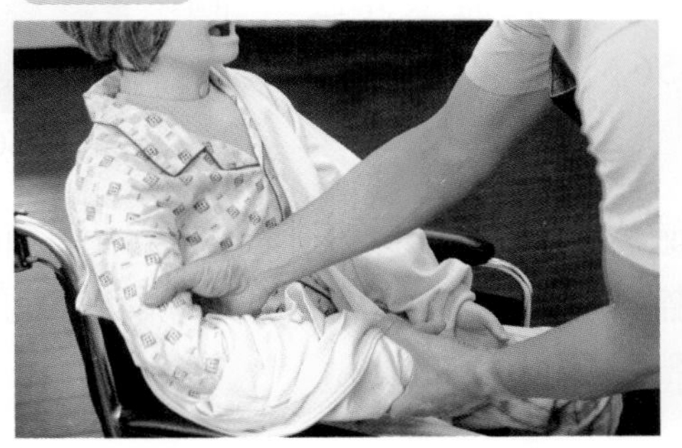
圖 07-49　先脫健側

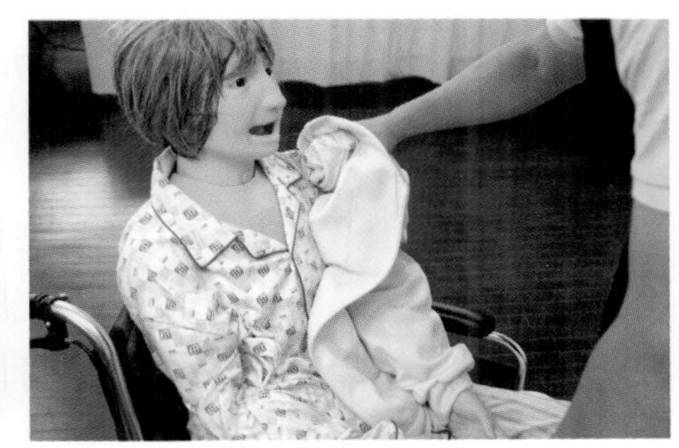
圖 07-50　再脫患側

方式二

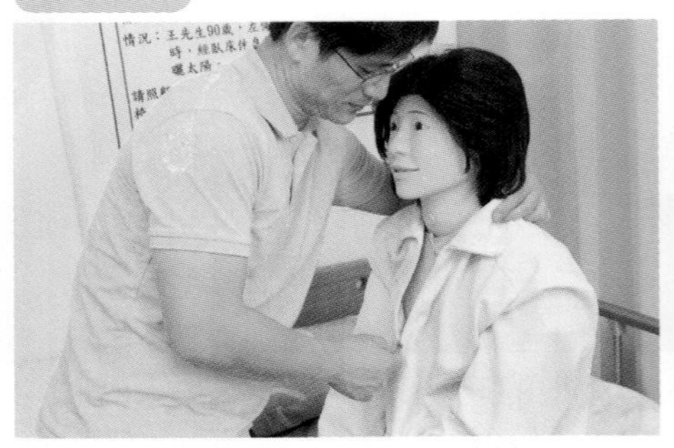

圖 07-51　解開扣子或拉下拉鍊

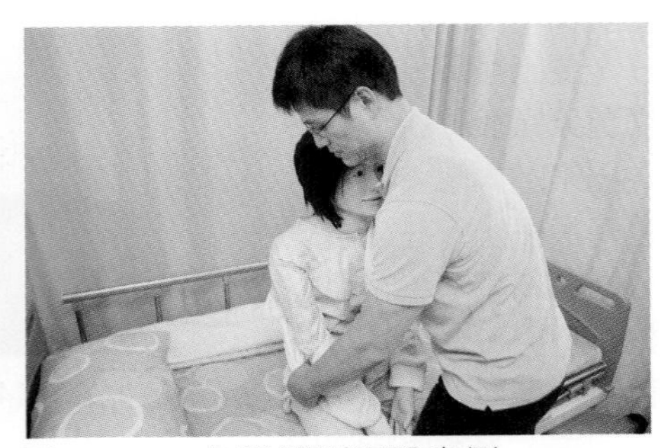

圖 07-52　先脫健側再脫患側

方式三

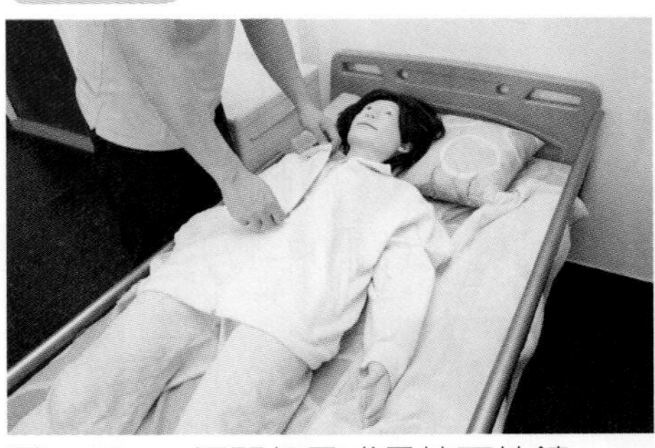

圖 07-53　解開扣子或是拉下拉鍊

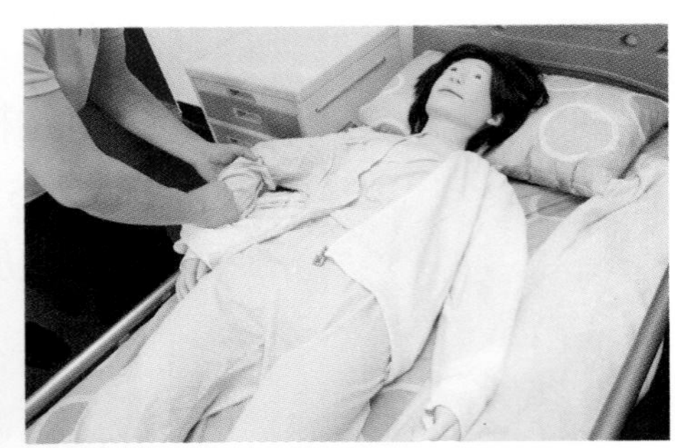

圖 07-54　先脫健側再脫患側

口述
王爺爺，要準備回床上了喔～

3. 面對案主，鼓勵案主用右健側支托左患側，並保護案主移位時的安全。照顧服務員可利用身體力學的原理搬運案主（5 分）

（1）告知案主準備回床上休息。

（2）輕輕放下案主的腳，收起腳踏板（圖 07-55）

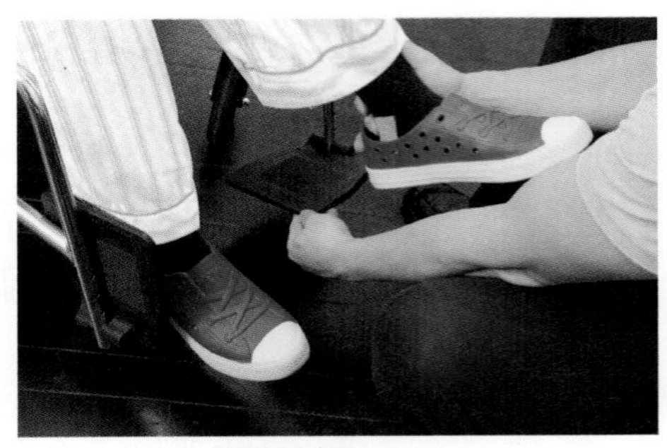

圖 07-55　收腳踏板

口述
王爺爺，您的右手要握緊左手哦～這樣比較安全。

（3）確認案主右手指扣住左手指，應檢人頭至頸部由案主雙手間套入，右手扶住案主肩頸背部，使案主與應檢人身體盡量靠近。（圖 07-56）

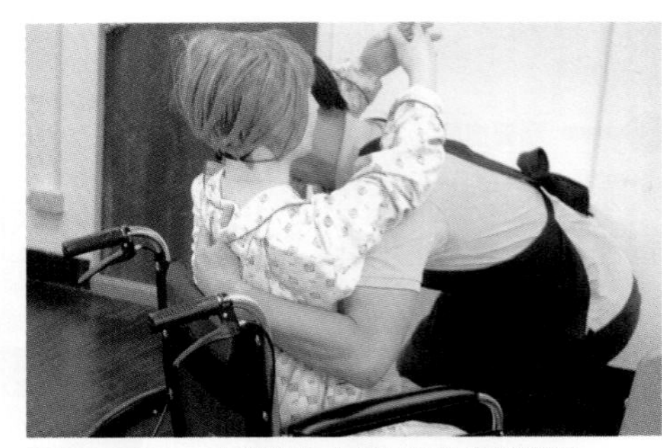

圖 07-56　由應檢人頭套入到頸部

（4）應檢人左手抓住案主腰褲處，左腳向後退一步，形成右腳前左腳後，右腳向前微曲成弓箭步，頂住案主兩膝之間，利用身體力學的原理轉位。

溫馨提醒
轉位過程中案主的雙腳不可碰撞腳踏板（圖 07-58）

（5）應檢人抱住案主後，身體往上、往後微傾（圖 07-57），轉位讓案主坐回床上。（圖 07-59）

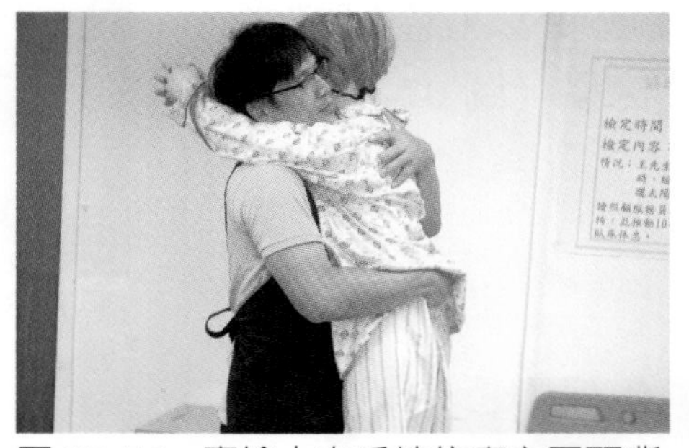
圖 07-57　應檢人右手扶住案主肩頸背部，左手抓住腰褲處，身體往後微傾

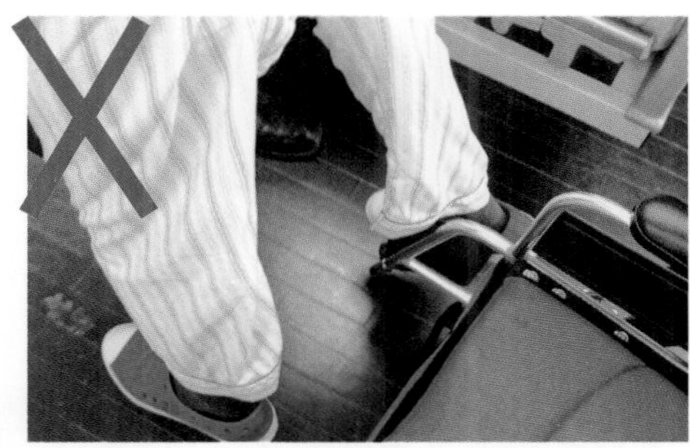
圖 07-58　抱起案主時，注意案主的雙腳不可碰撞腳踏板

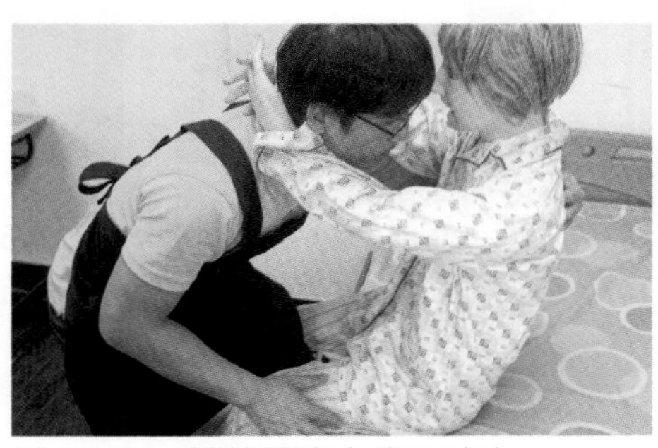
圖 07-59　轉位讓案主坐回床上

口述
王爺爺，您會頭暈嗎？不會喔！幫您檢查一下脈博、呼吸狀況哦！您的臉色很紅潤、脈搏很規律、呼吸也很穩定

4. 安全地將案主移到床上，觀察其臉色，並測量脈搏及呼吸，確認其臉色、脈搏及呼吸穩定（口述）（8 分）：應檢人關心詢問案主的身體狀況，檢查案主臉色、呼吸，並以手觸摸案主橈動脈部位（圖 07-60）。

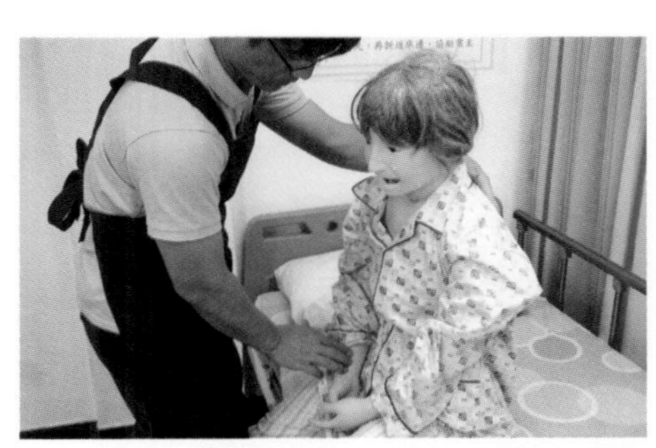
圖 07-60　觀察臉色、呼吸，並以手觸摸案主橈動脈部位

5. 扶住肩部，讓案主上半身先躺下，再平移雙腳並脫除鞋子，使案主舒適臥床（5 分）

口述
王爺爺，躺下來喔！

（1）告知案主要協助躺下。

（2）扶住案主肩部與雙腳，讓案主躺下。（圖 07-61）

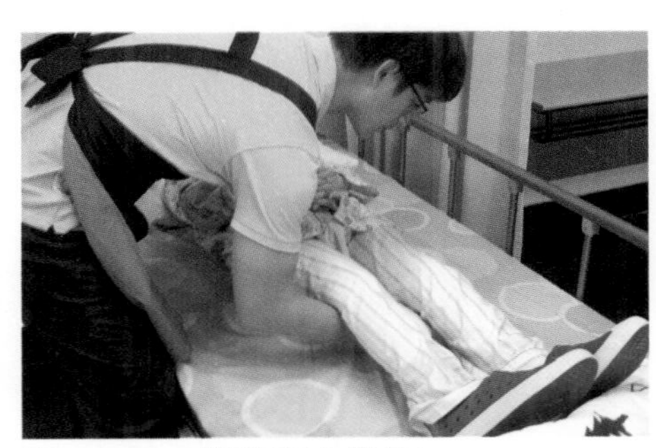
圖 07-61　協助案主躺下

（3）脫除鞋子（圖 07-62）、襪子（圖 07-63），將案主身體擺放妥當，蓋好被子、拉起床欄（圖 07-64）。

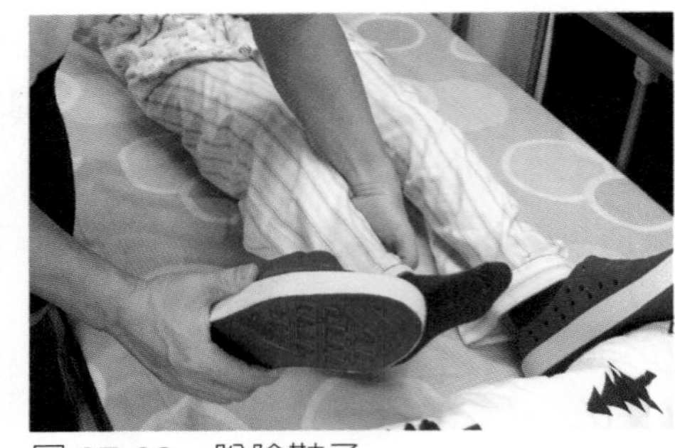
圖 07-62　脫除鞋子

口述
王爺爺，您先休息喔！我去整理用物。

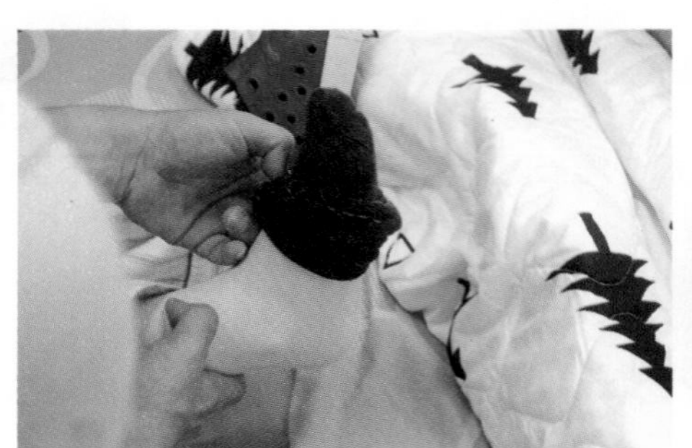
圖 07-63　脫除襪子

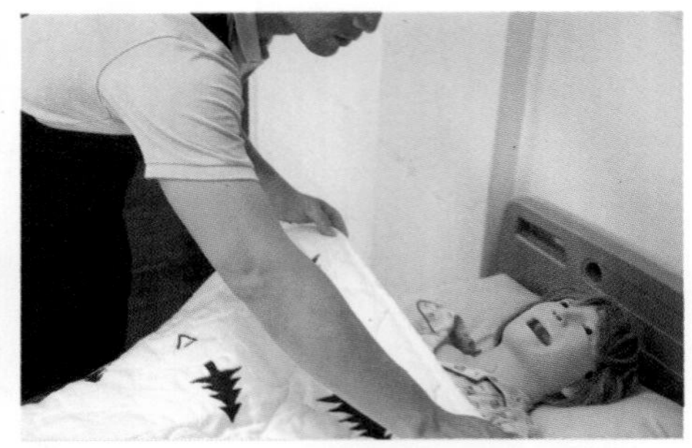
圖 07-64　案主身體擺放妥當，蓋被子，拉起床欄

（五）事後處理工作（4 分）

1. 將床邊物品收放整齊，輪椅收好並固定（2 分）：用物依原位置放回，外套、襪子復原折回原樣式、輪椅固定。（圖 07-65）

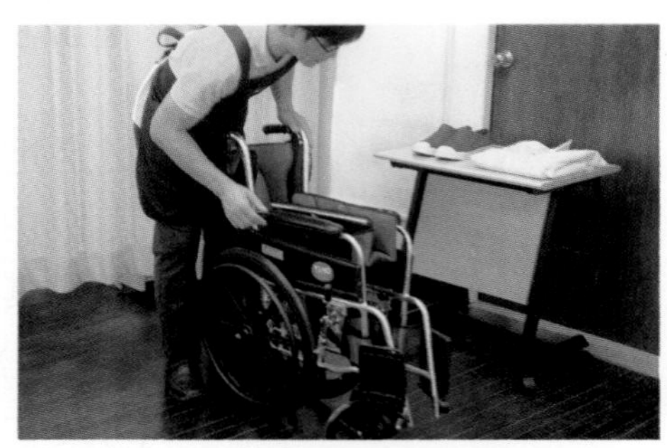
圖 07-65　用物放回

2. 洗手（2 分）

溫馨提醒
洗手步驟，請參考第 16 ～ 18 頁。

Part3

學科題庫與題解篇

UNIT

17800－照顧服務員

90006－職業安全衛生共同科目

90007－工作倫理與職業道德共同科目

90008－環境保護共同科目

90009－節能減碳共同科目

17800－照顧服務員

工作項目 01：身體照顧

（ 4 ） 1. 為預防泌尿道感染的措施，下列做法何者正確？ ①建議案主盆浴 ②建議每 5～6 小時解尿一次 ③維持尿液的鹼性，以增加抑菌能力 ④在無特殊疾病的飲水禁忌情況下，一般案主每天飲水量至少 2000cc。

解析 預防泌尿道感染：可採淋浴代替盆浴、案主宜至少每 2 小時解尿 1 次。

（ 3 ） 2. 修剪指甲的原則，何者為不正確？ ①手指甲剪成圓形 ②腳趾剪成平形 ③足部剪繭使用剪刀剪 ④指甲每兩週修剪一次。

解析 足部繭通常較硬，使用剪刀剪足部繭，易使皮膚受損或流血。

（ 2 ） 3. 造成案主便秘的原因，下列何者不正確？ ①身體活動量減少 ②定時給予腹部按摩 ③飲食中缺乏纖維素 ④麻醉、機械性的阻塞。

解析 定時腹部按摩，能協助腸子蠕動，可促進排便。

（ 3 ） 4. 腹瀉的護理措施，下列何者不正確？ ①增加水分攝取量 ②預防肛門周圍皮膚破損 ③增加含纖維質食物之攝取 ④必要時需禁食。

解析 腹瀉時必須找出原因；纖維質食物易促進腸子蠕動，不適合腹瀉時攝取。

（ 2 ） 5. 下列哪些被照顧者需執行床上沐浴？ A. 中風癱瘓者；B. 意識不清者；C. 早期的失智症患者；D. 憂鬱症而無法自行沐浴者 ① ABC ② ABD ③ BCD ④ ACD。

解析 床上沐浴適用於無法自行清潔身體的被照顧者。

（ 1 ） 6. 照顧一位左手乏力的人，其褲帶最好是選擇何者？ ①鬆緊帶 ②綁帶子 ③拉鍊 ④鈕扣。

解析 綁帶子、拉鍊、鈕扣為精細動作，對於手部乏力的人，不易獨力完成。

（ 2 ） 7. 案主平躺時，髖關節極易向外翻，所以應給予案主使用： ①床板 ②毛毯，浴毯捲軸 ③垂足板 ④手握捲。

解析 使用毛毯、浴毯捲軸，置案主髖部兩外側，預防髖關節向外翻。手握捲用於手指肌肉與關節活動減緩、萎縮及僵硬。

（ 3 ） 8. 下列有關舖床的姿勢，何者為正確？ ①應盡量彎腰 ②兩腳盡量伸直 ③脊柱保持平直④重心放於背部。

解析 整理案主床單時，採彎腰、兩腳打直的姿勢，易使身體疲勞。

（ 1 ） 9. 下列有關臥床休息案主的陳述，何者不正確？ ①臥床休息的案主不可以參與其日常活動 ②臥床休息有助於減輕疼痛及促進癒合 ③臥床休息的合併症包括壓瘡、便秘、尿路感染與肺炎 ④臥床休息不活動的案主，容易導致關節僵硬、肌肉萎縮。

解析 除非有醫囑限制，否則臥床休息的案主若能參與日常活動，則可增加其參與感。

（ 4 ）10. 當被照顧者使用留置導尿管時，下列哪一項敘述不正確？ ①蓄尿袋務必保持在膀胱位置之下 ②遵守無菌技術之規則，清潔尿道口以下的導尿管 ③會陰護理每日至少一次④導尿管之固定，女性被照顧者貼於下腹部，男性被照顧者貼於大腿內側。

解析 女性被照顧者尿管固定於右或左大腿上；男性被照顧者為避免陰莖及睪丸交疊，易形成壓瘡，宜固定於下腹部。

(2) 11. 會陰沖洗時，沖洗壺壺嘴的正確方向為 ①朝向床頭 ②朝向床尾 ③朝向左邊 ④朝向右邊。

解析 沖洗壺嘴應向床尾，避免沖洗水濺入陰道，可能增加感染機會。

(3) 12. 幫案主執行會陰沖洗時，棉棒擦洗方式應 ①由左側擦至右側 ②由右側擦至左側 ③由上往下擦至會陰 ④由會陰往上擦至恥骨聯合處。

解析 沖洗時，每支棉棒均由上端往下沖洗至會陰、肛門處，即丟棄，避免來回擦拭。

(3) 13. 以鼻胃管灌食時，食物的溶液距胃的高度依食物濃稠度約 ①5公分以下 ②6～10公分 ③15～40公分 ④50公分以上。

解析 高度採15～40公分使溶液自然流入胃中為宜，高度過高、流速太快，易腸胃不適。

(3) 14. 長期臥床者皮膚照顧最需注意的問題是 ①手足廢用 ②關節畸形 ③壓瘡 ④便秘。

解析 適當的皮膚照顧及確實翻身，可避免壓瘡。

(2) 15. 舖床時照顧服務員應將身體的重心放於 ①雙手上 ②雙腳上 ③雙肩上 ④臀部上。

解析 執行鋪床時，重心應放在雙腳，且以膝關節調整高度為宜。

(3) 16. 長時間不動對案主造成的問題不包括哪一項？ ①姿勢性低血壓 ②排尿困難 ③腹瀉 ④骨質疏鬆。

解析 腹瀉可能是感染或其他因素引起，並非長時間不動所導致。

(4) 17. 女性案主會陰沖洗的正確姿勢為 ①平躺仰臥 ②左側臥 ③右側臥 ④屈膝仰臥。

解析 屈膝仰臥是指案主兩腳自然外展、膝關節屈曲，是適合會陰沖洗的姿勢。

(1) 18. 若被照顧者有一側肢體行動不便，穿脫衣服的順序何者較適宜？ ①先脫健側 ②先脫患側 ③先穿健側 ④由被照顧者自己決定。

解析 患側行動不便要先穿，健側能活動自如要先脫。

(1) 19. 協助案主，穿脫衣服順序何者為宜？ ①先穿遠側 ②先穿近側 ③先脫遠側 ④依案主喜好而定。

解析 穿衣時，可先穿遠側衣袖；脫衣時，可先脫近側衣袖，較不費力。

(1) 20. 有關執行個人衛生照護的目的，下列何者不正確？ ①打發時間 ②促進血液循環 ③保持感覺清爽舒適 ④強化外觀與自尊。

解析 打發時間是指無任何目的，只是消磨時間。

(4) 21. 尿失禁的敘述，何者不正確？ ①非意識的控制下解出尿液 ②照護宜保持清潔與舒適的原則 ③給予排尿訓練或使用尿套、尿布等襯墊 ④每天訓斥病患要好好自我控制小便。

解析 發生尿失禁情形並非病患能自我控制，訓斥無法改善。

(1) 22. 身體容易發生壓瘡的部位是 ①尾椎骨處 ②腹部 ③胸部 ④大腿。

解析 壓瘡易發生於骨骼較凸處或肌肉脂肪較少處。

(2) 23. 促進正常排便的方法，下列何者不正確？ ①養成定時排便的習慣 ②攝取富含高蛋白質的食物 ③安排適當的排便姿勢 ④每日攝取2000～3000 cc的液體。

解析 攝取高蛋白質食物可使身體整體性的營養改善，但非促進正常排便。

（ 4 ）24. 一般協助案主維持個人衛生的原則，下列敘述何者不正確？ ①注重個人隱私環境 ②維持室內溫度 22℃～26℃ ③於飯前或飯後 1 小時才做 ④需用力擦拭才能將身上的汙垢去除。

解析 案主若活動性少，皮膚亦會較脆弱，用力擦拭易造成皮膚損傷。

（ 3 ）25. 用來協助案主支托身體的用物，下列何者不正確？ ①枕頭 ②毛巾 ③彎盆 ④床單

解析 支托案主身體的用物，須能爲配合擺位改變形狀，彎盆質硬無法使用。

（ 4 ）26. 灌食的注意事項，下列何者不正確？ ①應避免灌入空氣 ②灌食中若出現咳嗽不止，應立刻停止灌食 ③需抬高床頭再灌食，並確定胃管是否於胃內 ④灌食後立即採平躺臥姿。

解析 灌食後立即平躺，可能使食物由食道逆流出而嗆到，導致吸入性肺部感染。

（ 4 ）27. 促進傷口癒合的措施，下列何者不正確？ ①傷口保持清潔 ②勤於翻身，減少傷口受壓力的時間 ③注意營養補充 ④不可下床活動，儘量臥床休息。

解析 傷口周圍血液循環良好，癒合效果佳，下床活動是促進血液循環的方法之一。

（ 2 ）28. 照顧服務員爲案主洗頭時，搓揉頭髮及頭皮的適當方式 ①使用指甲尖端 ②使用指腹 ③使用美容院常用的塑膠髮梳 ④使用按摩棒。

解析 手指腹質地柔軟，不會刮傷案主頭皮。

（ 2 ）29. 下列有關鋪床基本原則的敘述，何者不正確？ ①髒床單避免放在地上 ②爲了使床鋪更整齊，在鋪床前應先拍動床鋪 ③爲減少對皮膚的刺激，橡皮中單上應加鋪布中單 ④鋪床時爲節省時間與體力，應先鋪好一側再鋪另一側。

解析 床鋪若有髒汙或灰塵，可用擦拭的方式除去，拍動方式無法達到效果，反而造成環境汙染。

（ 1 ）30. 由於老年人走路不方便且不願意到戶外曬太陽，容易導致何種營養素不足？ ①維生素 D ②鐵 ③維生素 B 群 ④ 鈉。

解析 適時或規律的讓老年人到戶外曬太陽，可避免維生素 D 不足。

（ 1 ）31. 下列有關頭髮糾結的處理方法，何者不正確？ ①以剪刀剪掉糾結的部分 ②梳髮時以一手固定近髮根 ③以酒精或水先潤濕再梳 ④先梳髮尾再往上梳到髮根。

解析 頭髮糾結時任意剪掉，可能造成頭髮零亂，影響外觀及自尊。

（ 2 ）32. 移動案主時爲方便省力應 ①擺個漂亮姿勢 ②身體重心落於兩腳中間 ③不需注意姿勢，只要方便 ④不需顧到案主感受。

解析 移動案主若未持正確姿勢，只求方便可能造成案主及照顧員身體損傷。

（ 3 ）33. 洗髮時之水溫以攝氏多少度合宜？ ①冷水即可 ②與體溫同 36～37℃ ③略高於體溫，約 41～43℃ ④ 50～55℃。

解析 洗髮全程均要維持 41～43℃及詢問案主對水溫感受，過冷過熱均不宜。

（ 4 ）34. 成人發燒的認定爲腋溫 ① 36℃～36.5℃ ② 36.6℃～37℃ ③ 37.1℃～37.4℃ ④ 37.5℃及以上。

解析 成人腋溫 37.5℃及以上爲發燒。

(2) 35. 正常成人的心跳次數爲每分鐘 ①40～59次 ②60～99次 ③100～109次 ④110次及以上。

解析 正常成人在休息狀態每分鐘心跳速率爲60～100次。

(1) 36. 依照2015年中華名國消臟學會與臺灣高血壓學會對正常血壓的定義是 ①收縮壓低於120mmhg以及舒張壓低於80mmhg ②收縮壓低於140mmhg以及舒張壓低於95mmhg ③收縮壓低於150mmhg以及舒張壓低於90mmhg ④收縮壓低於160mmhg以及舒張壓低於95mmhg。

解析 通常人的血壓值常因活動因素有些波動，以目前正常血壓參考值爲收縮壓低於120 mmhg及舒張壓低於80mmhg。

(1) 37. 成人每分鐘正常呼吸次數，下列何者正確？ ①12～20次／分 ②25～29次／分 ③30～35次／分 ④36～40次／分。

解析 成人正常呼吸次數爲每分鐘12～20次之間。

(2) 38. 下列情況，何者不適合用熱敷來減輕不適？ ①月經痛 ②耳朵痛 ③膝關節痛 ④手臂酸痛。

解析 耳朵疼痛宜查出原因，任意熱敷可能造成感染惡化。

(3) 39. 當一個人發燒時會出現哪些症狀？A. 口渴；B. 臉色潮紅；C. 脈搏加速；D. 食慾不振；E. 呼吸慢而淺；F. 小便量增加；G. 皮膚乾燥而發燙 ①ACDEF ②CDEFG ③ABCDG ④BDEFG。

解析 有發燒症狀時，小便量可能會減少。

(3) 40. 爲案主做身體清潔時，水溫要比體溫 ①低5度 ②一樣 ③略高 ④低10度。

解析 身體清潔的水溫若與體溫一樣或比體溫低，會感覺冷且不舒適。

(4) 41. 下列何者不是預防壓瘡的正確方法？ ①均衡營養 ②保持皮膚乾爽 ③使用適當輔助用品 ④每四小時翻身一次。

解析 預防壓瘡的方法，是規律翻身及避免皮膚受壓過長，通常至少每2小時翻身1次。

(4) 42. 對於老年人皮膚之描述，下列何者不正確？ ①易受細菌感染 ②皮脂腺萎縮造成皮膚乾燥 ③將皮膚塗擦乳霜或凡士林 ④皮膚易有色素沈著現象，稱爲紫斑。

解析 老年人抵抗力下降，皮膚也較易受細菌感染，正常皮膚老化時易有色素沉澱現象。

(2) 43. 下列哪一個部位最常被用來測量脈搏? ①心尖脈 ②橈動脈 ③頸動脈 ④足背動脈

解析 心尖脈、頸動脈、足背動脈均可測到脈搏，橈動脈是常用也最方便測量的位置。

(3) 44. 有關呼吸治療的敘述，下列何者不正確？ ①拍痰一天可2～3次 ②蒸氣治療的目的是讓痰液稀釋 ③治療時有頭暈，心跳加快、氣喘是正常現象 ④姿位引流將痰液最多區擺在最高位，並做區域拍鬆。

解析 呼吸治療時，若發現不正常的頭暈、心跳加快、氣喘，宜盡速找出原因。

(4) 45. 冰袋使用的目的，下列何者不正確？ ①止血 ②消腫 ③減輕疼痛 ④促進血液循環。

解析 用冰敷療法使血管收縮，具止血、消腫及減輕疼痛功能。

(3)46. 踝關節扭傷的第一天，可做的處理方式有：A. 按摩患肢；B. 固定患肢；C. 抬高患肢；D. 放低患肢；E. 冷敷扭傷部位；F. 熱敷扭傷部位 ① ACE ② ACF ③ BCE ④ BDE。

解析 關節扭傷第一天屬急性期，若按摩患肢易惡化。

(4)47. 依據您的判斷下列哪種情況應立即報告？ ①耳溫 36.5℃ ②嬰兒脈搏 120 次 / 分 ③成人脈搏 90 次 / 分 ④成人脈搏 40 次 / 分。

解析 正常成人脈搏數每分鐘低於 60 次以下，表示心輸量下降，宜立即報告。

(2)48. 有關測量血壓時應注意事項，下列何者不正確？ ①小枕頭支托，與心臟成水平 ②壓脈帶綁於上臂，愈緊愈準確 ③將聽診器腹面置於動脈搏動處 ④反覆再測量時，二次之間應間隔 3 分鐘以上。

解析 壓脈帶綁在上臂且與心臟同高，鬆緊度宜可容 2 横指，測得的血壓值較準確。

(1)49. 下列何者是影響體溫下降的因素？ ①因需檢查而禁食 ②強烈情緒反應 ③新陳代謝增加 ④肌肉活動增加。

解析 禁食所指爲不能由口進食任何食物與液體，因身體會消耗能量因此亦會影響體溫。

(3)50. 下列何者不是長期臥床被照顧者常見的合併症？ ①壓瘡 ②肺炎 ③昏迷 ④尿路感染。

解析 昏迷是疾病所致並非長期臥床引起。

(2)51. 欲觀察突發性昏迷案主的脈搏應該要測量的部位爲下列何者？ ①橈動脈 ②頸動脈 ③肱動脈 ④股動脈。

解析 突發性昏迷屬緊急事件，以測案主頸動脈爲主，因頸動脈是最靠近心臟的搏動點。

(1)52. 皮膚的功能，下列何者不正確？ ①分泌黏液 ②排汗、散熱 ③合成維生素 ④感受溫度的感覺器官。

解析 皮膚之汗腺，有排汗、散熱的功能，但無分泌黏液功能。

(2)53. 下列何者是造成壓瘡的原因？ ①均衡營養 ②固定不動 ③多變換姿勢 ④保持皮膚乾爽。

解析 固定不動皮膚易因壓迫，而血液循環變差，壓迫時間若超過 2 小時，皮膚易形成壓瘡。

(2)54. 若關節剛不慎扭傷，導致疼痛、腫脹厲害，初步處理方法爲？ ①熱敷 ②冰敷 ③先熱敷再冰敷 ④先冰敷再熱敷。

解析 爲了降低腫脹的組織壓迫血管，導致疼痛，宜冰敷。

(3)55. 給案主氧氣時的注意事項，下列何者不正確？ ①濕化氧氣 ②懸掛禁止吸煙告示牌 ③看病人喘就給他氧氣 ④不可突然停止氧氣的供應。

解析 宜評估造成氣喘之因素，並非給氧氣即可改善，且給氧氣須有醫囑指示。

(1)56. 皮膚長期受壓迫而外觀發紅，爲傷口分類等級的第幾級？ ①第一級 ②第二級 ③第三級 ④第四級。

解析 皮膚完整但外觀發紅不退，已呈第一級壓瘡，要盡速處理，避免惡化至二、三級。

(3) 57. 下列何者為促進有效呼吸的措施？ ①避免飲水 ②多與家屬交談 ③深呼吸及有效的咳嗽 ④儘可能讓案主平躺，不要下床。

解析 有效呼吸指肺臟充滿氧氣及呼吸道無痰液；執行深呼吸及有效咳嗽即可有效呼吸。

(3) 58. 下列何種情形會促使壓瘡產生？ ①提供適當的營養 ②儘可能將案主抬起再移動，以免摩擦皮膚 ③鼓勵案主坐起，能坐多久就坐多久 ④經常幫助臥床案主翻身，減少身體組織持續受壓。

解析 若久坐超過2小時易產生壓瘡，透過抬起再移動改變患者姿勢，並避免皮膚與床單產生摩擦，造成皮膚損傷。

(2) 59. 有關氧氣治療的注意事項，下列何者不正確？ ①需注意被照顧者的呼吸型態 ②被照顧者可自行調整氧氣濃度 ③給氧需依醫囑由護理人員執行 ④持續用氧的被照顧者不可突然停用。

解析 氧氣治療屬醫療行為，須依醫囑執行。

(3) 60. 案主發燒時的照顧措施，下列何者不正確？ ①增加水分攝取 ②降低室溫減少衣服被蓋 ③用熱水擦澡以免著涼 ④補充高營養易消化流質飲食。

解析 發燒時，擦澡的目的是協助降低體溫，可用溫水或濃度30～33%的酒精拭浴，避免使用過熱的水。

(2) 61. 當案主有服用毛地黃藥物時，應特別注意下列何種生命徵象？ ①體溫 ②心跳 ③血壓 ④呼吸速率。

解析 毛地黃是心血管藥物，患者服用後，心跳呈每分鐘60次以下，可能過量服用，須立即回報。

(4) 62. 為臥床案主作關節活動時，順序應為 ①先做健側 ②無特殊順序 ③由遠心端關節做起 ④由近心端關節做起。

解析 活動關節可由較大關節及近心端關節開始，逐漸往外延伸效果較好。

(1) 63. 有關臥床案主預防壓瘡的方法，下列何者錯誤？ ①壓瘡傷口多按摩 ②每2小時協助翻身 ③身體移位時應避免摩擦 ④以軟墊保護身體的骨突處。

解析 按摩傷口會造成組織損傷，可輕拍傷口周圍皮膚，促進血液循環。

(4) 64. 案主長期臥床固定不動時，形成的合併症有哪些？A. 垂足；B. 憂鬱；C. 栓塞；D. 骨質疏鬆；E. 髖關節外旋、屈曲；F. 身體水腫；G. 血壓上升

① ABDFG ② BCDEG ③ ACDEF ④ ABCDE。

解析 患者身體水腫或血壓上升，可能是疾病或相關因素造成，較少因長期臥床、固定不動導致。

(3) 65. 關於糖尿病被照顧者的足部護理，下列描述何者不正確？ ①不可赤足走路 ②每日清潔襪子 ③有穿鞋就好不必合腳 ④每日檢視雙足。

解析 糖尿病患的傷口不易痊癒，穿著過大的鞋子會增加皮膚摩擦，可能絆倒受傷；鞋子過小會壓迫足部，易造成水泡及破皮。

(3) 66. 生命徵象的範圍包括哪些？ ①血壓、意識狀態 ②脈搏、疼痛反應 ③血壓、體溫、呼吸、脈搏 ④神經反射、意識狀態。

解析 血壓、體溫、呼吸、脈搏，可真實呈現案主體內當下狀態，工作人員可藉此了解案主的狀況。

(３)67. 測量口溫時，口溫表放置的位置宜在　①舌上　②用舌含住即可　③舌下舌繫帶旁　④請案主用牙齒咬住。

解析 放置在舌下舌繫帶旁，但近年已不採口溫，測量因水銀為有毒物質。

(２)68. 為案主施行被動關節的活動時應注意　①案主應穿著緊身衣褲，效果加倍　②鼓勵案主以健側協助患側做肢體活動　③每天應操作 1～2 次，每個關節重覆越多次效果越好　④案主表達有疼痛及不舒服反應時，應加強力道不要停止，以加強運動效果。

解析 穿著寬鬆衣褲較不影響關節活動度，若案主覺得疼痛或不舒服，宜停止活動。

(１)69. 高血壓患者飲食需注意事項，下列何者正確？　①採用低油、低鹽的飲食　②多喝牛奶、吃小魚乾　③多吃動物性蛋白質的食物　④植物性奶油因為是植物性的，多吃沒關係。

解析 多喝牛奶、吃小魚乾，無法改善患者的高血壓。

(３)70. 對於皮膚發癢的老年案主，下列哪一措施不適當？　①用指腹按摩患部　②以中性的肥皂清潔　③每天以熱水洗澡，清潔皮膚　④協助塗抹醫師處方的止癢藥。

解析 中性肥皂對皮膚刺激性最小，可改善皮膚搔癢。

(４)71. 幫案主執行沐浴清潔時須要注意的事項，下列何者是正確的？ A. 關閉門窗，調節室溫在 22～26℃；B. 任何時間皆可執行清潔；C. 先清潔軀幹→四肢→頭頸部；D. 注意觀察案主的身體有無異常現象　① AB　② BC　③ DC　④ AD。

解析 沐浴清潔順序，先洗頭頸部，再洗前、後面軀幹，接著清洗上肢及下肢。

(３)72. 協助案主由臥姿採坐姿的步驟為：　A. 將案主抬起；B. 使案主仰臥，曲雙膝；C. 協助者托起案主肩及腰；D. 請案主雙手抱住協助者的頸後，其正確順序為：① B→C→D→A ② A→C→B→D　③ B→D→C→A　④ C→A→D→B。

解析 讓案主雙手環抱住協助者的頸後，協助者再托起案主的肩及腰部，操作時較不費力。

(３)73. 有關執行被動運動的目的，下列何者不正確？　①預防患側肌肉攣縮　②預防患側關節僵直　③增進腱側關節的活動度　④增加患部肌肉協調能力。

解析 患者健側關節的活動通常為主動運動。

(３)74. 下列何者不是按摩的禁忌？　①惡性腫瘤　②急性發炎　③輕微水腫　④靜脈栓塞。

解析 輕微水腫，雖非按摩禁忌，但動作宜輕柔。

(２)75. 對手肘的關節活動可執行的動作，何者為正確？　A. 內收；B. 屈曲；C. 伸展；D. 外展　① AB　② BC　③ CD　④ AD。

解析 肩關節可執行內收、外展動作。

(４)76. 有關按摩的注意事項，下列何者不正確？　①服務員應保持雙手溫暖　②可配合塗抹冷霜或滑石粉　③動作應溫和而有頻率，並且注意案主的反應　④於案主吃飽飯後馬上進行按摩可幫助消化。

解析 患者吃飽飯宜坐著休息至少 30～60 分鐘。

(３)77. 照顧服務員用兩手握住案主的手腕，旋轉案主的手掌，轉向臉部，然後轉向足部，是屬於何種運動？　①間部運動　②大拇指運動　③手腕迴旋運動　④手腕前後彎曲運動。

解析 旋轉的方向遠離身體中線為外旋，朝向身體中線為迴旋。

(2) 78. 下列哪個年齡層之體溫較低？ ①成年 ②老年 ③青少年 ④幼兒。

解析 老年人體脂肪下降，血液循環較慢，體溫也較低。

(4) 79. 使用熱水袋的目的有哪些？ A. 保暖；B. 減輕疼痛；C. 促進血液循環；D. 減輕發炎症狀 ① ABD ② ACD ③ BCD ④ ABC。

解析 發炎症狀可能是感染引起，宜避免使用熱水袋。

(4) 80. 糞便嵌塞的症狀，下列何者正確？ ①血壓變低 ②腹部柔軟 ③呼吸變緩慢 ④噁心、嘔吐。

解析 糞便未規律排出體外易產生嵌塞，若持續進食，會導致腹部脹大，甚至噁心嘔吐。

(2) 81. 便秘時應給予案主何種腹部按摩方式，以促進排便？ ①無特定方向 ②由右往上橫向左側 ③由左往上橫向右側 ④左一次，右一次輪流方式。

解析 依大腸生理解剖位置及刺激腸蠕動目的，由右下腹向右上腹按摩至與肚臍同高，再由右上腹橫向左上腹，再由左上腹向左下腹按摩。

(3) 82. 幫案主灌腸時，應協助患者採何種臥位？ ①仰臥並伸直其雙腳 ②仰臥並彎曲其雙腳 ③左側臥並彎曲其右腳 ④ 右側臥並彎曲其左腳。

解析 依大腸解剖位置，降結腸在左側的以左側臥位，右膝關節彎曲，可使腹部肌肉較鬆軟。

(3) 83. 固定尿管或鼻管的紙膠應多久更換一次？ ①有脫落時再更換 ②每二天更換一次 ③至少每天更換一次 ④每一星期更換一次。

解析 每天更換，黏貼不同位置，以降低皮膚受壓及產生壓瘡現象。

(3) 84. 關於口腔護理的目的，下列何者不正確？ ①預防細菌在口腔滋生 ②可早期發現口腔疾病 ③只針對無法自行清理的病人 ④教導案主執行有效的口腔清潔方法。

解析 口腔護理可減少口腔細菌滋生，所有案主均須執行。

(3) 85. 被照顧者大便顏色出現黑色時，有可能發生的相關疾病爲 ①痔瘡 ②便秘 ③上腸胃道出血 ④下腸胃道出血。

解析 痔瘡或下腸胃道出血，通常排出的大便顏色是較鮮紅色的血便。

(1) 86. 爲案主清潔牙齒刷牙的正確方式爲 ①刷毛與牙齒呈 45 ～ 60 度角 ②由牙冠向牙齦刷 ③由左向右每次刷 5 ～ 6 顆牙齒 ④不宜清潔舌苔。

解析 刷牙應由牙齦端刷向牙冠，才不會傷害牙齒肌肉，以避免萎縮。

(4) 87. 協助案主獲得舒適的措施，下列何者不正確？ ①保持身體清潔 ②維持合宜的姿勢 ③注意四周環境的清潔 ④用力拉平案主的衣服。

解析 將案主衣服拉平使其舒適，但避免拉整衣服力道過大，以致拉扯中使皮膚損傷。

(1) 88. 幫案主清潔臉部、修面鬍鬚，何者不正確？ ①刀刃與剃薙的部位應成 60 ～ 70 度 ②先用溫熱毛巾敷臉，以軟化鬍鬚 ③一手綳緊皮膚，以順毛的方向剃 ④清潔完後可塗抹乳霜，增進舒適感。

解析 刀刃與皮膚接觸角度愈大愈易受傷，皮膚繃緊及順毛方向剃較安全。

(1) 89. 有關正常尿液特性，下列何者不正確？ ① pH 呈弱鹼性 ②顏色爲淡黃色 ③大約 4 小時解 1 ～ 2 次 ④每次解尿量約爲 200 ～ 400 cc。

解析 不受藥物或飲食影響下，正常尿液呈弱酸性。

(4) 90. 被照顧者解鮮紅色血便時，可能身體哪個部位有異常？ ①胃 ②小腸 ③肝臟 ④大腸。

解析 大腸是位於下腸胃道，若出血易發生鮮紅色血便。

(3) 91. 下列敘述何者不正確？ ①男性案主會陰沖洗後應將包皮推回 ②協助案主使用便盆時，應注意個案的隱私，保暖與安全 ③會陰沖洗每次最多只能使用四支沖洗棉棒，以免皮膚因沖洗而破損 ④女性案主會陰沖洗的次序為：尿道口、陰道口、小陰唇、大陰唇、外陰部。

解析 會陰沖洗，只以 4 支棉棒是不夠的，易發生重複擦拭而導致感染。

(3) 92. 身體的四大排泄途徑為：A. 大腸；B. 皮膚；C. 心臟；D. 肺臟；E. 泌尿系統；F. 神經系統 ① ABCD ② ABCE ③ ABDE ④ CDEF。

解析 心臟主要維持全身血液循環，神經系統負責感覺與運動。

(1) 93. 使用便盆的注意事項，下列何者正確？ A. 常用的便盆消毒是以酒精擦拭，B. 案主使用便盆時，應給案主叫人鈴，C. 傳染病的案主其便盆使用後，應放於公共便盆架上，以保持通風，D. 若有不正常之排泄物，應將排泄物保留，以提供護理人員或醫師觀察 ① BD ② AD ③ AC ④ BC。

解析 傳染病患者使用後，便盆宜先消毒。

(3) 94. 鋪換床單的原則，下列何者不正確？ ①先鋪床頭再鋪床尾 ②換下的床單不可置於地上，也要避免抱在身上 ③工作者需保持良好姿勢，鋪床時應使用肩背的力量 ④避免以抽拉的方式換下床單，以免造成個案皮膚受損。

解析 鋪換床單時，操作者須採良好姿勢，並運用雙肘力量整理床單。

(3) 95. 下列哪一種案主不需要協助其執行口腔清潔？ ①病重患者 ②意識不清者 ③早期的失智症患者 ④無法自行執行口腔清潔者。

解析 早期失智症案主，因未喪失日常自我照顧能力，可引導案主自行清潔。

(1) 96. 會陰清潔的目的，下列何者不正確？ ①增進美觀 ②除去異味 ③預防感染 ④促進會陰部傷口的癒合。

解析 會陰清潔目的之一，為提升舒適感，不是增進美觀。

(1) 97. 依馬斯洛學說，人類最低層次的需要是 ①生理的需要 ②安全的需要 ③愛與所屬感的需要 ④自尊的需要。

解析 馬斯洛學說中，人類有五層次的基本需要，其中生理需要為最低層次。

(4) 98. 對於夜間常常醒來上廁所的案主，下列何者為適當的照顧措施？ ①給予安眠藥 ②這是老人的毛病，不要去理會 ③說明這是新入住住民的現象 ④鼓勵就寢前先上廁所，並準備移動式便器在床邊。

解析 服用的安眠藥患者可能發生沉睡而尿解在床上。

(2) 99. 下列神經系統的構造中，何者可維持身體的平衡與運動功能？ ①大腦 ②小腦 ③腦幹 ④間腦。

解析 腦幹是生命中樞，腦幹受損易造成生命危險。

(2)100. 案主噁心嘔吐時，下列哪一項措施不適當？ ①嘔吐後給予清潔口腔 ②房間內噴灑除臭劑 ③避免突然移動案主 ④協助案主採側臥姿勢。

解析 嘔吐後，清潔口腔可促進案主舒適感。

(3)101. 有關案主咳嗽的照顧措施，下列哪一項不適當？ ①給予喝溫熱開水 ②依醫囑給止咳藥 ③喝止咳藥水後，立刻喝大量開水 ④讓案主坐起輕輕拍他的背部。

解析 服用止咳藥水後，不可立刻大量飲用開水，以免影響藥物效果。

(4)102. 有關壓瘡的照護措施，下列何者有誤？ ①減少皮膚受壓的時間 ②衣服和床單保持平整與乾燥 ③利用枕頭、墊子以減輕骨突處受壓 ④露出潰瘍處皮膚以利其乾燥。

解析 皮膚有潰瘍宜消毒傷口，並用紗布覆蓋以利吸收分泌物，保持傷口乾燥。

(1)103. 有關體溫上升的原因，下列何者正確？ ①會受測量部位、年齡與環境的影響 ②與憤怒、恐懼、緊張的情緒無關 ③與體內荷爾蒙的釋放量無關 ④不受細菌或病毒入侵的影響。

解析 體溫會因測量部位、年齡、環境影響，但測量結果通常在正常範圍內。若細菌或病毒感染時，可能發生體溫上升的情形。

(2)104. 有關脈搏的敘述，下列何者有誤？ ①年齡愈小，脈搏愈快 ②男性脈搏比女性快 ③壓力大，情緒激動時脈搏加快 ④平躺時脈搏次數減少。

解析 脈博會因姿勢或運動有些差異，但測量結果通常在合宜範圍內。

(1)105. 鼓勵被照顧者參與日常活動的目的，下列哪一項不正確？ ①可減輕照顧者的體力消耗 ②有助被照顧者早日恢復健康 ③ 避免筋骨退化萎縮 ④保持皮膚的完整性。

解析 被照顧者參與日常活動可使筋骨活絡，有助促進健康。

(4)106. 有關使用輪椅的敘述，下列何者不適宜？ ①經常檢查輪胎中的空氣量 ②輪椅摩擦處常加潤滑劑 ③坐輪椅的姿勢，背部要平直 ④坐輪椅前，先踩腳踏板後坐下。

解析 坐入輪椅之前，須先踩腳踏板，確認功能正常；案主坐入輪椅後，雙腳再置於踩腳踏板上。

(4)107. 正確的洗手步驟爲：A. 沖；B. 搓；C. 溼；D. 捧；E. 擦，下列組合順序，何者正確？ ① ABCDE ② ACBDE ③ ADCB E ④ CBADE。

解析 目前推動內、外、夾、弓、大、立、腕的洗手口訣與方法。

(1)108. 老人最易缺乏的礦物質爲 ①鈣 ②磷 ③鉀 ④鐵。

解析 鈣和磷在體內維持適當比例，鈣的攝取效果會較好，可藉由飲食或曬太陽補充。

(4)109. 一般老年人的營養攝取，下列何者不適宜？ ①攝取多樣化食物 ②食用不飽和高脂肪酸的植物油 ③避免攝取大量動物內臟、魚卵、貝類 ④食用少纖維、精製食品。

解析 老年人腸道功能逐漸下降，宜食用高纖維食物。

(3)110. 預防骨骼鈣質的流失，除了鼓勵多吃小魚乾乳製品外，還需要攝取 ①鉀 ②鎂 ③維生素 D ④維生素 K。

解析 身體內的鉀、鎂、維生素 K 等，主要功能並非預防骨骼中鈣質流失。

(4)111. 有關安全照顧措施的描述，下列何者不正確？ ①工作前後都洗手 ②室內防輻射與噪音 ③用正確的護理技術照顧病人 ④病人單位都放高劑量消毒水。

解析 工作前後，洗手是最好的安全措施；高劑量消毒水宜置護理站管理。

(2)112. 下列哪一項照顧措施可能會傷害案主？ ①對意識不清者使用約束帶 ②未立即回應病人的呼叫 ③地板的水立即擦乾 ④提供以案主爲中心的照顧。

解析 聽到案主的呼叫，最好能立即查看並回應，以防傷害案主。

(3)113. 下列何者是口腔清潔的目的爲：A. 盡量刺激口腔黏膜或牙肉，以增強咀嚼肌肉；B. 促進唾液的分泌；C. 使義齒較好用；D. 將口內食物殘渣清除以免細菌繁殖 ① AB ② BC ③ BD ④ AD。

解析 口腔清潔可促進唾液腺分泌唾液，進而降低細菌繁殖。

(2)114. 被照顧者睡不著，適當的處理方法爲？ ①吃晚餐後給予洗腳 ②給予指壓、按摩，使被照顧者身心放鬆 ③白天不准午睡 ④告訴被照顧者深夜時他都在睡。

解析 避免午睡時間過長及給予輕度指壓、按摩，可放鬆身心助眠。

(1)115. 對睡眠有問題者的照顧措施，何者不適當？ ①白天帶他活動到耗盡體力 ②白天給予休閒活動，舒解情緒 ③睡前沐浴或泡腳 ④在床旁陪伴增進安全感。

解析 夜眠不良者，白天宜適當活動，但避免過度活動耗盡體力。

(4)116. 有關協助病人身體舒適的措施，下列何者最完整？ A. 保持身體的清爽；B. 調節適當的室溫；C. 多認識病房的工作人員；D. 維持良好姿勢 ① AB ② BC ③ ABC ④ ABD。

解析 多認識病房的工作人員，可提升對環境熟悉感，但不能使病人身體舒適。

(3)117. 滅菌後的物品不被汙染乃指？ ①送物品去消毒 ②送物品去洗淨 ③將滅菌後的東西不與未消毒物接觸 ④不要使任何人摸到物品。

解析 滅菌表示物品完成消毒，須與未消毒物品分開保存。

(4)118. 用酒精作消毒液的濃度爲下列何者較佳？ ① 100% ② 95% ③ 85% ④ 75%。

解析 不同濃度的酒精有不同作用，75%適合作爲消毒液。

(2)119. 有關手術後放置導尿管案主的照顧，下列何者適當？ ①尿內有浮游物，請醫師即時沖洗膀胱 ②準確記錄輸出入量表 ③避免清洗會陰部 ④指導案主盡量不要喝水。

解析 放置導尿管的案主，宜加強會陰部清潔及鼓勵多喝水，以防泌尿道感染。

(2)120. 人體的呼吸中樞位於 ①下視丘 ②延腦 ③小腦 ④中腦。

解析 小腦功能是維持人的身體平衡，若受損易失去平衡而跌倒。

(1)121. 有關大小便失禁案主的護理，下列何者不適當？ ①整天包紙尿褲比較衛生 ②每日至少協助案主下床一次 ③案主應避免便秘情形 ④定時協助案主入廁。

解析 定時協助案主如廁，可提升大小便訓練成效。

(1)122. 檢查成人是否有耳垢時應輕輕將耳朵 ①向上向後拉 ②向下向後拉 ③向上向前拉 ④向下向前拉。

解析 將耳朵輕輕往上且往後拉，使耳道呈直線，易觀察。

(3)123. 執行程人心肺復甦術（CPR）及自動體外心臟除顫器（AED）時，下列處置何者正確？ a. 指有一位施救者時，先請人打電話求救，再進行五個循環的 CPR；b. 若沒有呼吸或幾乎沒有呼吸，應放棄胸外按摩；c.AED 到達後，黏上貼片，打開機器，聽從 AED 指示操作；d. 壓胸深度至少超過 6 公分 ① 1ab ② bc ③ ac ④ bd。

解析 心肺復甦術（CPR）時按壓胸部深度宜維持五至六公分，按壓過深易造成肋骨斷裂。

(1)124. 有關口腔衛生方面，下列何者正確？ a. 最好每餐飯後立即刷牙或漱口；b. 每天最少刷牙一次；c. 含糖分的飲料應儘快喝完並漱口；d. 插胃管的案主不必執行口腔清潔 ① abc ② acd ③ bcd ④ abd。

解析 雖然插胃管不由口腔進食，仍應口腔清潔，才能降低口腔內細菌繁殖。

(4)125. 有關心臟病案主的照護，下列敘述何者正確？ a. 不可以運動；b. 依醫囑在可忍受範圍內運動；c. 依每日情況決定吃藥種類；d. 依醫囑按時服藥 ① ab ② ac ③ bc ④ bd。

解析 心臟病藥物必須按時服藥，以防血中藥物濃度不均勻，反而造成不良後果。

(4)126. 有關糖尿病案主的照顧，下列何者正確？ ①只要有頭暈的現象，就表現血糖低 ②絕對不可吃糖 ③只要多運動並注意飲食，就可不吃藥 ④要經常監測血糖。

解析 確診糖尿病宜服用藥物，血糖值過高或過低，均對身體功能影響甚大。

(3)127. 接受定期洗腎（血液透析）被照顧者的飲食應注意事項 A. 平常飲食；B. 可以大吃大喝；C. 注意高磷食物，如楊桃汁勿食；D. 不必特別限水，但也不可暢飲 ① ABC ② BCD ③ ACD ④ ABD。

解析 避免大吃大喝，以免增加身體代謝功能負擔。

(4)128. 糖尿病案主有低血糖發生時，下列處置何者不正確？ ①立即給予單糖 ②案主清醒時請他吃一份正常餐 ③送醫處理 ④立即服用降血糖藥。

解析 發生低血糖，首要穩定血糖值避免服用降血糖藥，血糖值過低會影響腦細胞。

(1)129. 老年案主晚上睡不著覺時，下列處置何者不正確？ ①立即給予安眠藥 ②在不影響他人情況下，起床活動筋骨 ③在不影響他人情況下，看書或看電視 ④喝杯溫熱牛奶以幫助睡眠。

解析 老年人夜晚睡不著，必須先了解原因，避免任意服用安眠藥，養成對藥物的依賴性。

(2)130. 有關糖尿病案主的照護，下列何者組合正確？ a. 不定期監測血糖；b. 定時服藥；c. 規律運動；d. 飲食控制 ① abc ② bcd ③ acd ④ abd。

解析 必須定期監測血糖值。

(1)131. 案主的大便沾鮮血時，可能的原因為： a. 痔瘡；b. 便秘；c. 胃出血；d. 食道出血 ① ab ② bc ③ ac ④ ad。

解析 胃或食道出血，大便易呈現濁咖啡色或柏油色。

(3)132. 案主解黑色便時可能的原因為： a. 綠色蔬菜吃太多；b. 上腸胃道出血；c. 吃鐵劑；d. 吃鴨血糕 ① abc ② acd ③ bcd ④ abd。

解析 綠色蔬菜吃多，會使大便顏色較深，但不會深到變黑色。

(4)133. 預防被照顧者（非限水個案）便秘的方法包括：a. 多喝水；b. 多吃高纖維食物；c. 多吃精緻食品；d. 多運動 ① abc ② acd ③ b cd ④ abd。

解析 精緻食品無法預防被照顧者便秘。

(4)134. 下列有關案主排便的敘述，何者正確？ ①每天應解便一次 ②一天沒解便就是便秘 ③只解三次稀便不稱爲腹瀉 ④每個人有不同的解便習慣，應先瞭解再判斷。

解析 排便習慣每人各有差異，1 天解 3 次、3 天解 1 次，均爲合宜範圍。

(3)135. 下列有關被照顧者的進食水分的敘述何者不正確？ ①平常每天應喝水 2000 ～ 2500cc ②特殊需限水的被照顧者應依照醫囑指示 ③多吃水果，且愈多愈好 ④菜湯或稀飯都應納入每日飲水量的計算。

解析 水果糖分含量高，多吃水果會增加糖攝取量，所以不能代替水，每日宜維持適當水分攝取量。

(2)136. 使用留置尿管的被照顧者，滲尿的可能原因，何種不正確？ ①大便嵌塞 ②尿管太小 ③尿管被折或壓到 ④腹壓增加。

解析 尿管大小，並非被照顧者本身所造成的原因，可檢查尿管是否通暢。

(1)137. 使用留置尿管的案主，滲尿時的處理方法，以下何者不正確？ ①將尿管的氣球再打些空氣 / 水進去 ②檢查尿管通路 ③給案主一個舒適位置 ④檢查大便紀錄。

解析 必須先評估滲尿原因，尤其檢查尿管是否通暢。

(2)138. 有關失智症案主床的設置，下列何者正確？ ①不論案主病情均須以床欄保護，以防跌落 ②高度與案主的病情配合 ③依一般標準床高度 ④附約束帶。

解析 一般標準床的高度較高，不適合失智症患者使用。

(4)139. 與失智症案主相處時，下列何者正確？ ①尊重案主，給予多重事項的選擇 ②爲防走失，均給予約束 ③當案主固執在某一觀點時，應矯正其錯誤 ④談話時多使用肯定句，而非模擬兩可。

解析 避免任意使用約束帶。

(3)140. 給予案主沐浴的適當時間爲何？ ①餐後立即洗 ②餐後半小時洗 ③餐後 1 小時洗 ④任何時間洗。

解析 餐後立即洗澡，胃部在充滿食物的情況下，加上翻動身體，易造成案主不適。

(1)141. 有關案主發燒在家的一般處理原則，下列何者不正確？ ①立即給予退燒藥 ②多喝水 ③給冰枕 ④調整衣服被蓋。

解析 自行服藥退燒，會影響找出造成發燒眞正的原因，而延誤病情。

(1)142. 當血壓下降時脈搏 ①會改變 ②不會改變 ③因人而異 ④因時而異。

解析 初期脈搏速率會增加，末期會下降。

(1)143. 脈搏不規則的被照顧者，至少應測量脈搏 ① 60 秒 ② 30 秒 ③ 15 秒 ④ 5 秒。

解析 脈搏不規則或有心臟病的被照顧者，宜至少測 60 秒，較準確。

(4)144. 案主坐輪椅時，下列組合何者正確 a. 將臀部移入輪椅內側；b. 每小時讓臀部壓力紓解約 1 分鐘；c. 坐多久隨案主決意；d. 雙腳平放於地面或踏板 ① abc ② acd ③ bcd ④ abd。

解析 臀部移入輪椅內側，以維持坐姿穩定。

(3)145. 幫案主翻身時，a. 應卸下近身側床欄；b. 為案主安全不可卸下任何床欄；c. 儘量遠離案主身體以免弄髒衣服；d. 先告知要幫忙翻身，以下組合何者正確？ ① ab ② ac ③ ad ④ cd。

解析 卸下工作人員側之床欄，幫助案主翻身擺位時較易操作。

(2)146. 尿褲使用案主，在多日腹瀉下，導致臀部肛門口發紅，以下處理方式何者不對？ ①以清水棉紙清洗肛門口及臀部 ②以衛生紙塞住肛門口，以減少清洗次數 ③在顧及案主隱私下，以尿片取代尿褲，讓臀部透風 ④在發紅部位擦上氧化鋅護膚霜。

解析 以衛生紙塞住肛門口無法阻止腹瀉，反而增加清潔之難度。

(1)147. 訓練排便最好的時間 ①早餐後 ②午餐後 ③晚餐後 ④任何時間。

解析 若患者沒有固定的排便習慣，因進食後會刺激腸蠕動，可安排早餐後訓練。

(4)148. 照顧下肢水腫被照顧者時下列何者不正確？ ①教導坐下時將腳抬高 ②教導躺下時將腳抬高於心臟 ③由遠心端朝近心端按摩 ④由近心端向遠心端按摩。

解析 由遠心端向近心端按摩，促進血液流回心臟，有助改善下肢水腫現象。

(4)149. 移動案主時為免照服員受傷，下列何者不正確？ ①卸下床欄 ②身體重心落於兩腳中間③儘量靠近案主 ④儘量拉長腰。

解析 拉長腰會使背腰肌肉疲倦受傷，宜腰背伸直。

(3)150. 照顧意識不清被照顧者，下列組合何者不正確？ A. 不必與他談話；B. 雖沒反應，仍要跟他說話；C. 隨自己高興，決定說話與否；D. 有他人在時不可與他談話以免被認為神經病 ① ABC ② BCD ③ ACD ④ ABD。

解析 照顧意識不清被照顧者時，與被照顧者說話主要是提供聽覺功能刺激。

(2)151. 案主多久沒解小便就應注意 ① 2 小時 ② 4 小時 ③ 6 小時 ④ 8 小時。

解析 每 2 小時協助案主排尿 1 次，若患者 4 小時均未排尿，應注意並找原因。

(1)152. 案主腹瀉時，應注意 a. 味道；b. 顏色型態；c. 量；d. 次數；e. 軟硬，下列何種組合正確？ ① abcd ② bcde ③ acde ④ abde。

解析 腹瀉通常指糞便稀且不成型。

(4)153. 當腹瀉發生時，應採取下列哪一個方法？ ①增加食物攝入 ②刺激腸蠕動 ③加速病菌的排出 ④減少食物攝入。

解析 腹瀉指腸胃道問題，吃太多或刺激腸蠕動均可能使症狀惡化。

(1)154. 被動運動下列敘述何者正確？ ①對案主是有益的 ②每次執行時間越久越好 ③沒用的 ④每天做一次即可。

解析 被動運動適用於無力之患肢，宜規律及適量性活動。

(4)155. 使用熱水袋應注意事項，下列何者錯誤 ①注意使用時間 ②放於需使用的部位 ③禁止用於頭、胸部 ④不必注意案主反應。

解析 使用熱水袋宜有醫囑，且使用時須觀察並詢問患者感受，以防燙傷。

(2)156. 老年人易得骨質疏鬆症的原因有 a. 血壓高；b. 鈣質攝取不夠；c. 缺乏運動；d. 賀爾蒙改變，下列何者組合正確？ ① abc ② bcd ③ acd ④ abd。

解析 定期適當的運動，可預防骨質疏鬆症。

(3)157. 導致高血壓的因素很多，下列何者屬於內在因素 A. 血液黏稠度高；B. 情緒激動；C. 高膽固醇；D. 高三酸甘油酯 ① AB C ② BCD ③ ACD ④ ABD。

解析 血液黏稠度、膽固醇及三酸甘油脂高低的狀況，是與日常生活飲食攝入有關。

(2)158. 發現案主解的大便是黏液狀即可能 ①腸胃脹氣 ②糞便填塞 ③大便失禁 ④痔瘡。

解析 腸胃脹氣時，腹部常有鼓音，排便時也會伴隨放屁的現象。

(1)159. 易得血栓靜脈炎的因素有 a. 長期臥床不動；b. 血液黏稠度高；c. 血管硬化；d. 多執行主動運動或被動運動 ① abc ② bcd ③ acd ④ abd。

解析 預防血栓，靜脈可定期執行肢體的主動及被動運動。

(4)160. 以鼻胃管餵案主牛奶後，沖洗鼻胃管最適合的水量為 ① 10cc ② 100cc ③ 200cc ④至無牛奶殘留於管壁。

解析 鼻胃管灌食後需灌入適量開水，目的沖洗管壁上殘餘食物及保持鼻胃管密閉性。

(1)161. 協助被照顧者作被動運動時應 A. 採取舒適姿勢；B. 運動部位盡量靠近自己，以免費力、拉扯；C. 運動部位前後關節應予適當支託；D. 背向案主以免尷尬 ① ABC ② BCD ③ ACD ④ ABD。

解析 被動運動是協助被照顧者患肢運動，背向被照顧者無法執行。

(4)162. 協助案主作被動運動時應 ①時間越久越好 ②力量越大越好 ③幅度越大越好 ④規律運動。

解析 被動運動關節的幅度宜視案主可容忍範圍，幅度過大關節易受傷。

(4)163. 單側下肢乏力案主上下階梯時應教導 ①患肢先上 ②隨自喜好 ③健肢後上 ④健肢先上。

解析 上階梯健肢先上，患肢再上。

(4)164. 容易導致壓瘡的情境，下列何者不正確 ①長時間臥床不動 ②皮膚衛生不良 ③營養不良 ④床鋪太平整。

解析 保持床鋪平整，可預防發生壓瘡。

(1)165. 有關老人皮膚系統，下列敘述何者不正確？ ①汗腺數量增加 ②癒合速度減慢 ③皮膚容易破皮 ④指甲變厚易脆。

解析 老化亦會使汗腺數量減少。

(2)166. 呼吸系統的老化改變，下列敘述何者正確？ ①肺餘容積減少 ②肺活量減少 ③氣體交換容量增加 ④咳嗽有效性增加。

解析 呼吸系統老化會使有效性咳嗽減少，咳嗽較易嗆到。

(3)167. 老人的感覺功能會有下列哪些改變？ ①需要較暗的光線避免刺激 ②內耳神經元增加以避免聽力喪失 ③神經功能退化速度不一 ④全部的老人都有聽力喪失的現象。

解析 老化的感覺功能會退化，但退化速度因人而異。

(2)168. 有關人類認知功能的改變，下列敘述何者不正確？ ①精神活動在 20 歲的高峰之後穩定下降 ②每位老人都有認知功能障礙的情形 ③老人記憶減退是可藉由言語或書面提示來協助 ④老人的空間知覺感較年輕人差。

解析 並非每位老人都有認知障礙。

(4)169. 老人血管系統的變化，下列敘述何者不正確？ ①動脈的伸張與擴張能力下降 ②動脈壁管徑變小 ③動脈管壁變厚 ④血壓值的記錄方式爲舒張壓 / 收縮壓。

解析 血管系統老化，使血管壁彈性下降，血管徑也變小。

(3)170. 處理案主便秘的問題，下列措施何者不適當？ ①臥床的案主，抬高床頭可幫助排便 ②每日攝取 2000 ～ 3000 cc 的液體 ③解便時由下往上按摩腹部 ④維持隱密性。

解析 便秘時，須多一點時間刺激排便，可依大腸解剖結構順序按摩。隱密的環境也有助於排便。

(3)171. 有關老人呼吸系統的敘述，下列何者不正確？ ①正常範圍是 14 ～ 20 次 / 分 ②呼吸與脈博之比約爲 1：4 ③溫度高時，呼吸次數會減少 ④若大量失血，呼吸次數會增加。

解析 初期大量失血，呼吸次數會增加，未即時處理，末期呼吸次數會下降，影響生命安全。

(3)172. 促進有效咳嗽的步驟，下列敘述何者不適當？ ①採取坐姿 ②利用枕頭支托胸部及腹部 ③深呼吸後，連續咳嗽 5 次 ④腦損傷的案主要特別注意。

解析 有效咳嗽需胸腹部用力，以枕頭支托也可達較好成效。

(3)173. 有關褥瘡的敘述，下列何者不適當？ ①失禁的病人容易發生 ②受壓時間的長短是主要影響因素 ③坐輪椅的病人發生褥瘡的機會較低 ④與營養不足有關。

解析 褥瘡與皮膚受壓時間長短有關，每次翻身均要觀察皮膚情形。

(3)174. 下列症狀何者不是急性心肌梗塞的？ ①胸痛 ②出汗 ③臉色發紅 ④血壓下降。

解析 急性心肌梗塞最明顯症狀之一爲胸痛。

(4)175. 下列有關發燒的臨床表徵，何者有誤？ ①口渴 ②倦怠 ③代謝率增加 ④尿量增加。

解析 當身體呈現發燒時，體內水分代謝率增加，會有口乾、疲倦感，尿量也會減少。

(2)176. 王老先生腹脹不適，下列哪項處理措施不適當 ①進食時鼓勵放輕鬆 ②鼓勵多喝牛奶 ③避免豆類食品 ④避免使用吸管。

解析 使用吸管可能增加食入空氣的機會，造成腹脹而更不適。

(3)177. 用餐時王媽媽表示想上廁所，以下處理何者正確？ ①告知吃飯時間說這個很不衛生 ②告知吃飽飯再去 ③立即帶去廁所 ④告知已包了尿褲直接尿下去就行了。

解析 意識清楚的患者，即使大小便解在尿褲上，也會影響自尊，當有需求時宜協助如廁。

(1)178. 下列何者爲排便的三大要素？ A. 直腸收縮力；B. 腹壓；C. 重力；D. 自然反射 ① ABC ② ACD ③ BCD ④ ABD。

解析 排便不是自然反射動作，若神經系統受損可能以刺激反射協助排便。

(4)179. 下列觀念何者正確？ ①老王因年齡較長感覺變遲鈍、尿道括約肌較鬆弛，所以應給予穿尿褲 ②巴金森氏症患者即使可感覺尿液，但因無法馬上行動，應給予尿褲使用 ③失智症患者應給予尿褲使用 ④半身癱瘓的中風患者可提供排尿訓練。

解析 年長者因身體系統功能退化，反應較遲鈍，可協助患者每2～3小時去廁所1次。

(1)180. 協助坐在桌旁的案主用餐的最好位置是在 ①坐在案主旁邊 ②坐在案主對面 ③站著以利移動 ④隨意，方便即可。

解析 坐在案主對面，案主的安全感較不足，亦不易適時提供協助。

(2)181. 協助餵食時 a. 讓案主身體往前微傾；b. 食物由上往下餵；c. 食物由下往上餵；d. 給予時間慢慢咀嚼 ① abc ② acd ③ bcd ④ abd。

解析 協助案主餵食時，每一口吞入後才可再餵食，必須給予充分時間咀嚼。

(4)182. 活動假牙的清潔 a. 每餐後以軟毛牙刷清洗；b. 漱口即可；c. 用假牙清潔劑泡即可；d. 與醫師討論晚上是否卸下假牙 ① ab ② ac ③ bc ④ ad。

解析 活動假牙可用於餐後取下清洗，並漱口保持口腔清潔。

(1)183. 影響血壓的外在因素有 A. 情緒；B. 睡眠；C. 溫度；D. 測量技術 ，下列何者組合正確？ ① ABC ② ACD ③ BCD ④ ABD。

解析 操作技術不影響受測者的血壓值，血壓值不正確純是操作者技術造成的機具問題。

(2)184. 照服員服務案主時應 ①有事弟子服其勞，不讓案主動手做事 ②尊重案主自主權，從旁協助③隨意，案主叫的時候才去幫忙 ④家屬在時，盡力幫忙。

解析 案主能自主動手之事宜，讓案主執行，照服員可在旁提供必要時之協助。

(3)185. 下列吞嚥的哪幾期是無法自主性控制？ A. 口腔準備期；B. 口腔期；C. 咽喉期；D. 食道期 ① AB ② BC ③ CD ④ BD。

解析 食物在口腔時可由個案自行咀嚼後吞嚥。

(2)186. 下列哪一現象表示個案可能有吞嚥困難？ ①很口渴 ②體重減輕 ③體重增加 ④腹脹。

解析 維持體重必須攝取食物，當吞嚥困難不易攝取食物。

(2)187. 吃東西時食物會掉在臉頰內（齒頰）兩側，這是哪一期的吞嚥困難？ ①口腔準備期 ②口腔期 ③咽喉期 ④食道期。

解析 吞嚥食物咽喉期及食道期並非個案能控制。

(3)188. 吃東西後，喉嚨癢癢的想咳嗽且咳出食物，這是哪一期的吞嚥困難？ ①口腔準備期 ②口腔期 ③咽喉期 ④食道期。

解析 吞嚥食物口腔準備期及口腔期個案較易自主性控制。

(1)189. 當食物或液體掉入個案呼吸道時，最不容易辨識的狀況為何？ ①個案可能不會出現任何症狀 ②個案可能會嗆咳 ③個案可能手握頸部 ④個案可能會停止進食。

解析 協助餵食必須注意個案吞嚥情形及避免個案一邊吃飯一邊講話，也不可太大口餵食。

(1)190. 不同疾病會有不同症狀反應，失智症個案最常見者為 ①阿茲海默型失智症 ②血管型失智症 ③路易氏體型失智症 ④額顳葉型失智症。

解析 失智症症狀反應出現時，宜盡早接受治療以減緩退化。

(1)191. 有關行爲精神症狀的敘述，下列何者正確？ A. 行爲障礙事出有因；B. 身體不適會造成行爲障礙；C. 對有幻覺的個案，應說服這是假象；D. 爲安撫個案情緒，哄騙是最好的方法 ① AB ② BC ③ CD ④ AD。

解析 處理個案情緒，宜瞭解眞正原因避免哄騙個案。

工作項目 02：生活照顧

(3) 1. 有關老人用藥安全的一般性原則，何者爲不正確？ ①保存時應注意溫度與防潮 ②不要與他人分食 ③藥物雖過期，只要不變色、不潮濕，仍可使用 ④應依醫師指示服用。

解析 疾病病情是因人而異且病程不同，避免與他人分食藥物；若藥物過期，也不可服用。

(1) 2. 以下哪一項不是照顧服務的工作內容？ ①協助案主購買保險 ②協助翻身、拍背、肢體關節活動 ③陪同代購生活必需用品 ④協助進食。

解析 照顧服務的工作內容，不包含協助患者購買保險。

(4) 3. 對於處於憤怒且可能出現暴力行爲的案主，照顧服務員應採取的合宜態度爲 ①不予理會他 ②予以反擊 ③予以責難，伺機報復 ④暫時離開情境，尋求協助。

解析 依服務服務相關法案，保護自己並尋求協助，避免口頭或肢體反擊。

(3) 4. 以下爲更換床單的一般原則，何者不正確？ ①更換床單前後皆要洗手 ②勿過度翻動案主 ③墊單必須平整，所以舖床時可以抖動床單，避免因皺折而造成案主壓瘡 ④避免以抽拉方式更換床單，以免案主皮膚受損。

解析 更換床單時，可適度翻動案主，但避免過度翻動，造成案主身心不適。

(2) 5. 以下何者不正確？ ①溝通時與案主保持面對面，以利讀唇並保持視線的接觸 ②老人通常有聽覺障礙，所以和老人說話音調要提高 ③與老人溝通時說話速度和緩且清楚 ④不要在老人視線範圍內與他人耳語。

解析 在老人視線範圍內，與他人耳語易使老人猜疑，引起不安情況。

(3) 6. 照顧服務的敘述，何者不正確？ ①尊重案主以及案家的意願和生活方式 ②提昇案主自我照顧及自立的能力 ③爲了工作方便及效率，幫案主做好他所有的事情 ④有效率、愉悅、平靜地完成工作。

解析 照顧之前要了解案主與案主家屬的生活方式，避免任意改變，造成困擾。

(1) 7. 與老人談話時，哪一種方式較爲合適？ ①以低頻率交談 ②以高頻率交談 ③附於耳旁大聲說 ④不用特別注意。

解析 以高頻率說話，老年人不易聽清楚，造成溝通障礙。

(3) 8. 與老人建立關係，下列哪一項態度不適合？ ①接納 ②支持 ③同情 ④不批判。

解析 對於老人的表現行爲，保持不批判的態度。

(2) 9. 疥瘡屬於接觸性傳染，發現疑似感染者，下列措施何者爲不正確？ ①隔離 ②通報警察局 ③藥物治療 ④疑似感染者使用後的床單、衣物應煮沸 10 ～ 30 分鐘。

解析 老年人疑似感染疥瘡，應儘速就醫，診斷確立後，須確實執行藥物治療。

(2) 10. 若案主爲開放性肺結核患者，下列哪一項是錯誤的處理方式？ ①接納照顧他 ②住處需緊密門窗 ③協助提供足夠的營養 ④注意不中斷藥物治療至少半年。

解析 開放性肺結核者，確實正確服藥可降低傳染力，住處需保持通風。

(4) 11. 王爺爺需要他人餵飯，餵飯時下列哪一事項比較不需要特別注意？ ①食慾 ②餵食速度 ③飯菜的冷熱程度 ④天氣。

解析 餵食時，須持續觀察案主咀嚼與吞嚥狀況。

(1) 12. 協助老年案主洗澡時，最需要幫忙洗的身體部位是 ①後背 ②前胸 ③隱私處 ④臀部。

解析 協助案主清洗不易清洗之部位，如：背部。

(1) 13. 行動不太方便的案主常因上廁所需要人扶，因此不敢多喝水，下列哪一項是合適的？ ①鼓勵他喝水，定時帶他上廁所 ②如他所想，儘量不要多喝水 ③鼓勵他用紙尿褲 ④沒有關係，不強迫。

解析 確實執行定時如廁，通常爲 2 小時，可提高案主喝水意願。

(2) 14. 案主拒絕服藥時，下列措施何者較適宜？ ①將藥混在飯中一起吃 ②耐心的勸他服藥 ③尊重他的意見，不勉強他服藥 ④將藥混在果汁中服用。

解析 爲維持藥物效用，避免藥物混在飯中或果汁中服用。

(3) 15. 最適合服用飯前藥的時間爲 ①給了藥以後，立刻可以吃飯 ②飯前 1 小時就要吃 ③飯前 30 分鐘就要吃 ④飯前 5 分鐘就要吃。

解析 服用飯前藥物時，爲達到良好藥效，避免服藥後立即吃飯，通常會有醫囑指示。

(3) 16. 最適合服用飯後藥的時間爲下列何者？ ①吃飯後立刻吃 ②飯後 10 分鐘吃 ③飯後 30 分鐘吃 ④飯後 1 小時吃。

解析 飯後 30 分鐘，食物已開始進入十二指腸，可服用飯後藥物。

(4) 17. 最合適用來服藥的液體是下列何者？ ①果汁 ②茶 ③菜湯 ④開水。

解析 果汁、茶、菜湯會影響藥物吸收，不宜與藥物同時使用。

(1) 18. 王奶奶使用鼻胃管灌食，每次灌食前一定要先做的事爲下列何者？ ①反抽看看確認管子在胃中及胃中食物之消化情形 ②轉動一下鼻胃管，重新固定，以免滑脫 ③先清洗鼻胃管 ④先灌開水，再灌食。

解析 反抽鼻胃管除了可確定上一餐的消化情形，另一目的是確定鼻胃管的位置。

(2) 19. 鼻胃管灌食每次最適當的灌食量爲 ① 100 ～ 200 cc ② 300 ～ 500 cc ③ 600 ～ 700 cc ④ 800 ～ 900 cc。

解析 每個人的胃容量不一，但灌食 100cc 太少，超過 500cc 太多，因此在 500cc 以內爲宜。

(1) 20. 每餐灌完食物後，要再灌多少水，讓食物都進入胃部？ ① 30 cc ② 100 cc ③ 150 cc ④ 200 cc。

解析 灌水 30cc 可使鼻胃管裡的食物全部進入胃部。

(3) 21. 灌食速度太快時，被照顧者容易出現什麼狀況？ ①嗆到 ②咳嗽 ③心跳加速 ④脈搏減慢。

解析 灌食發生嗆到或咳嗽，可能是食物灌入氣管，須緊急處理。

(3) 22. 胃管灌食時食物的適當溫度爲幾度？ ① 28℃ ② 32 ～ 35℃ ③ 38 ～ 40℃ ④ 45℃。

解析 灌食如同一般溫和飲食，可比體溫略高爲宜。

(1) 23. 下列何者爲灌食空針的適當處理方式？ ①用完馬上用清水清洗 ②用完即丟 ③用完後再用酒精消毒 ④用完擺放妥當下次再用。

解析 每位案主有個人的灌食空針，用完即丟棄太浪費，常以清水清洗、晾乾後，重複使用。

(1) 24. 如果灌食時有嘔吐情形，下列處理措施何者爲宜？ ①立即停止灌食，並觀察其呼吸、心跳 ②沒關係 ③立即打 119 求救 ④改變案主姿勢。

解析 發生嘔吐必須立即停止灌食，並觀察呼吸、心跳。

(2) 25. 灌食時案主的適當姿勢爲 ①平躺 ②半坐臥約 30 ～ 45 度 ③左側臥 ④依案主喜好選擇姿勢。

解析 灌食視同患者在吃飯一般，採半坐臥室爲宜。

(1) 26. 灌食之奶類在室溫中，擺置時間以下列何者爲宜？ ① 30 分鐘內 ② 1 小時 ③ 2 小時 ④ 3 小時。

解析 灌食的食物宜盡早食畢，避免在室溫下超過 30 分鐘，以防奶類變質。

(1) 27. 將案主由床鋪扶到輪椅上，下列哪一項是最優先要做的？ ①先將輪椅固定好 ②在案主身上找到固定的施力點 ③ 先試試看能不能搬得動 ④先找來另一個人以備協助。

解析 先確定輪椅功能及固定輪椅，以防發生跌倒意外。

(2) 28. 如果案主仍保有部分移動能力，在您協助案主由椅子上返回床鋪時，下列何者較不合適？ ①保護案主在安全之原則下，鼓勵他嚐試自行移位 ②爲了避免意外，將案主抱回床鋪 ③給予部分協助 ④鼓勵案主配合移位的動作並給予適時的讚美。

解析 案主尚有移位能力時，可適時讓案主自行著力，但須注意案主的安全。

(2) 29. 協助案主由床鋪移到輪椅時，輪椅與床鋪的角度下列何者較合適？ ①平行 ② 45° ～ 60° ③ 90° ④ 100° ～ 135°。

解析 45° 較爲恰當，大於 90° 會加大距離，須更費力才能完成。

(3) 30. 如果在被照顧者移位的過程中出現意外事故時，下列何者爲最優先的措施？ ①就近尋求協助 ②趕快清理現場，當作沒發生 ③維護被照顧者的安全 ④打電話通知家屬。

解析 首先維護被照顧者安全，再就近尋求其他協助。

(4) 31. 在協助案主製作餐點時，若照顧服務員使用微波爐，下列哪一項是不正確的？ ①金屬製之餐具不得放入微波爐 ②保麗龍餐具不得放入微波爐 ③避免站在近距離 ④避免用來溫熱牛奶。

解析 使用適合微波爐的容器，以防發生意外。

(3) 32. 協助被照顧者移位時，被照顧者身上最容易用來使力的點是 ①肢體的遠端，如手掌 ②肢體，如手臂 ③軀幹 ④頭頸部。

解析 頭頸部尤其是頸部較爲脆弱，不宜爲使力點。

(4) 33. 如果您要單獨一個人協助案主由椅子上移位到床鋪時，哪一項爲不適當措施？ ①先排除床與椅子間的障礙物 ② 事先向案主說明步驟 ③移位時要逐步再叮嚀 ④事先告知案主要小心萬一發生意外要自行負責。

解析 事先向案主充分說明，可獲得較好的配合，易安全完成。

(1) 34. 照顧案主最有效的預防感染措施是哪一項？ ①洗手 ②戴口罩 ③穿圍裙 ④戴手套。

解析 預防感染措施是洗手技術，以及注意洗手五時機。

(1) 35. 協助案主坐上輪椅時，輪椅應放在他的哪個方向？ ①健側 ②患側 ③前方 ④無特殊方向。

解析 若環境無限制下，輪椅可置案主健側床尾。

(1) 36. 爲案主烹調膳食時，需要注意五大類食物之均衡，其中以供應蛋白質爲主的是 ①魚、肉、豆、蛋、奶類 ②蔬菜、水果類 ③五穀、根莖類 ④油脂類。

解析 案主須適量攝取動物性及植物性蛋白質。

(2) 37. 以擔架搬運被照顧者時，下列哪種情況必須使其頭在前、腳在後運送？ A. 抬上救護車；B. 下樓梯時；C. 上樓梯時；D. 平面移動。 ① AB ② AC ③ BC ④ CD。

解析 下樓梯與平面移動時，可採腳前頭後方式，較不會頭暈。

(3) 38. 下列敘述何者正確？ ①老年人因爲對生理需求較不敏感，容易缺乏食慾，故應把食物煮鹹一點來促進他的食慾 ②老人牙齒不好，所以喝菜湯就好 ③老人腸胃消化差，盡量不要吃油炸的食物 ④老人因爲上廁所不方便，所以儘量不給他喝太多水。

解析 老人因牙齒不好，可提供軟質食物，但不可只喝菜湯，易造成營養不良，也無法滿足食慾。

(2) 39. 假若所照顧之案主罹患高血壓，在調製飲食一定需要注意之事項爲 ①多喝牛奶、吃小魚乾 ②低動物性油、低鹽的飲食 ③多吃動物性蛋白質的食物 ④植物性奶油因爲是植物性的，多吃沒關係。

解析 動物性油較易造成血管硬化，食用太多會使血壓上升宜減少攝取。

(4) 40. 營養不良的症狀下列何者爲不正確？ ①體重明顯下降 ②皮膚蒼白 ③容易疲憊 ④皮膚紅潤。

解析 皮膚紅潤不是營養不良的症狀。

(4) 41. 下列何者可增加案主之食慾？ A. 單獨進餐以免分心；B. 去除環境異味、避免不舒適的感覺；C. 工作人員的態度親切；D. 加重食物鹹度，以刺激食慾 ① AB ② CD ③ AD ④ BC。

解析 鹽食用過量，會降低食慾、飯後易口渴，也會加重身體負擔。

(4) 42. 在案家工作時，照顧服務員的工作範圍包括 A. 案主本身；B. 案主個人所使用的範圍；C. 案主所居住的空間；D. 案主鄰居；E. 案主親戚，下列何者組合正確？ ① ABE ② BCD ③ ABD ④ ABC。

解析 照顧服務員的工作範圍是經評估後設定，不包含鄰居與親戚之照顧。

(2) 43. 下列何者是構成感染的要素： A. 環境；B. 氣候；C. 致病菌；D. 宿主 ① ABC ② ACD ③ BCD ④ ABD。

解析 氣候不是構成感染直接的要素。

(3) 44. 下列有關內科無菌之敘述，何者不正確？ ①內科無菌技術就是應用醫療技術預防致病菌從一處傳播到另一處 ② 洗手是常見的內科無菌技術 ③只要泡鑷罐空間足夠拿取方便，可以同時放多把敷料鉗 ④清洗用物或病床時，應往遠離身體和制服的方向擦拭。

解析 要維持內科無菌，1 個泡鑷罐只能放一把敷料鉗。

(4) 45. 致病原可由多種方式來傳播，下列有關傳播途徑之敘述，何者正確？ ①接觸傳染又可分為直接接觸、間接接觸以及空氣傳染 ② AIDS 是屬於病媒傳染 ③痢疾是屬於飛沫傳染 ④食物和水的傳染是指人類食用已被汙染的食物及水等，而造成疾病。

解析 AIDS 屬於直接接觸性傳染或由血液傳染，由母體傳給嬰兒為垂直傳染。

(2) 46. 有關「洗手」的敘述，下列何者不正確？ ①正確的洗手技術可降低院內感染的發生率 ②只要遵守洗手步驟，不需要處理手部傷口也可達到預防感染的目的 ③需在流動的水中洗手 ④洗手時必須脫下首飾，以免無法完全洗淨。

解析 若是手部有傷口，宜先以不透水膠布包紮，以防造成汙染。

(2) 47. 下列關於用藥安全的敘述何者不正確？ ①給藥時應遵守「五對」法：被照顧者正確、藥物正確、劑量正確、給藥時間正確、給藥途徑正確 ②給予口服懸浮藥液時需與量杯刻度平視倒入，再使用吸管將懸浮藥液搖勻後服用 ③服用酸、鐵、碘劑藥水需用吸管服用 ④藥物若變色、變味或變質，均不得使用。

解析 服用酸、鐵、碘劑等藥液，因會損傷口腔黏膜及牙齒，所以需用吸管服用。

(4) 48. 關於照顧服務員在飲食服務的職責上，下列敘述何者不正確？ ①應具有營養與食物分類的基本知識 ②協助案主盡量食用改善疾病的治療飲食 ③觀察案主的進食情況，並記錄食入量及剩餘量 ④對於案主要求的食物應盡量滿足。

解析 照顧服務員具備營養基本知識，若案主要求的食物會影響健康宜勸阻。

(1) 49. 當被照顧者有腸胃道急性發炎及腹瀉時，應採用何種飲食： ①流質飲食 ②軟質飲食 ③一般飲食 ④半流質飲食。

解析 腸胃道急性發炎時，須採用清淡飲食、流質飲食。

(3) 50. 下列有關鼻胃管灌食之敘述，何者不正確？ ①將床頭搖高 30～60 度 ②灌食前先以 50cc 的空針反抽胃液 ③反抽之胃液不必打回胃內 ④每次灌食量約 250～350cc。

解析 反抽出之胃液須打回胃內，若胃液呈咖啡色，不可注回，並需回報護理師。

(3) 51. 下列何者不正確？ ①使用肛門塞劑協助案主塞入肛門時，宜鼓勵案主深呼吸放鬆肛門 ②服用油性藥品後，可給予果汁或餅乾，以去除味道 ③服用咳嗽藥水後，可給予開水以減少藥味 ④傷口塗抹藥物時，應由傷口中心向四周環形塗抹。

解析 服用咳嗽藥水後，不可立即喝開水以免影響藥物效果。

(4) 52. 有關四腳助行器的使用，下列何者不正確：A. 四隻腳皆使用安全具有附著力的橡皮墊；B. 助行器合適之高度應為使手肘能彎至約 30 度；C. 穿上不會滑溜且安全的鞋子；D. 可以讓案主單獨使用助行器 ①A ②B ③C ④D。

解析 案主使用四腳助行器行走時，宜在旁提供必要之協助。

(4) 53. 協助案主以枴杖下樓梯時，其順序爲：A. 將枴杖下至較低的階梯；B. 先站穩；C. 健肢跟進；D. 患肢下 ①A→B→C→D ②A→B→D→C ③B→A→C→D ④B→A→D→C。

解析 案主使用拐杖下樓梯，先站穩，將拐杖下移至較低的階梯，重心要放在健肢，移動患肢，再移動健肢。

(1) 54. 下列何者不屬於助行器的種類？ ①護腰 ②枴杖 ③四腳助行器 ④四腳拐杖。

解析 護腰亦爲輔具，保護腰腹肌肉，減緩肌肉疲倦。

(4) 55. 陪同視力模糊的案主就醫時應注意的事項，下列何者不正確？ ①就醫前可先預約掛號，以減少在醫院內等待的時間 ②就醫前應先備妥所需的證件 ③交通工具盡量以無線電叫計程車爲宜 ④返家後，將藥物直接交予案主自行服用。

解析 因視力模糊，辨識藥物可能出錯，若自行服藥可能造成服錯藥。

(3) 56. 有關協助案主下床坐入輪椅之注意事項，下列何者不正確： ①輪椅放在床尾，與床尾平行或呈 45 度角 ②應藉助身體轉身的力量將案主移位，以達省力作用 ③可多使用自己的力量抬起案主，來幫助案主移位 ④移位時兩腿分開，可增加底面積及穩定度。

解析 移位時，請案主以有力量的肢體協助支撐，較爲省力及安全。

(2) 57. 協助長期臥床的案主下床活動，下列何者正確？ ①案主想下床就下床 ②先在床緣坐穩並觀察案主生命徵象穩定，才下床 ③爲趕時間迅速下床 ④配合生活安排，即刻下床。

解析 長期臥床者要下床時，須注意體位改變對身體的影響，可由呼吸、脈搏及臉色評估，必要時可測量血壓，確認情況穩定始可下床，以防意外。

(1) 58. 陪同被照顧者就醫時，除備齊相關證件外，以下哪一項是最重要的？ ①就醫過程中注意被照顧者的安全 ②趕時間快快看完 ③讓被照顧者坐在待診椅上，逕自去領藥較方便 ④急需如廁，讓被照顧者坐輪椅上，在廁所外等候。

解析 被照顧者離開熟悉的環境可能產生不安感，就醫途中要更注意被照顧者安全。

(4) 59. 流行性感冒流行期間，下列何者不正確？ ①住院案主應特別注意呼吸道感染控制 ②勤洗手、戴口罩 ③注意監測案主的體溫變化 ④趁案主睡覺時，找其他的服務員聊天。

解析 避免找其他人員聊天，可能因「串門子」增加交互感染機會。

(2) 60. 嚴重急性呼吸道症候群（SARS）的流行期間，下列敘述哪一項是錯誤？ ①進出醫院的人都需要測體溫 ②案主因住家中不必特別監控體溫的變化 ③與發燒者接觸的人要特別監控體溫 ④照顧服務員因接觸各種不同的人，更要監控體溫。

解析 SARS 流行期間，每日均須測量體溫，以利即時發現異常，即時應變。

(3) 61. 爲能促進被照顧者睡眠，下列哪一項是錯誤的？ ①盡可能保有被照顧者就寢前的習慣 ②如肚子餓了可喝杯溫牛奶 ③不斷的和被照顧者講話 ④給予被照顧者背部按摩。

解析 睡前不斷講話，易使被照顧者情緒激昂不易入睡。

(2) 62. 照顧使用導尿管的案主，爲了避免感染，下列哪一項是錯誤的？ ①工作前後均應洗手 ②不能讓他洗澡 ③每日徹底清潔導尿管及尿道口 ④鼓勵多喝水。

解析 洗澡可清潔身體，有助預防感染，也可提升舒適感。

(1) 63. 爲案主修剪趾甲，下列哪一項動作是正確的？ ①先行以溫水泡腳，軟化趾甲後再行修剪 ②爲減少修剪次數一次就把趾甲剪得很短 ③擔心案主受傷而不要修剪較好 ④選擇尖頭剪刀較易修剪。

解析 未定期修剪指甲，可能藏汙納垢，也可能造成抓傷皮膚之意外。

(3) 64. 案主感染疥瘡時，在處理用物上下列何者錯誤？ ①以蓋過用物的水加熱到攝氏 50 度以上，煮 10 ～ 30 分鐘 ②無法水煮的物品可置於日光下，直接曝曬 8 小時以上 ③將所有的物品沖洗乾淨即可 ④以合宜比例的稀釋漂白水，擦拭家俱及清潔環境。

解析 爲避免相互傳染，要先殺死疥蟲及卵，不可只用沖洗方式處理。

(4) 65. 協助案主吃藥時，以下哪一項是正確的？ ①醫師開的藥放心吃 ②反正案主年紀那麼大哪懂什麼，給他吃就是 ③每天吃例行的藥不需再向案主說明 ④需告訴案主所服用的藥物種類及作用。

解析 即使案主年齡大或聽力、視力不佳，服藥時均須向案主說明後，才可協助服藥。

(2) 66. 案主可以自解小便，但因行動不方便，爲避免來不及上廁所，下列方法何項爲正確？ ①給予穿紙尿褲 ②放置尿壺在床邊以備不時之需 ③限制案主喝水 ④順其自然。

解析 男性案主可自解小便時，可在床邊的椅子上放置尿壺，以應尿急時自取使用。

(1) 67. 對於清醒的案主，灌食前一定要做的事，下列何項是正確的？ ①反抽胃管胃液，以確認胃管在胃中及胃中食物消化的情形 ②把胃管抽出 5 公分看看有無在胃中，並消毒後再灌食 ③先灌 100 cc開水看管子是否在胃中 ④胃管用清水多清洗幾次，再灌食。

解析 每次灌食前必須先反抽鼻胃管，確認是否在正確位置及胃消化情形，才可灌食。

(3) 68. 灌食時，案主有咳嗽或不舒服時，以下處理何者正確？ ①沒關係一下就好了 ②打 119 求救 ③立即停止灌食並觀察案主呼吸、心跳及檢查胃管，並迅速連絡護理人員 ④改變案主坐姿爲平臥。

解析 必須立即停止灌食，改變案主爲平臥並無幫助。

(4) 69. 給案主用藥在安全上一般原則下列何者不正確？ ①存放時應注意避免潮濕及高溫 ②注意藥物的有效期 ③飯後 30 分鐘才可給藥 ④多的藥可分給別人吃。

解析 給藥時必須注意藥物是否過質、有無變質，不可與他人分吃藥物。

(2) 70. 當案主需使用熱水袋時，下列何者錯誤？ ①密切觀察案主的反應情形 ②不管使用時間，等涼了再裝熱水繼續使用 ③熱水袋的水溫約 40 ～ 46℃ ④不可使用在腹痛(確定經痛者除外)。

解析 使用熱水袋必須密切觀察案主的反應，尤其是熱敷的部位。

(3) 71. 案主使用冰袋時，下列何者不正確？ ①局部有發紫、麻木或劇痛時應暫停使用 ②冰枕不可直接接觸皮膚，應套上墊套 ③不使用時，爲保持乾爽可放在陽光下曝曬 ④頭部用冰袋時，其他部位應保暖，以免發生寒顫。

解析 冰枕使用時，若未套上墊套，直接接觸皮膚，易使案主感覺濕冷不舒適。

(4) 72. 爲方便老年案主穿脫衣褲，採用的衣褲下列何者不適當？ ①多採用鬆緊帶的褲頭 ②衣服前襟可用魔術帶 ③衣服前襟可用交叉式帶子 ④用鈕釦較傳統。

解析 老年人穿著使用鬆緊帶、魔術帶的衣褲，較易穿脫，因扣、解鈕釦屬精細動作，不易操作。

(1) 73. 協助有留置導尿管的案主移位時，下列措施哪一項是正確的？ ①尿袋不可高於膀胱 ②只要方便移位就好了 ③先移位，尿袋自然會拖過去 ④尿已滿袋，但不用擔心，移好位子再倒尿。

解析 使用留置導尿管移位時，必須確認管路不牽扯，以防尿道受傷。

(1) 74. 對罹患高血壓的案主，爲了瞭解藥物的效果，照顧服務員應做的事項之一，下列何者是正確的？ ①定時爲案主測量血壓並做記錄 ②收集血壓的資料是醫師專屬的工作，不干照顧服務員的事 ③照顧服務員事情忙，有空再爲案主測量 ④案主想測量時再測量。

解析 服用高血壓藥物的案主，血壓值的穩定性須藉由藥物協助，所以照護時除詢問案主的感覺之外，亦要定時監測血壓值。

(4) 75. 使用無菌有蓋容器，在提起蓋子的方法，下列哪一項錯誤？ ①保持蓋口朝下，離開容器上方，使用完畢後應盡速蓋好 ②蓋子內面應朝上放置桌上 ③不可對著蓋子內面吹氣或咳嗽 ④只要打開蓋子就好了，不需特別講究技術。

解析 無菌溶液的容器及蓋子均視爲無菌範圍，所以打開時，蓋子以內面朝上放置桌上。

(4) 76. 正確的洗手法，下列哪一項是錯誤的？ ①將衣袖捲至手肘以上並取下飾物及手錶 ②遵守濕、搓、沖、捧、擦的洗手原則 ③將手掌面、手背、指尖與指縫的每一表面至少搓洗 5 次以上 ④洗完手以手捧水沖水龍頭流水口。

解析 2014 年衛福部公告的洗手口訣，爲「溼、搓、沖、捧、擦」；2011 年疾管局與醫策會提出的「內、外、夾、弓、大、力、腕」，以往多在醫界採用，目前也大力推廣給一般社會大眾。捧水目的是沖洗水龍頭把手處。

(1) 77. 協助案主由平臥改爲坐姿，下列何者不正確？ ①案主很胖，趕快扶起以免太累 ②觀察案主的脈搏、呼吸有無異常 ③觀察案主的臉色有無蒼白、盜汗等情形 ④確定是否坐穩，並爲案主整容。

解析 扶案主由平臥爲坐姿，動作不可太快，以免造成案主不適。

(1) 78. 協助案主移位下床時，照顧服務員的姿勢下列哪一項是正確的？ ①照顧服務員宜兩腿分開一前一後，雙手臂夾住案主腰部，以固定案主 ②服務員很有力氣，將案主由床上抱起較快 ③彎下腰用力抱起案主 ④從案主背後抱起案主。

解析 照顧服務員若用力彎下腰，容易造成腰部肌肉損傷；由案主背後抱起案主，穩定性不足，易造成跌倒。

(2) 79. 以輪椅推送案主，爲保護案主的安全，下列哪一項是錯誤？ ①在斜坡路下坡時，要調整輪椅之走向，以椅背先行的原則 ②在斜坡路下坡時，要調整輪椅之走向，以坐椅口前行的原則 ③隨時注意案主的生命徵象 ④隨時注意路面狀況。

解析 斜坡路或下坡時，若案主坐椅口前行，易重心不穩而摔倒。

(3) 80. 更換固定尿管或鼻胃管紙膠的時間，下列哪一項正確？ ①有脫落再更換 ②每二天更換一次 ③至少每天更換一次 ④每一星期更換一次。

解析 以紙膠固定尿管及鼻胃管，黏貼的部位每天須至少更換1次，且脫落時，須即時重貼。

(2) 81. 照顧服務員爲被照顧者洗頭時，搓揉頭髮及頭皮的適當方式下列何者爲正確？ ①用指甲尖端 ②用手指指腹 ③用塑膠髮梳 ④用按摩棒。

解析 洗頭時若以指甲尖端、塑膠髮梳、按摩棒搓揉，不易掌握施力點，且因質地堅硬，易造成頭皮損傷。

(3) 82. 協助服用口服藥物時應注意 a. 潮濕或變色不可用；b. 只要沒拆封過的都可服用；c. 服用時間與方法；d. 服用的劑量 ① abc ② bcd ③ acd ④ abd。

解析 藥物雖然沒拆封過，但已超過有效日期時不可服用。

(3) 83. 當吞嚥困難個案進食速率很慢時，工作人員應 ①用灌食空針餵食 ②給個案吸管，以便喝液體時快些 ③協助個案依其速率進食 ④使用較大湯匙餵食。

解析 吞嚥困難個案進食時，使用較大湯匙餵食易嗆到。

(2) 84. 下列何者適用於吞嚥困難個案的餵食？ ①提供他們喜歡的食物即可 ②在支持其雙足下，上半身坐直 ③無限量給予稠化飲料 ④避免使用當季食品。

解析 提供吞嚥困難個案食物時，注意食物性質。

(3) 85. 爲何協助吞嚥困難個案進行口腔清潔很重要？ ①吞嚥困難個案通常不刷牙 ②吞嚥困難個案通常有麻痺現象，無法使用雙手 ③口腔內的細菌會增加吸入性肺炎的危險 ④這些個案通常沒有牙齒，故不需做口腔護理。

解析 口腔保持清潔可促進個案食慾。

(4) 86. 給予吞嚥困難個案流質時，最安全的方式爲 ①用吸管吸食，以能足量攝取 ②用杯子喝，不必限制量 ③吞嚥困難個案通常不能給予流質 ④一次喝一小匙，慢慢喝。

解析 吞嚥困難個案以吸管吸食較費力，可能無法提供足量攝取。

(1) 87. 發現案主誤服過量藥物時，應如何處理？ A. 案主意識清楚時可請他喝大量開水；B. 誤服強酸、強鹼或腐蝕性藥物時不要催吐；C. 將案主和剩下的藥物或空瓶一併送醫；D. 若無不適症狀，不需要送醫 ① ABC ② BCD ③ ACD ④ ABD。

解析 案主誤服過量強酸、強鹼或腐蝕性藥物，若給予催吐易造成食道損傷。

(4) 88. 下列何種藥品需經由醫師開立處方才能拿藥？ ①成藥 ②指示藥 ③草藥 ④處方藥。

解析 草藥成分及來源不易確定，不宜使用。

(2) 89. 忘記吃藥時正確處理方式爲？ A. 忘記就算了；B. 才剛過服藥時間，可立刻補吃；C. 等下次服藥時再補吃藥量來彌補；D. 補吃藥物的方法依藥物種類、服藥頻率、想到的時間而有所不同 ① AB ② BD ③ AC ④ CD。

解析 處方藥物通常有清楚規範，宜依醫師指示服用。

(3) 90. 醫師開立處方一天4次用藥，一般的服藥時間指 ①每7小時吃1次 ②任何時間都可以 ③三餐及睡前各吃1次 ④清晨4點、午餐、下午4點、睡前。

解析 藥物服用後會產生作用，爲確保藥物效果，不可任意時間投藥。

(1) 91. 口服藥物正確服用方式爲？　A. 以適量開水配服，勿配茶、咖啡、果汁、牛奶；B. 將制酸錠咬碎的藥效較好；C. 發泡錠應加適量水溶解後再服用；D. 腸衣錠應咬碎、磨粉後再服用　① ABC　② BCD　③ ABD　④ ACD。

解析 爲維護藥物效果，某些藥物以腸衣錠劑方式製作，腸衣錠不可咬碎、磨粉後再服用。

(2) 92. 關於藥物保存下列何者錯誤？　①放在小孩拿不到的地方　②藥物冷藏比常溫保存來的好　③藥物不要存放在浴室、廚房或陽臺邊　④口服藥與外用藥應該藥分開保存。

解析 藥物宜室溫保存，避免陽光直曬，藥物不可置浴室、廚房或陽臺邊。

(4) 93. 若醫師處方同時使用眼藥水及眼藥膏，協助案主使用的方法何者正確？　A. 先給眼藥膏，在用眼藥水；B. 先給眼藥水，再給眼藥膏；C. 協助頭後仰，塗（或滴）於眼角膜處；D. 兩種藥物應間隔 8-10 分鐘　① AC　② AD　③ BC　④ BD。

解析 眼藥水及眼藥膏給藥方式，撥開下眼瞼投與內側中央處爲宜。

(2) 94. 正確的藥袋標示內容，不含以下何者？　①病人姓名、性別　②疾病診斷資料　③調劑者姓名、地點　④藥名及含量。

解析 個案的疾病診斷爲個人隱私，不宜印錄於藥袋。

(3) 95. 胃乳等懸浮劑使用前需搖一搖的原因爲　①藥水產生氣泡比較好喝　②增強藥效　③使藥品劑量較均勻　④避免副作用產生。

解析 藥水產生氣泡並不會比較好喝，反而影響服用劑量。

(3) 96. 帶領視障朋友走路時，下列描述何者正確？　①用力拉或推他前進　②以口述方式引導他前進　③將他的手放在你的手上臂處或肩上前進　④催促快速前進。

解析 帶領視障朋友走路時，用力拉或推易造成跌倒。

(3) 97. 與智能不足者相處時，下列服務方式何者爲正確？　①多同情他，凡事都幫他做好　②嚴厲要求他學習自我照顧　③多示範少指揮，多給練習的機會　④任其自由發展。

解析 智能不足個案學習的成效較不如一般人，但避免凡事都幫他做，必須給予學習的機會。

(1) 98. 不同障別的高齡身心障礙者的照顧需求不完全相同，其照顧原則者最合適？　①以「個案爲中心」依據其需求規劃照顧計畫　②依照顧老人方式照顧　③依照顧身障者方式照顧　④最佳方式是進入機構照顧。

解析 不同障別的障礙者，照顧需求上各有許多不同之處，不宜以照顧老人或機構方式照顧。

(2) 99. 處理失智症定向力障礙的措施，下列何者最適當？　①放置日曆，讓長者每天撕，以確認日期　②於牆上公告當天爲幾月幾號星期幾　③經常詢問，你記得我是誰嗎？以協助其熟悉環境　④請長者記得家中物品放置位置，以協助記憶。

解析 請長者記得家中物品放置位置，無法改善失智症定向力障礙。

(4) 100. 對待失智長者，下列何者最適當？　①可約定出門時間，請長者預先準備　②所有失智長者均統一照顧方式　③以對待小孩的態度對待失智長者，表達親切　④進量鼓勵長者盡其所能，發揮長處。

解析 失智者並非小孩，所以避免以對待小孩的態度對待失智長者。

(4)101. 有關失智者居家飲食，下列何者正確？ A. 建立規律用餐時間；B. 若忘記進食而不斷要求時應告知已進食過；C. 若拒絕進食時應先了解原因；D. 調製新鮮食物口味提升長者的新鮮感 ① AB ② BC ③ CD ④ AC

解析 若失智者忘記已進食而要求進食，採用告知的措施，失智者是無法理解。

(4)102. (本題刪題) 失智的王奶奶今天因找不到錢包而大叫「有人偷走我的錢包」，下列反應何者最適當？ ①「這裡很安全，沒人會偷你的錢包」 ②「你一定忘在哪裡了，您再想想」 ③「不要擔心，我們會幫您找出來」 ④誘導王奶奶自己找到錢包。

(3)103. 失智的陳先生經常被發現在客廳便溺，下列措施何者爲宜？ A. 協助改爲穿尿布；B. 協助長者換上有拉鍊的褲子；C. 在廁所門口貼上「馬桶」的圖片；D. 掌握排泄習慣，引導並去廁所 ① AB ② BC ③ CD ④ AC

解析 穿著有拉鍊的褲子，較不易穿脫，不適合失智者。

工作項目 03：家務處理

(2) 1. 爲案主提供餐飲服務下列事項何者爲不正確？ ①價錢合理 ②以重口味爲主 ③注意營養均衡且以清淡爲原則 ④符合案主喜好。

解析 注意案主喜好及營養均衡，重口味可能是造成身體器官負擔，尤其是肝、腎。

(2) 2. 下列何者不包括在照顧服務之項目？ ①居家環境清潔 ②更換鼻胃管 ③協助服藥 ④陪同就醫。

解析 更換鼻胃管爲侵入性處置，不屬照顧服務員工作範疇。

(3) 3. 當爲案主整理家務時，基於個人衛生安全，需要自行準備的是：(A) 可替換的衣物；(B) 掃帚；(C) 口罩；(D) 手套；(E) 拖把 ① ABC ② CDE ③ ACD ④ BDE。

解析 基於案主權益，照顧服務員提供服務時，須戴口罩、手套，若衣服髒汙時亦隨時更換。

(1) 4. 協助案主購買外食最需注意事項爲何？ ①衛生 ②菜色 ③價錢 ④口味。

解析 食物是提供身體營養來源，所以須注意供餐飲食衛生。

(3) 5. 丟棄案主物品前首先須注意何事？ ①通知環保局 ②丟入垃圾車 ③請案主再次確認 ④由家人處理。

解析 協助案主丟棄物品前，必須請案主確認無誤，以防造成困擾或糾紛。

(1) 6. 工作前後，爲了減少發生感染現象，照顧服務員須做下列哪一件事？ ①洗手 ②更換衣服 ③洗臉 ④爲案主擦拭雙手。

解析 預防感染最有效的方法是工作前後要確實洗手。

(1) 7. 爲案主從事環境清潔最主要的目的爲何？ ①確保案主生活在清潔、衛生及安全的環境中 ②維持照顧服務員工作收入 ③遵從主管指示 ④減輕家屬負擔。

解析 提供案主環境清潔是滿足人基本需求中的清潔、衛生及安全，並非指減輕家屬負擔。

(2) 8. 此圖案代表意義爲何？ ①垃圾分類 ②資源回收 ③箭牌口香糖 ④衛生安全標示。

解析 代表資源回收。

(4) 9. 掃地是清潔工作的基本技能，以下何種方式才是正確執行掃地工作？ ①以掃把將垃圾掃到屋外 ②一手拿掃把一手拿畚箕，清理有垃圾的地方 ③以掃把從屋外往屋內清掃 ④以掃把從屋內裡側角落掃起，逐步清掃屋內地面，避免有遺漏之處。

解析 掃地若只掃有垃圾的地方，無法將落塵掃除，須逐步清掃屋內全部地面，始能達清潔目的。

(2) 10. 拖地時應注意事項爲何？ ①拖把要濕一點否則不易達到乾淨標準 ②拖把沾水不可太濕預防案主跌倒 ③從門口開始拖向房間裡 ④要大支拖把才能快速完成工作。

解析 拖地時，拖把太溼，使地面水漬太多易滑倒。

(3) 11. 爲案主清洗衣物時，如何保護案主衣物不受損傷？ ①依據照顧服務員個人經驗 ②依據案主的習慣 ③依據衣服上的洗滌標示 ④爲保護衣物，能不洗就不洗。

解析 衣服材質不同，可依衣服上的洗滌標示處理，以防衣服損壞，造成困擾。

(3) 12. 在案家做家務清掃工作時，哪一項是合理的做法？ ①隨便掃一掃就可以了 ②髒的地方先清，其他的有空再掃 ③ 按部就班，由裡到外的清掃 ④由外到裡清潔，以免汙染環境。

解析 進行案主的家務清掃時，不可隨便掃一掃，此態度是不負責行爲。

(1) 13. 爲案主準備膳食時，除了洗手還要注意些什麼？ ①食物及器皿的衛生 ②鍋子及碗盤的數目 ③洗槽的大小 ④過濾器的適用性。

解析 準備膳食時，要注意食物及器皿的衛生，兩者均要清洗，食物亦要注意有效期限。

(2) 14. 被照顧者口味重無法接受清淡食物時，照顧服務員該如何處理？ ①爲了被照顧者健康著想，強迫被照顧者改變口味 ②以逐漸減少調味料方式來改善 ③爲了不影響雙方關係就維持被照顧者喜好 ④被照顧者不改變，照顧服務員也無能爲力。

解析 飲食習慣非一日養成，要改善重口味習慣，可採逐漸減少調味料方式。

(4) 15. 食物料理方式需考慮哪些因素？ ①依照食譜烹調 ②有口感嚼勁夠 ③重口味有味道 ④案主咀嚼及吞嚥能力。

解析 食物料理後是給案主食用，所以必須注意案主咀嚼及吞嚥能力。

(1) 16. 爲減少垃圾量，照顧服務員要協助被照顧者家庭做到什麼？ ①垃圾分類 ②不製造垃圾 ③將垃圾帶回自家中 ④將垃圾放置在他人垃圾袋中。

解析 減少垃圾量最有效方法是垃圾分類，使資源再回收。

(3) 17. 當照顧服務員正在案家服務時，發現案家附近有濃煙及焦味，疑似發生火災，照顧服務員該如何處理？ ①打電話通知家屬 ②趕快去救火 ③通知 119 ④趕快往外逃。

解析 爲預防災害擴大，宜通知 119。

(3) 18. 照顧服務員在案家清潔環境時，發現案主遺失的財物，照顧服務員該如何處理？ ①收爲己有 ②報警 ③交還案主 ④帶回機構由督導處理。

解析 在服務案主時，拾得案主的財物宜立即歸還，並說明在何處發現。

(2) 19. 餐食備妥後切記的一件事爲何？ ①食物趁熱食用 ②關閉瓦斯及各項烹調電器開關 ③清潔廚房 ④向案主報告可用餐了。

解析 瓦斯及烹調電器使用後未安全關閉，可能危及生命安全，所以一定要確實執行。

(4) 20. 協助案主代購物品後，須向案主說明清楚何事？ ①東西都買回來了 ②市場人好多買東西眞不易 ③幫忙代購物品很費心神 ④請案主一一確認物品及價錢支出情形。

解析 代購物品係金錢互動，須當面點清金額與物品，以免造成糾紛。

(2) 21. 下列何者不屬於照顧服務員的工作？ ①協助購物 ②更換尿管 ③協助身體清潔 ④準備餐食。

解析 協助購物、身體清潔、備餐均爲照顧服務員服務範圍。

(2) 22. 照顧服務員如何充分的有效運用時間爲案主服務？ ①不與案主聊天，埋頭努力工作 ②一邊用洗衣機洗衣服一邊清潔環境 ③邊做菜邊唱歌 ④一邊爲案主洗澡一邊清潔浴室。

解析 用洗衣機洗衣服的同時，協助案主備餐、清洗環境，即可充分有效運用時間。

(2) 23. 整理被照顧者文件後爲方便被照顧者找尋，照顧服務員將如何處理？ ①重新分類放於不同的抽屜 ②放於固定位置且擺設整齊 ③以日期先後排放 ④另找一個盒子置放。

解析 被照顧者文件屬重要文件，必須設有固定位置且擺置整齊。

(1) 24. 照顧服務員至案家服務時，首先要做到的事爲何？ ①先有禮貌稱呼案主並告知服務開始 ②詢問工作項目 ③不打擾案主默默工作 ④讚美案主。

解析 建立與案主良好互動關係，宜有禮貌稱呼案主及確認服務內容。

(2) 25. 資源回收的項目不包括下列何類？ ①紙類 ②布類 ③塑膠類 ④玻璃類。

解析 目前政府資源回收內容爲紙類、塑膠類、玻璃類。

(2) 26. 清洗衣物時，照顧服務員應有的做法爲何？ ①全部丟下去一起洗 ②依衣服的種類、顏色區分再洗 ③放多一點清潔劑及漂白水 ④放入一般洗衣粉即可。

解析 清洗衣服時，避免使用過多清潔劑及漂白水。

(3) 27. 家務服務內容安排的依據爲何？ ①照顧服務員自行規劃 ②家屬的要求 ③案主的需求 ④照顧服務員的專長。

解析 依服務的內容，執行照顧服務，不可自行規劃。

(1) 28. 家務服務工作方式是依據下列哪項訂定？ ①案主的生活習慣與標準 ②照顧服務員的習慣與標準 ③社會大眾所認定的標準 ④認眞的照顧服務員自有工作方法。

解析 家務服務必須以案主的生活習慣爲主。

(1) 29. 使用微波爐加熱食物，爲避免水分蒸發，照顧服務員要如何處理？ ①食物上覆蓋耐熱膠膜或蓋子 ②食物中加一些開水 ③轉盤中加一杯冷水 ④只短短幾秒鐘不要那麼麻煩。

解析 用微波爐加熱食物，在食物中若加開水，無法避免水分蒸發。

(1) 30. 去除微波爐內異味的方法，可以用一杯水加上下列哪項物品，一起放入爐內加熱 1 分鐘，並趁熱用乾布擦拭？ ①檸檬汁一湯匙 ②酒一湯匙 ③黑醋一湯匙 ④洗潔精 1/5 杯。

解析 黑醋、酒、洗潔精，無法去除微波爐內異味。

(1) 31. 維護洗衣機清潔最基本的工作爲何？ ①不定期打開洗槽蓋讓槽內晾乾，以防止霉菌孳生 ②用抹布擦乾外殼 ③使用漂白水消毒 ④曝曬在陽光下。

解析 洗衣機不使用時，須使洗衣槽內乾燥，以防霉菌孳生。

(1) 32. 冰箱冷凍室及冷藏室最好多久清潔1次？ ①每個月 ②2～3個月 ③4～5個月 ④每半年。

解析 冰箱冷凍室及冷藏室，最好每月清潔1次。

(2) 33. 突然停電時，冰箱冷藏室內的食物在多久時間內，原則上不會變質？ ①8小時 ②2～3小時 ③3～4小時 ④4～6小時。

解析 停電時因冰箱未開門，仍能保持食物新鮮至少2～3小時。

(1) 34. 冰箱背部及側面易積塵埃，至少間隔多久將塵埃清除？ ①半年 ②一年 ③一年半 ④二年。

解析 至少半年清除塵埃1次較適宜。

(1) 35. 浴室的牆壁磁磚長出令人討厭的霉斑，可使用何種安全物品擦拭在磁磚及隙縫間即可輕易消除？ ①稀釋洗衣服用的漂白劑 ②通樂 ③洗髮精 ④沐浴精。

解析 通樂常用於清洗馬桶。

(1) 36. 瓦斯爐面常會被油漬湯汁濺得髒兮兮，應該如何清潔？ ①最好是烹煮完後趁瓦斯爐還有餘熱用濕布擦拭 ②等爐子冷卻用濕布擦拭 ③用中性清潔劑與較粗的菜瓜布刷洗 ④使用鋼刷用力刷洗。

解析 瓦斯爐面若用鋼刷用力刷洗，易損傷爐面。

(4) 37. 海帶營養豐富，但是海帶不容易煮爛，有一訣竅是在烹煮的時候加入何種調味料就能很快的把海帶煮的柔軟可口了？ ①一茶匙鹽 ②半茶匙味精 ③一湯匙酒 ④幾滴醋。

解析 烹煮時，加入鹽、味精、酒不會使海帶柔軟。

(3) 38. 當案主病情已改善，如何處理剩下的舊藥？ ①分送給其他病患 ②保存起來提供給大陸親友使用 ③回歸領藥處 ④ 堆放在桌子下，以備不時之需。

解析 藥物不用時，不可分送他人食用；藥物過期也不可再食用。

(2) 39. 一般口罩正確丟棄法爲何？ ①丟在公園的垃圾桶內 ②依照脫、摺、捲、綁、丟的順序處理 ③爲減少感染，脫下後直接放置於垃圾桶中 ④脫下口罩後，將口鼻接觸面向內摺，並立即丟入垃圾桶中。

解析 使用過的口罩丟棄前可以脫、摺、捲、綁、丟入垃圾桶，以確保安全。

(3) 40. 陪同被照顧者就醫時，須協助被照顧者備妥哪兩項基本證件？ ①勞保單與身分證 ②駕駛執照與身分證 ③健保卡與身分證 ④悠遊卡與身分證。

解析 健保卡及身分證，以利確認身分。

(2) 41. 爲清理案主家的上層窗戶，照顧服務員可以採用何種方法？ ①雙腳爬上窗戶手拿抹布擦拭 ②以長柄桿子綁上抹布擦拭 ③以手伸直之高度爲限，超過此高度的部分不清理 ④爲安全著想不安排此項服務。

解析 清理上層窗戶，若雙腳爬上窗戶，易發生意外。

(3) 42. 照顧服務員至案家從事家務服務時，最妥善的工作方法爲何？ ①依照服務員個人家務處理經驗工作 ②依照一般長輩的工作方法提供服務 ③先詢問案主每項家務處理的工作方式並依照辦理 ④依照督導員指示提供家務服務。

解析 服務時，宜先詢問案主的喜好及家務處理方式。

(2) 43. 陪同案主外出坐車時，如何安排案主坐進計程車？ ①頭腳先進入車內，屁股再轉入車座 ②屁股先坐進車內，再將頭腳移入車內 ③請案主手扶前座椅背，一腳先進入車內，然後頭、屁股依序進入 ④依照案主的習慣。

解析 讓案主坐穩再將頭與雙腳移入車內最穩定。

(1) 44. 照顧服務員爲了對飲食衛生做徹底的把關，除了養成隨手清潔砧板的習慣外，最好要經常定期以何種方法來消毒砧板 ①浸泡鹽醋水1小時 ②浸泡糖醋水1小時 ③浸泡菜汁水1小時 ④浸泡清水1小時。

解析 用糖醋、菜汁水、清水無法消毒砧板。

(3) 45. 協助案家掃除工作時，爲使動線流暢之最高指導方針爲何？ ①由下而上、由外而內 ②由上而下、由外而內 ③由上而下、由內而外 ④由下而上、由內而外。

解析 由上而下、由內而外，最容易掌握清掃工作。

(2) 46. 家務處理之基本原則爲安全、衛生清潔、便利舒適、經濟節約，其中最重要之二項爲何？ ①便利舒適與經濟節約 ②安全與衛生清潔 ③衛生清潔與便利舒適 ④安全與經濟節約。

解析 注意安全與衛生清潔是直接影響案主健康，所以最重要。

(4) 47. 有關壓瘡的護理，下列何者有誤？ ①翻身 ②使用氣墊床 ③定期檢查皮膚 ④抬高床頭。

解析 翻身、氣墊床，檢查皮膚與預防壓瘡的護理有相關。

(3) 48. 家務處理的功能不包含下列哪一項？ ①營造一個安全、清潔的環境 ②降低案主家中感染的發生 ③增加案主的收入 ④提昇案主的身心健康。

解析 家務處理可降低感染機率，提升案主及案家的身心健康。

(4) 49. 協助案主整理環境時，案主要求丟棄大型家俱，照顧服務員可以聯絡哪一單位協助處理？ ①社會局 ②民政局 ③ 公園路燈管理處 ④環保局。

解析 丟棄大型家具須聯絡環保局，約定日期、地點處理。

(1) 50. 照顧服務員欲丟棄案家物品時，須徵得何者同意並請其檢查後，方可丟棄？ ①案主及其家人 ②里長 ③里幹事 ④ 警察局。

解析 案主的物品是屬案主及其家人的私人財物丟棄前，必須先經他們同意。

(4) 51. 下列哪一項不是照顧服務員處理案主家務的基本原則？ ①檢查並確認當日工作項目及內容 ②準備當日工作項目用具 ③每一次皆要確實完成工作任務 ④服務內容及方式由照顧服務員決定。

解析 家務處理內容，必須確實完成。

(2) 52. 家務處理不包括下列哪一項工作？ ①廚房清潔 ②整理儲藏室 ③準備餐食 ④清潔浴室。

解析 整理儲藏室不直接影響案主健康，不是家務處理範圍。

(4) 53. 照顧服務員結束環境清潔工作後，下列何者不屬於善後處理之工作？ ①將清潔工具洗淨並放回原位 ②將垃圾倒置在垃圾袋中並綁好 ③將搬動過的物品歸回適當位置 ④灑水防灰塵。

解析 地面宜保持乾燥，灑水雖可預防塵揚，但可能導致案主或他人跌倒。

(1) 54. 照顧服務員爲案主準備膳食前，首先應注意下列何者事項？ ①需先洗手，並注意食物器皿的清潔與衛生 ②注意安全，關閉瓦斯 ③關閉電源 ④清潔地板。

解析 關閉電源可能無法準備膳食。

(2) 55. 餐食準備完成時，其善後工作何者爲最重要？ ①打開抽油煙機 ②關閉瓦斯及各項電器開關 ③清洗圍裙 ④清洗鍋蓋。

解析 若未關閉瓦斯或電器開關，可能產生火災之意外。

(4) 56. 下列有關衣物清洗之敘述何者有誤？ ①先將汙衣以顏色及質料分類 ②放入適當的洗衣劑及水量 ③依照衣服之洗標處理 ④隔夜浸泡有利於洗淨衣物。

解析 清洗衣服可依洗標處理。

(2) 57. 陪同被照顧者購物時，需注意下列何者事項？ ①需注意折扣物品 ②需隨時注意被照顧者身心狀況及行的安全 ③需注意自己的皮包及錢財 ④協助被照顧者殺價。

解析 陪同被照顧者購物，避免只注意物品或殺價。

(3) 58. 丟棄打破之玻璃或陶瓷物品時，應如何正確處理？ ①小心放入垃圾袋中 ②用報紙包好放入資源回收桶 ③可集中在不易穿透的容器中，並以膠帶密封用紅筆註明危險 ④直接埋入泥土中避免刺傷人。

解析 放入垃圾袋中可能穿透而傷人，必須用不穿透的容器。

(1) 59. 如何有效去除衣物中之尿漬？ ①洗衣時加入氨水或醋酸 ②洗衣時加入鹽 ③用酒精清洗 ④使用去漬油清洗。

解析 尿漬不易由鹽、酒精、去漬油處理。

(3) 60. 照顧服務員擔心獨居案主的安危，應如何處理最爲妥善？ ①將案主帶回家中照顧 ②將自己的電話留給案主，方便案主求救 ③協助案主與鄰居建立良好人際互動關係 ④通報稅捐處。

解析 稅捐處是稅務相關單位，無法改善獨居案主的安危。

(4) 61. 工作過程中發現案主健康狀況有異狀時，下列何者爲最不適當的處理？ ①向機構督導或家屬反應 ②請案主先上床休息再做處理 ③詢問案主身體狀況後再做處理 ④請案主多運動以利逼出汗水。

解析 案主健康狀況有異狀時，多運動可能造成健康異狀加劇。

(3) 62. 照顧服務員在烹煮食物時，欲試嚐味道應如何處理？ ①洗雙手，以食指來沾嚐湯汁 ②用鍋鏟盛湯汁就口試嚐 ③ 先將湯汁盛在小碗中試嚐 ④以量匙盛湯汁試嚐。

解析 烹煮食物試嚐味道，不需用量匙測量，須注意衛生習慣。

(1) 63. 較髒的領口、袖口或其他汙垢，最佳處理方式為下列哪一項？ ①於洗衣前先使用去汙劑刷洗後，再加以洗滌 ② 直接在洗衣機中加入漂白劑清洗 ③在水中浸泡 30 分鐘後，再放入洗衣機清洗 ④於洗衣機中加入檸檬有助漂白。

解析 用水浸泡 30 分鐘再洗，無法處理較髒的領口、袖口或汙垢。

(4) 64. 有關老人飲食的敘述，下列何者不正確？ ①經常檢查儲存食物的有效期 ②定期清除冰箱內食物，以免老人誤食 ③少量多餐，少油、少鹽 ④多吃豬肉以增加動物性蛋白質。

解析 老年人須適量攝取動物性蛋白質，但不宜過量。

(2) 65. 照顧服務員如何處理衣物中之糞漬？ ①將衣物直接丟棄，避免感染 ②浸泡於加有洗衣劑及氨水的溫水中 30 分鐘後，再洗清 ③浸泡在冷洗精中消毒後，再清洗 ④以稀釋鹽酸液沖洗後，再以漂白水洗淨。

解析 稀釋鹽酸、漂白水及冷洗精，不適用於處理衣物上的糞漬。

(1) 66. 照顧服務員清掃案家天花板時，應如何處理最安全？ ①以長柄拖把清理 ②爬上梯子用手擦拭 ③爬上櫥櫃用手擦拭 ④踩在桌子上以雞毛撢子除塵。

解析 清掃天花板，應避免踩高或爬高，以防跌倒意外。

(3) 67. 照顧服務員該如何處理金屬類及塑膠類容器之回收物？ ①先割開攤平，再放入資源回收桶 ②打洞穿繩成串後，丟入資源回收桶 ③先清洗後再壓扁放入資源回收桶 ④直接放入回收袋由清潔人員統一處理。

解析 清洗後，壓扁可降低異味，及可減少空間。

(4) 68. 陪同案主外出購物前，應準備之工作下列何者為錯誤？ ①協助案主穿著適當衣鞋 ②自備環保袋 ③備妥購物明細 ④為案主穿戴金項鍊及金戒指。

解析 自備環保袋使物品較好攜帶，案主穿著以適當舒適為宜。

(3) 69. 陪同被照顧者就醫或檢查時，照顧服務員應備證件不包含下列哪一項？ ①身分證 ②健保卡 ③勞保卡 ④預約單。

解析 預約單會登載，就診日期、診次、診號，以防誤診。

(2) 70. 照顧服務員替被照顧者至郵局或銀行領錢時，下列何者為正確？ ①代替被照顧者於領款單上簽名 ②與被照顧者當面點清錢數，並請其簽收 ③保管被照顧者圖章及存摺 ④隨身攜帶被照顧者的提款卡。

解析 處理金錢要謹慎，避免代替被照顧者簽名。

(3) 71. 照顧服務員為被照顧者整理案家環境時，以達到下列哪一項目標為最重要？ ①地面要光滑照人 ②傢具要光亮如鏡 ③寢室要無塵、無異味 ④水龍頭要無水漬，光亮如新。

解析 無塵、無異味的環境較不影響案主健康及心情。

(4) 72. 案主為一單身獨居失能老人，為了維護案主的財產安全，其存摺與印章可由何種方式代管？ ①由照顧服務員幫忙保管 ②由社會局老人福利科保管 ③由里長代管 ④經由法律途徑辦理財產信託。

解析 單身獨居老人財物安全、保管方式等，宜依法律途徑辦理財產信託。

工作項目 04：緊急及意外事件處理

(2) 1. 急救時應採取下列何項措施？ A. 翻動傷患，以評估其肢體活動度；B. 脫除傷患衣服，以檢查傷口；C. 疏散人群，以免防礙急救進行；D. 意識不清的傷患，禁給飲料 ①AB ②CD ③AC ④BD。

解析 急救時翻動傷患，可能造成更大傷害，尤其是神經系統損傷的患者。

(4) 2. 中風案主若有嘔吐現象，應採取何種姿勢？ ①平躺仰臥 ②平躺腳抬高 ③半坐臥 ④側臥。

解析 平躺、仰臥，易造成吸入嘔吐物之危險。

(4) 3. 進行急救時，最重要的原則是 ①儘速送醫 ②評估傷患處理順序 ③擺放傷患於正確姿勢 ④安全第一。

解析 急救時，要注意安全，包括患者與施救者。

(2) 4. 高血壓案主突然臉色潮紅，意識不清，應採取下列何項姿勢？ ①平躺仰臥 ②平躺頭肩墊高 ③膝胸臥式 ④平躺腳抬高。

解析 平躺腳部抬高，易造成血壓更高。

(1) 5. 心臟衰竭的案主出現呼吸很喘時，應採下列何項姿勢？ ①半坐臥 ②平躺腳抬高 ③側臥 ④平躺仰臥。

解析 當發生呼吸急喘時，最不費力的姿勢爲半坐臥式。

(1) 6. 案主抱怨腹痛不適，可協助案主採取下列哪一種姿勢？ ①屈膝仰臥 ②俯臥 ③側臥 ④平躺頭肩墊高。

解析 腹痛時，若採俯臥時可能使疼痛加劇。

(4) 7. 執行口對口人工呼吸時，下列敘述何者不正確？ ①吹氣時，一手捏緊被照顧者鼻子，將氣體由被照顧者口腔內吹入 ②吹氣後，將手及口移開，讓被照顧者肺部內氣體排出 ③在吹氣時要同時注意被照顧者胸部起伏程度 ④一旦被照顧者有頸動脈跳動後即可停止吹氣。

解析 吹氣時胸部若無起伏，可能氣體未吹入肺部。

(1) 8. 執行胸外心臟按摩時，施救者的掌跟應置於案主何處？ ①劍突上二橫指 ②劍突處 ③劍突下二橫指 ④劍突左側胸骨緣。

解析 掌跟在劍突下二橫指處，常見的施救錯誤是壓到胃部，造成嘔吐。

(4) 9. 施行人工呼吸時，若案主胸部沒有起伏，應立刻採取下列何項措施？ ①準備執行腹戳法 ②檢查心跳，看案主是否已死亡 ③清除案主口腔內異物 ④重新調整患者頭部位置，提下巴壓額再試一次。

解析 腹戳法無法處理案主胸部沒有起伏的情形。

(4) 10. 若案主出現下列何種症狀，即可停止胸外心臟按摩？ ①瞳孔散大 ②膚色轉紅潤 ③有自發性心跳，每分鐘 40 次 ④有自發性呼吸，每分鐘 12 次。

解析 自發性呼吸每分鐘 12 次，可暫緩施救，但須持續觀察生命徵象。

(4) 11. 一個人心肺停止多久，腦細胞就會造成永久性損傷？ ①3～5秒 ②1～3分鐘 ③4～5分鐘 ④6分鐘及以上。

解析 心肺功能停止6分鐘以上，腦細胞可能永久性損傷，所以急救要儘早處理。

(3) 12. 施行胸外心臟按摩時，成人下壓深度應為多少為宜？ ①1～2公分 ②3～4公分 ③5～6公分 ④7～8公分。

解析 胸外心臟按摩下壓少於4公分，太淺；超過6公分，太深；下壓太深會造成損傷。

(1) 13. 下列何者為急救時須第一優先處理的狀況？ ①維持呼吸道通暢 ②控制出血 ③預防及治療休克 ④固定骨折。

解析 呼吸道通暢才能吹入含氧氣氣體。

(3) 14. 在執行心肺復甦術時，若施救者只有一人，則每分鐘胸外心臟按摩之速率為： ①60次 ②80次 ③100次 ④130次。

解析 胸外心臟按摩速率不可低於每分鐘100次。

(4) 15. 在急救過程中，以抬下巴壓額法維持被照顧者呼吸道通暢後，接著應執行的步驟為何？ ①協助被照顧者側臥 ②執行推腹法 ③立刻進行人工呼吸 ④評估呼吸。

解析 抬下巴壓額法，使呼吸道通暢後，才能評估案主能否自發性呼吸。

(4) 16. 在一個人施救情形下，執行心肺復甦術時，胸外心臟按摩與人工呼吸的比例為 ①5：1 ②10：2 ③20：2 ④30：2。

解析 目前推動急救法，心臟按摩與人工呼吸的比例採30：2。

(3) 17. 兩人施救法時，胸外心臟按摩的速率，下列何者正確？ ①60次/分 ②80次/分 ③100次/分 ④130次/分。

解析 胸外心臟按摩速率以每分鐘100次，較能達到適當血循。

(2) 18. 有關胸外心臟按摩的敘述，下列何者正確？ ①雙手十指互扣，下手掌手指緊壓胸部以施力 ②按摩時雙手臂不能彎曲 ③胸骨下壓1～3公分深度 ④按壓後雙手離開被照顧者胸部以利血液回流。

解析 雙手十指互扣，下手掌以掌跟貼於胸部。

(2) 19. 若案主有出血、骨折及呼吸停止時，第一優先要採取的措施為 ①止血 ②人工呼吸 ③固定 ④送醫。

解析 沒有呼吸無法維持生命，所以需先給予人工呼吸。

(2) 20. 心肺復甦術剛開始進行時，口對口人工呼吸要先吹幾口氣？ ①1 ②2 ③3 ④4。

解析 吹2口氣以協助提供氧氣。

(1) 21. 孕婦食物哽噎時應使用 ①胸戳法 ②腹戳法 ③拍背法 ④咳嗽法。

解析 若使用腹戳法可能會影響胎兒。

(3) 22. 只有一人施行心肺復甦術，下列何者不正確？ ①每壓30下吹2口氣 ②大聲數出按壓的次數 ③每壓15下吹1口氣 ④進行心肺復甦術後約2分鐘檢查脈搏。

解析 單人施行心肺復甦術，心臟按摩與人工呼吸的次數比為30：2。

(1) 23. 對於居家照顧的案主，下列哪一種狀況得優先做處理？ ①出血 ②活動量不足 ③營養狀況不佳 ④情緒不好。

解析 出血可能造成器官衰竭，必須優先處理。

(1) 24. 下列何者爲最佳止血法？ ①直接加壓法 ②抬高傷肢法 ③止血點止血法 ④止血帶止血法。

解析 直接加壓止血法是最快速、簡單的方法。

(3) 25. 下列何者爲固定四肢關節的繃帶包紮法？ ①緩螺旋包紮法 ②環狀包紮法 ③八字型包紮法 ④急螺旋型包紮法。

解析 環狀包紮法用於四肢肢體粗細相近時。

(2) 26. 對於繃帶包紮法之螺旋形包紮法，下列敘述何者正確？ ①用於鼠蹊部、拇指處之包紮 ②用於包紮粗細不一之部位 ③用於限制關節活動 ④用於頭部或截肢後殘肢的包紮。

解析 限制關節活動通常以會繃帶與護木併用，效果較好。

(4) 27. 下列何者是適當的繃帶結帶固定處？ ①肢體內側 ②關節處 ③傷口處 ④肢體外側平滑處。

解析 繃帶固定處，不宜於關節處，否則會影響活動。

(4) 28. 繃帶包紮肢體若出現下列哪些現象應立刻鬆開繃帶？ A. 肢體發癢；B. 肢體蒼白；C. 肢體活動較慢；D. 肢體刺痛 ① AB ② CD ③ AD ④ BD。

解析 肢體蒼白、有刺痛感，均表示已影響血液循環及神經傳導，宜鬆開繃帶。

(4) 29. 當繃帶包紮時，案主肢體出現下列何種現象時，表示繃帶過緊，需要鬆開重新包紮？ ①結帶固定帶處繃帶脫落 ②肢體溫度上升 ③肢體皮膚發紅 ④肢體感覺發麻。

解析 繃帶過緊會造成循環不良，肢體會有發麻的感覺。

(1) 30. 在使用繃帶包紮時，下列原則何者正確？ ①包紮時，應逆向人體循環方向，由遠心端向近心端包紮 ②包紮肢體時，應包括肢體末端，以使壓力平均 ③包紮的肢體若有傷口，繃帶可直接與傷口接觸 ④包紮時，每包覆第二周時，應覆蓋前一周之 1/4～1/3。

解析 包紮肢體時要露出肢體末端，以利觀察循環情形。

(3) 31. 執行繃帶包紮時，下列何者不恰當？ ①傷口先蓋上敷料後再包紮 ②包紮時要注意傷肢的功能位置 ③包紮由肢體近心端往肢體末端包紮 ④包紮肢體時，需露出肢體末端以利觀察。

解析 傷口先蓋上敷料以防包紮時摩擦傷口，造成疼痛。

(3) 32. 當您以彈性繃帶爲案主做手部包紮，30 分鐘後案主抱怨指頭有刺痛感，指頭顏色變白，下列措施何者正確？ ① 這是包紮後初期現象，久了就習慣了 ②待包紮時間滿 2 小時後再鬆開 ③立即鬆開繃帶，再重新包紮 ④繼續觀察，再決定下一步行動。

解析 包紮後案主抱怨指頭有刺痛感、顏色變白，均爲異常現象，宜立即鬆開繃帶。

(2) 33. 若案主有大出血情形，其脈搏可能出現 ①洪脈 ②絲脈且快 ③絲脈且慢 ④正常脈。

解析 正常脈爲案主身心均舒適的情形下，才會出現的脈象。

(3) 34. 若懷疑被照顧者有休克現象，應讓被照顧者採取何種臥姿？ ①平躺頭肩墊高 ②半坐臥 ③平躺腳抬高 ④左側臥。

解析 平躺、頭肩墊高，會使腦部血量減少，是不利於休克急救的姿勢。

(1) 35. 下列何者不是休克案主的早期症狀？ ①臉色潮紅 ②冒冷汗 ③噁心、嘔吐 ④躁動不安。

解析 休克早期，臉色不會有潮紅症狀。

(4) 36. 陳先生在下床時，不小心扭傷了左腳踝，下列緊急處理措施何者正確？ ①於腳踝處使用熱水袋熱敷，以減輕疼痛 ②於腳踝處濕熱敷，以促進傷口癒合 ③於腳踝處使用冰袋與熱水袋交替使用 ④於腳踝處冰敷，減輕局部腫脹。

解析 腳踝扭傷有疼痛感時，宜冰敷不宜熱敷。

(3) 37. 預防手部感染的最有效方法是 ①擦抗菌乳液 ②戴手套 ③勤洗手 ④使用藥物。

解析 擦拭抗菌乳液，無法達到預防手部感染。

(2) 38. 張先生在家中跌倒而致左腿骨折，此時的初步處理何者正確？ ①清洗左腿傷口 ②固定傷處 ③將骨折復位 ④通知家屬。

解析 發現案主骨折不可移動或清洗傷口，否則可能造成二次傷害。

(3) 39. 肌肉骨骼損傷的初步處理，其第一步是下列何者？ ①休息 ②熱敷 ③固定 ④抬高。

解析 肌肉骨骼損傷，避免熱敷，否則易造成更加疼痛。

(3) 40. 張太太在做運動時不慎扭傷右腳踝，下列何者爲正確的處理方式？ A. 冷敷；B. 熱敷；C. 抬高；D. 放低；E. 按摩；F. 固定 ① ACE ② BCE ③ ACF ④ BDE。

解析 腳踝扭傷處放低，易造成充血，會更加疼痛。

(1) 41. 案主骨折部位以夾板固定後，若案主覺得不舒服，其處理爲 ①立即鬆綁 ②更換夾板 ③改用繃帶固定 ④繼續觀察。

解析 當案主骨折處以夾板固定後，產生不適感，須立即鬆綁，並再找出原因。

(1) 42. 下列對於肢體脫臼的處理，何者不恰當？ ①先做復位，以免傷到神經 ②冰敷並抬高傷處 ③以三角巾或繃帶固定傷處 ④儘速送醫。

解析 肢體脫臼的復位技術屬醫療行爲。

(3) 43. 張先生吃飯時，因右手不靈活，導致喝湯時，不慎弄翻碗燙到右腳，此時最合宜的處理措施爲何？ ①立即送醫 ②在右腳塗以消炎藥膏 ③以冷水沖右腳 15 ～ 20 分鐘 ④以乾淨衣物覆蓋右腳。

解析 燙傷部位避免塗藥膏，宜先沖冷水降溫，以降低組織損傷。

(3) 44. 張太太炒菜時，因油外溢而致鍋子起火，右手遭灼傷，此時的緊急處理步驟爲 A. 沖冷水；B. 泡冷水；C. 水中脫衣服；D. 蓋住傷口；E. 送醫 ① A → B → C → D → E ② A → B → D → C → E ③ A → C → B → D → E ④ A → C → D → B → E。

解析 處理灼燙傷步驟爲沖、脫、泡、蓋、送，操作者動作須輕巧。

(2) 45. 油鍋起火時，下列何項是不恰當的處理措施？ ①關閉瓦斯 ②潑水入鍋內 ③將鍋蓋蓋住油鍋 ④使用滅火器。

解析 油鍋起火時，關閉瓦斯，鍋蓋蓋住油鍋或使用滅火器均爲緊急措施。

(4) 46. 災害發生時，緊急疏散脊椎受傷案主，下列何種方式不恰當？ ①以硬板運送 ②以擔架運送 ③以椅子代用擔架 ④以毯子拖拉。

解析 脊椎受傷案主，疏散時必須預防脊椎扭動，所以可用硬板、椅子代用擔架或擔架運用。

(2) 47. 火場逃生時，應立即協助案主採取下列哪一種方式？ ①走向樓梯間 ②低俯姿勢 ③直立姿勢 ④開窗呼救。

解析 火場逃生避免直立姿勢，宜低俯姿勢較安全。

(2) 48. 在緊急情況下，您要將一位中風臥床案主由房間迅速移至安全場所，若只有您自己一人時，則下列何種緊急搬運法是較有效且省力的方法？ ①肩扛搬運法 ②毛毯拖曳法 ③懸吊搬運法 ④抱持法。

解析 採肩扛搬運法時，搬運者必須比患者強壯。

(2) 49. 有關火災發生時的緊急處理，下列敘述何者錯誤？ ①電線走火時，在電源切掉後才可以用水滅火 ②水是最好的滅火劑，所以任何情況下都可使用 ③電線走火時，應以乾粉滅火器滅火 ④離開火場時儘可能注意有無其他人員受傷或無法自行逃生者，應予適切之協助。

解析 火災發生時的緊急處理，可自己行動者，引導逃出；無法行動者，要協助逃出。

(4) 50. 有關發生火警時的緊急處理，下列何者有誤？ ①滅火 ②報警 ③逃生 ④攜帶貴重物品。

解析 火警時，滅火、報警、逃生才是最重要的。

(2) 51. 有關肢體扭、擋傷時的處理措施，下列何者是正確的？ ①立即熱敷按摩 ②立即冰敷 ③ 24 小時內都可以熱敷 ④ 48 小時後才可以冰敷。

解析 肢體扭、擋傷害常會造成組織腫脹壓迫血管而致熱、痛感，使用熱敷按摩易使損傷更惡化。

(4) 52. 有關跌倒者的協助措施，下列何者有誤？ ①請案主動動手腳 ②請案主轉動脖子 ③請案主抬高手腳 ④把案主趕緊扶起。

解析 跌倒是可能造成無法預期的損傷，未確定傷況前，應避免任意活動患者肢體。

(3) 53. 在大樓火警逃生遇到緊閉的門時，下列措施何者正確？ ①立即打開門以利逃走 ②立即離開尋找其他逃生口 ③先觀察門下，如有煙霧竄出表示不可以打開門 ④碰觸門把是熱的時，表示是可以打開門。

解析 火警逃生遇到緊閉的門，宜冷靜，門把熱表示靠近火源不可打開門。

(2) 54. 有關預防跌倒的安全照護措施，下列何者不當？ ①使用鎮靜劑者，勿自行外出 ②限制曾經跌倒被照顧者外出 ③密切巡視高齡者、心智障礙、意識不清等高危險被照顧者 ④地面、走道、盥洗室需保持乾燥，並有防滑設施。

解析 教導被照顧者預防跌倒的技巧，不可因曾經跌倒而限制外出。

(3) 55. 有關地震時的避難措施，下列何者不正確？ ①立即關閉電源 ②遠離窗戶以防玻璃震破受傷 ③叫案主即刻衝出戶外及使用電梯 ④逃生時穿鞋並以物品保護頭部。

解析 地震時立即關閉電源，預防引發火災的可能性。

(4) 56. 以下傷患何者應優先送醫？ ①扭傷 ②脫臼 ③多處骨折 ④開放性腹部傷害 者。

解析 開放性腹部傷害，生命可能快速受到威脅，應優先送醫。

（ 2 ）57. 下列何者不適合當漱口水？ ①茶水 ②菜水 ③無糖檸檬水 ④多貝爾溶液。

解析 漱口水功能在去除口腔異味，菜水無此功能。

（ 1 ）58. 意外災難時，運送中風或體重過重的案主，下列方法何者為宜？ ①毛毯拖拉法 ②抱持法 ③背負法 ④肩負法。

解析 中風或體重過重的案主，採用毛毯包裹拖離災難現場，比其他三項方法較容易。

（ 3 ）59. 面對緊急事故，下列處理何者不適當？ ①態度沉著 ②尋求支援 ③迅速離開現場 ④報告主管。

解析 面對緊急事故宜協助，避免迅速離開現場。

（ 1 ）60. 照顧植物人，下列措施何者不適？ ①不必跟他說話 ②固定時間翻身 ③給予背部按摩 ④給予四肢關節被動運動。

解析 提供身體照顧時，不論案主聽到與否，均宜邊做邊說明。

（ 2 ）61. 王婆婆今早泡腳時不慎燙傷，雙腳出現紅腫、起水泡及強烈疼痛的情形，試問王婆婆燙傷程度為何？ ①第一度燙傷 ②淺第二度燙傷 ③深第二度燙傷 ④第三度燙傷。

解析 燙傷分級的第一度燙傷皮膚發紅，不會起水泡。

（ 4 ）62. 有關灼燙傷的處理，下列何者為不正確？ ①立即沖冷水，水流不宜過強過大，但化學藥物燒傷除外 ②在水中脫衣服以避免對受損皮膚造成二度傷害 ③泡冷水可一直泡至不痛為止 ④眼睛灼傷時，宜使用大量清水由眼睛外角向內角沖洗。

解析 眼睛內角有淚管，眼淚由此流出，沖洗時採由內角往外角較適宜。

（ 4 ）63. (本題刪題) 有關骨折之固定，下列何者為正確？ ①用以固定骨折處之夾板，其長度必須超過骨折近端及遠端的關節 ②夾板與皮膚間應先墊柔軟的護墊 ③使用三角巾固定上肢時，手掌宜高於手肘約 10～15 公分 ④以上皆是。

解析 固定骨折夾板長度宜超過骨折近端及遠端的關節，使受傷部位確實固定。

（ 3 ）64. 有關包紮之注意事項，下列何者為正確？ ①為預防患者受寒，繃帶包紮時應裹住肢體末端 ②繃帶應打結固定於傷口部位內側平滑處 ③包紮時由遠心端往近心端方向包紮 ④對於胸骨骨折患者，應在患者吸氣時以彈性繃帶固定胸部。

解析 包紮時必須露出肢體末端，以利觀察血液循環情形。

（ 3 ）65. 下列何種姿勢適合於能自行呼吸，但無意識且脊椎未受損之昏迷傷患？ ①平躺姿勢 ②半坐臥姿勢 ③復甦姿勢 ④ 頭低腳高姿勢。

解析 採復甦姿勢的功能在維持呼吸道通暢，以利傷患口水順嘴角流出、腹部不壓迫有助自行呼吸。

（ 2 ）66. 執行成人心肺復甦術之胸部按壓，下列敘述為者不正確？ ①次數 100 次 / 分 ②按壓位置於劍突處 ③手勢採雙手互扣 ④按壓深度 4～5 公分。

解析 胸部按壓部位為劍突上兩橫指處。

（ 3 ）67. 成人自救腹戳法其雙手放置的位置為何處？ ①劍突上兩橫指 ②兩乳頭連線終點 ③肚臍與劍突之間 ④乳頭連線下一橫指處。

解析 腹戳法運用腹部內壓力排出哽塞物，所以施力點位置為肚臍與劍突之間。

(2) 68. 下列何者姿勢適用於暈倒、休克患者？ ①平躺、仰臥 ②平躺、腳墊高 ③半坐臥 ④側臥。

解析 暈倒、休克可能是腦缺含氧血，若採半坐臥式，無法改善。

(4) 69. 依傷患救治和送醫優先順序原則，下列何種患者須第一優先，立即送醫處理？ ①藥物中毒 ②開放性或多處骨折 ③已死亡傷患 ④急性心肌梗塞。

解析 急性心肌梗塞屬心血管疾病，會快速危及生命，宜優先送醫處理。

(1) 70. 急救時須最優先處理的狀況爲何？ ①維持呼吸道通暢 ②控制出血 ③固定骨折 ④預防休克。

解析 呼吸道通暢才能吸收足夠維持生存之氧氣，所以須最優先處理。

(3) 71. 下列何者爲進行急救中，最重要原則？ ①立即評估傷患 ②盡速安排傷患送醫 ③確定傷患和施救者處於安全無危險環境 ④將傷患置於正確、適當的姿勢。

解析 在急救流程，最重是先確認傷患和施救者的環境安全。

(2) 72. 有關擔架運送法之敘述，下列敘述何者不正確？ ①適用於虛弱、昏迷患者 ②上下樓時，病人的腳部均在高處 ③ 上坡時頭在前，下坡時腳在前 ④脊椎損傷者宜使用硬板擔架。

解析 脊椎損傷運送過程，隨時要保持脊椎平直，以防再次傷害。

(1) 73. 下列病人運送法，何者不適用於長距離運送者： ①抱持法 ②背負法 ③肩負法 ④以上皆非。

解析 長距離運送時，利用背及肩部承受重量較適宜。

(1) 74. 下列何種病人運送法，適用於緊急運送體重比工作者重、中風臥床且無脊椎受傷之患者？ ①毛毯拖拉法 ②抱持法 ③背負法 ④肩負法。

解析 面對比工作者重的案主，使用毛毯拖拉法較適宜。

(2) 75. 地震時的避難措施，下列敘述何者不正確？ ①立即關閉電源 ②立即衝出戶外 ③以墊子、枕頭或雙手保護頭部 ④ 躲避在樑柱或牆角邊。

解析 地震發生時，立即衝出户外亦可能遭遇意外。

(2) 76. 有關高樓逃生之要訣，下列敘述何者不正確？ ①利用繩索或被單、窗簾連接成滑帶逃生 ②使用繩索逃生時，上半身與腳部保持 L 型，背向牆壁 ③可逃至鄰近屋頂等待救援 ④勿冒險從高樓跳下。

解析 若使用繩索逃生，上半身與腳部保持 L 型，必須面對牆壁以腳部踏蹬方式，逐步踏蹬往下逃生。

(4) 77. 發現火災的立即措施，下列敘述何者不正確？ ①打開呼叫警鈴，叫醒所有的人 ②立即疏散所有的人 ③老弱婦孺需優先疏散 ④運送病人時打開室內的窗。

解析 立即措施，宜疏散所有人員。

(3) 78. 下列何者是爲不正確的火場逃生要訣？ ①低姿勢 ②沿牆壁 ③向上逃 ④勿跳樓。

解析 火勢通常都往上延燒，故應往下逃，除非特別情況，才往上逃。

(4) 79. 對於久病厭世、有自殺意念的案主，其照顧內容下列何者正確？ ①勿讓其獨處 ②經常探視及提供心理支援 ③檢查及移去案主身邊的危險物品 ④以上皆是。

解析 自殺意念之情緒隨時會發生，避免讓案主獨處，儘量有人陪伴。

(1) 80. 意外事件報告單，通常於意外發生的幾個小時內報告？ ①24 小時 ②36 小時 ③48 小時 ④72 小時。

解析 發生意外24小時內要報告。

(4) 81. 下列何者非跌倒的高危險群？ ①高齡者 ②心智障礙 ③中風 ④入住機構時間較長的住民。

解析 高齡者尤其是65歲以上者，中風致肢體障礙與心智障礙者，均爲跌倒之危險群。

(4) 82. 有關預防跌倒之要點，下列何者爲是？ ①叫人鈴放置於病人隨手可得之處 ②調整合宜病床高度 ③盥洗室安置防滑墊 ④以上皆是。

解析 由床上翻身要下床時，腳底無法踏到地面，易發生跌倒，可調整病床高度。

(2) 83. 下列何種繃帶包紮法，其適用於較長或粗細不同的肢體？ ①八字行包紮法 ②螺旋回反包紮法 ③螺旋包紮法 ④環狀包紮法。

解析 螺旋回反包紮法，因回反時有加強固定的功能，可用於粗細不同的肢體。

(1) 84. 有關開放性骨折之緊急處理，下列敘述何者正確？ ①於開放性傷口止血，但不要清洗傷口及塗藥 ②試著將突出骨頭推回復位 ③爲避免再度受傷，維持受傷肢體平放 ④熱敷傷處以減輕疼痛。

解析 避免將突出骨頭復位，以防受傷的組織再次損傷。

(4) 85. 有關脫臼之處理，下列敘述何者不正確？ ①勿試著將脫臼骨頭推回復位 ②抬高脫臼肢體 ③冰敷脫臼處 ④使用三角巾包紮固定時，宜將結帶打結固定在肢體內側。

解析 脫臼時使用冰敷可降低疼痛，使用三角巾時，結帶打結處在肢體內側會影響活動，造成不舒適感。

(1) 86. 下列哪些傷患不適合採口對口人工呼吸法？ ①農藥中毒 ②溺水 ③急性心肌梗塞 ④中風。

解析 農藥中毒者可能口鼻已有損傷，宜先確認傷勢，改用其他方式供給氧氣。

(2) 87. 有關使用止血帶之注意事項，下列敘述何者不正確？ ①勿使用金屬線、繩索作爲止血帶 ②將止血帶放置在傷口 ③每隔15～20分鐘鬆開止血帶15秒 ④止血帶的部位須露出衣外。

解析 使用止血帶的部位須露出衣外，可提醒他人提供適時處理，以防忘記，並造成傷患更大傷害。

(3) 88. 對於呼吸困難的患者，其適合之臥位爲何？ ①平躺、仰臥 ②平躺、腳墊高 ③半坐臥 ④側臥。

解析 平躺、腳墊高，對呼吸困難者，無法改善症狀。

工作項目05：家庭支持

(2) 1. 當服務中遇到困難時，下列何種處理方式最好？ ①自己處理 ②回報機構尋求協助 ③不去理會 ④找親友訴苦。

解析 服務中遇到困難，若找親友訴苦，較無法提供實質幫助。

(4) 2. 當案主提出與服務內容不符之過分要求時，應如何處理？ ①立即要求結案 ②與案主對立、抗爭 ③委曲求全 ④婉轉溝通再通知機構。

解析 可婉轉溝通再通知機構，避免彼此對立、抗爭。

(3) 3. 照顧被照顧者時，因協調溝通不良，最好的處理方法 ①馬上離開不再溝通 ②結案 ③再溝通 ④不理會。

解析 協調溝通不良者，須再溝通，並嘗試使用不同方式、技巧解決。

(1) 4. 有效的溝通技巧不包括 ①不斷的解釋 ②傾聽 ③同理心 ④專注行爲。

解析 傾聽是眞心的聽對方要表達的事。

(2) 5. 與失能長輩溝通時須注意的事項很多，其中不包括 ①彼此語言和文化差異 ②以高亢快速的聲音與長輩交談 ③耐心聽完長輩的敘述 ④請案家從旁協助。

解析 與長輩講話的聲音，宜低宜慢。

(2) 6. 與被照顧者家屬溝通時，下列何種方式錯誤？ ①設身處地感受家屬的照顧壓力 ②積極給予家屬建議並要求家屬依照建議改變 ③擔任被照顧者與家屬間的橋樑 ④眞心關懷。

解析 溝通是找出最適當的方式，而非只希望對方來配合。

(3) 7. 下列哪一項無助於良好的溝通？ ①和案主視線接觸 ②身體前傾表達出關心和注意 ③提高音量大聲講話 ④鼓勵案主多表達感受。

解析 通常溝通時，提高音量及大聲講話，並無助於溝通，可能得到反效果。

(1) 8. 下列敘述何者正確？ ①照顧過程案主容易出現不好的情緒，這是可以被接受與同理的 ②照顧服務員已受過職前訓練，以後從事服務工作可以不需要再進修與準備 ③照顧服務員可以任意和同伴討論案主及其家庭的隱私以便經驗交流 ④每一位中風案主的需求和照顧方式都是一樣的。

解析 案主具個別性，即使病情同樣是中風，但需求仍會有所不同。

(3) 9. 對於表現異常的機構住民，照顧服務員應採取的合宜態度爲 ①指責住民不是，不予理會 ②伺機報復予以刁難 ③ 暫時離開現場，向機構反映 ④若被打則應抵抗反擊。

解析 異常原因查明之前，先暫時離開現場，向機構反映，以尋求協助。

(2) 10. 服務時爲避免性騷擾，照顧服務員應有的態度，下列何者錯誤？ ①轉移案主不合宜的行爲或話題 ②滿足案主需要 ③維持專業上的人際關係 ④請其他專業人員協調。

解析 避免性騷擾宜請其他專業人員協調，以維護適當職場安全與倫理。

(4) 11. 有關服務內容的制定，以下何者正確？ ①係機構規定，不需與被照顧者溝通 ②與付費的家屬溝通即可，不需瞭解被照顧者的看法 ③政府補助的部分一切按規定辦理，不需與被照顧者討論 ④須事先與被照顧者及被照顧者家屬充分溝通和說明，取得共識。

解析 服務內容的制定，必須與被照顧者及被照顧者家屬進行妥善的溝通確認。

(2) 12. 下列有關人際關係的敘述何者不正確？ ①每個人皆需要人際關係 ②親子關係不屬於人際關係的一環 ③美好的人際關係可以創造生命延年益壽 ④人際關係可說是人類生活的主要核心。

解析 只要是人與人之間互動，均爲人際關係，親子關係亦是。

(4) 13. 當案主主訴或表情不舒服時，照顧服務員可以做的是 ①安撫案主睡覺 ②不予理會 ③自行為案主處理 ④協助醫護人員詢問收集症狀的資料並通知家屬。

解析 避免主觀的認為案主睡覺就可改善所有身體不舒服。

(1) 14. 長期照護的目的在於 ①協助案主維持日常生活中所需的功能 ②為了案主的舒適和照顧服務員的效率，凡事都由照顧服務員替案主完成 ③由照顧服務員取代家人的照顧角色 ④建立案主的信任關係，使其完全依賴照顧服務員。

解析 照顧服務員受專業訓練，可適當協助照顧案主，但不能代替家人的照顧角色。

(2) 15. 下列何者並非可能造成老年人心理調適困難的因素？ ①地位、權勢改變趨於弱勢 ②子孫滿堂 ③功能衰退，變孤單 ④面對死亡的來臨。

解析 當人的身體功能愈衰退，生活圈就會愈狹窄，心裡也會覺得孤單。

(2) 16. 長期不活動所造成的現象，不包括哪一項？ ①感覺改變 ②自律神經系統安定 ③情緒障礙 ④肌肉萎縮。

解析 長期不活動所造成的現象，在生理上是肌肉萎縮，在心理上則是情緒障礙。

(1) 17. 下列何者才算身心障礙者保護法所涵蓋之對象？ ①失智症者 ②糖尿病患 ③心臟病患 ④高血壓患者。

解析 失智症者無法自行控制行為，乃身心障礙者保護法照顧之對象。

(4) 18. 常見的有關失智症十大症狀之描述何者為非？ ①近期記憶喪失 ②失去定向感 ③情緒及個性改變 ④肌肉僵直。

解析 失智者其情緒及個性之改變，常見為：對於擅長的事變得沒興趣、愈來愈偷懶。

(3) 19. 如何協助身體功能障礙者增進生活適應？ ①使其完全臥床 ②完全順從案主的意思 ③使用適當的輔具 ④大量給予刺激以利復原。

解析 身體功能障礙時，運用適宜的輔具協助，以達到日常生活所需。

(1) 20. 下列哪一項會妨礙與聽力障礙者之溝通？ ①保持昏暗的光線 ②輪流發言，不要同時說話 ③儘量保持環境的單純 ④儘量在聽障者面前說話。

解析 聽力障礙者，能藉學習讀唇語，可在其面前及光線充足環境下講話。

(4) 21. 下列何者並非智能不足者的溝通特徵？ ①語言理解能力不足 ②有限的口語能力或無口語能力 ③口語清晰度不足 ④溝通內容多為抽象不具體的。

解析 智能不足者之溝通特徵：講話清晰度不足、簡單理解力不足、口語能力不足及無口語能力。

(2) 22. 下列有關脊髓損傷的描述，何者不正確？ ①外傷性傷害或腫瘤皆可能造成 ②容易發生在老年人 ③影響所及包括心跳、血壓、呼吸、排汗、大小便控制及性功能等 ④心理挫折、經濟問題等也跟著浮現。

解析 脊髓損傷可能是疾病或外傷引起，此現象可能發生在各種年齡層。

(4) 23. 照顧者在照顧過程中須承受許多壓力，易罹患下列何種疾病？ ①痛風 ②白內障 ③骨折 ④胃潰瘍。

解析 心理承受壓力，可能引起生理疾病，如常見的壓力性胃潰瘍。

(4) 24. 家庭照顧者採取下列何種紓解壓力的方式不妥當？ ①參加家屬支持團體 ②鍛鍊體力 ③設定合理的照顧目標及自我期待 ④對照顧服務員發洩、出氣。

解析 透過家屬支持團體分享心得、尋求彼此支持，達到紓解壓力之效。

(2) 25. 下列哪一項並非家庭照顧者所承受與照顧壓力有關的壓力來源？ ①照顧知識不足 ②股市漲跌 ③缺少社會支持 ④生活作息受限制。

解析 家庭照顧者須調整生活作息，以配合案主，長久後易造成壓力。

(3) 26. 有關壓力的描述何者不正確？ ①壓力處理得宜，會成爲助力 ②過度的壓力會引起身心的疾病 ③再大的壓力都要自己解決無須求助專業協助 ④同一個人第一次及第二次面對壓力的反應不盡相同。

解析 面對壓力時宜尋求專業協助，以利紓解壓力，避免壓抑造成傷害。

(4) 27. 壓力調適的方法不包括： ①認識問題 ②對自己有信心 ③處理問題的行動意願 ④一昧躲避不去面對。

解析 壓力調適方法是對自己有自信，能面對及處理問題。當壓力超過負荷時，也會尋求適當協助。

(4) 28. 預防厭世案主自殺，以下處置方式何者不合適？ ①注意其行爲是否有異於平常 ②注意其談話內容，是否常提到死 ③移除案主身邊危險物品 ④讓他獨處冷靜，不要吵他。

解析 有厭世傾向的案主不宜獨處，易強化孤單感，宜有人伴隨。

(3) 29. 人臨終前，最後消失的感覺器官是？ ①味覺 ②嗅覺 ③聽覺 ④視覺。

解析 聽覺爲人體最後消失的感覺器官。

(1) 30. 照顧服務員照顧臨終被照顧者時，應如何感受家屬的心理 ①同理心 ②同情心 ③決心 ④否定心。

解析 以同理心感受家屬的心理適時協助。

(1) 31. 下列何者不是安寧照顧的精神？ ①只尊重案主的個人感受，不需顧及家屬 ②強調要活得有尊嚴 ③緩和及支持治療 ④注重全人、全家、全程、全隊四全照顧。

解析 安寧照顧包括案主及家屬的照顧，即所謂四全照顧。

(2) 32. 對於臨終案主的協助方法，何者錯誤？ ①儘可能減輕案主的不適 ②照顧服務員自己對瀕死過程的態度並不重要，不需處理 ③給予案主情緒支持 ④支持臨終案主的家屬。

解析 照顧服務員是重要的成員之一，對於此過程的態度很重要。

(4) 33. 下列何人不是安寧療護主要醫療團隊之成員？ ①醫師 ②神職人員 ③社工師 ④語言治療師。

解析 成員包括有醫師、神職人員、社工師及護理師。

(3) 34. 臨終關懷的目標不包括以下哪一項？ ①讓每個人免於死亡的痛苦 ②讓每個人享有安詳去世的人權 ③讓案主安樂死以得到解脫 ④讓每個人生死無悔。

解析 臨終關懷，乃讓人在臨終時，能安詳的去世、降低痛苦，但並非安樂死。

(1) 35. 安寧療護的四全照顧指的是什麼？ ①全人、全家、全程、全隊 ②全心、全意、全部、全職 ③全人、全家、全心、全意 ④全心、全意、全程、全隊。

解析 四全是全人、全家、全程、全隊，指專業的團隊與整體性照護。

(2) 36. 下列何者並不是癌末臨終者初期心理反應所經過的階段？ ①震驚 ②解脫 ③否認 ④生氣。

解析 初期心理反應，如震驚，怎麼發生此事或否認事實，有時會生氣，懊腦爲何自己會遇到呢？

(1) 37. 下列何者並不是屍體護理的正確做法？ ①身體拉直，取下假牙 ②頭肩部以枕頭墊高，避免血液停留而改變臉部顏色 ③擦拭身體，清潔傷口，減少異味 ④爲預防大小便失禁，使用尿布包好。

解析 擦拭身體清潔，減少異味，有傷口時清潔傷口，使往生者保有尊嚴。

(4) 38. 下列何者不符合『DNR（不予急救）之規定』？①醫師應將治療方針詳盡告知病人，病人意識昏迷時則應告知家屬，以保障其權益 ②應有意願人簽署之意願書 ③未成年人簽署意願書時，應得其法定代理人之同意 ④應由三至四位醫師診斷確爲末期病人。

解析 應由兩位相關專科醫師嚴格診斷爲末期病人。

(3) 39. 當照顧服務員發現案主出現瀕死症狀時，以下何種措施不正確？ ①持續密切觀察其生命徵象 ②通知家屬或機構 ③提醒家人通知殯葬禮儀公司 ④維持案主身體清潔及舒適。

解析 家屬通常就會與殯葬儀社公司聯繫，不需提醒。

(2) 40. 對照顧多年植物人案家，最適當的支援是哪一項？ ①聽家中照顧者的辛苦經 ②提供社會資源諮詢 ③詢問最愛吃什麼 ④請多多加油。

解析 長期的照顧需要多項支援，所以提供社會資源諮商很重要。

(3) 41. 有關醫療照護機構聘用照顧服務員眞正的意義，下列何者不正確？ ①減少家人照顧的壓力 ②減少案主意外事故的發生率 ③取代護理人力 ④案主能得到全責照顧。

解析 照顧服務員主要工作範疇在於日常生活照護，與護理專業不同，不能替代護理人力。

(3) 42. 與案家發生服務項目爭議時，下列行爲何者正確？ A. 指責案主及案家；B. 坦然接受；C. 共同閱讀約定的服務內容；D. 請護理主管代爲解釋 ① AB ② BC ③ CD ④ AD。

解析 當服務項目有爭議時，爲避免爭吵，可與案屬共同閱讀約定的服務內容及請主管代爲解釋。

(4) 43. 對睡不好且夜間常常醒來就上廁所的案主，何者爲適當的照顧？ ①給予安眠藥 ②這是老人的老毛病，不要去理會 ③說明這是新入住的人常有的現象 ④就寢前請上廁所並準備移動式便器在床邊。

解析 爲提供案主有較好的睡眠，可於睡前先引導案主解尿，以降低因夜間上廁所，中斷睡眠後不易入睡之情形。

(2) 44. 與高齡者的溝通，下列何者不適宜？ ①依案主的步調行動 ②案主有錯誤行爲立即指責糾正 ③每一動作每一次指導，強調重點 ④態度誠懇，友善對待案主。

解析 改變高齡者的溝通習慣實屬不容易，但可依案主的步調行動。

(4) 45. 對被告知罹患癌症的案主之照顧措施，哪一項是適當的溝通法？ ①將病名再確認一次 ②一直沈默，等案主開口 ③解釋癌症末期的症狀 ④觸摸案主的手、肩，直到案主情緒穩定。

解析 通常被告知罹患癌症時，案主情緒會不穩定，以陪伴措施降低案主孤獨與無助。

(3) 46. 住在安養院的失智老人抱怨錢不見了，下列何者爲適當的處理？ ①告訴他這裡不會丟錢 ②指責他有病 ③一齊尋找並轉移話題 ④不要理會他。

解析 當失智老人提到遺失錢時，可一齊尋找並轉移話題，避免指責或不理他。

(2) 47. 有關溝通的內容，下列何者不適當？ ①以被照顧者的健康照顧需要爲主 ②一次教導多項的知識 ③重覆敘述重要的訊息 ④不要只說被照顧者失敗的事。

解析 爲了使被照顧者學習有良好效果，避免一次教導多項的知識。

(2) 48. 因照顧案主而有挫折感、憂鬱感，是屬於下列何種負荷？ ①社會羞恥負荷 ②負向情緒負荷 ③病患依賴負荷 ④人際關係負荷。

解析 照顧工作是辛苦的任務，有挫折感、憂心感是負向情緒負荷，可尋求相關支持。

(4) 49. 藉著外出吃美食、逛街或購物來調適工作壓力是一種 ①逃避作用 ②潛抑作用 ③合理化作用 ④清除作用。

解析 面對工作壓力時，若提出離職則爲逃避作用。

(1) 50. 有關在宅瀕死的照顧，下列何者不適宜？ ①聽從案家的意見不再照顧 ②繼續緩解疼痛與不適 ③協助案家接納死亡來臨的事實 ④鼓勵臨終者發表心中的疑慮並協助解決與支持。

解析 當案主在家瀕死之際，依然須提供照顧。

(3) 51. 有關長期照護機構的安全管理，何者爲適切的？ ①案主在機構內發生的意外不必向案家說 ②爲保護案主的秘密，不應向主管報告發生了意外 ③任何意外事故都應依規定報告 ④意外事故的發生一定要懲罰當事者。

解析 發生任何意外應依規定報告，亦須深入了解根本原因並進行改善。

(4) 52. 有關慢性病老人居家照顧的優點，下列何者不正確？ ①留在家裡可享受家庭溫暖 ②被監視的感覺較低 ③可預防與延遲入住機構的時間 ④在成本效益分析上，居家式的照顧較機構式的照顧昂貴。

解析 不僅是慢性病老人，一般人亦須享受家庭的溫暖。

(4) 53. 下列有效的協商功能，何者不正確？ ①尋求雙贏的結果 ②建立信賴、扶持的關係 ③集思廣益，加強參與感 ④以照顧服務員的意見爲主。

解析 有效的協商，是指案主與照顧服務員雙方均感覺滿意。

(2) 54. 對於處於憤怒且可能出現暴力行爲的案主，照顧服務員應採取的合宜態度爲 A. 予以反擊；B. 予以責難；C. 暫時離開情境；D. 尋求協助 ① AB ② CD ③ AC ④ BD。

解析 爲了使雙方傷害降到最低，照顧服務員可採取暫時離開情境及尋求協助。

(4) 55. 照顧服務員至案家服務，一進門即聞到很濃的瓦斯味時，最優先的處理措施是 ①打開電風扇吹散瓦斯味 ②通知瓦斯公司前來處理 ③打開電燈尋找瓦斯漏氣來源 ④打開窗戶讓空氣流通。

解析 發現瓦斯可能有漏氣狀況，須立即打開窗户，讓空氣流通；應避免打開電器用品，以防引發火災。

(3) 56. 照顧案主時，下列措施哪一項不正確？ ①傾聽案主談話 ②注意觀察案主非口語行爲 ③不停的抱怨工作辛苦 ④多瞭解案主的想法和需要。

解析 照顧案主時，爲使工作順利，可多了解案主的想法和需要。

(1) 57. 照顧者常要在各種角色間疲於奔命，是屬於以下哪一類的壓力源？ ①心理情緒方面 ②經濟方面 ③生理方面 ④專業技能方面。

解析 提供案主身體良好的各種照顧技巧，屬於專業技能方面的壓力源。

(4) 58. 當被照顧者的家屬之間出現不同的照顧意見時，照顧服務員應如何處理？ ①主動介入調停 ②提供自己的意見 ③要求被照顧者表達意見 ④請督導員協助處理。

解析 爲了提供被照顧者適合的照顧需要，可請督導員協助處理。

(2) 59. 照顧服務員在案家提供家務處理時，最重要的工作任務爲何？ ①維持客廳清潔 ②維護案主的居家安全 ③浴室無臭味 ④清潔窗戶。

解析 提供家務處理宜達清潔、無異味，更重要是維護案主的居家安全。

(2) 60. 照顧服務員是家庭照顧者的好幫手，可藉由下列何種服務來紓解家庭照顧者之心理壓力？ ①理財服務 ②傾聽、情緒支援 ③環境清潔 ④採購服務。

解析 紓解家庭照顧者的心理壓力，可運用傾聽、情緒支援。

(2) 61. 「喘息服務」主要是維持下列何者身心健康的措施？ ①案主 ②家庭主要照顧者 ③照顧服務員 ④醫護人員。

解析 通過申請「喘息服務」措施，可使家庭主要照顧者獲得休息的時間。

(3) 62. 當家中出現一位慢性病患，其主要照顧者往往也會成爲潛在的案主，須在平時多給予支援，下列哪一項敘述爲錯誤？ ①主要照顧者需要定期休假 ②傾聽主要照顧者的心聲 ③照顧慢性病患不會加重主要照顧者的壓力 ④居家服務可以降低照顧者的壓力。

解析 照顧慢性病患是長久的任務，宜提供主要照顧者定期休假。

(1) 63. 當照顧服務員提供居家服務時，雖然協助的對象是案主，同時對家庭中何人最有紓解壓力的幫助？ ①主要照顧者 ②案媳 ③案女 ④案子。

解析 提供案主居家服務時，對於家庭中的主要照顧者有紓解壓力功能。

(2) 64. 家庭照顧支援體系是屬於案主的何種支援體系？ ①正式照顧支援體系 ②非正式照顧支援體系 ③自然支援體系 ④非自然的支援體系。

解析 案主的家庭照顧屬非正式照顧支援體系。

(4) 65. 一般家庭照顧體系提供案主的服務不包括下列哪一項？ ①情感支援 ②護送和交通接送 ③財務管理 ④醫療服務。

解析 醫療服務須由醫療專業人員提供，並非一般家庭照顧體系。

(　1　) 66. 下列哪一族群屬案主的正式照顧體系？ ①照顧服務員 ②家人 ③親朋 ④鄰居。

解析 非正式照顧體系所指族群為家人、親朋、鄰居。

(　1　) 67. 一般老年人在生活上，誰是最重要的支援者？ ①配偶 ②子媳 ③孫子 ④女兒。

解析 在生活上最重要的支援者，通常指同住在一起的人。

(　2　) 68. 兄弟姊妹最適合提供下列何種類型之支援？ ①醫療支援 ②情緒支援 ③家務支援 ④技術支援。

解析 兄弟姐妹有共同的成長經歷，最適合在情緒上的支援。

(　1　) 69. 臺灣地區老人之支援體系主要來源為何？ ①家庭成員 ②朋友 ③鄰居 ④照顧服務員。

解析 目前臺灣老人大多數有家人同住在一起，家庭成員是主要支援體系。

(　2　) 70. 照顧工作經常會帶給家庭主要照顧者身體、心理、社會外尚有哪一方面的負荷？ ①住宅 ②財務 ③交通 ④飲食。

解析 照顧慢性病疾病患者，醫療費用是一種負擔。

(　1　) 71. 下列哪一項措施是分擔家庭照顧者的勞務？ ①居家服務 ②國民年金 ③老年津貼 ④留職停薪制度。

解析 居家服務是分擔家庭照顧者的勞務工作，可提供家庭主要照顧者休息時間。

(　3　) 72. 照顧是一種「愛的勞務」且全年無休，故照顧服務員必須要有何種觀念照顧工作才能持久？ ①自我學習 ②自我奮鬥 ③自我健康維護 ④自我憐憫。

解析 自我健康維護是照顧服務員須持有的觀念，從事照顧工作才能持久。

(　1　) 73. 當照顧者出現下列何種狀況時，表示需要協助了？ ①失眠 ②經常運動 ③經常與朋友訴苦 ④會參加聚會。

解析 出現失眠現象時，通常是有內在壓力，表示需要協助了。

(　4　) 74. 家庭照顧者被發現脾氣變壞了，正向的改善的方法不包含下列哪一項？ ①找人聊天吃飯 ②外出散步或安排度假 ③參加支援團體 ④一人獨處哭泣。

解析 找人聊天吃飯可轉換情緒，是屬較正向的改善方法。

(　4　) 75. 家庭照顧者要尋求外界資源協助時可以向當地哪個單位尋求協助？ ①戶政事務所 ②內政部警政署 ③警察局 ④長期照顧管理中心。

解析 長期照顧管理中心，可提供家庭照顧者，尋求外界資源協助。

(　2　) 76. 失智症的生活照顧可以向政府哪一個單位尋求協助？ ①勞工局 ②社會局 ③民政局 ④新聞局。

解析 社會局可提供失智症的生活照顧協助支援。

(　1　) 77. 一般人只會關心生病的人，常忽略身旁的照顧者，對於照顧者的協助，下列哪一項比較有效的？ ①長期給予情感、財務及替代支援 ②給予口頭讚許 ③致送禮物 ④因照顧者繁忙故儘可能不去打擾。

解析 對於照顧者的協助，包括生理、心理、社會等多元性協助，所以長期給予情感、財務及替代支援比較有效。

(2) 78. 照顧服務員發現家屬疏忽對案主照顧時應如何處理？ ①非常生氣，不願再去案家服務 ②向督導員報告，請督導員協助處理 ③私下向案親友報告 ④視而不見，只做分內的事。

解析 發現家屬有照顧疏忽時，不可避免視而不見，宜向督導員報告，由督導員協助處理。

(1) 79. 照顧服務員有義務將案主健康及生活狀況主動告知何人？ ①家屬 ②管區警員 ③里長 ④區長。

解析 家屬是案主的重要關係人，對於案主的健康及生活狀況，照服員須要主動告知。

(3) 80. 照顧服務員與案主及案家之間，應立基於哪項基本原則方能合作愉快？ ①互利 ②互動 ③尊重與關懷 ④忍耐與關懷。

解析 照顧服務員與案主及案屬之間應保持良好的互動關係，宜相互尊重與關懷。

(4) 81. 當家屬提出不合理的要求時，下列何者為照顧服務員適當的處理方式？ ①與家屬抗辯 ②與親友訴苦 ③勉強答應 ④委婉拒絕並向督導員說明。

解析 避免與家屬抗辯，適當處理方式是委婉拒絕並向督導員說明。

(3) 82. 與家屬溝通困難時，照顧服務員可採取下列何種方法？ ①保持沉默 ②拒絕服務 ③求助於機構主管 ④逆來順受。

解析 當溝通困難時，避免拒絕服務，而是求助於機構主管，以維護案主權益。

(1) 83. 醫療人員視家庭照顧者為以下何種角色，有利於共同促進案主的照顧品質？ ①既是共同案主，又是共事者 ②只是共同案主 ③只是消費者 ④是專業的共同夥伴。

解析 家庭照顧者與案主通常最親近，避免認為消費者應視為即是共同案主，又是共事者。

(3) 84. 接送家人就醫或代辦事項是屬於以下哪一類的照顧者壓力源？ ①心理情緒方面 ②經濟方面 ③生理方面 ④專業技術方面。

解析 要完成接送家人就醫或代辦事項，須身體行動，屬於生理方面壓力源。

(4) 85. 學習照顧有褥瘡的家人，是哪一類的照顧壓力？ ①心理情緒方面 ②經濟方面 ③生理方面 ④專業技術方面。

解析 褥瘡是身體上的傷口，須學習處理傷口的專業技術。

(4) 86. 原住民族委員會截至107年已認定的族群數為何？ ① 12族 ② 13族 ③ 15族 ④ 16族

解析 指原住民族委員會協助完成，認定的臺灣原住民族群數。

(3) 87. 原住民族長照2.0規畫建構原住民族整合照顧，「以居家服務補部落長照之不足」是屬於何種等級？ ① A級 ② B級 ③ C級 ④ D級。

解析 A級為社區整合型服務中心；B級為複合型日間服務中心。

(4) 88. 長照2.0擴大納入的原住民族服務對象，下列何者為非？ ① 50歲以上失智症患者 ② 55～64歲失能平地原住民 ③ 49歲以下失能身心障礙者 ④ 50歲以上僅IADL失能之衰弱（frailty）老人。

解析 將50歲以上身心障礙者、55歲以上失能山地原住民、65歲以上失能者、無自理能力的獨居者、照顧失能者的家庭照顧者納入服務範圍。

（ 4 ）89. 原住民族對健康與疾病常見的解釋模式，下列何者為非？ ①自然病因論一由一些不潔淨的東西所引起（如女性經血） ②超自然病因論一由神靈或鬼魂所引起 ③吃得下、可以工作就是健康 ④有感染流行感冒時要去聚會所聚會。

解析 有感染流行感冒時宜隔離，避免群聚。

（ 3 ）90. 有關原住民族文化安全的定義，下列何者為非？ ①對於照顧行為是否安全必須由文化內部成員依其文化慣習來決定是否達到療癒的目的 ②打破被照顧者因為政策、經濟級制度上的歧視，所造成的健康不均等問題 ③文化就是表演及演唱而已 ④尊重不同族群文化價值與規範前提下，提供被照顧者有品質的照顧服務。

解析 避免被照顧者因政策、制度的歧視，影響受照照護的權益。

（ 3 ）91. 對待身心障礙朋友的態度，下列何者為正確？ ①憐憫與同情 ②憐憫與施捨 ③關懷與尊重 ④忍讓。

解析 身心障礙者為社會的弱勢族群，宜給予關懷與尊重。

（ 4 ）92. 與腦性麻痺症患者相處時，下列何者為非？ ①要有耐心聽他講完話 ②鼓勵他參與談話表達自己意見 ③關懷與尊重 ④事事幫他完成。

解析 腦性麻痺症患者表達能力受到影響，要有足夠時間及耐心聽他講完話，避免催促。

（ 4 ）93. 與聽障者相處時，下列何者無法達到有效溝通？ ①以筆談或手語或以圖片協助 ②和他面對面，請他看清楚你的唇形與表情 ③說話時，口中不要吃東西或嚼口香糖 ④提高聲調或音量。

解析 聽障者通常聽覺已受損，提高聲調或音量並無法協助溝通。

（ 3 ）94. 有關壓力調適的觀念，下列何者正確？ ①壓力是可以完全消除 ②工作場所的壓力不會影響家庭生活，反之亦然 ③壓力不只是心事，與心理問題與身體狀態皆有關聯 ④壓力的來源是單一的不同壓力各自獨立存在，對個人不會產生交互作用的不良影響。

解析 人的情緒壓力調適，在工作場所與家庭生活是會互相影響的。

（ 4 ）95. 下列哪個選項中的兩個項目皆屬於工作壓力來源？ A. 工作環境太冷太熱；B. 職業角色與職責明確；C. 工作性質佳與工作方法正確；D. 學以致用，能發揮所長；E. 缺乏社會資源；F. 團體凝聚力不夠 ① AB ② BC ③ CD ④ EF。

解析 工作環境太冷太熱為硬體設備，不屬於工作壓力來源。

（ 2 ）96. 下列哪一個項目不是自我檢測工作壓力的來源？ ①覺得自己無法和周遭的人競爭 ②覺得自己稱職，可以處理自己的工作 ③不知道自己眼前有什麼升遷與前進的機會 ④覺得自己的工作負擔太重，以致在上班時間內無法完成。

解析 稱職為職位的稱呼，無法檢測或處理工作壓力的來源。

（ 3 ）97. 有關長期的抒壓養生方式，下列哪一個項目不正確？ ①維他命 B 群的攝取 ②正向思考習慣培養 ③花費大批金錢購物 ④認識真正的自己，檢測工作壓力的來源。

解析 人若要達到抒壓養生，可由生理與心理的需求層面著手，可達到較良好效果。

（ 1 ）98. 有關壓力的觀念，下列哪一個項目是正確的？ ①腹式呼吸及肌肉鬆弛法是簡易抒壓法 ②頭痛、頭暈、失眠乃與壓力無關的身心症狀 ③容易感冒、全身痠痛、肌肉緊蹦乃與壓力無關的身心症狀 ④便秘、胃痛乃與壓力無關的身心症狀。

解析 人對於壓力調適不當時，壓力通常會由身體的症狀呈現，例如頭痛、頭暈、失眠等等。

(4) 99. 有關失智者之心理特徵，下列敘述何者為非？ ①經常處於不安狀態 ②判斷力衰退 ③容易有被害感 ④情緒不常起伏。

解析 失智者的情緒起伏，變化明顯甚至不易控制。

(4)100. 與失智長者溝通時應注意的技巧，下列何者為非？ ①說話時視線交會 ②告訴對方我們的名字 ③說話時速度放慢 ④提供多元選擇。

解析 失智長者溝通主題內容宜簡單，過於多元選擇反而造成其困擾。

(4)101. 有關緊急疏解壓力的方法，下列哪一個項目是不需要開立醫囑，可以立即進行的？ ①服用肌肉鬆弛劑 ②服用抗焦慮劑 ③服用助眠劑 ④鼓勵親人或摯友的關心與支持。

解析 肌肉鬆弛劑、抗焦慮、劑助眠劑，均為處方藥物必須有醫師處方。

(3)102. (本題刪題) 有關長期的紓壓養生方式，下列哪一個項目不正確？ ①維他命 B 群的攝取 ②正向思考習慣培養 ③花費大批金錢購物 ④認識眞正的自己，檢測工作壓力的來源。

工作項目 06：職業倫理

(2) 1. 下列何者不是職業傷害之原因？ ①工作姿勢與方式不正確 ②遵循工作標準做事 ③照明度不足 ④工作量過多。

解析 照顧案主工作姿勢與方式不正確，可能造成身體損傷。

(3) 2. 照顧服務員在從事照顧工作時，不小心致使案主受傷，下列何種做法不恰當？ ①儘速與服務單位聯絡，由服務單位協助處理 ②協助緊急就醫 ③不要讓服務單位知道，私下與案主協議解決 ④通知案主之緊急聯絡人。

解析 不小心使案主受傷、緊急就醫，須報告服務單位，聯絡、協助處理，不可隱瞞或私下解決。

(3) 3. 對扶養義務有數人的老年案主而言，下列何者為第一順位？ ①兄弟姐妹 ②直系血親尊親屬 ③直系血親卑親屬 ④家長。

解析 第一順位為直系血親卑親屬。

(4) 4. 下列何者不是身心障礙者保護法中對於身心障礙者的定義？ ①因生理或心理因素使參與社會及從事生產工作活動功能受到限制 ②經鑑定符合主管機關所訂等級之障礙 ③領有身心障礙手冊 ④經訓練後具有工作能力。

解析 對於經過訓練後具有工作能力者，能自食其力不屬於身心障礙者。

(2) 5. 開始提供服務後，才發現案主有其他需求及問題，照顧服務員應該如何做？ ①幫忙聯絡其他相關機構協助解決 ②回報自己的服務單位，由專業人員協助、轉介 ③找其他照顧服務員商量對策 ④不在原訂的服務範圍，少管閒事。

解析 顧及案主權益，應回報服務單位，由專業人員協助或轉介等，避免私下找其他照顧服務員商量對策。

（ 2 ） 6. 當訪客詢問被照顧者的私人事情時，下列何者錯誤？ ①避免當著被照顧者的面和第三者討論被照顧者的事情 ②因為被照顧者回答很慢，乾脆由照顧服務員代替被照顧者回答問題 ③應以適合被照顧者年齡的態度對待他 ④若被照顧者可以自行回答，應引導被照顧者回答。

解析 照顧服務員應避免因被照顧者回答速度慢，代替被照顧者回答問題，亦不可以與第三者討論被照顧者的事情。

（ 4 ） 7. （本題刪題）當您開始接案，照顧長期臥床案主時，合宜的態度應該是 ①重病、不易照顧者不要接 ②久病不癒者不要接 ③植物人不要接 ④視個人的能力學習接納照顧不同種類的案主。

（ 2 ） 8. 依老人福利法規定，所稱「老人」是指年滿幾歲以上的人？ ① 50 歲 ② 65 歲 ③ 55 歲 ④ 70 歲。

解析 是指年滿 65 歲以上為老人。

（ 2 ） 9. 照顧服務員與案主間連結的法律關係是屬於下列哪一種？ ①買賣關係 ②委任關係 ③租賃關係 ④借貸關係。

解析 屬委任關係，無涉金錢交易，亦非買賣、租賃、借貸之關係。

（ 2 ）10. 下列何者符合身心障礙者保護法之規定？ ①非視覺障礙者而從事按摩業 ②身心障礙者就業薪資應比照一般待遇 ③已建築完成之公共設施毋庸改善無障礙空間設備 ④身心障礙福利機構無庸申請主管機關許可即得自由設立。

解析 依《身心障礙者保護法》第 40 條規定，身心障礙者就業薪資應比照一般待遇。

（ 2 ）11. 當照顧服務員在工作過程中，與案主或案家對服務項目發生爭議時，當下應如何處置？ ①馬上拒絕案主的要求 ②委婉地拒絕案主的要求，並說明服務契約的規定內容 ③答應為案主執行該項服務項目 ④要求案主應多負擔費用。

解析 宜委婉拒絕案主要求，可說明服務契約之內容，不可要求案主多負擔費用。

（ 2 ）12. 服務倫理而言，照顧服務員對於被照顧者的金錢，下列哪一項處理態度為宜？ ①可以先行挪用 ②不可以挪用 ③可以先行商借，事後歸回就好 ④可以竊取。

解析 對於被照顧者的金錢不可以挪用、竊取或先行商借。

（ 1 ）13. 失能老人如有因智力減退而發生不合宜的行為時，照顧服務員應 ①給予更大的包容 ②好好糾正他 ③給予適當的處罰 ④不需理會他，當作沒看見。

解析 案主智力減退時，發生不合宜行為時，宜給予更大的包容，避免處罰。

（ 1 ）14. 照顧服務員幫案主作關節運動，不慎造成案主骨折時，照顧服務員應負何種責任？ ①過失傷害的刑責 ②蓄意傷害的刑責 ③只需負擔醫療費用 ④不需負任何責任。

解析 執行業務時，不慎造成案主受傷，照顧服務員應負「過失傷害的刑責」。

（ 2 ）15. 照顧服務員因臨時身體不舒服，無法前往案家服務案主時，應如何處理？ ①私下委請其他同事代為照顧 ②通知所服務的單位，由該單位派請其他服務員代理 ③不要張揚，不要說 ④向案家請假告知無法去照顧即可。

解析 為顧及案主權益，需通知服務單位，派請其他服務員代理，不可私下委請其他同事。

(2) 16. 照顧失智的案主，因為案主記憶力大幅減退，常忘記日常瑣事，所以照顧服務員合宜的態度為 ①反正也記不得，因此不需要和他多說什麼話 ②隨時都再一次告知或提醒 ③與他約法三章，如果案主忘了就不幫他做 ④提醒案主 3 次，再不記得就處罰他。

解析 發現案主記憶力減退，宜隨時告知或提醒，但避免使用處罰的方式。

(3) 17. 關於被照顧者及其家屬所餽贈的禮物，照顧服務員應如何處理？ ①收下即可 ②買一份等值禮品回贈給被照顧者及其家屬 ③告知被照顧者及其家屬，照顧服務員依工作守則不可收 ④請被照顧者直接送給照顧服務員所屬之服務單位。

解析 當被照顧者家屬或被照顧者餽贈禮物時，適當的處理，是告知依工作守則，不可以收受。

(4) 18. 辦理申請敬老福利生活津貼的單位是哪一單位？ ①勞保局 ②縣市政府社會局 ③內政部 ④戶籍所在地的鄉、鎮、市、區公所。

解析 辦理申請單位，是戶籍所在地的鄉、鎮、市、區公所，並非社會局。

(1) 19. 照顧服務員訓練實施計畫的規定，核心課程的時數為多少小時？ ① 50 小時 ② 40 小時 ③ 30 小時 ④ 55 小時。

解析 核心課程時數為 50 小時。

(3) 20. 照顧服務員訓練實施計畫的規定，臨床實習課程的時數為多少小時？ ① 150 小時 ② 40 小時 ③ 30 小時 ④ 12 小時。

解析 目前依訓練實施計畫的規定以 30 小時為原則。

(3) 21. 老人福利機構設立標準規定，所稱私立小型老人安養、養護機構，是指收容人數未滿多少人？ ① 30 人 ② 45 人 ③ 50 人 ④ 20 人。

解析 小型老人安養、養護機構，指收容未滿 50 人者。

(1) 22. 照顧服務員應具備的條件，何者最不重要？ ①口才 ②愛心與耐心 ③身心健康 ④熱心。

解析 具備熱心、愛心與耐心及身心健康皆重要。

(1) 23. 以下何者不是身心障礙者保護法所認定的身心障礙對象？ ①愛滋病患者 ②視覺、聽覺機能障礙者 ③顏面損傷者 ④慢性精神病患者。

解析 視覺、聽覺機能障礙、顏面損傷及慢性精神病患，均是身心障礙者保護法的對象。

(1) 24. 與被照顧者溝通時，以下何者不適當？ ①在訪客面前討論被照顧者病情 ②利用錄音、照片使反覆視聽 ③一次只給簡單明瞭訊息 ④有足夠時間給被照顧者理解與反應。

解析 為保護被照顧者隱私，不宜在訪客面前討論被照顧者病情。

(2) 25. 溝通的內容哪一項不適當？ ①以案主所關心的事情為主 ②帶有專業術語的衛教知識 ③重覆敘述重要的訊息 ④ 多提案主正面的、成功的事。

解析 對於案主所關心的事，要避免使用專業術語的衛教知識，以免影響學習成效。

(4) 26. 以下何者不是正向調適工作壓力的方式？ ①外出吃美食、逛街或購物 ②找督導討論抒發情緒 ③對不瞭解的部分，進修學習新知 ④向案主或家屬抱怨。

解析 討論抒發情緒，有助於澄清困擾，是正向調適工作壓力的方式，但討論對象不宜找案主或家屬，可與督導討論。

（ 3 ）27. 有關長期照護機構的安全管理，何者爲適切的？ ①案主在機構內發生的意外事件不必告知其家人 ②避免被機構懲罰，案主發生意外事件後，盡量不要讓機構知道 ③任何意外事故都應依規定報告 ④意外事故的發生一定要懲罰當事者。

解析 依安全管理規範，機構中發生任何意外事故，都應依規定報告，並分析原因，以尋找改善，並非只關注懲罰當事者。

（ 4 ）28. 有關疥瘡的敘述，何者是正確？ ①疥瘡不會傳染 ②白天癢得較厲害 ③室內灑殺蟲劑以防傳染 ④是一種傳染性強的皮膚病。

解析 疥瘡是傳染性強的皮膚病，會傳染給他人，室內灑殺蟲劑無法防止傳染。

（ 2 ）29. 長期照護機構門禁安全的目的，何者有誤？ ①爲保護住民的生活安全 ②可以監視每一位住民交友隱私 ③避免失智者走失 ④了解機構出入者。

解析 門禁安全，是以保護住民安全爲優先考量，可避免失智者走失。

（ 1 ）30. 食物中毒的預防原則，何者有誤？ ①生鮮魚貝類買回來不必洗，立即放入冰箱 ②應將生食和熟食的刀具和砧板分用 ③煮熟的食物需及早食用 ④調味料應有清楚的標籤以免誤用。

解析 預防食物中毒，對於生鮮魚貝類，買回家後宜立即清洗、放入冰箱，以保持新鮮度。

（ 1 ）31. 以下何者不是設置「照顧服務員」職類技術士檢定的目的？ ①取代護理人員的工作 ②提升照顧服務員的工作品質 ③提升照顧服務員的社會信譽 ④保障案主的權益。

解析 可以保障案主的權益，提升照顧服務員的工作品質及社會信譽，但不具專業醫護技術，所以不能取代護理人員的工作。

（ 3 ）32. 以下哪一項行爲不代表案主可能有自殺的傾向？ ①案主忽然交待重要物品所在地與處理方式 ②拒絕進食或治療 ③忘記關門窗 ④常自責拖累家人。

解析 當發現案主忽然交代重要物品處理、拒絕進食或治療或常自責時，宜提高警覺，預防案主有自殺的傾向。

（ 3 ）33. 達到良好溝通目的的訊息內容應該要 ①內容不完整 ②重點很多 ③簡單明確 ④說的很快。

解析 訊息不完整、重點太多、說得太快，皆不利於理解，無法有效溝通。

（ 2 ）34. 以下哪一項行爲不是照顧服務員有工作壓力的警訊？ ①注意力不集中、常出錯 ②有耐心聽案主說話 ③愛發脾氣、常焦慮不安 ④無食慾、失眠。

解析 照顧服務員發覺自己有失眠、食慾下降現象，可能是工作壓力的警訊。

（ 2 ）35. 以下哪一項不是照顧服務員在案家處理其家務的目的？ ①維護被照顧者生活品質 ②取代被照顧者自己有能力可以完成的家務工作 ③減輕家屬的照顧負荷 ④維持被照顧者生活的自主與獨立。

解析 處理家務以維護被照顧者生活品質，並非取代被照顧者自己有能力可以完成的家務工作。

（ 3 ）36. 長期照護機構住民的餐具洗淨後，下列何者處理不當？ ①以煮沸或蒸氣消毒 ②曬太陽 ③以抹布將水擦乾 ④自然晾乾。

解析 餐具清洗乾淨後，可消毒、曬乾或自然晾乾，但不宜用抹布擦拭，因抹布容易有細菌孳生。

(4) 37. 當案主與家屬發生爭吵時，照顧服務員應如何處理？ ①介入爭執，扮演仲裁者 ②站在案主這邊，為案主說話 ③ 袖手旁觀 ④抒解雙方情緒，避免衝突惡化，但不介入爭執。

解析 爭吵常留負向情緒，照顧服務員可紓解雙方情緒，以避免衝突惡化，宜不介入爭執。

(1) 38. 當陪同被照顧者就醫延誤到下個被照顧者服務時間的時候，以下處理方式何者為宜？ ①回報機構督導可能誤班的狀況，請示處理方式 ②時間到就離開，請被照顧者自行回家 ③自行與下一個被照顧者協調調班，不必向機構報告 ④打電話請朋友幫忙代班。

解析 發現可能延誤到下個被照顧者，可能誤班的狀況宜回報機構督導，請示處理，避免私自調班或代班。

(2) 39. 照顧服務員將家裡電話留給案主可能的不良影響是什麼？ ①案主會勒索服務員 ②造成案主時常打電話給服務員，影響服務員的家庭生活 ③造成服務員依賴案主 ④造成案主被電話詐騙。

解析 為維護照顧服務員生活品質，避免將自己的私人電話留給案主。

(3) 40. 服務關係結束後，照顧服務員與案主應保持怎樣的關係？ ①仍保持密切聯繫 ②打電話給案主，關切新服務員的服務狀況 ③避免與案主過於密切聯繫，以免案主拿服務員作比較，造成現有服務員的困擾 ④改以志工方式，繼續提供服務。

解析 與案主過於密切聯繫，恐影響新照顧服務員執行任務及影響案主的適應性。

(4) 41. 服務過程中，如果照顧服務員發現案主需求改變，既有的服務契約無法滿足案主需求時，服務員應該如何因應？ ①主動幫案主聯繫相關資源 ②少管閒事，有錢拿就好 ③要案主自行向機構督導反映 ④主動反映給機構督導，請督導重新評估需求與服務計畫。

解析 案主的健康情形改變，可能增、減服務需求，發現該情形時，宜主動反應機構督導，以利重新評估。

(2) 42. 對於案主有性騷擾的行為時，照顧服務員應該以何種態度面對？ ①當面斥責教訓案主，給他難堪 ②立即且堅定地拒絕案主，警告其不可再犯，並告知機構督導 ③忍氣吞聲，避免衝突 ④立即要求機構督導更換個案。

解析 發生性騷擾時，不宜忍氣吞聲，須立即且堅定地拒絕案主，並告知機構督導。

(3) 43. 當案主因財物遺失懷疑照顧服務員偷竊時，服務員應如何處理？ ①大聲駁斥案主，表達抗議 ②在案主面前向天發誓，表示自身清白 ③禮貌但堅定向案主表達清白，並尋找失物可能放置地點 ④立即向機構督導請辭，表達抗議。

解析 案主財務遺失時，宜禮貌並堅定的向案主澄清，切忌大聲駁斥案主。

(4) 44. 案主如有心神喪失或精神耗弱致不能處理自己事務時，以下何者不具向法院聲請宣告禁治產之資格？ ①本人 ② 配偶 ③檢察官 ④鄰居。

解析 民法規定，鄰居不具向法院聲請宣告禁治產之資格。

(4) 45. 叫救護車時，以下哪一項資料不需要提供？ ①呼叫人的姓名 ②事故地點 ③傷者狀況 ④天氣狀況。

解析 須提供呼叫人姓名、事故地點、傷者狀況，以利傷者快速獲得照護。

(4) 46. 照顧服務員在為案主執行任何一項生活照顧工作時，皆須顧及案主的隱私，下列哪項是錯誤的？ ①案主外出時，確定已做好必要的覆蓋 ②做治療時，要關門或拉上圍簾 ③治療或照護時只暴露所需的部位 ④案主已睡著，可與臨床服務員談論彼此案主的事情。

解析 基於職業倫理，不可因案主睡眠中而談論其隱私。

(4) 47. 照顧居家案主時，照顧服務員的工作範圍不包括下列哪一項？ ①案主本人 ②案主所住個人範圍 ③案主的主要照顧者 ④鄰居或親戚。

解析 鄰居或親戚之照顧，不在照顧服務員的工作範圍內。

(4) 48. 遺棄父母之子女，以下的敘述哪一項是錯誤的？ ①應負刑事責任 ②主管機關得對其科處罰鍰 ③主管機關公告其姓名 ④子女堅持不照顧案主，任何人都沒辦法。

解析 子女若堅持不照顧父母，可依據《老人福利法》辦理。

(2) 49. 照顧服務員在服務過程中，對自己應有的認知，下列哪一項是錯誤？ ①認識自己的角色與權限 ②服務年資深，所有事情均可自行做主 ③虛心接受專業人員的督導 ④不斷學習進修，以提供良好的照顧品質。

解析 不可因服務資深、經驗豐富，致所有事情均擅自做主。

(1) 50. 照顧居家被照顧者期間，下列哪一項是正確的？ ①按約定時間到案家服務，不可遲到或早退 ②被照顧者午休可約朋友外出喝咖啡 ③任意請假，事情由其家人處理 ④約朋友到被照顧者家中打牌。

解析 因每個人都有生活規劃，為兼顧彼此權益，須依約定時間抵達，不可遲到或早退。

(1) 51. 就工作倫理觀點，下列哪一項是照顧服務員不正確的做法？ ①為維繫與案主之間的關係，可將個人電話、地址留給案主或案家 ②不可未經案主同意，自行到銀行領錢 ③不可向案主或案家借錢 ④不可將個人的家事帶到案主家中。

解析 為避免案主誤解與維護照顧服務員生活品質，不可將個人電話、地址留給案主或案屬。

(4) 52. 為滿足案主個人基本需要，以下措施哪一項錯誤？ ①維護案主的安全與環境整潔 ②協助案主獲得營養的需求 ③ 協助案主獲得身、心、靈的舒適、隱私及緩解焦慮 ④完全順從案主家人的決定。

解析 照顧服務員參與案主照顧中，家人若提出意見時，可斟酌參考，但並非照辦。

(4) 53. 照顧服務員的主要業務，下列哪一項錯誤？ ①協助維護案主個人衛生 ②協助滿足案主個人的基本需要 ③協助執行專業人員對案主的照護評估與照護計畫 ④執行注射工作。

解析 注射工作並非照顧服務員的業務範疇。

(1) 54. 就工作倫理的觀點，照顧服務員利用與案主的關係，哪一項活動是不合規定的？ ①介紹朋友或自己向案主或家人做直銷或推銷商品 ②不可以接受案主或案家所饋贈的禮金 ③不可以向案主或家人拉保險 ④案主意識不清，但其所有物品絕不可據為己有。

解析 不可藉與案主關係直銷或推銷商品，致造成案主或案屬的困擾。

(2) 55. 有關照顧服務員提供被照顧者良好的服務品質，下列哪一項是正確的？ ①凡要使用的物品都請他買外國貨 ②適合被照顧者個人特性與需求的物品，才請被照顧者家屬購買 ③只要外觀美麗，不需考慮安全性及價錢 ④只要被照顧者喜歡，不用管實用否。

解析 爲提供被照顧者良好服務品質，購物時須符合被照顧者需求，避免只求外觀，爲求實質物品。

(1) 56. 照顧服務員因照顧不當造成案主意外傷害，服務員的處置何者是正確的？ ①密切觀察受傷害者的生命徵象，並報告機構督導事後應仔細檢討，預防再度發生 ②馬上處置妥當，不必報告任何人 ③迅速將現場整理，以免被人發現 ④指責別人害的。

解析 發生意外傷害時，首要重視案主的生命徵象，並報告機構督導，並預防再度發生。

(3) 57. 照顧服務員與案主的溝通中，下列哪一項是正確的？ ①溝通與服務品質沒有關係 ②和案主溝通不良，一定是案主個人問題，與照顧服務員無關 ③溝通不只是靠語言溝通，非語言的溝通有時更有影響 ④案主或家屬有抱怨時，爲息事寧人，不必理會。

解析 非語言溝通，如：舉手投足、眼神表情等。

(3) 58. 照顧服務員的工作會遇到困難、挫折、沮喪是常有的事，下列哪一項的處理不適當？ ①找負責指導的人員或可信任的人討論 ②不斷尋求學習照顧知識與技術 ③對自家人發脾氣，以發洩情緒 ④以各種活動如聽音樂、打球等轉移情緒。

解析 對自家人發脾氣，易產生負向結果，無助於照顧服務工作。

(4) 59. 當案主主訴或表情不舒服時，照顧服務員的首要工作爲何？ ①把案主帶去睡覺 ②不予理會，明天就會好了 ③服務員自行處理 ④先行關懷並收集相關資料。

解析 把案主帶去睡覺或服務員自行處理，可能延誤處理時效，致情況惡化。

(4) 60. 照顧服務員對選擇服務對象，最合宜的態度爲何？ ①拒絕不易照顧者 ②避免照顧久病不癒者 ③不接耗費照顧體力的植物人 ④視個人能力，以接納和學習的態度，照顧不同身體狀況之案主。

解析 照顧服務員宜多充實照護經驗，避免任意選擇案主。

(1) 61. 爲了讓案主賞心悅目，照顧服務員穿著何者是不適當的？ ①配戴鑽戒及項鍊、飾物 ②衣著樸素、整潔，不過度暴露 ③頭髮梳理整齊，不披頭散髮 ④宜穿軟底鞋，不穿高跟鞋。

解析 照護員工作時，宜穿著樸實、整潔、不過度暴露、不穿戴飾物、頭髮整齊，方便執行工作。

(4) 62. 爲案主調配膳食時，應遵守的法則，下列哪一項是錯誤的？ ①手指、皮膚有傷口、膿瘡者需戴手套 ②調配膳食前後均應確實洗手 ③配膳前應將飾物、戒指、手錶等脫除 ④好不容易才留長的指甲，剪掉可惜，不必修剪。

解析 留長指甲易藏汙納垢，汙染食物，或劃傷案主增加工作上之危險與不方便。

(1) 63. 照顧服務員挪用案主之金錢，可能涉嫌觸犯哪一項罪名？ ①業務侵佔罪 ②竊盜罪 ③詐欺罪 ④贓物罪。

解析 挪用案主金錢，可能涉嫌觸犯業務侵占罪。

（4）64. 照顧老弱是何人的責任？ ①家人的責任 ②國家應負完全的責任 ③慈善機構的責任 ④國家、社會、家庭共同要負擔的責任。

解析 照顧老弱家人是國家、社會及家庭要共同負擔的責任，並非單獨之責任。

（1）65. 照顧服務員協助單身案主申請身心障礙手冊，應向哪一個單位提出？ ①戶籍所在地之鄉、鎮、市、區公所 ②內政部 ③縣市政府社會局 ④地區以上之醫院。

解析 應向户籍所在地的鄉、鎮、市、區公所辦理申請，非社會局。

（1）66. 長期照護機構內的牆壁或地面，需有何設施，以方便身障者行動？ ①簡明和標準的標示或符號 ②美麗的垂飾 ③名畫、花地磚 ④一般的鏡子。

解析 以簡單易懂和標準的標示或符號，以方便身障者的行動。

（2）67. 對於長照服務機構下列哪一項敘述是合宜的？ ①安養機構可以收容重症或植物人 ②夜間應裝置夜燈及緊急照明設備 ③不必有逃生設備，但需有足夠的人力將住民移到安全地方 ④建築物整年都用中央空調，無通風不良之虞。

解析 裝置夜燈及緊急照明設備，以防住民跌倒。

（4）68. 記錄是醫護專業人員重要工作之一，而照顧服務員留存記錄，下列哪一項是不正確的？ ①提供醫生、護理人員及其他醫療團隊的人員處置時參考的訊息 ②提供給被照顧者、家人參考 ③若發生醫療糾紛、保險理賠、犯罪嫌疑、甚或遺囑查證，記錄也是一種法律上的證明文件 ④毫無意義或用途。

解析 照顧服務員須實際記錄案主情形，是作爲醫療人員專業處置的依據。

90006—職業安全衛生共同科目

(2) 1. 對於核計勞工所得有無低於基本工資，下列敘述何者有誤？ ①僅計入在正常工時內之報酬 ②應計入加班費 ③不計入休假日出勤加給之工資 ④不計入競賽獎金。

解析 勞基法施行細則第11條規定：本法第21條所稱基本工資係指勞工在正常工作時間內所得之報酬。但延長工作時間之工資及休假日、例假日工作加給之工資均不計入。

(3) 2. 下列何者之工資日數得列入計算平均工資？ ①請事假期間 ②職災醫療期間 ③發生計算事由之前6個月 ④放無薪假期間。

解析 平均工資：謂計算事由發生之當日前6個月內所得工資總額除以該期間之總日數所得之金額。

(1) 3. 下列何者，非屬法定之勞工？ ①委任之經理人 ②被派遣之工作者 ③部分工時之工作者 ④受薪之工讀生。

解析 公司法第29條規定公司得依章程規定設置經理人，其委任、解任及報酬依下列規定：無限公司、兩合公司須有全體無限責任股東過半數同意；有限公司須有全體股東過半數同意；股份有限公司應由董事會過半數董事出席、並經過半數出席董事同意。委任經理人的身分得從上述法定程序確認，一經確認為委任經理人，就不適用勞退金條例的勞退新制。

(4) 4. 以下對於「例假」之敘述，何者有誤？ ①每7日應休息1日 ②工資照給 ③出勤時，工資加倍及補休 ④須給假，不必給工資。

解析「例假」屬強制性規定，俾以適當地中斷勞工連續多日之工作，保護其身心健康，雇主不得任意剝奪勞工此項基本權益。例假之合法出勤要件，僅限於勞動基準法第40條所列「天災、事變或突發事件」之極特殊狀況，若無該等法定原因，縱然勞工同意，亦不得使勞工於例假日工作。

(4) 5. 勞動基準法第84條之1規定之工作者，因工作性質特殊，就其工作時間，下列何者正確？ ①完全不受限制 ②無例假與休假 ③不另給予延時工資 ④勞雇間應有合理協商彈性。

(3) 6. 依勞動基準法規定，雇主應置備勞工工資清冊並應保存幾年？ ①1年 ②2年 ③5年 ④10年。

解析 勞動基準法第23條第二項工資清冊應保存五年。

(4) 7. 事業單位僱用勞工多少人以上者，應依勞動基準法規定訂立工作規則？ ①200人 ②100人 ③50人 ④30人。

解析 勞動基準法第70條雇主僱用勞工人數在30人以上者，應依其事業性質，就左列事項訂立工作規則，報請主管機關核備後並公開揭示之。

(3) 8. 依勞動基準法規定，雇主延長勞工之工作時間連同正常工作時間，每日不得超過多少小時？ ①10 ②11 ③12 ④15。

解析 第32條第二項：前項雇主延長勞工之工作時間連同正常工作時間，一日不得超過12小時。延長之工作時間，1個月不得超過46小時。

(4) 9. 依勞動基準法規定，下列何者屬不定期契約？ ①臨時性或短期性的工作 ②季節性的工作 ③特定性的工作 ④有繼續性的工作。

解析 第9條勞動契約，分爲定期契約及不定期契約。臨時性、短期性、季節性及特定性工作得爲定期契約；有繼續性工作應爲不定期契約。

(1) 10. 事業單位勞動場所發生死亡職業災害時，雇主應於多少小時內通報勞動檢查機構？ ①8 ②12 ③24 ④48。

(1) 11. 事業單位之勞工代表如何產生？ ①由企業工會推派之 ②由產業工會推派之 ③由勞資雙方協議推派之 ④由勞工輪流擔任之。

(4) 12. 職業安全衛生法所稱有母性健康危害之虞之工作，不包括下列何種工作型態？ ①長時間站立姿勢作業 ②人力提舉、搬運及推拉重物 ③輪班及夜間工作 ④駕駛運輸車輛。

(1) 13. 職業安全衛生法之立法意旨爲保障工作者安全與健康，防止下列何種災害？ ①職業災害 ②交通災害 ③公共災害 ④天然災害。

解析 第1條（立法目的）爲防止職業災害，保障工作者安全及健康，特制定本法；其他法律有特別規定者，從其規定。

(3) 14. 依職業安全衛生法施行細則規定，下列何者非屬特別危害健康之作業？ ①噪音作業 ②游離輻射作業 ③會計作業 ④粉塵作業。

(3) 15. 從事屋頂修繕作業時，應有何種作業主管在場執行主管業務？ ①施工架組配 ②擋土支撐組配 ③屋頂 ④模板支撐。

(1) 16. 對於職業災害之受領補償規定，下列敘述何者正確？ ①受領補償權，自得受領之日起，因2年間不行使而消滅 ②勞工若離職將喪失受領補償 ③勞工得將受領補償權讓與、抵銷、扣押或擔保 ④須視雇主確有過失責任，勞工方具有受領補償權。

(4) 17. 以下對於「工讀生」之敘述，何者正確？ ①工資不得低於基本工資之80% ②屬短期工作者，加班只能補休 ③每日正常工作時間不得少於8小時 ④國定假日出勤，工資加倍發給。

(3) 18. 經勞動部核定公告爲勞動基準法第84條之1規定之工作者，得由勞雇雙方另行約定之勞動條件，事業單位仍應報請下列哪個機關核備？ ①勞動檢查機構 ②勞動部 ③當地主管機關 ④法院公證處。

(3) 19. 勞工工作時右手嚴重受傷，住院醫療期間公司應按下列何者給予職業災害補償？ ①前6個月平均工資 ②前1年平均工資 ③原領工資 ④基本工資。

(2) 20. 勞工在何種情況下，雇主得不經預告終止勞動契約？ ①確定被法院判刑6個月以內並諭知緩刑超過1年以上者 ②不服指揮對雇主暴力相向者 ③經常遲到早退者 ④非連續曠工但1個月內累計達3日以上者。

(3) 21. 對於吹哨者保護規定，下列敘述何者有誤？ ①事業單位不得對勞工申訴人終止勞動契約 ②勞動檢查機構受理勞工申訴必須保密 ③爲實施勞動檢查，必要時得告知事業單位有關勞工申訴人身分 ④任何情況下，事業單位都不得有不利勞工申訴人之行爲。

(4) 22. 勞工發生死亡職業災害時，雇主應經以下何單位之許可，方得移動或破壞現場？
①保險公司　②調解委員會　③法律輔助機構　④勞動檢查機構。

(4) 23. 職業安全衛生法所稱有母性健康危害之虞之工作，係指對於具生育能力之女性勞工從事工作，可能會導致的一些影響。下列何者除外？ ①胚胎發育　②妊娠期間之母體健康　③哺乳期間之幼兒健康　④經期紊亂。

(3) 24. 下列何者非屬職業安全衛生法規定之勞工法定義務？ ①定期接受健康檢查　②參加安全衛生教育訓練　③實施自動檢查　④遵守工作守則。

(2) 25. 下列何者非屬應對在職勞工施行之健康檢查？ ①一般健康檢查　②體格檢查　③特殊健康檢查　④特定對象及特定項目之檢查。

(4) 26. 下列何者非爲防範有害物食入之方法？ ①有害物與食物隔離　②不在工作場所進食或飲水　③常洗手、嗽口　④穿工作服。

(1) 27. 有關承攬管理責任，下列敘述何者正確？ ①原事業單位交付廠商承攬，如不幸發生承攬廠商所僱勞工墜落致死職業災害，原事業單位應與承攬廠商負連帶補償責任　②原事業單位交付承攬，不需負連帶補償責任　③承攬廠商應自負職業災害之賠償責任　④勞工投保單位即爲職業災害之賠償單位。

(1) 28. 依勞動檢查法規定，勞動檢查機構於受理勞工申訴後，應儘速就其申訴內容派勞動檢查員實施檢查，並應於幾日內將檢查結果通知申訴人？ ① 14　② 20　③ 30　④ 60。

(4) 29. 依職業安全衛生教育訓練規則規定，新僱勞工所接受之一般安全衛生教育訓練，不得少於幾小時？　① 0.5　② 1　③ 2　④ 3。

(3) 30. 我國中央勞工行政主管機關爲下列何者？ ①內政部　②勞工保險局　③勞動部　④經濟部。

(4) 31. 對於勞動部公告列入應實施型式驗證之機械、設備或器具，下列何種情形不得免驗證？ ①依其他法律規定實施驗證者　②供國防軍事用途使用者　③輸入僅供科技研發之專用機　④輸入僅供收藏使用之限量品。

(4) 32. 對於墜落危險之預防措施，下列敘述何者正確？ ①在外牆施工架等高處作業應盡量使用繫腰式安全帶　②安全帶應確實配掛在低於足下之堅固點　③高度 2m 以上之邊緣開口緣應圍起警示帶　④高度 2m 以上之開口處應設護欄或安全網。

(3) 33. 下列對於感電電流流過人體的現象之敘述何者有誤？ ①痛覺　②強烈痙攣　③血壓降低、呼吸急促、精神亢奮　④顏面、手腳燒傷。

(2) 34. 下列何者非屬於容易發生墜落災害的作業場所？ ①施工架　②廚房　③屋頂　④梯子、合梯。

(1) 35. 下列何者非屬危險物儲存場所應採取之火災爆炸預防措施？ ①使用工業用電風扇　②裝設可燃性氣體偵測裝置　③使用防爆電氣設備　④標示「嚴禁煙火」。

(3) 36. 雇主於臨時用電設備加裝漏電斷路器，可減少下列何種災害發生？ ①墜落　②物體倒塌；崩塌　③感電　④被撞。

(3) 37. 雇主要求確實管制人員不得進入吊舉物下方，可避免下列何種災害發生？
①感電　②墜落　③物體飛落　④被撞。

(1) 38. 職業上危害因子所引起的勞工疾病，稱為何種疾病？ ①職業疾病 ②法定傳染病 ③流行性疾病 ④遺傳性疾病。

(4) 39. 事業招人承攬時，其承攬人就承攬部分負雇主之責任，原事業單位就職業災害補償部分之責任為何？ ①視職業災害原因判定是否補償 ②依工程性質決定責任 ③依承攬契約決定責任 ④仍應與承攬人負連帶責任。

(2) 40. 預防職業病最根本的措施為何？ ①實施特殊健康檢查 ②實施作業環境改善 ③實施定期健康檢查 ④實施僱用前體格檢查。

解析 通常要擔任照顧服務員，報到之前必須完成僱用前的體格檢查手續。

(1) 41. 以下為假設性情境：「在地下室作業，當通風換氣充分時，則不易發生一氧化碳中毒或缺氧危害」，請問「通風換氣充分」係此「一氧化碳中毒或缺氧危害」之何種描述？ ①風險控制方法 ②發生機率 ③危害源 ④風險。

(1) 42. 勞工為節省時間，在未斷電情況下清理機臺，易發生哪些危害？ ①捲夾感電 ②缺氧 ③墜落 ④崩塌。

(2) 43. 工作場所化學性有害物進入人體最常見路徑為下列何者？ ①口腔 ②呼吸道 ③皮膚 ④眼睛。

(3) 44. 於營造工地潮濕場所中使用電動機具，為防止感電危害，應於該電路設置何種安全裝置？ ①閉關箱 ②自動電擊防止裝置 ③高感度高速型漏電斷路器 ④高容量保險絲。

(3) 45. 活線作業勞工應佩戴何種防護手套？ ①棉紗手套 ②耐熱手套 ③絕緣手套 ④防振手套。

(4) 46. 下列何者非屬電氣災害類型？ ①電弧灼傷 ②電氣火災 ③靜電危害 ④雷電閃爍。

(3) 47. 下列何者非屬電氣之絕緣材料？ ①空氣 ②氟氯烷 ③漂白水 ④絕緣油。

(3) 48. 下列何者非屬於工作場所作業會發生墜落災害的潛在危害因子？ ①開口未設置護欄 ②未設置安全之上下設備 ③未確實戴安全帽 ④屋頂開口下方未張掛安全網。

(2) 49. 在噪音防治之對策中，從下列哪一方面著手最為有效？ ①偵測儀器 ②噪音源 ③傳播途徑 ④個人防護具。

(4) 50. 勞工於室外高氣溫作業環境工作，可能對身體產生熱危害，以下何者為非？ ①熱衰竭 ②中暑 ③熱痙攣 ④痛風。

解析 痛風是嘌呤代謝不良，使尿酸鹽結晶沈積在關節腔而造成關節發炎。

(2) 51. 勞動場所發生職業災害，災害搶救中第一要務為何？ ①搶救材料減少損失 ②搶救罹災勞工迅速送醫 ③災害場所持續工作減少損失 ④ 24 小時內通報勞動檢查機構。

(3) 52. 以下何者是消除職業病發生率之源頭管理對策？ ①使用個人防護具 ②健康檢查 ③改善作業環境 ④多運動。

(1) 53. 下列何者非為職業病預防之危害因子？ ①遺傳性疾病 ②物理性危害 ③人因工程危害 ④化學性危害。

解析 遺傳性疾病是人體的基因所致產生，與職業病預防並無直接關係。

(3) 54 對於染有油汙之破布、紙屑等應如何處置？ ①與一般廢棄物一起處置 ②應分類置於回收桶內 ③應蓋藏於不燃性之容器內 ④無特別規定，以方便丟棄即可。

(3) 55. 下列何者非屬使用合梯，應符合之規定？ ①合梯應具有堅固之構造 ②合梯材質不得有顯著之損傷、腐蝕等 ③梯腳與地面之角度應在 80 度以上 ④有安全之防滑梯面。

(4) 56. 下列何者非屬勞工從事電氣工作，應符合之規定？ ①使其使用電工安全帽 ②穿戴絕緣防護具 ③停電作業應檢電掛接地 ④穿戴棉質手套絕緣。

(3) 57. 為防止勞工感電，下列何者為非？ ①使用防水插頭 ②避免不當延長接線 ③設備有接地即可免裝漏電斷路器 ④電線架高或加以防護。

(3) 58. 電氣設備接地之目的為何？ ①防止電弧產生 ②防止短路發生 ③防止人員感電 ④防止電阻增加。

(2) 59. 不當抬舉導致肌肉骨骼傷害，或工作臺 / 椅高度不適導致肌肉疲勞之現象，可稱之為下列何者？ ①感電事件 ②不當動作 ③不安全環境 ④被撞事件。

(3) 60. 使用鑽孔機時，不應使用下列何護具？ ①耳塞 ②防塵口罩 ③棉紗手套 ④護目鏡。

(1) 61. 腕道症候群常發生於下列何作業？ ①電腦鍵盤作業 ②潛水作業 ③堆高機作業 ④第一種壓力容器作業。

解析 工作常需使用電腦鍵盤時，過度使用手指與手腕部位，壓迫手腕處正中神經可能發生腕道症候群。

(3) 62. 若廢機油引起火災，最不應以下列何者滅火？ ①厚棉被 ②砂土 ③水 ④乾粉滅火器。

(1) 63. 對於化學燒傷傷患的一般處理原則，下列何者正確？ ①立即用大量清水沖洗 ②傷患必須臥下，而且頭、胸部須高於身體其他部位 ③於燒傷處塗抹油膏、油脂或發酵粉 ④使用酸鹼中和。

(2) 64. 下列何者屬安全的行為？ ①不適當之支撐或防護 ②使用防護具 ③不適當之警告裝置 ④有缺陷的設備。

(4) 65. 下列何者非屬防止搬運事故之一般原則？ ①以機械代替人力 ②以機動車輛搬運 ③採取適當之搬運方法 ④儘量增加搬運距離。

(3) 66. 對於脊柱或頸部受傷患者，下列何者不是適當的處理原則？ ①不輕易移動傷患 ②速請醫師 ③如無合用的器材，需 2 人作徒手搬運 ④向急救中心聯絡。

解析 脊柱或頸部受傷患者，移動時應先固定頸部，且用硬板運送，或採三人徒手運送法仍要維持固定頸部。

(3) 67. 防止噪音危害之治本對策為何？ ①使用耳塞、耳罩 ②實施職業安全衛生教育訓練 ③消除發生源 ④實施特殊健康檢查。

解析 在職場的工作人員，相互間的談話聲音或機器的聲音等等，都可能是噪音的來源。

(1) 68. 進出電梯時應以下列何者為宜？ ①裡面的人先出，外面的人再進入 ②外面的人先進去，裡面的人才出來 ③可同時進出 ④爭先恐後無妨。

(1) 69. 安全帽承受巨大外力衝擊後，雖外觀良好，應採下列何種處理方式？ ①廢棄 ②繼續使用 ③送修 ④油漆保護。

(4) 70. 下列何者可做為電器線路過電流保護之用？ ①變壓器 ②電阻器 ③避雷器 ④熔絲斷路器。

(2) 71. 因舉重而扭腰係由於身體動作不自然姿勢，動作之反彈，引起扭筋、扭腰及形成類似狀態造成職業災害，其災害類型為下列何者？ ①不當狀態 ②不當動作 ③不當方針 ④不當設備。

(3) 72. 下列有關工作場所安全衛生之敘述何者有誤？ ①對於勞工從事其身體或衣著有被汙染之虞之特殊作業時，應備置該勞工洗眼、洗澡、漱口、更衣、洗濯等設備 ②事業單位應備置足夠急救藥品及器材 ③事業單位應備置足夠的零食自動販賣機 ④勞工應定期接受健康檢查。

(2) 73. 毒性物質進入人體的途徑，經由哪個途徑影響人體健康最快且中毒效應最高？ ①吸入 ②食入 ③皮膚接觸 ④手指觸摸。

(3) 74. 安全門或緊急出口平時應維持何狀態？ ①門可上鎖但不可封死 ②保持開門狀態以保持逃生路徑暢通 ③門應關上但不可上鎖 ④與一般進出門相同，視各樓層規定可開可關。

(3) 75. 下列哪種防護具較能消減噪音對聽力的危害？ ①棉花球 ②耳塞 ③耳罩 ④碎布球。

(3) 76. 流行病學實證研究顯示，輪班、夜間及長時間工作與心肌梗塞、高血壓、睡眠障礙、憂鬱等的罹病風險之相關性一般為何？ ①無 ②負 ③正 ④可正可負。

(2) 77. 勞工若面臨長期工作負荷壓力及工作疲勞累積，沒有獲得適當休息及充足睡眠，便可能影響體能及精神狀態，甚而較易促發下列何種疾病？ ①皮膚癌 ②腦心血管疾病 ③多發性神經病變 ④肺水腫。

(2) 78. 「勞工腦心血管疾病發病的風險與年齡、抽菸、總膽固醇數值、家族病史、生活型態、心臟方面疾病」之相關性為何？ ①無 ②正 ③負 ④可正可負。

(2) 79. 勞工常處於高溫及低溫間交替暴露的情況、或常在有明顯溫差之場所間出入，對勞工的生（心）理工作負荷之影響一般為何？ ①無 ②增加 ③減少 ④不一定。

(3) 80. 「感覺心力交瘁，感覺挫折，而且上班時都很難熬」此現象與下列何者較不相關？ ①可能已經快被工作累垮了 ②工作相關過勞程度可能嚴重 ③工作相關過勞程度輕微 ④可能需要尋找專業人員諮詢。

(3) 81. 下列何者不屬於職場暴力？ ①肢體暴力 ②語言暴力 ③家庭暴力 ④性騷擾。

(4) 82. 職場內部常見之身體或精神不法侵害不包含下列何者？ ①脅迫、名譽損毀、侮辱、嚴重辱罵勞工 ②強求勞工執行業務上明顯不必要或不可能之工作 ③過度介入勞工私人事宜 ④使勞工執行與能力、經驗相符的工作。

(1) 83. 勞工服務對象若屬特殊高風險族群，如酗酒、藥癮、心理疾患或家暴者，則此勞工較易遭受下列何種危害？ ①身體或心理不法侵害 ②中樞神經系統退化 ③聽力損失 ④白指症。

(3) 84. 下列何措施較可避免工作單調重複或負荷過重？ ①連續夜班 ②工時過長 ③排班保有規律性 ④經常性加班。

(3) 85. 一般而言下列何者不屬對孕婦有危害之作業或場所？ ①經常搬抬物件上下階梯或梯架 ②暴露游離輻射 ③工作區域地面平坦、未濕滑且無未固定之線路 ④經常變換高低位之工作姿勢。

(3) 86. 長時間電腦終端機作業較不易產生下列何狀況？ ①眼睛乾澀 ②頸肩部僵硬不適 ③體溫、心跳和血壓之變化幅度比較大 ④腕道症候群。

(1) 87. 減輕皮膚燒傷程度之最重要步驟爲何？ ①儘速用清水沖洗 ②立即刺破水泡 ③立即在燒傷處塗抹油脂 ④在燒傷處塗抹麵粉。

(3) 88. 眼內噴入化學物或其他異物，應立即使用下列何者沖洗眼睛？ ①牛奶 ②蘇打水 ③清水 ④稀釋的醋。

(3) 89. 石綿最可能引起下列何種疾病？ ①白指症 ②心臟病 ③間皮細胞瘤 ④巴金森氏症。

(2) 90. 作業場所高頻率噪音較易導致下列何種症狀？ ①失眠 ②聽力損失 ③肺部疾病 ④腕道症候群。

解析 腕道症候群通常是在日常生活中，過度使用手腕部位，而壓迫到手腕處的正中神經所導致。

(2) 91. 下列何種患者不宜從事高溫作業？ ①近視 ②心臟病 ③遠視 ④重聽。

(2) 92. 廚房設置之排油煙機爲下列何者？ ①整體換氣裝置 ②局部排氣裝置 ③吹吸型換氣裝置 ④排氣煙函。

(3) 93. 消除靜電的有效方法爲下列何者？ ①隔離 ②摩擦 ③接地 ④絕緣。

(4) 94. 防塵口罩選用原則，下列敘述何者錯誤？ ①捕集效率愈高愈好 ②吸氣阻抗愈低愈好 ③重量愈輕愈好 ④視野愈小愈好。

(3) 95. 「勞工於職場上遭受主管或同事利用職務或地位上的優勢予以不當之對待，及遭受顧客、服務對象或其他相關人士之肢體攻擊、言語侮辱、恐嚇、威脅等霸凌或暴力事件，致發生精神或身體上的傷害」此等危害可歸類於下列何種職業危害？ ①物理性 ②化學性 ③社會心理性 ④生物性。

(1) 96. 有關高風險或高負荷、夜間工作之安排或防護措施，下列何者不恰當？ ①若受威脅或加害時，在加害人離開前觸動警報系統，激怒加害人，使對方抓狂 ②參照醫師之適性配工建議 ③考量人力或性別之適任性 ④獨自作業，宜考量潛在危害，如性暴力。

(2) 97. 若勞工工作性質需與陌生人接觸、工作中需處理不可預期的突發事件或工作場所治安狀況較差，較容易遭遇下列何種危害？ ①組織內部不法侵害 ②組織外部不法侵害 ③多發性神經病變 ④潛涵症。

(3) 98. 以下何者不是發生電氣火災的主要原因？ ①電器接點短路 ②電氣火花電弧 ③電纜線置於地上 ④漏電。

(2) 99. 依勞工職業災害保險及保護法規定，職業災害保險之保險效力，自何時開始起算，至離職當日停止？ ①通知當日 ②到職當日 ③雇主訂定當日 ④勞雇雙方合意之日。

(4)100. 依勞工職業災害保險及保護法規定，勞工職業災害保險以下列何者爲保險人，辦理保險業務？ ①財團法人職業災害預防及重建中心 ②勞動部職業安全衛生署 ③勞動部勞動基金運用局 ④勞動部勞工保險局。

90007－工作倫理與職業道德共同科目

（ 3 ） 1. 請問下列何者「不是」個人資料保護法所定義的個人資料？ ①身分證號碼 ②最高學歷 ③綽號 ④護照號碼。

解析 根據「個人資料保護法（104 年 12 月 30 日）」第 2 條第 1 款，個人資料：指自然人之姓名、出生年月日、國民身分證統一編號、護照號碼、特徵、指紋、婚姻、家庭、教育、職業、病歷、醫療、基因、性生活、健康檢查、犯罪前科、聯絡方式、財務情況、社會活動及其他得以直接或間接方式識別該個人之資料。

（ 4 ） 2. 下列何者「違反」個人資料保護法？ ①公司基於人事管理之特定目的，張貼榮譽榜揭示績優員工姓名 ②縣市政府提供村里長轄區內符合資格之老人名冊供發放敬老金 ③網路購物公司為辦理退貨，將客戶之住家地址提供予宅配公司 ④學校將應屆畢業生之住家地址提供補習班招生使用。

解析 選項 4 學校不得將應屆畢業生之個人資料提供給補習班。

（ 1 ） 3. 非公務機關利用個人資料進行行銷時，下列敘述何者「錯誤」？ ①若已取得當事人書面同意，當事人即不得拒絕利用其個人資料行銷 ②於首次行銷時，應提供當事人表示拒絕行銷之方式 ③當事人表示拒絕接受行銷時，應停止利用其個人資料 ④倘非公務機關違反「應即停止利用其個人資料行銷」之義務，未於限期內改正者，按次處新臺幣 2 萬元以上 20 萬元以下罰鍰。

（ 4 ） 4. 個人資料保護法規定為保護當事人權益，多少位以上的當事人提出告訴，就可以進行團體訴訟： ① 5 人 ② 10 人 ③ 15 人 ④ 20 人。

解析 根據「個人資料保護法（104 年 12 月 30 日）」第四章第 34 條，對於同一原因事實造成多數當事人權利受侵害之事件，財團法人或公益社團法人經受有損害之當事人 20 人以上以書面授與訴訟實施權者，得以自己之名義，提起損害賠償訴訟。

（ 2 ） 5. 關於個人資料保護法規之敘述，下列何者「錯誤」？ ①公務機關執行法定職務必要範圍內，可以蒐集、處理或利用一般性個人資料 ②間接蒐集之個人資料，於處理或利用前，不必告知當事人個人資料來源 ③非公務機關亦應維護個人資料之正確，並主動或依當事人之請求更正或補充 ④外國學生在臺灣短期進修或留學，也受到我國個資法的保障。

（ 2 ） 6. 下列關於個人資料保護法的敘述，下列敘述何者錯誤？ ①不管是否使用電腦處理的個人資料，都受個人資料保護法保護 ②公務機關依法執行公權力，不受個人資料保護法規範 ③身分證字號、婚姻、指紋都是個人資料 ④我的病歷資料雖然是由醫生所撰寫，但也屬於是我的個人資料範圍。

（ 3 ） 7. 對於依照個人資料保護法應告知之事項，下列何者不在法定應告知的事項內？ ①個人資料利用之期間、地區、對象及方式 ②蒐集之目的 ③蒐集機關的負責人姓名 ④如拒絕提供或提供不正確個人資料將造成之影響。

（ 2 ） 8. 請問下列何者非為個人資料保護法第 3 條所規範之當事人權利？ ①查詢或請求閱覽 ②請求刪除他人之資料 ③請求補充或更正 ④請求停止蒐集、處理或利用。

解析 選項 2 應為請求刪除個人資料。

(4) 9. 下列何者非安全使用電腦內的個人資料檔案的做法？ ①利用帳號與密碼登入機制來管理可以存取個資者的人 ②規範不同人員可讀取的個人資料檔案範圍 ③個人資料檔案使用完畢後立即退出應用程式，不得留置於電腦中 ④為確保重要的個人資料可即時取得，將登入密碼標示在螢幕下方。

(1) 10. 下列何者行為非屬個人資料保護法所稱之國際傳輸？ ①將個人資料傳送給經濟部 ②將個人資料傳送給美國的分公司 ③將個人資料傳送給法國的公司人事部門 ④將個人資料傳送給日本的委託公司。

(1) 11. 有關專利權的敘述，何者正確？ ①專利有規定保護年限，當某商品、技術的專利保護年限屆滿，任何人皆可運用該項專利 ②我發明了某項商品，卻被他人率先申請專利權，我仍可主張擁有這項商品的專利權 ③專利權可涵蓋、保護抽象的概念性商品 ④專利權為世界所共有，在本國申請專利之商品進軍國外，不需向他國申請專利權。

(4) 12. 下列使用重製行為，何者已超出「合理使用」範圍？ ①將著作權人之作品及資訊，下載供自己使用 ②直接轉貼高普考考古題在 FACEBOOK ③以分享網址的方式轉貼資訊分享於 BBS ④將講師的授課內容錄音供分贈友人。

(1) 13. 下列有關智慧財產權行為之敘述，何者有誤？ ①製造、販售仿冒註冊商標的商品不屬於公訴罪之範疇，但已侵害商標權之行為 ②以 101 大樓、美麗華百貨公司做為拍攝電影的背景，屬於合理使用的範圍 ③原作者自行創作某音樂作品後，即可宣稱擁有該作品之著作權 ④商標權是為促進文化發展為目的，所保護的財產權之一。

(2) 14. 專利權又可區分為發明、新型與設計三種專利權，其中，發明專利權是否有保護期限？期限為何？ ①有，5 年 ②有，20 年 ③有，50 年 ④無期限，只要申請後就永久歸申請人所有。

解析 發明專利的保護期限為 20 年，新型專利的保護期限為 10 年，新式樣專利的保護期限為 12 年。

(1) 15. 下列有關著作權之概念，何者正確？ ①國外學者之著作，可受我國著作權法的保護 ②公務機關所函頒之公文，受我國著作權法的保護 ③著作權要待向智慧財產權申請通過後才可主張 ④以傳達事實之新聞報導，依然受著作權之保障。

(2) 16. 受僱人於職務上所完成之著作，如果沒有特別以契約約定，其著作人為下列何者？ ①雇用人 ②受僱人 ③雇用公司或機關法人代表 ④由雇用人指定之自然人或法人。

(1) 17. 任職於某公司的程式設計工程師，因職務所編寫之電腦程式，如果沒有特別以契約約定，則該電腦程式重製之權利歸屬下列何者？ ①公司 ②編寫程式之工程師 ③公司全體股東共有 ④公司與編寫程式之工程師共有。

(3) 18. 某公司員工因執行業務，擅自以重製之方法侵害他人之著作財產權，若被害人提起告訴，下列對於處罰對象的敘述，何者正確？ ①僅處罰侵犯他人著作財產權之員工 ②僅處罰雇用該名員工的公司 ③該名員工及其雇主皆須受罰 ④員工只要在從事侵犯他人著作財產權之行為前請示雇主並獲同意，便可以不受處罰。

(1) 19. 某廠商之商標在我國已經獲准註冊，請問若希望將商品行銷販賣到國外，請問是否需在當地申請註冊才能受到保護？ ①是，因爲商標權註冊採取屬地保護原則 ②否，因爲我國申請註冊之商標權在國外也會受到承認 ③不一定，需視我國是否與商品希望行銷販賣的國家訂有相互商標承認之協定 ④不一定，需視商品希望行銷販賣的國家是否爲 WTO 會員國。

(1) 20. 受僱人於職務上所完成之發明、新型或設計，其專利申請權及專利權如未特別約定屬於下列何者？ ①雇用人 ②受僱人 ③雇用人所指定之自然人或法人 ④雇用人與受僱人共有。

(4) 21. 任職大發公司的郝聰明，專門從事技術研發，有關研發技術的專利申請權及專利權歸屬，下列敘述何者錯誤？ ①職務上所完成的發明，除契約另有約定外，專利申請權及專利權屬於大發公司 ②職務上所完成的發明，雖然專利申請權及專利權屬於大發公司，但是郝聰明享有姓名表示權 ③郝聰明完成非職務上的發明，應即以書面通知大發公司 ④大發公司與郝聰明之雇傭契約約定，郝聰明非職務上的發明，全部屬於公司，約定有效。

(3) 22. 有關著作權的下列敘述何者不正確？ ①我們到表演場所觀看表演時，不可隨便錄音或錄影 ②到攝影展上，拿相機拍攝展示的作品，分贈給朋友，是侵害著作權的行爲 ③網路上供人下載的免費軟體，都不受著作權法保護，所以我可以燒成大補帖光碟，再去賣給別人 ④高普考試題，不受著作權法保護。

(3) 23. 有關著作權的下列敘述何者錯誤？ ①撰寫碩博士論文時，在合理範圍內引用他人的著作，只要註明出處，不會構成侵害著作權 ②在網路散布盜版光碟，不管有沒有營利，會構成侵害著作權 ③在網路的部落格看到一篇文章很棒，只要註明出處，就可以把文章複製在自己的部落格 ④將補習班老師的上課內容錄音檔，放到網路上拍賣，會構成侵害著作權。

(4) 24. 有關商標權的下列敘述何者錯誤？ ①要取得商標權一定要申請商標註冊 ②商標註冊後可取得 10 年商標權 ③商標註冊後，3 年不使用，會被廢止商標權 ④在夜市買的仿冒品，品質不好，上網拍賣，不會構成侵權。

(1) 25. 下列關於營業秘密的敘述，何者不正確？ ①受雇人於非職務上研究或開發之營業秘密，仍歸雇用人所有 ②營業秘密不得爲質權及強制執行之標的 ③營業秘密所有人得授權他人使用其營業秘密 ④營業秘密得全部或部分讓與他人或與他人共有。

(1) 26. 下列何者「非」屬於營業秘密？ ①具廣告性質的不動產交易底價 ②須授權取得之產品設計或開發流程圖示 ③公司內部管制的各種計畫方案 ④客戶名單。

(3) 27. 營業秘密可分爲「技術機密」與「商業機密」，下列何者屬於「商業機密」？ ①程式 ②設計圖 ③客戶名單 ④生產製程。

解析 營業秘密係指方法、技術、製程、配方、程式、設計或其他可用於生產、銷售或經營之資訊。

(1) 28. 甲公司將其新開發受營業秘密法保護之技術，授權乙公司使用，下列何者不得為之？ ①乙公司已獲授權，所以可以未經甲公司同意，再授權丙公司使用 ②約定授權使用限於一定之地域、時間 ③約定授權使用限於特定之內容、一定之使用方法 ④要求被授權人乙公司在一定期間負有保密義務。

(3) 29. 甲公司嚴格保密之最新配方產品大賣，下列何者侵害甲公司之營業秘密？ ①鑑定人A因司法審理而知悉配方 ②甲公司授權乙公司使用其配方 ③甲公司之B員工擅自將配方盜賣給乙公司 ④甲公司與乙公司協議共有配方。

(3) 30. 故意侵害他人之營業秘密，法院因被害人之請求，最高得酌定損害額幾倍之賠償？ ①1倍 ②2倍 ③3倍 ④4倍。

解析 根據「營業秘密法（102年1月30日）」第13-1條，科罰金時，如犯罪行為人所得之利益超過罰金最多額，得於所得利益之3倍範圍內酌量加重。

(4) 31. 受雇者因承辦業務而知悉營業秘密，在離職後對於該營業秘密的處理方式，下列敘述何者正確？ ①聘雇關係解除後便不再負有保障營業秘密之責 ②僅能自用而不得販售獲取利益 ③自離職日起3年後便不再負有保障營業秘密之責 ④離職後仍不得洩漏該營業秘密。

(3) 32. 按照現行法律規定，侵害他人營業秘密，其法律責任為： ①僅需負刑事責任 ②僅需負民事損害賠償責任 ③刑事責任與民事損害賠償責任皆須負擔 ④刑事責任與民事損害賠償責任皆不須負擔。

(3) 33. 企業內部之營業秘密，可以概分為「商業性營業秘密」及「技術性營業秘密」二大類型，請問下列何者屬於「技術性營業秘密」？ ①人事管理 ②經銷據點 ③產品配方 ④客戶名單。

(3) 34. 某離職同事請求在職員工將離職前所製作之某份文件傳送給他，請問下列回應方式何者正確？ ① 由於該項文件係由該離職員工製作，因此可以傳送文件 ②若其目的僅為保留檔案備份，便可以傳送文件 ③可能構成對於營業秘密之侵害，應予拒絕並請他直接向公司提出請求 ④視彼此交情決定是否傳送文件。

(1) 35. 行為人以竊取等不正當方法取得營業秘密，下列敘述何者正確？ ①已構成犯罪 ②只要後續沒有洩漏便不構成犯罪 ③只要後續沒有出現使用之行為便不構成犯罪 ④只要後續沒有造成所有人之損害便不構成犯罪。

(3) 36. 針對在我國境內竊取營業秘密後，意圖在外國、中國大陸或港澳地區使用者，營業秘密法是否可以適用？ ①無法適用 ②可以適用，但若屬未遂犯則不罰 ③可以適用並加重其刑 ④能否適用需視該國家或地區與我國是否簽訂相互保護營業秘密之條約或協定。

(4) 37. 所謂營業秘密，係指方法、技術、製程、配方、程式、設計或其他可用於生產、銷售或經營之資訊，但其保障所需符合的要件不包括下列何者？ ①因其秘密性而具有實際之經濟價值者 ②所有人已採取合理之保密措施者 ③因其秘密性而具有潛在之經濟價值者 ④一般涉及該類資訊之人所知者。

(1) 38. 因故意或過失而不法侵害他人之營業秘密者，負損害賠償責任。該損害賠償之請求權，自請求權人知有行為及賠償義務人時起，幾年間不行使就會消滅？ ①2年 ②5年 ③7年 ④10年。

(1) 39. 公務機關首長要求人事單位聘僱自己的弟弟擔任工友，違反何種法令？ ①公職人員利益衝突迴避法 ②刑法 ③貪污治罪條例 ④未違反法令。

解析 根據「公職人員利益衝突迴避法（107年6月13日）」第6條，公職人員知有利益衝突之情事者，應即自行迴避。

(4) 40. 依107年6月13日修訂公布之公職人員利益衝突迴避法（以下簡稱本法）規定，公職人員甲與其關係人下列何種行爲不違反本法？ ①甲要求受其監督之機關聘用兒子乙 ②配偶乙以請託關說之方式，請求甲之服務機關通過其名下農地變更使用申請案 ③甲承辦案件時，明知有利益衝突之情事，但因自認爲人公正，故不自行迴避 ④關係人丁經政府採購法公告程序取得甲服務機關之年度採購標案。

(1) 41. 公司負責人爲了要節省開銷，將員工薪資以高報低來投保全民健保及勞保，是觸犯了刑法上之何種罪刑？ ①詐欺罪 ②侵占罪 ③背信罪 ④工商秘密罪。

(2) 42. A受雇於公司擔任會計，因自己的財務陷入危機，多次將公司帳款轉入妻兒戶頭，是觸犯了刑法上之何種罪刑？ ①洩漏工商秘密罪 ②侵占罪 ③詐欺罪 ④僞造文書罪。

(3) 43. 某甲於公司擔任業務經理時，未依規定經董事會同意，私自與自己親友之公司訂定生意合約，會觸犯下列何種罪刑？ ①侵占罪 ②貪污罪 ③背信罪 ④詐欺罪。

解析 根據「刑法（107年6月13日）」第342條，背信罪，爲他人處理事務，意圖爲自己或第三人不法之利益，或損害本人之利益，而爲違背其任務之行爲，致生損害於本人之財產或其他利益者，處5年以下有期徒刑、拘役或科或併科50萬元以下罰金。

(1) 44. 如果你擔任公司採購的職務，親朋好友們會向你推銷自家的產品，希望你要採購時，你應該 ①適時地婉拒，說明利益需要迴避的考量，請他們見諒 ②既然是親朋好友，就應該互相幫忙 ③建議親朋好友將產品折扣，折扣部分歸於自己，就會採購 ④可以暗中地幫忙親朋好友，進行採購，不要被發現有親友關係便可。

(3) 45. 小美是公司的業務經理，有一天巧遇國中同班的死黨小林，發現他是公司的下游廠商老闆。最近小美處理一件公司的招標案件，小林的公司也在其中，私下約小美見面，請求她提供這次招標案的底標，並馬上要給予幾十萬元的前謝金，請問小美該怎麼辦？ ①退回錢，並告訴小林都是老朋友，一定會全力幫忙 ②收下錢，將錢拿出來給單位同事們分紅 ③應該堅決拒絕，並避免每次見面都與小林談論相關業務問題 ④朋友一場，給他一個比較接近底標的金額，反正又不是正確的，所以沒關係。

(3) 46. 公司發給每人一臺平板電腦提供業務上使用，但是發現根本很少再使用，爲了讓它有效的利用，所以將它拿回家給親人使用，這樣的行爲是 ①可以的，這樣就不用花錢買 ②可以的，反正放在那裡不用它，也是浪費資源 ③不可以的，因爲這是公司的財產，不能私用 ④不可以的，因爲使用年限未到，如果年限到報廢了，便可以拿回家。

(3) 47. 公司的車子，假日又沒人使用，你是鑰匙保管者，請問假日可以開出去嗎？ ①可以，只要付費加油即可 ②可以，反正假日不影響公務 ③不可以，因爲是公司的，並非私人擁有 ④不可以，應該是讓公司想要使用的員工，輪流使用才可。

(4) 48. 阿哲是財經線的新聞記者，某次採訪中得知 A 公司在 1 個月內將有一個大的併購案，這個併購案顯示公司的財力，且能讓 A 公司股價往上飆升。請問阿哲得知此消息後，可以立刻購買該公司的股票嗎？ ①可以，有錢大家賺 ②可以，這是我努力獲得的消息 ③可以，不賺白不賺 ④不可以，屬於內線消息，必須保持記者之操守，不得洩漏。

(4) 49. 與公務機關接洽業務時，下列敘述何者正確？ ①沒有要求公務員違背職務，花錢疏通而已，並不違法 ②唆使公務機關承辦採購人員配合浮報價額，僅屬僞造文書行爲 ③口頭允諾行賄金額但還沒送錢，尚不構成犯罪 ④與公務員同謀之共犯，即便不具公務員身分，仍會依據貪汙治罪條例處刑。

(3) 50. 公司總務部門員工因辦理政府採購案，而與公務機關人員有互動時，下列敘述何者正確？ ①對於機關承辦人，經常給予不超過新臺幣 5 佰元以下的好處，無論有無對價關係，對方收受皆符合廉政倫理規範 ②招待驗收人員至餐廳用餐，是慣例屬社交禮貌行爲 ③因民俗節慶公開舉辦之活動，機關公務員在簽准後可受邀參與 ④以借貸名義，餽贈財物予公務員，即可規避刑事追究。

(1) 51. 與公務機關有業務往來構成職務利害關係者，下列敘述何者正確？ ①將餽贈之財物請公務員父母代轉，該公務員亦已違反規定 ②與公務機關承辦人飲宴應酬爲增進基本關係的必要方法 ③高級茶葉低價售予有利害關係之承辦公務員，有價購行爲就不算違反法規 ④機關公務員藉子女婚宴廣邀業務往來廠商之行爲，並無不妥。

(4) 52. 貪汙治罪條例所稱之「賄賂或不正利益」與公務員廉政倫理規範所稱之「餽贈財物」，其最大差異在於下列何者之有無？ ①利害關係 ②補助關係 ③隸屬關係 ④對價關係。

解析 對價關係是一種等價有償的允諾關係。

(4) 53. 廠商某甲承攬公共工程，工程進行期間，甲與其工程人員經常招待該公共工程委辦機關之監工及驗收之公務員喝花酒或招待出國旅遊，下列敘述何者正確？ ①公務員若沒有收現金，就沒有罪 ②只要工程沒有問題，某甲與監工及驗收等相關公務員就沒有犯罪 ③因爲不是送錢，所以都沒有犯罪 ④某甲與相關公務員均已涉嫌觸犯貪汙治罪條例。

(1) 54. 行（受）賄罪成立要素之一爲具有對價關係，而作爲公務員職務之對價有賄賂或不正利益，下列何者不屬於賄賂或不正利益？ ①開工邀請公務員觀禮 ②送百貨公司大額禮券 ③免除債務 ④招待吃米其林等級之高檔大餐。

(1) 55. 下列關於政府採購人員之敘述，何者爲正確？ ①非主動向廠商求取，偶發地收取廠商致贈價值在新臺幣 500 元以下之廣告物、促銷品、紀念品 ②要求廠商提供與採購無關之額外服務 ③利用職務關係向廠商借貸 ④利用職務關係媒介親友至廠商處所任職。

(4) 56. 下列有關貪腐的敘述何者錯誤？ ①貪腐會危害永續發展和法治 ②貪腐會破壞民主體制及價值觀 ③貪腐會破壞倫理道德與正義 ④貪腐有助降低企業的經營成本。

(3) 57. 下列有關促進參與預防和打擊貪腐的敘述何者錯誤？ ①提高政府決策透明度 ②廉政機構應受理匿名檢舉 ③儘量不讓公民團體、非政府組織與社區組織有參與的機會 ④向社會大眾及學生宣導貪腐「零容忍」觀念。

(4) 58. 下列何者不是設置反貪腐專責機構須具備的必要條件？ ①賦予該機構必要的獨立性 ②使該機構的工作人員行使職權不會受到不當干預 ③提供該機構必要的資源、專職工作人員及必要培訓 ④賦予該機構的工作人員有權力可隨時逮捕貪污嫌疑人。

(2) 59. 為建立良好之公司治理制度，公司內部宜納入何種檢舉人制度？ ①告訴乃論制度 ②吹哨者（whistle blower）管道及保護制度 ③不告不理制度 ④非告訴乃論制度。

解析 吹哨者意指舉報者、告密者。根據「勞動基準法（107 年 11 月 21 日）」第 74 條，主管機關或檢查機構應對申訴人身分資料嚴守秘密，不得洩漏足以識別其身分之資訊。違反前項規定者，除公務員應依法追究刑事與行政責任外，對因此受有損害之勞工，應負損害賠償責任。

(2) 60. 檢舉人向有偵查權機關或政風機構檢舉貪汙瀆職，必須於何時為之始可能給與獎金？ ①犯罪未起訴前 ②犯罪未發覺前 ③犯罪未遂前 ④預備犯罪前。

(4) 61. 公司訂定誠信經營守則時，不包括下列何者？ ①禁止不誠信行為 ②禁止行賄及收賄 ③禁止提供不法政治獻金 ④禁止適當慈善捐助或贊助。

(3) 62. 檢舉人應以何種方式檢舉貪汙瀆職始能核給獎金？ ①匿名 ②委託他人檢舉 ③以真實姓名檢舉 ④ 以他人名義檢舉。

(4) 63. 我國制定何法以保護刑事案件之證人，使其勇於出面作證，俾利犯罪之偵查、審判？ ① 貪汙治罪條例 ②刑事訴訟法 ③行政程序法 ④證人保護法。

解析 根據「證人保護法（107 年 6 月 13 日）」第 1 條，為保護刑事案件及檢肅流氓案件之證人，使其勇於出面作證，以利犯罪之偵查、審判，或流氓之認定、審理，並維護被告或被移送人之權益，特制定本法。

(1) 64. 下列何者非屬公司對於企業社會責任實踐之原則？ ①加強個人資料揭露 ②維護社會公益 ③發展永續環境 ④落實公司治理。

(1) 65. 下列何者不屬於職業素養的範疇？ ①獲利能力 ②正確的職業價值觀 ③ 職業知識技能 ④良好的職業行為習慣。

(4) 66. 下列行為何者不屬於敬業精神的表現？ ①遵守時間約定 ②遵守法律規定 ③保守顧客隱私 ④隱匿公司產品瑕疵訊息。

(4) 67. 下列何者符合專業人員的職業道德？ ①未經雇主同意，於上班時間從事私人事務 ②利用雇主的機具設備私自接單生產 ③未經顧客同意，任意散佈或利用顧客資料 ④盡力維護雇主及客戶的權益。

(4) 68. 身為公司員工必須維護公司利益，下列何者是正確的工作態度或行為？ ①將公司逾期的產品更改標籤 ②施工時以省時、省料為獲利首要考量，不顧品質 ③服務時首先考慮公司的利益，然後再考量顧客權益 ④工作時謹守本分，以積極態度解決問題。

(3) 69. 身為專業技術工作人士，應以何種認知及態度服務客戶？ ①若客戶不瞭解，就儘量減少成本支出，抬高報價 ②遇到維修問題，儘量拖過保固期 ③主動告知可能碰到問題及預防方法 ④隨著個人心情來提供服務的內容及品質 。

(2) 70. 因為工作本身需要高度專業技術及知識，所以在對客戶服務時應如何？ ①不用理會顧客的意見 ②保持親切、真誠、客戶至上的態度 ③若價錢較低，就敷衍了事 ④以專業機密為由，不用對客戶說明及解釋。

(2) 71. 從事專業性工作，在與客戶約定時間應 ①保持彈性，任意調整 ②儘可能準時，依約定時間完成工作 ③能拖就拖，能改就改 ④自己方便就好，不必理會客戶的要求。

(1) 72. 從事專業性工作，在服務顧客時應有的態度為何？ ①選擇最安全、經濟及有效的方法完成工作 ②選擇工時較長、獲利較多的方法服務客戶 ③為了降低成本，可以降低安全標準 ④不必顧及雇主和顧客的立場。

(1) 73. 當發現公司的產品可能會對顧客身體產生危害時，正確的作法或行動應是： ①立即向主管或有關單位報告 ②若無其事，置之不理 ③儘量隱瞞事實，協助掩飾問題 ④透過管道告知媒體或競爭對手。

(4) 74. 以下哪一項員工的作為符合敬業精神？ ①利用正常工作時間從事私人事務 ②運用雇主的資源，從事個人工作 ③未經雇主同意擅離工作崗位 ④謹守職場紀律及禮節，尊重客戶隱私。

(2) 75. 如果發現有同事，利用公司的財產做私人的事，我們應該要 ①未經查證或勸阻立即向主管報告 ②應該立即勸阻，告知他這是不對的行為 ③不關我的事，我只要管好自己便可以 ④應該告訴其他同事，讓大家來共同糾正與斥責他。

(2) 76. 小禎離開異鄉就業，來到小明的公司上班，小明是當地的人，他應該： ①不關他的事，自己管好就好 ②多關心小禎的生活適應情況，如有困難加以協助 ③小禎非當地人，應該不容易相處，不要有太多接觸 ④小禎是同單位的人，是個競爭對手，應該多加防範。

(3) 77. 小張獲選為小孩學校的家長會長，這個月要召開會議，沒時間準備資料，所以，利用上班期間有空檔，非休息時間來完成，請問是否可以： ①可以，因為不耽誤他的工作 ②可以，因為他能力好，能夠同時完成很多事 ③不可以，因為這是私事，不可以利用上班時間完成 ④可以，只要不要被發現。

(2) 78. 小吳是公司的專用司機，為了能夠隨時用車，經過公司同意，每晚都將公司的車開回家，然而，他發現反正每天上班路線，都要經過女兒學校，就順便載女兒上學，請問可以嗎？ ①可以，反正順路 ②不可以，這是公司的車不能私用 ③可以，只要不被公司發現即可 ④可以，要資源須有效使用。

(2) 79. 如果公司受到不當與不正確的毀謗與指控，你應該是： ①加入毀謗行列，將公司內部的事情，都說出來告訴大家 ②相信公司，幫助公司對抗這些不實的指控 ③向媒體爆料，更多不實的內容 ④不關我的事，只要能夠領到薪水就好。

(3) 80. 筱珮要離職了，公司主管交代，她要做業務上的交接，她該怎麼辦？ ①不用理它，反正都要離開公司了 ②把以前的業務資料都刪除或設密碼，讓別人都打不開 ③ 應該將承辦業務整理歸檔清楚，並且留下聯絡的方式，未來有問題可以詢問她 ④ 盡量交接，如果離職日一到，就不關他的事。

(4) 81. 彥江是職場上的新鮮人，剛進公司不久，他應該具備怎樣的態度？ ①上班、下班，管好自己便可 ②仔細觀察公司生態，加入某些小團體，以做為後盾 ③只要做好人脈關係，這樣以後就好辦事 ④努力做好自己職掌的業務，樂於工作，與同事之間有良好的互動，相互協助。

(4) 82. 在公司內部行使商務禮儀的過程，主要以參與者在公司中的何種條件來訂定順序？ ①年齡 ②性別 ③社會地位 ④職位。

(1) 83. 一位職場新鮮人剛進公司時，良好的工作態度是： ①多觀察、多學習，了解企業文化和價值觀 ②多打聽哪一個部門比較輕鬆，升遷機會較多 ③多探聽哪一個公司在找人，隨時準備跳槽走人 ④多遊走各部門認識同事，建立自己的小圈圈。

(1) 84. 乘坐轎車時，如有司機駕駛，按照乘車禮儀，以司機的方位來看，首位應爲： ①後排右側 ②前座右側 ③後排左側 ④後排中間。

解析 若有司機，以司機的方位來看，首位爲後排右側，接下來排序爲後排左側、後排中間，最後爲司機旁邊的副駕駛座。

(4) 85. 根據性別工作平等法，下列何者非屬職場性騷擾？ ①公司員工執行職務時，客戶對其講黃色笑話，該員工感覺被冒犯 ②雇主對求職者要求交往，作爲僱用與否之交換條件 ③公司員工執行職務時，遭到同事以「女人就是沒大腦」性別歧視用語加以辱罵，該員工感覺其人格尊嚴受損 ④公司員工下班後搭乘捷運，在捷運上遭到其他乘客偷拍。

(4) 86. 根據性別工作平等法，下列何者非屬職場性別歧視？ ①雇主考量男性賺錢養家之社會期待，提供男性高於女性之薪資 ②雇主考量女性以家庭爲重之社會期待，裁員時優先資遣女性 ③雇主事先與員工約定倘其有懷孕之情事，必須離職 ④有未滿2歲子女之男性員工，也可申請每日60分鐘的哺乳時間。

(3) 87. 根據性別工作平等法，有關雇主防治性騷擾之責任與罰則，下列何者錯誤？ ①僱用受僱者30人以上者，應訂定性騷擾防治措施、申訴及懲戒辦法 ②雇主知悉性騷擾發生時，應採取立即有效之糾正及補救措施 ③雇主違反應訂定性騷擾防治措施之規定時，處以罰鍰即可，不用公布其姓名 ④雇主違反應訂定性騷擾申訴管道者，應限期令其改善，屆期未改善者，應按次處罰。

解析 根據「性別工作平等法（105年5月18日）」第38條、第38-1條，雇主違反相關條文時除了罰緩之外，應公布其姓名或名稱、負責人姓名，並限期令其改善；屆期未改善者，應按次處罰。

(1) 88. 根據性騷擾防治法，有關性騷擾之責任與罰則，下列何者錯誤？ ①對他人爲性騷擾者，如果沒有造成他人財產上之損失，就無需負擔金錢賠償之責任 ② 對於因教育、訓練、醫療、公務、業務、求職，受自己監督、照護之人，利用權勢或機會爲性騷擾者，得加重科處罰鍰至二分之一 ③意圖性騷擾，乘人不及抗拒而爲親吻、擁抱或觸摸其臀部、胸部或其他身體隱私處之行爲者，處2年以下有期徒刑、拘役或科或併科10萬元以下罰金 ④對他人爲性騷擾者，由直轄市、縣（市）主管機關處1萬元以上10萬元以下罰鍰。

(1) 89. 根據消除對婦女一切形式歧視公約（CEDAW），下列何者正確？ ①對婦女的歧視指基於性別而作的任何區別、排斥或限制 ②只關心女性在政治方面的人權和基本自由 ③未要求政府需消除個人或企業對女性的歧視 ④傳統習俗應予保護及傳承，即使含有歧視女性的部分，也不可以改變。

(2) 90. 學校駐衛警察之遴選規定以服畢兵役作爲遴選條件之一，根據消除對婦女一切形式歧視公約（CEDAW），下列何者錯誤？ ①服畢兵役者仍以男性爲主，此條件已排除多數女性被遴選的機會，屬性別歧視 ②此遴選條件未明定限男性，不屬性別歧視 ③駐衛警察之遴選應以從事該工作所需的能力或資格作爲條件 ④已違反 CDAW 第 1 條對婦女的歧視。

(1) 91. 某規範明定地政機關進用女性測量助理名額，不得超過該機關測量助理名額總數二分之一，根據消除對婦女一切形式歧視公約（CEDAW），下列何者正確？ ①限制女性測量助理人數比例，屬於直接歧視 ②土地測量經常在戶外工作，基於保護女性所作的限制，不屬性別歧視 ③此項二分之一規定是爲促進男女比例平衡 ④此限制是爲確保機關業務順暢推動，並未歧視女性。

(4) 92. 根據消除對婦女一切形式歧視公約（CEDAW）之間接歧視意涵，下列何者錯誤？ ①一項法律、政策、方案或措施表面上對男性和女性無任何歧視，但實際上卻產生歧視女性的效果 ②察覺間接歧視的一個方法，是善加利用性別統計與性別分析 ③如果未正視歧視之結構和歷史模式，及忽略男女權力關係之不平等，可能使現有不平等狀況更爲惡化 ④不論在任何情況下，只要以相同方式對待男性和女性，就能避免間接歧視之產生。

(3) 93. 關於菸品對人體的危害的敘述，下列何者正確？ ①只要開電風扇、或是空調就可以去除二手菸 ②抽雪茄比抽紙菸危害還要小 ③吸菸者比不吸菸者容易得肺癌 ④只要不將菸吸入肺部，就不會對身體造成傷害。

(4) 94. 下列何者不是菸害防制法之立法目的？ ①防制菸害 ②保護未成年免於菸害 ③保護孕婦免於菸害 ④促進菸品的使用。

(3) 95. 有關菸害防制法規範，不可販賣菸品給幾歲以下的人？ ① 20 ② 19 ③ 18 ④ 17。

(1) 96. 按菸害防制法規定，對於在禁菸場所吸菸會被罰多少錢？ ①新臺幣 2 千元至 1 萬元罰鍰 ②新臺幣 1 千元至 5 千元罰鍰 ③新臺幣 1 萬元至 5 萬元罰鍰 ④新臺幣 2 萬元至 10 萬元罰鍰。

(1) 97. 按菸害防制法規定，下列敘述何者錯誤？ ①只有老闆、店員才可以出面勸阻在禁菸場所抽菸的人 ②任何人都可以出面勸阻在禁菸場所抽菸的人 ③餐廳、旅館設置室內吸菸室，需經專業技師簽證核可 ④加油站屬易燃易爆場所，任何人都要勸阻在禁菸場所抽菸的人。

(3) 98. 按菸害防制法規定，對於主管每天在辦公室內吸菸，應如何處理？ ①未違反菸害防制法 ②因爲是主管，所以只好忍耐 ③撥打菸害申訴專線檢舉（0800-531-531） ④開空氣清淨機，睜一隻眼閉一睜眼。

(4) 99. 對電子煙的敘述，何者錯誤？ ①含有尼古丁會成癮 ②會有爆炸危險 ③含有毒致癌物質 ④可以幫助戒菸。

(4)100. 下列何者是錯誤的戒菸方式？ ①撥打戒菸專線 0800-63-63-63 ②求助醫療院所、社區藥局專業戒菸 ③參加醫院或衛生所所辦理的戒菸班 ④自己購買電子煙來戒菸。

90008—環境保護共同科目

(1) 1. 世界環境日是在每一年的哪一日？ ①6月5日 ②4月10日 ③3月8日 ④11月12日。

(3) 2. 2015年巴黎協議之目的爲何？ ①避免臭氧層破壞 ②減少持久性汙染物排放 ③遏阻全球暖化趨勢 ④生物多樣性保育。

(3) 3. 下列何者爲環境保護的正確作爲？ ①多吃肉少蔬食 ②自己開車不共乘 ③鐵馬步行 ④不隨手關燈。

(2) 4. 下列何種行爲對生態環境會造成較大的衝擊？ ①植種原生樹木 ②引進外來物種 ③設立國家公園 ④設立保護區。

(2) 5. 下列哪一種飲食習慣能減碳抗暖化？ ①多吃速食 ②多吃天然蔬果 ③多吃牛肉 ④多選擇吃到飽的餐館。

(3) 6. 小明於隨地亂丟垃圾之現場遇依廢棄物清理法執行稽查人員要求提示身分證明，如小明無故拒絕提供，將受何處分？ ①勸導改善 ②移送警察局 ③處新臺幣6百元以上3千元以下罰鍰 ④接受環境講習。

(1) 7. 小狗在道路或其他公共場所便溺時，應由何人負責清除？ ①主人 ②清潔隊 ③警察 ④土地所有權人。

(3) 8. 四公尺以內之公共巷、弄路面及水溝之廢棄物，應由何人負責清除？ ①里辦公處 ②清潔隊 ③相對戶或相鄰戶分別各半清除 ④環保志工。

(1) 9. 外食自備餐具是落實綠色消費的哪一項表現？ ①重複使用 ②回收再生 ③環保選購 ④降低成本。

(2) 10. 再生能源一般是指可永續利用之能源，主要包括哪些：1. 化石燃料；2. 風力；3. 太陽能；4. 水力？ ①134 ②234 ③124 ④1234。

(3) 11. 何謂水足跡，下列何者是正確的？ ①水利用的途徑 ②每人用水量紀錄 ③消費者所購買的商品，在生產過程中消耗的用水量 ④水循環的過程。

(4) 12. 依環境基本法第3條規定，基於國家長期利益，經濟、科技及社會發展均應兼顧環境保護。但如果經濟、科技及社會發展對環境有嚴重不良影響或有危害時，應以何者優先？ ①經濟 ②科技 ③社會 ④環境。

(3) 13. 某工廠產生之廢棄物欲再利用，應依何種方式辦理？ ①依當地環境保護局規定辦理 ②依環境保護署規定辦理 ③依經濟部規定辦理 ④直接給其他有需要之工廠。

(2) 14. 逛夜市時常有攤位在販賣滅蟑藥，下列何者正確？ ①滅蟑藥是藥，中央主管機關爲衛生福利部 ②滅蟑藥是環境衛生用藥，中央主管機關是環境保護署 ③只要批貨，人人皆可販賣滅蟑藥，不須領得許可執照 ④滅蟑藥之包裝上不用標示有效期限。

(1) 15. 森林面積的減少甚至消失可能導致哪些影響：1. 水資源減少；2. 減緩全球暖化；3. 加劇全球暖化；4. 降低生物多樣性？ ①134 ②234 ③124 ④1234。

(3) 16. 塑膠爲海洋生態的殺手，所以環保署推動「無塑海洋」政策，下列何項不是減少塑膠危害海洋生態的重要措施？ ①擴大禁止免費供應塑膠袋 ②禁止製造、進口及販售含塑膠柔珠的清潔用品　③定期進行海水水質監測　④淨灘、淨海。

(2) 17. 違反環境保護法律或自治條例之行政法上義務，經處分機關處停工、停業處分或處新臺幣五千元以上罰鍰者，應接受下列何種講習？　①道路交通安全講習　②環境講習　③衛生講習　④消防講習。

(2) 18. 綠色設計的概念爲：　①生產成本低廉的產品　②表示健康的、安全的商品　③售價低廉易購買的商品　④包裝紙一定要用綠色系統者。

(1) 19. 下列何者爲環保標章？　①　②　③　④　。

(2) 20. 聖嬰現象是指哪一區域的溫度異常升高？　①西太平洋表層海水　②東太平洋表層海水　③西印度洋表層海水　④東印度洋表層海水。

(1) 21. 酸雨定義爲雨水酸鹼值達多少以下時稱之？　① 5.0　② 6.0　③ 7.0　④ 8.0。

(2) 22. 一般而言，水中溶氧量隨水溫之上升而呈下列那一種趨勢？　①增加　②減少　③不變　④不一定。

(4) 23. 二手菸中包含多種危害人體的化學物質，甚至多種物質有致癌性，會危害到下列何者的健康？　①只對 12 歲以下孩童有影響　②只對孕婦比較有影響　③只有 65 歲以上之民眾有影響　④全民皆有影響。

(2) 24. 二氧化碳和其他溫室氣體含量增加是造成全球暖化的主因之一，下列何種飲食方式也能降低碳排放量，對環境保護做出貢獻：1. 少吃肉，多吃蔬菜；2. 玉米產量減少時，購買玉米罐頭食用；3. 選擇當地食材；4. 使用免洗餐具，減少清洗用水與清潔劑？　① 12　② 13　③ 14　④ 134。

(1) 25. 上下班的交通方式有很多種，其中包括：　1. 騎腳踏車；2. 搭乘大眾交通工具；3 自行開車，請將前述幾種交通方式之單位排碳量由少至多之排列方式爲何？　① 123　② 132　③ 213　④ 321。

(3) 26. 下列何者不是室內空氣汙染源？　①建材　②辦公室事務機　③廢紙回收箱　④油漆及塗料。

(4) 27. 下列何者不是自來水消毒採用的方式？　①加入臭氧　②加入氯氣　③紫外線消毒　④加入二氧化碳。

(4) 28. 下列何者不是造成全球暖化的元凶？　①汽機車排放的廢氣　②工廠所排放的廢氣　③火力發電廠所排放的廢氣　④種植樹木。

(2) 29. 下列何者不是造成臺灣水資源減少的主要因素？　①超抽地下水　②雨水酸化　③水庫淤積　④濫用水資源。

(4) 30. 下列何者不是溫室效應所產生的現象？　①氣溫升高而使海平面上升　②海溫升高造成珊瑚白化　③造成全球氣候變遷，導致不正常暴雨、乾旱現象　④造成臭氧層產生破洞。

(4) 31. 下列何者是室內空氣汙染物之來源：1. 使用殺蟲劑；2. 使用雷射印表機；3. 在室內抽煙；4. 戶外的汙染物飄進室內？　① 123　② 234　③ 134　④ 1234。

(1) 32. 下列何者是海洋受汙染的現象？ ①形成紅潮 ②形成黑潮 ③溫室效應 ④臭氧層破洞。

(2) 33. 下列何者是造成臺灣雨水酸鹼（pH）值下降的主要原因？ ①國外火山噴發 ②工業排放廢氣 ③森林減少 ④降雨量減少。

(2) 34. 下列何者是農田土壤受重金屬汙染後最普遍使用之整治方法？ ①全面挖除被汙染土壤，搬到他處處理除汙完畢再運回 ②以機械將表層汙染土壤與下層未受汙染土壤上下充分混合 ③藉由萃取劑淋溶、洗出等作用帶走或稀釋 ④以植生萃取。

(1) 35. 下列何者是酸雨對環境的影響？ ①湖泊水質酸化 ②增加森林生長速度 ③土壤肥沃 ④增加水生動物種類。

(2) 36. 下列何者是懸浮微粒與落塵的差異？ ①採樣地區 ②粒徑大小 ③分布濃度 ④物體顏色。

(1) 37. 下列何者屬地下水超抽情形？ ①地下水抽水量超越天然補注量 ②天然補注量超越地下水抽水量 ③地下水抽水量低於降雨量 ④地下水抽水量低於天然補注量。

(3) 38. 下列何種行爲無法減少溫室氣體排放？ ①騎自行車取代開車 ②多搭乘公共運輸系統 ③多吃肉少蔬菜 ④使用再生紙張。

(2) 39. 下列那一項水質濃度降低會導致河川魚類大量死亡？ ①氨氮 ②溶氧 ③二氧化碳 ④生化需氧量。

(1) 40. 下列哪一項生活小習慣的改變可減少細懸浮微粒（PM2.5）排放，共同爲改善空氣品質盡一份心力 ①少吃燒烤食物 ②使用吸塵器 ③養成運動習慣 ④每天喝 500cc 的水。

(4) 41. 下列哪種措施不能用來降低空氣汙染？ ①汽機車強制定期排氣檢測 ②汰換老舊柴油車 ③禁止露天燃燒稻草 ④汽機車加裝消音器。

(3) 42. 大氣層中臭氧層有何作用？ ①保持溫度 ②對流最旺盛的區域 ③吸收紫外線 ④造成光害。

(1) 43. 小李具有乙級廢水專責人員證照，某工廠希望以高價租用證照的方式合作，請問下列何者正確？ ①這是違法行爲 ②互蒙其利 ③價錢合理即可 ④經環保局同意即可。

(2) 44. 可藉由下列何者改善河川水質且兼具提供動植物良好棲地環境？ ①運動公園 ②人工溼地 ③滯洪池 ④水庫。

(1) 45. 臺北市周先生早晨在河濱公園散步時，發現有大面積的河面被染成紅色，岸邊還有許多死魚，此時周先生應該打電話給哪個單位通報處理？ ①環保局 ②警察局 ③衛生局 ④交通局。

(3) 46. 臺灣地區地形陡峭雨旱季分明，水資源開發不易常有缺水現象，目前推動生活汙水經處理再生利用，可填補部分水資源，主要可供哪些用途：1. 工業用水、2. 景觀澆灌、3. 人體飲用、4. 消防用水？ ① 134 ② 234 ③ 124 ④ 1234。

(2) 47. 臺灣自來水之水源主要取自： ①海洋的水 ②河川及水庫的水 ③綠洲的水 ④灌溉渠道的水。

(1) 48. 民眾焚香燒紙錢常會產生哪些空氣汙染物增加罹癌的機率：1.苯、2.細懸浮微粒（PM2.5）、3.臭氧（O_3）、4.甲烷（CH_4）？ ①12 ②13 ③23 ④34。

(1) 49. 生活中經常使用的物品，下列何者含有破壞臭氧層的化學物質？ ①噴霧劑 ②免洗筷 ③保麗龍 ④寶特瓶。

(2) 50. 目前市面清潔劑均會強調無磷，是因爲含磷的清潔劑使用後，若廢水排至河川或湖泊等水域會造成甚麼影響？ ①綠牡蠣 ②優養化 ③秘雕魚 ④烏腳病。

(1) 51. 冰箱在廢棄回收時應特別注意哪一項物質，以避免逸散至大氣中造成臭氧層的破壞？ ①冷媒 ②甲醛 ③汞 ④苯。

(1) 52. 在五金行買來的強力膠中，主要有下列哪一種會對人體產生危害的化學物質？ ①甲苯 ②乙苯 ③甲醛 ④乙醛。

(2) 53. 在同一操作條件下，煤、天然氣、油、核能的二氧化碳排放比例之大小，由大而小爲：①油＞煤＞天然氣＞核能 ②煤＞油＞天然氣＞核能 ③煤＞天然氣＞油＞核能 ④油＞煤＞核能＞天然氣。

(1) 54. 如何降低飲用水中消毒副產物三鹵甲烷？ ①先將水煮沸，打開壺蓋再煮三分鐘以上 ②先將水過濾，加氯消毒 ③先將水煮沸，加氯消毒 ④先將水過濾，打開壺蓋使其自然蒸發。

(4) 55. 自行煮水、包裝飲用水及包裝飲料，依生命週期評估的排碳量大小順序爲：①包裝飲用水＞自行煮水＞包裝飲料 ②包裝飲料＞自行煮水＞包裝飲用水 ③自行煮水＞包裝飲料＞包裝飲用水 ④包裝飲料＞包裝飲用水＞自行煮水。

(1) 56. 何項不是噪音的危害所造成的現象？ ①精神很集中 ②煩躁、失眠 ③緊張、焦慮 ④工作效率低落。

(2) 57. 我國移動汙染源空氣汙染防制費的徵收機制爲何？ ①依車輛里程數計費 ②隨油品銷售徵收 ③依牌照徵收 ④依照排氣量徵收。

(2) 58. 室內裝潢時，若不謹慎選擇建材，將會逸散出氣狀汙染物。其中會刺激皮膚、眼、鼻和呼吸道，也是致癌物質，可能爲下列哪一種汙染物？ ①臭氧 ②甲醛 ③氟氯碳化合物 ④二氧化碳。

(1) 59. 哪一種氣體造成臭氧層被嚴重的破壞？ ①氟氯碳化物 ②二氧化硫 ③氮氧化合物 ④二氧化碳。

(1) 60. 高速公路旁常見有農田違法焚燒稻草，除易產生濃煙影響行車安全外，也會產生下列何種空氣汙染物對人體健康造成不良的作用 ①懸浮微粒 ②二氧化碳（CO_2） ③臭氧（O_3） ④沼氣。

(2) 61. 都市中常產生的熱島效應會造成何種影響？ ①增加降雨 ②空氣汙染物不易擴散 ③空氣汙染物易擴散 ④溫度降低。

(3) 62. 寶特瓶、廢塑膠等廢棄於環境除不易腐化外，若隨一般垃圾進入焚化廠處理，可能產生下列哪一種空氣汙染物對人體有致癌疑慮？ ①臭氧 ②一氧化碳 ③戴奥辛 ④沼氣。

(2) 63. 垃圾強制分類的主要目的爲：1. 減少垃圾清運量；2. 回收有用資源；3. 回收廚餘予以再利用；4. 變賣賺錢？ ① 1234 ② 123 ③ 134 ④ 234。

(4) 64. 一般人生活產生之廢棄物，何者屬有害廢棄物？ ①廚餘 ②鐵鋁罐 ③廢玻璃 ④廢日光燈管。

(2) 65. 一般辦公室影印機的碳粉匣，應如何回收？ ①拿到便利商店回收 ②交由販賣商回收 ③交由清潔隊回收 ④交給拾荒者回收。

(4) 66. 下列何者不是蚊蟲會傳染的疾病 ①日本腦炎 ②瘧疾 ③登革熱 ④痢疾。

解析 痢疾的傳染有細菌性和阿米巴原蟲所導致。

(4) 67. 下列何者非屬資源回收分類項目中廢紙類的回收物？ ①報紙 ②雜誌 ③紙袋 ④用過的衛生紙。

(1) 68. 下列何者對飲用瓶裝水之形容是正確的：1. 飲用後之寶特瓶容器爲地球增加了一個廢棄物；2. 運送瓶裝水時卡車會排放空氣汙染物；3. 瓶裝水一定比經煮沸之自來水安全衛生？ ① 12 ② 23 ③ 13 ④ 123。

(2) 69. 下列哪一項是我們在家中常見的環境衛生用藥？ ①體香劑 ②殺蟲劑 ③洗滌劑 ④乾燥劑。

(1) 70. 下列哪一種是公告應回收廢棄物中的容器類：1. 廢鋁箔包；2. 廢紙容器；3. 寶特瓶？ ① 123 ② 13 ③ 23 ④ 3。

(1) 71. 下列何種廢紙類不可以進行資源回收？ ①紙尿褲 ②包裝紙 ③雜誌 ④報紙。

(4) 72. 小明拿到「垃圾強制分類」的宣導海報，標語寫著「分 3 類，好 OK」，標語中的分 3 類是指家戶日常生活中產生的垃圾可以區分哪三類？ ①資源、廚餘、事業廢棄物 ②資源、一般廢棄物、事業廢棄物 ③一般廢棄物、事業廢棄物、放射性廢棄物 ④資源、廚餘、一般垃圾。

(3) 73. 日光燈管、水銀溫度計等，因含有哪一種重金屬，可能對清潔隊員造成傷害，應與一般垃圾分開處理？ ①鉛 ②鎘 ③汞 ④鐵。

(2) 74. 家裡有過期的藥品，請問這些藥品要如何處理？ ①倒入馬桶沖掉 ②交由藥局回收 ③繼續服用 ④送給相同疾病的朋友。

(2) 75. 臺灣西部海岸曾發生的綠牡蠣事件是下列何種物質汙染水體有關？ ①汞 ②銅 ③磷 ④鎘。

(4) 76. 在生物鏈越上端的物種其體內累積持久性有機汙染物（POPs）濃度將越高，危害性也將越大，這是說明 POPs 具有下列何種特性？ ①持久性 ②半揮發性 ③高毒性 ④生物累積性。

(3) 77. 有關小黑蚊敘述下列何者爲非？ ①活動時間又以中午 12 點到下午 3 點爲活動高峰期 ②小黑蚊的幼蟲以腐植質、青苔和藻類爲食 ③無論雄蚊或雌蚊皆會吸食哺乳類動物血液 ④多存在竹林、灌木叢、雜草叢、果園等邊緣地帶等處。

(1) 78. 利用垃圾焚化廠處理垃圾的最主要優點爲何？ ①減少處理後的垃圾體積 ②去除垃圾中所有毒物 ③減少空氣汙染 ④減少處理垃圾的程序。

(3) 79. 利用豬隻的排泄物當燃料發電，是屬於哪一種能源？ ①地熱能 ②太陽能 ③生質能 ④核能。

(2) 80. 每個人日常生活皆會產生垃圾，下列何種處理垃圾的觀念與方式是不正確的？ ①垃圾分類，使資源回收再利用 ②所有垃圾皆掩埋處理，垃圾將會自然分解 ③廚餘回收堆肥後製成肥料 ④可燃性垃圾經焚化燃燒可有效減少垃圾體積。

(2) 81. 防治蟲害最好的方法是 ①使用殺蟲劑 ②清除孳生源 ③網子捕捉 ④拍打。

(2) 82. 依廢棄物清理法之規定，隨地吐檳榔汁、檳榔渣者，應接受幾小時之戒檳班講習？ ① 2 小時 ② 4 小時 ③ 8 小時 ④ 1 小時。

(1) 83. 室內裝修業者承攬裝修工程，工程中所產生的廢棄物應該如何處理？ ①委託合法清除機構清運 ②倒在偏遠山坡地 ③河岸邊掩埋 ④交給清潔隊垃圾車。

(1) 84. 若使用後的廢電池未經回收，直接廢棄所含重金屬物質曝露於環境中可能產生哪些影響：1. 地下水汙染、2. 對人體產生中毒等不良作用、3. 對生物產生重金屬累積及濃縮作用、4. 造成優養化？ ① 123 ② 1234 ③ 134 ④ 234。

(3) 85. 哪一種家庭廢棄物可用來作爲製造肥皂的主要原料？ ①食醋 ②果皮 ③回鍋油 ④熟廚餘。

(2) 86. 家戶大型垃圾應由誰負責處理 ①行政院環境保護署 ②當地政府清潔隊 ③行政院 ④內政部。

(3) 87. 根據環保署資料顯示，世紀之毒「戴奧辛」主要透過何者方式進入人體？ ①透過觸摸 ②透過呼吸 ③透過飲食 ④透過雨水。

(2) 88. 陳先生到機車行換機油時，發現機車行老闆將廢機油直接倒入路旁的排水溝，請問這樣的行爲是違反了 ①道路交通管理處罰條例 ②廢棄物清理法 ③職業安全衛生法 ④水汙染防治法。

(1) 89. 亂丟香菸蒂，此行爲已違反什麼規定？ ①廢棄物清理法 ②民法 ③刑法 ④毒性化學物質管理法。

(4) 90. 實施「垃圾費隨袋徵收」政策的好處爲何：1. 減少家戶垃圾費用支出 2. 全民主動參與資源回收 3. 有效垃圾減量？ ① 12 ② 13 ③ 23 ④ 123。

(1) 91. 臺灣地狹人稠，垃圾處理一直是不易解決的問題，下列何種是較佳的因應對策？ ①垃圾分類資源回收 ②蓋焚化廠 ③運至國外處理 ④向海爭地掩埋。

(2) 92. 臺灣嘉南沿海一帶發生的烏腳病可能爲哪一種重金屬引起？ ①汞 ②砷 ③鉛 ④鎘。

(2) 93. 遛狗不清理狗的排泄物係違反哪一法規？ ①水汙染防治法 ②廢棄物清理法 ③毒性化學物質管理法 ④空氣汙染防制法。

(3) 94. 酸雨對土壤可能造成的影響，下列何者正確？ ①土壤更肥沃 ②土壤液化 ③土壤中的重金屬釋出 ④土壤礦化。

(3) 95. 購買下列哪一種商品對環境比較友善？ ①用過即丟的商品 ②一次性的產品 ③材質可以回收的商品 ④過度包裝的商品。

(4) 96. 醫療院所用過的棉球、紗布、針筒、針頭等感染性事業廢棄物屬於 ①一般事業廢棄物 ②資源回收物 ③一般廢棄物 ④有害事業廢棄物。

解析 棉球、紗布、針筒、針頭等通常用於病人身上，所以常沾病人的血液或分泌液，可能感染他人。

(2) 97. 下列何項法規的立法目的爲預防及減輕開發行爲對環境造成不良影響，藉以達成環境保護之目的？ ①公害糾紛處理法 ②環境影響評估法 ③環境基本法 ④環境教育法。

(4) 98. 下列何種開發行爲若對環境有不良影響之虞者，應實施環境影響評估：1. 開發科學園區；2. 新建捷運工程；3. 採礦？ ① 12 ② 23 ③ 13 ④ 123。

(1) 99. 主管機關審查環境影響說明書或評估書，如認爲已足以判斷未對環境有重大影響之虞，作成之審查結論可能爲下列何者？ ①通過環境影響評估審查 ②應繼續進行第二階段環境影響評估 ③認定不應開發 ④補充修正資料再審。

(4)100. 依環境影響評估法規定，對環境有重大影響之虞的開發行爲應繼續進行第二階段環境影響評估，下列何者不是上述對環境有重大影響之虞或應進行第二階段環境影響評估的決定方式？ ①明訂開發行爲及規模 ②環評委員會審查認定 ③自願進行 ④有民眾或團體抗爭。

90009—節能減碳共同科目

(3) 1. 依能源局「指定能源用戶應遵行之節約能源規定」，下列何場所未在其管制之範圍？
①旅館　②餐廳　③住家　④美容美髮店。

(1) 2. 依能源局「指定能源用戶應遵行之節約能源規定」，在正常使用條件下，公眾出入之場所其室內冷氣溫度平均值不得低於攝氏幾度？　① 26　② 25　③ 24　④ 22。

(2) 3. 下列何者爲節能標章？　① 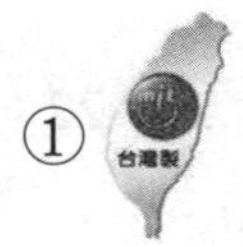

② 
③ 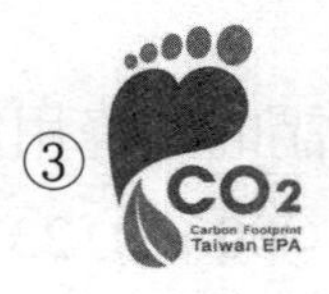

④ 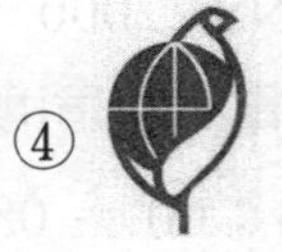 。

(4) 4. 各產業中耗能佔比最大的產業爲　①服務業　②公用事業　③農林漁牧業　④能源密集產業。

(1) 5. 下列何者非節省能源的做法？　①電冰箱溫度長時間調在強冷或急冷　②影印機當 15 分鐘無人使用時，自動進入省電模式　③電視機勿背著窗戶或面對窗戶，並避免太陽直射　④汽車不行駛短程，較短程旅運應儘量搭乘公車、騎單車或步行。

(3) 6. 經濟部能源局的能源效率標示分爲幾個等級？　① 1　② 3　③ 5　④ 7。

(2) 7. 溫室氣體排放量：指自排放源排出之各種溫室氣體量乘以各該物質溫暖化潛勢所得之合計量，以　①氧化亞氮（N_2O）　②二氧化碳（CO_2）　③甲烷（CH_4）　④六氟化硫（SF_6）當量表示。

(4) 8. 國家溫室氣體長期減量目標爲中華民國 139 年溫室氣體排放量降爲中華民國 94 年溫室氣體排放量百分之多少以下？　① 20　② 30　③ 40　④ 50。

(2) 9. 溫室氣體減量及管理法所稱主管機關，在中央爲行政院　①經濟部能源局　②環境保護署　③國家發展委員會　④衛生福利部。

(3) 10. 溫室氣體減量及管理法中所稱：1 單位之排放額度相當於允許排放　① 1 公斤　② 1 立方米　③ 1 公噸　④ 1 公擔　之二氧化碳當量。

(3) 11. 下列何者不是全球暖化帶來的影響？　①洪水　②熱浪　③地震　④旱災。

(1) 12. 下列何種方法無法減少二氧化碳？　①想吃多少儘量點，剩下可當廚餘回收　②選購當地、當季食材，減少運輸碳足跡　③多吃蔬菜，少吃肉　④自備杯筷，減少免洗用具垃圾量。

(3) 13. 下列何者不會減少溫室氣體的排放？　①減少使用煤、石油等化石燃料　②大量植樹造林，禁止亂砍亂伐　③增高燃煤氣體排放的煙囪　④開發太陽能、水能等新能源。

(4) 14. 關於綠色採購的敘述，下列何者錯誤？　①採購回收材料製造之物品　②採購的產品對環境及人類健康有最小的傷害性　③選購產品對環境傷害較少、汙染程度較低者　④以精美包裝爲主要首選。

(1) 15. 一旦大氣中的二氧化碳含量增加，會引起哪一種後果？　①溫室效應惡化　②臭氧層破洞　③冰期來臨　④海平面下降。

(3) 16. 關於建築中常用的金屬玻璃帷幕牆，下列何者敘述正確？ ①玻璃帷幕牆的使用能節省室內空調使用 ②玻璃帷幕牆適用於臺灣，讓夏天的室內產生溫暖的感覺 ③在溫度高的國家，建築使用金屬玻璃帷幕會造成日照輻射熱，產生室內「溫室效應」 ④臺灣的氣候溼熱，特別適合在大樓以金屬玻璃帷幕作爲建材。

(4) 17. 下列何者不是能源之類型？ ①電力 ②壓縮空氣 ③蒸汽 ④熱傳。

(1) 18. 我國已制定能源管理系統標準爲 ① CNS 50001 ② CNS 12681 ③ CNS 14001 ④ CNS 22000。

(1) 19. 臺灣電力公司所謂的離峰用電時段爲何？ ① 22：30 ～ 07：30 ② 22：00 ～ 07：00 ③ 23：00 ～ 08：00 ④ 23：30 ～ 08：30。

(1) 20. 基於節能減碳的目標，下列何種光源發光效率最低，不鼓勵使用？ ①白熾燈泡 ② LED 燈泡 ③省電燈泡 ④螢光燈管。

(1) 21. 下列哪一項的能源效率標示級數較省電？ ① 1 ② 2 ③ 3 ④ 4。

(4) 22. 下列何者不是目前臺灣主要的發電方式？ ①燃煤 ②燃氣 ③核能 ④地熱。

(2) 23. 有關延長線及電線的使用，下列敘述何者錯誤？ ①拔下延長線插頭時，應手握插頭取下 ②使用中之延長線如有異味產生，屬正常現象不須理會 ③應避開火源，以免外覆塑膠熔解，致使用時造成短路 ④使用老舊之延長線，容易造成短路、漏電或觸電等危險情形，應立即更換。

(1) 24. 有關觸電的處理方式，下列敘述何者錯誤？ ①立刻將觸電者拉離現場 ②把電源開關關閉 ③通知救護人員 ④使用絕緣的裝備來移除電源。

(2) 25. 目前電費單中，係以「度」爲收費依據，請問下列何者爲其單位？ ① kW ② kWh ③ kJ ④ kJh。

(4) 26. 依據臺灣電力公司三段式時間電價（尖峰、半尖峰及離峰時段）的規定，請問哪個時段電價最便宜？ ①尖峰時段 ②夏月半尖峰時段 ③非夏月半尖峰時段 ④離峰時段。

(2) 27. 當電力設備遭遇電源不足或輸配電設備受限制時，導致用戶暫停或減少用電的情形，常以下列何者名稱出現？ ①停電 ②限電 ③斷電 ④配電。

(2) 28. 照明控制可以達到節能與省電費的好處，下列何種方法最適合一般住宅社區兼顧節能、經濟性與實際照明需求？ ①加裝 DALI 全自動控制系統 ②走廊與地下停車場選用紅外線感應控制電燈 ③全面調低照度需求 ④晚上關閉所有公共區域的照明。

(2) 29. 上班性質的商辦大樓爲了降低尖峰時段用電，下列何者是錯的？ ①使用儲冰式空調系統減少白天空調電能需求 ②白天有陽光照明，所以白天可以將照明設備全關掉 ③汰換老舊電梯馬達並使用變頻控制 ④電梯設定隔層停止控制，減少頻繁啓動。

(2) 30. 爲了節能與降低電費的需求，家電產品的正確選用應該如何？ ①選用高功率的產品效率較高 ②優先選用取得節能標章的產品 ③設備沒有壞，還是堪用，繼續用，不會增加支出 ④選用能效分級數字較高的產品，效率較高，5 級的比 1 級的電器產品更省電。

(3) 31. 有效而正確的節能從選購產品開始，就一般而言，下列的因素中，何者是選購電氣設備的最優先考量項目？ ①用電量消耗電功率是多少瓦攸關電費支出，用電量小的優先 ②採購價格比較，便宜優先 ③安全第一，一定要過安全規檢驗合格 ④名人或演藝明星推薦，應該口碑較好。

(3) 32. 高效率燈具如果要降低眩光的不舒服，下列何者與降低刺眼眩光影響無關？ ①光源下方加裝擴散板或擴散膜 ②燈具的遮光板 ③光源的色溫 ④採用間接照明。

(1) 33. 一般而言，螢光燈的發光效率與長度有關嗎？ ①有關，越長的螢光燈管，發光效率越高 ②無關，發光效率只與燈管直徑有關 ③有關，越長的螢光燈管，發光效率越低 ④無關，發光效率只與色溫有關。

(4) 34. 用電熱爐煮火鍋，採用中溫50%加熱，比用高溫100%加熱，將同一鍋水煮開，下列何者是對的？ ①中溫50%加熱比較省電 ②高溫100%加熱比較省電 ③中溫50%加熱，電流反而比較大 ④兩種方式用電量是一樣的。

(2) 35. 電力公司爲降低尖峰負載時段超載停電風險，將尖峰時段電價費率（每度電單價）提高，離峰時段的費率降低，引導用戶轉移部分負載至離峰時段，這種電能管理策略稱爲 ①需量競價 ②時間電價 ③可停電力 ④表燈用戶彈性電價。

(2) 36. 集合式住宅的地下停車場需要維持通風良好的空氣品質，又要兼顧節能效益，下列的排風扇控制方式何者是不恰當的？ ①淘汰老舊排風扇，改裝取得節能標章、適當容量高效率風扇 ②兩天一次運轉通風扇就好了 ③結合一氧化碳偵測器，自動啓動/停止控制 ④設定每天早晚二次定期啓動排風扇。

(2) 37. 大樓電梯爲了節能及生活便利需求，可設定部分控制功能，下列何者是錯誤或不正確的做法？ ①加感應開關，無人時自動關燈與通風扇 ②縮短每次開門/關門的時間 ③電梯設定隔樓層停靠，減少頻繁啓動 ④電梯馬達加裝變頻控制。

(4) 38. 爲了節能及兼顧冰箱的保溫效果，下列何者是錯誤或不正確的做法？ ①冰箱內上下層間不要塞滿，以利冷藏對流 ②食物存放位置紀錄清楚，一次拿齊食物，減少開門次數 ③冰箱門的密封壓條如果鬆弛，無法緊密關門，應儘速更新修復 ④冰箱內食物擺滿塞滿，效益最高。

(2) 39. 就加熱及節能觀點來評比，電鍋剩飯持續保溫至隔天再食用，與先放冰箱冷藏，隔天用微波爐加熱，下列何者是對的？ ①持續保溫較省電 ②微波爐再加熱比較省電又方便 ③兩者一樣 ④優先選電鍋保溫方式，因爲馬上就可以吃。

(2) 40. 不斷電系統UPS與緊急發電機的裝置都是應付臨時性供電狀況，停電時，下列的陳述何者是對的？ ①緊急發電機會先啓動，不斷電系統UPS是後備的 ②不斷電系統UPS先啓動，緊急發電機是後備的 ③兩者同時啓動 ④不斷電系統UPS可以撐比較久。

(2) 41. 下列何者爲非再生能源？ ①地熱能 ②核能 ③太陽能 ④水力能。

(1) 42. 欲降低由玻璃部分侵入之熱負載，下列的改善方法何者錯誤？ ①加裝深色窗簾 ②裝設百葉窗 ③換裝雙層玻璃 ④貼隔熱反射膠片。

(1) 43. 一般桶裝瓦斯(液化石油氣)主要成分為 ①丙烷 ②甲烷 ③辛烷 ④乙炔 及丁烷。
(1) 44. 在正常操作,且提供相同使用條件之情形下,下列何種暖氣設備之能源效率最高? ①冷暖氣機 ②電熱風扇 ③電熱輻射機 ④電暖爐。
(4) 45. 下列何者熱水器所需能源費用最少? ①電熱水器 ②天然瓦斯熱水器 ③柴油鍋爐熱水器 ④熱泵熱水器。
(4) 46. 某公司希望能進行節能減碳,為地球盡點心力,以下何種作為並不恰當? ①將採購規定列入以下文字:「汰換設備時首先考慮能源效率1級或具有節能標章之產品」 ②盤查所有能源使用設備 ③實行能源管理 ④為考慮經營成本,汰換設備時採買最便宜的機種。
(2) 47. 冷氣外洩會造成能源之消耗,下列何者最耗能? ①全開式有氣簾 ②全開式無氣簾 ③自動門有氣簾 ④自動門無氣簾。
(4) 48. 下列何者不是潔淨能源? ①風能 ②地熱 ③太陽能 ④頁岩氣。
(2) 49. 有關再生能源的使用限制,下列何者敘述有誤? ①風力、太陽能屬間歇性能源,供應不穩定 ②不易受天氣影響 ③需較大的土地面積 ④設置成本較高。
(4) 50. 全球暖化潛勢(Global Warming Potential, GWP)是衡量溫室氣體對全球暖化的影響,下列何者GWP表現較差? ① 200 ② 300 ③ 400 ④ 500。
(3) 51. 有關臺灣能源發展所面臨的挑戰,下列何者為非? ①進口能源依存度高,能源安全易受國際影響 ②化石能源所占比例高,溫室氣體減量壓力大 ③自產能源充足,不需仰賴進口 ④能源密集度較先進國家仍有改善空間。
(3) 52. 若發生瓦斯外洩之情形,下列處理方法何者錯誤? ①應先關閉瓦斯爐或熱水器等開關 ②緩慢地打開門窗,讓瓦斯自然飄散 ③開啓電風扇,加強空氣流動 ④在漏氣止住前,應保持警戒,嚴禁煙火。
(1) 53. 全球暖化潛勢(Global Warming Potential, GWP)是衡量溫室氣體對全球暖化的影響,其中是以何者為比較基準? ① CO_2 ② CH_4 ③ SF_6 ④ N_2O。
(4) 54. 有關建築之外殼節能設計,下列敘述何者錯誤? ①開窗區域設置遮陽設備 ②大開窗面避免設置於東西日曬方位 ③做好屋頂隔熱設施 ④宜採用全面玻璃造型設計,以利自然採光。
(1) 55. 下列何者燈泡發光效率最高? ① LED燈泡 ②省電燈泡 ③白熾燈泡 ④鹵素燈泡。
(4) 56. 有關吹風機使用注意事項,下列敘述何者有誤? ①請勿在潮濕的地方使用,以免觸電危險 ②應保持吹風機進、出風口之空氣流通,以免造成過熱 ③應避免長時間使用,使用時應保持適當的距離 ④可用來作為烘乾棉被及床單等用途。
(2) 57. 下列何者是造成聖嬰現象發生的主要原因? ①臭氧層破洞 ②溫室效應 ③霧霾 ④颱風。
(4) 58. 為了避免漏電而危害生命安全,下列何者不是正確的做法? ①做好用電設備金屬外殼的接地 ②有濕氣的用電場合,線路加裝漏電斷路器 ③加強定期的漏電檢查及維護 ④使用保險絲來防止漏電的危險性。

(1) 59. 用電設備的線路保護用電力熔絲（保險絲）經常燒斷，造成停電的不便，下列何者不是正確的作法？ ①換大一級或大兩級規格的保險絲或斷路器就不會燒斷了 ②減少線路連接的電氣設備，降低用電量 ③重新設計線路，改較粗的導線或用兩迴路並聯 ④提高用電設備的功率因數。

(2) 60. 政府為推廣節能設備而補助民眾汰換老舊設備，下列何者的節電效益最佳？ ①將桌上檯燈光源由螢光燈換為LED燈 ②優先淘汰10年以上的老舊冷氣機為能源效率標示分級中之一級冷氣機 ③汰換電風扇，改裝設能源效率標示分級為一級的冷氣機 ④因為經費有限，選擇便宜的產品比較重要。

(1) 61. 依據我國現行國家標準規定，冷氣機的冷氣能力標示應以何種單位表示？ ① kW ② BTU/h ③ kcal/h ④ RT。

(1) 62. 漏電影響節電成效，並且影響用電安全，簡易的查修方法為 ①電氣材料行買支驗電起子，碰觸電氣設備的外殼，就可查出漏電與否 ②用手碰觸就可以知道有無漏電 ③用三用電表檢查 ④看電費單有無紀錄。

(2) 63. 使用了10幾年的通風換氣扇老舊又骯髒，噪音又大，維修時採取下列哪一種對策最為正確及節能？ ①定期拆下來清洗油垢 ②不必再猶豫，10年以上的電扇效率偏低，直接換為高效率通風扇 ③直接噴沙拉脫清潔劑就可以了，省錢又方便 ④高效率通風扇較貴，換同機型的廠內備用品就好了。

(3) 64. 電氣設備維修時，在關掉電源後，最好停留1～5分鐘才開始檢修，其主要的理由是 ①先平靜心情，做好準備才動手 ②讓機器設備降溫下來再查修 ③讓裡面的電容器有時間放電完畢，才安全 ④法規沒有規定，這完全沒有必要。

(1) 65. 電氣設備裝設於有潮濕水氣的環境時，最應該優先檢查及確認的措施是 ①有無在線路上裝設漏電斷路器 ②電氣設備上有無安全保險絲 ③有無過載及過熱保護設備 ④有無可能傾倒及生鏽。

(1) 66. 為保持中央空調主機效率，每 ①半 ② 1 ③ 1.5 ④ 2 年應請維護廠商或保養人員檢視中央空調主機。

(1) 67. 家庭用電最大宗來自於 ①空調及照明 ②電腦 ③電視 ④吹風機。

(2) 68. 為減少日照減低空調負載，下列何種處理方式是錯誤的？ ①窗戶裝設窗簾或貼隔熱紙 ②將窗戶或門開啓，讓屋內外空氣自然對流 ③屋頂加裝隔熱材、高反射率塗料或噴水 ④於屋頂進行薄層綠化。

(2) 69. 電冰箱放置處，四周應至少預留離牆多少公分之散熱空間，以達省電效果？ ① 5 ② 10 ③ 15 ④ 20。

(2) 70. 下列何項不是照明節能改善需優先考量之因素？ ①照明方式是否適當 ②燈具之外型是否美觀 ③照明之品質是否適當 ④照度是否適當。

(2) 71. 醫院、飯店或宿舍之熱水系統耗能大，要設置熱水系統時，應優先選用何種熱水系統較節能？ ①電能熱水系統 ②熱泵熱水系統 ③瓦斯熱水系統 ④重油熱水系統。

（ 4 ）72. 如圖所示，你知道這是什麼標章嗎？
①省水標章 ②環保標章 ③奈米標章 ④能源效率標示。

（ 3 ）73. 臺灣電力公司電價表所指的夏月用電月份（電價比其他月份高）是為：
① 4/1 ～ 7/31 ② 5/1 ～ 8/31 ③ 6/1 ～ 9/30 ④ 7/1 ～ 10/31。

（ 1 ）74. 屋頂隔熱可有效降低空調用電，下列何項措施較不適當？ ①屋頂儲水隔熱 ②屋頂綠化 ③於適當位置設置太陽能板發電同時加以隔熱 ④鋪設隔熱磚。

（ 1 ）75. 電腦機房使用時間長、耗電量大，下列何項措施對電腦機房之用電管理較不適當？ ①機房設定較低之溫度 ②設置冷熱通道 ③使用較高效率之空調設備 ④使用新型高效能電腦設備。

（ 3 ）76. 下列有關省水標章的敘述何者正確？ ①省水標章是環保署為推動使用節水器材，特別研定以作為消費者辨識省水產品的一種標誌 ②獲得省水標章的產品並無嚴格測試，所以對消費者並無一定的保障 ③省水標章能激勵廠商重視省水產品的研發與製造，進而達到推廣節水良性循環之目的 ④省水標章除有用水設備外，亦可使用於冷氣或冰箱上。

（ 2 ）77. 透過淋浴習慣的改變就可以節約用水，以下的何種方式正確？ ①淋浴時抹肥皂，無需將蓮蓬頭暫時關上 ②等待熱水前流出的冷水可以用水桶接起來再利用 ③淋浴流下的水不可以刷洗浴室地板 ④淋浴沖澡流下的水，可以儲蓄洗菜使用。

（ 1 ）78. 家人洗澡時，一個接一個連續洗，也是一種有效的省水方式嗎？ ①是，因為可以節省等熱水流出所流失的冷水 ②否，這跟省水沒什麼關係，不用這麼麻煩 ③否，因為等熱水時流出的水量不多 ④有可能省水也可能不省水，無法定論。

（ 2 ）79. 下列何種方式有助於節省洗衣機的用水量？ ①洗衣機洗滌的衣物盡量裝滿，一次洗完 ②購買洗衣機時選購有省水標章的洗衣機，可有效節約用水 ③無需將衣物適當分類 ④洗濯衣物時盡量選擇高水位才洗的乾淨。

（ 3 ）80. 如果水龍頭流量過大，下列何種處理方式是錯誤的？ ①加裝節水墊片或起波器 ②加裝可自動關閉水龍頭的自動感應器 ③直接換裝沒有省水標章的水龍頭 ④直接調整水龍頭到適當水量。

（ 4 ）81. 洗菜水、洗碗水、洗衣水、洗澡水等等的清洗水，不可直接利用來做什麼用途？ ①洗地板 ②沖馬桶 ③澆花 ④飲用水。

（ 1 ）82. 如果馬桶有不正常的漏水問題，下列何者處理方式是錯誤的？ ①因為馬桶還能正常使用，所以不用著急，等到不能用時再報修即可 ②立刻檢查馬桶水箱零件有無鬆脫，並確認有無漏水 ③滴幾滴食用色素到水箱裡，檢查有無有色水流進馬桶，代表可能有漏水 ④通知水電行或檢修人員來檢修，徹底根絕漏水問題。

（ 3 ）83.「度」是水費的計量單位，你知道一度水的容量大約有多少？ ① 2,000 公升 ② 3000 個 600cc 的寶特瓶 ③ 1 立方公尺的水量 ④ 3 立方公尺的水量。

（ 3 ）84. 臺灣在一年中什麼時期會比較缺水（即枯水期）？ ① 6 月至 9 月 ② 9 月至 12 月 ③ 11 月至次年 4 月 ④臺灣全年不缺水。

(4) 85. 下列何種現象不是直接造成臺灣缺水的原因？ ①降雨季節分佈不平均，有時候連續好幾個月不下雨，有時又會下起豪大雨 ②地形山高坡陡，所以雨一下很快就會流入大海 ③因爲民生與工商業用水需求量都愈來愈大，所以缺水季節很容易無水可用 ④臺灣地區夏天過熱，致蒸發量過大。

(3) 86. 冷凍食品該如何讓它退冰，才是既「節能」又「省水」？ ①直接用水沖食物強迫退冰 ②使用微波爐解凍快速又方便 ③烹煮前盡早拿出來放置退冰 ④用熱水浸泡，每 5 分鐘更換一次。

(2) 87. 洗碗、洗菜用何種方式可以達到清洗又省水的效果？ ①對著水龍頭直接沖洗，且要盡量將水龍頭開大才能確保洗的乾淨 ②將適量的水放在盆槽內洗濯，以減少用水 ③把碗盤、菜等浸在水盆裡，再開水龍頭拼命沖水 ④用熱水及冷水大量交叉沖洗達到最佳清洗效果。

(4) 88. 解決臺灣水荒（缺水）問題的無效對策是 ①興建水庫、蓄洪（豐）濟枯 ②全面節約用水 ③水資源重複利用，海水淡化…等 ④積極推動全民體育運動。

(3) 89. 如圖所示，你知道這是什麼標章嗎？ ①奈米標章 ②環保標章 ③省水標章 ④節能標章。

(3) 90. 澆花的時間何時較爲適當，水分不易蒸發又對植物最好？ ①正中午 ②下午時段 ③清晨或傍晚 ④半夜十二點。

(3) 91. 下列何種方式沒有辦法降低洗衣機之使用水量，所以不建議採用？ ①使用低水位清洗 ②選擇快洗行程 ③兩、三件衣服也丟洗衣機洗 ④選擇有自動調節水量的洗衣機，洗衣清洗前先脫水 1 次。

(3) 92. 下列何種省水馬桶的使用觀念與方式是錯誤的？ ①選用衛浴設備時最好能採用省水標章馬桶 ②如果家裡的馬桶是傳統舊式，可以加裝二段式沖水配件 ③省水馬桶因爲水量較小，會有沖不乾淨的問題，所以應該多沖幾次 ④因爲馬桶是家裡用水的大宗，所以應該盡量採用省水馬桶來節約用水。

(3) 93. 下列何種洗車方式無法節約用水？ ①使用有開關的水管可以隨時控制出水 ②用水桶及海綿抹布擦洗 ③用水管強力沖洗 ④利用機械自動洗車，洗車水處理循環使用。

(1) 94. 下列何種現象無法看出家裡有漏水的問題？ ①水龍頭打開使用時，水表的指針持續在轉動 ②牆面、地面或天花板忽然出現潮濕的現象 ③馬桶裡的水常在晃動，或是沒辦法止水 ④水費有大幅度增加。

(2) 95. 蓮蓬頭出水量過大時，下列何者無法達到省水？ ①換裝有省水標章的低流量（5～10L/min）蓮蓬頭 ②淋浴時水量開大，無需改變使用方法 ③洗澡時間盡量縮短，塗抹肥皂時要把蓮蓬頭關起來 ④調整熱水器水量到適中位置。

(4) 96. 自來水淨水步驟，何者爲非？ ①混凝 ②沉澱 ③過濾 ④煮沸。

(1) 97. 爲了取得良好的水資源，通常在河川的哪一段興建水庫？ ①上游 ②中游 ③下游 ④下游出口。

(1)98. 臺灣是屬缺水地區，每人每年實際分配到可利用水量是世界平均值的約多少？ ①六分之一 ②二分之一 ③四分之一 ④五分之一。

(3)99. 臺灣年降雨量是世界平均值的2.6倍，卻仍屬缺水地區，原因何者為非？ ①臺灣由於山坡陡峻，以及颱風豪雨雨勢急促，大部分的降雨量皆迅速流入海洋 ②降雨量在地域、季節分佈極不平均 ③水庫蓋得太少 ④臺灣自來水水價過於便宜。

(3)100. 電源插座堆積灰塵可能引起電氣意外火災，維護保養時的正確做法是 ①可以先用刷子刷去積塵 ②直接用吹風機吹開灰塵就可以了 ③應先關閉電源總開關箱內控制該插座的分路開關 ④可以用金屬接點清潔劑噴在插座中去除銹蝕。

單一級
照顧服務員
學術科技能檢定完全攻略（附學科測驗卷）

作　　者／吳孟凌、呂美花、謝築樂、曾雪玲
總 校 閱／吳孟凌
發 行 人／陳本源
執行編輯／陳欣梅
封面設計／楊昭琅
攝　　影／謝育廷
出 版 者／全華圖書股份有限公司
郵政帳號／ 0100836-1 號
印 刷 者／宏懋打字印刷股份有限公司
圖書編號／ 08263046-202307
I S B N ／ 978-626-328-540-8
定　　價／ 480 元
全華圖書／ www.chwa.com.tw
全華網路書店 Open Tech ／ www.opentech.com.tw
若您對書籍內容、排版印刷有任何問題，歡迎來信指導 book@chwa.com.tw

臺北總公司（北區營業處）
地址：23671 新北市土城區忠義路 21 號
電話：（02）2262-5666
傳真：（02）6637-3695、6637-3696

南區營業處
地址：80769 高雄市三民區應安街 12 號
電話：（07）381-1377
傳真：（07）862-5562

中區營業處
地址：45256 臺中市南區樹義一巷 26 號
電話：（04）2261-8485
傳真：（04）3600-9806

歡迎加入 全華會員

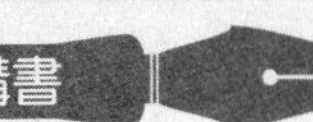

● 會員獨享

會員享購書折扣、紅利積點、生日禮金、不定期優惠活動…等。

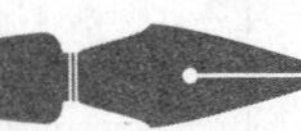

● 如何加入會員

掃 QRcode 或填妥讀者回函卡直接傳真（02）2262-0900 或寄回，將由專人協助登入會員資料，待收到 E-MAIL 通知後即可成為會員。

如何購買 全華書籍

1. 網路購書

全華網路書店「http://www.opentech.com.tw」，加入會員購書更便利，並享有紅利積點回饋等各式優惠。

2. 實體門市

歡迎至全華門市（新北市土城區忠義路 21 號）或各大書局選購。

3. 來電訂購

(1) 訂購專線：(02) 2262-5666 轉 321-324
(2) 傳真專線：(02) 6637-3696
(3) 郵局劃撥（帳號：0100836-1　戶名：全華圖書股份有限公司）
※　購書未滿 990 元者，酌收運費 80 元。

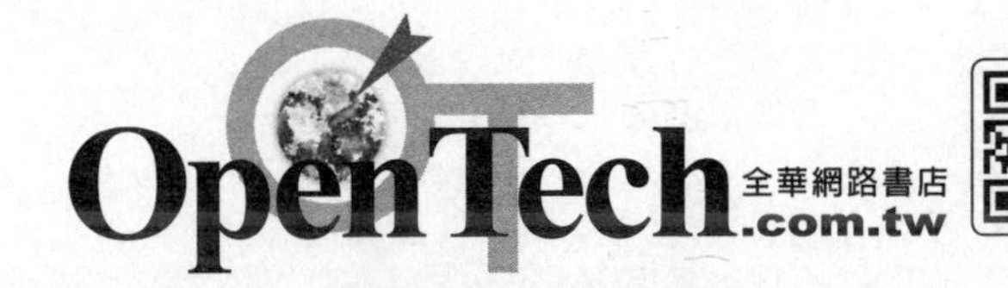

全華網路書店 www.opentech.com.tw
E-mail: service@chwa.com.tw

※ 本會員制如有變更則以最新修訂制度為準，造成不便請見諒。

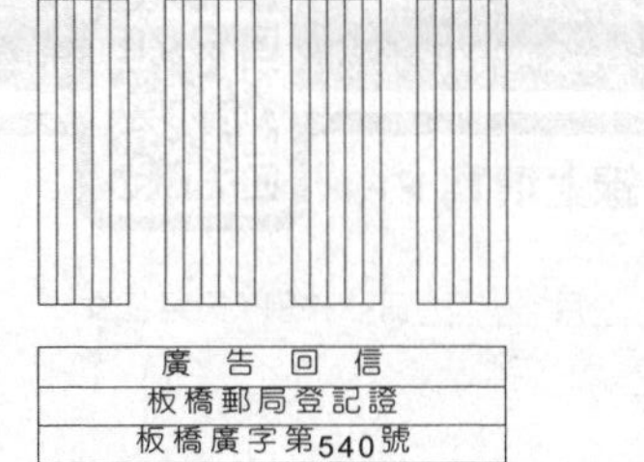

廣　告　回　信
板橋郵局登記證
板橋廣字第540號

23671 新北市土城區忠義路21號

全華圖書股份有限公司

行銷企劃部　收

讀者回函卡

掃 QRcode 線上填寫 ▸▸▸

姓名：＿＿＿＿ 生日：西元＿＿年＿＿月＿＿日 性別：□男 □女

電話：（ ）＿＿＿＿ 手機：＿＿＿＿

e-mail：（必填）＿＿＿＿

註：數字零，請用 Φ 表示，數字 1 與英文 L 請另註明並書寫端正，謝謝。

通訊處：□□□□□

學歷：□高中・職 □專科 □大學 □碩士 □博士

職業：□工程師 □教師 □學生 □軍・公 □其他

學校／公司：＿＿＿＿ 科系／部門：＿＿＿＿

· 需求書類：

□ A. 電子 □ B. 電機 □ C. 資訊 □ D. 機械 □ E. 汽車 □ F. 工管 □ G. 土木 □ H. 化工 □ I. 設計

□ J. 商管 □ K. 日文 □ L. 美容 □ M. 休閒 □ N. 餐飲 □ O. 其他

· 本次購買圖書為：＿＿＿＿ 書號：＿＿＿＿

· 您對本書的評價：

封面設計：□非常滿意 □滿意 □尚可 □需改善，請說明＿＿＿＿

內容表達：□非常滿意 □滿意 □尚可 □需改善，請說明＿＿＿＿

版面編排：□非常滿意 □滿意 □尚可 □需改善，請說明＿＿＿＿

印刷品質：□非常滿意 □滿意 □尚可 □需改善，請說明＿＿＿＿

書籍定價：□非常滿意 □滿意 □尚可 □需改善，請說明＿＿＿＿

整體評價：請說明＿＿＿＿

· 您在何處購買本書？

□書局 □網路書店 □書展 □團購 □其他＿＿＿＿

· 您購買本書的原因？（可複選）

□個人需要 □公司採購 □親友推薦 □老師指定用書 □其他＿＿＿＿

· 您希望全華以何種方式提供出版訊息及特惠活動？

□電子報 □ DM □廣告（媒體名稱＿＿＿＿）

· 您是否上過全華網路書店？（www.opentech.com.tw）

□是 □否 您的建議＿＿＿＿

· 您希望全華出版哪方面書籍？＿＿＿＿

· 您希望全華加強哪些服務？＿＿＿＿

感謝您提供寶貴意見，全華將秉持服務的熱忱，出版更多好書，以饗讀者。

填寫日期： / /

2020.09 修訂

親愛的讀者：

感謝您對全華圖書的支持與愛護，雖然我們很慎重的處理每一本書，但恐仍有疏漏之處，若您發現本書有任何錯誤，請填寫於勘誤表內寄回，我們將於再版時修正，您的批評與指教是我們進步的原動力，謝謝！

全華圖書 敬上

勘 誤 表

書 號		書 名	作 者
頁 數	行 數	錯誤或不當之詞句	建議修改之詞句

我有話要說：（其它之批評與建議，如封面、編排、內容、印刷品質等・・・）